SpringerWienNewYork

Thomas Hamp
David Weidenauer (Hrsg.)

Lehrbuch Tertiale Notfall- und Intensivmedizin

Zweite, überarbeitete und erweiterte Auflage

Unter Mitarbeit von
Anton Laggner
Christian Sitzwohl

SpringerWienNewYork

Dr. Thomas Hamp
Univ.-Klinik für Anästhesie, Allgemeine Intensivmedizin und Schmerztherapie,
Medizinische Universität Wien, Wien, Österreich

David Weidenauer
Tutor der Univ.-Klinik für Notfallmedizin, Medizinische Universität Wien, Wien, Österreich

Co-Editoren:
O. Univ.-Prof. Dr. Anton Laggner
Univ.-Klinik für Notfallmedizin, Medizinische Universität Wien, Wien, Österreich

Ass.-Prof. Dr. Christian Sitzwohl
Univ.-Klinik für Anästhesie, Allgemeine Intensivmedizin und Schmerztherapie,
Medizinische Universität Wien, Wien, Österreich

SpringerWienNewYork ist ein Unternehmen von
Springer Science + Business Media
springer.at

Lektorat: Dr. Kathrin Feyl
Satz: Jung Crossmedia Publishing GmbH, 35633 Lahnau, Deutschland

Gedruckt auf säurefreiem, chlorfrei gebleichtem Papier
SPIN 80074162

Mit 173 (großteils farbigen) Abbildungen

Bibliografische Information der Deutschen Nationalbibliothek
Die Deutsche Nationalbibliothek verzeichnet diese Publikation in der Deutschen Nationalbibliografie; detaillierte bibliografische Daten sind im Internet über http://dnb.d-nb.de abrufbar.

ISBN 978-3-211-75604-1 1. Aufl. SpringerWienNewYork
ISBN 978-3-7091-1012-6 SpringerWienNewYork

Vorwort zur zweiten Auflage

Da die erste Auflage unseres Lehrbuches so großes Interesse gefunden hat, freuen wir uns sehr, nun bereits die zweite Auflage präsentieren zu dürfen. Die zahlreichen Rückmeldungen, Anregungen und Verbesserungsvorschläge haben es uns ermöglicht, das Buch diesmal noch besser zu gestalten.

Neben den didaktischen Änderungen gibt es durch die teilweise rasanten Fortschritte in der Notfall- und Intensivmedizin auch bereits inhaltliche Neuerungen. So wurden hier z. B. die neuen Reanimationsrichtlinien des ERC integriert, das Vorgehen bei akutem Koronarsyndrom aktualisiert und viele weitere intensivmedizinische Themen aktualisiert.

Möglich wurde dies allerdings nur durch die gute Kooperation und das Engagement aller Beteiligten, sowohl von Seite der AutorInnen als auch der LeserInnen und des Verlages. Dafür möchten wir uns herzlich bedanken!

Wir hoffen, dass die zweite Auflage zumindest ebenso gut angenommen wird wie die erste und freuen uns wieder über neue Ideen, Wünsche und Anregungen.

Wien, im Jänner 2012 *Thomas Hamp und David Weidenauer*

Vorwort zur ersten Auflage

Die Einführung des neuen Curriculums für Medizin hat erstmals den Bereich Notfall- und Intensivmedizin extra miteinbezogen. Es gibt zu diesem Bereich der Medizin hervorragende Fachliteratur und auch zahlreiche Lehrbücher, die richten sich allerdings meist an bereits fertige Ärzte/Ärztinnen und gehen weit über die Erfordernisse des Studiums hinaus. Dieser Umstand hat uns (teils noch im Studium stehend, teils schon fertig studiert) dazu bewogen, eine Lernunterlage zu diesem Thema zu erarbeiten, die exakt auf die Bedürfnisse der studierenden KollegInnen ausgerichtet ist und zugleich eine gute Vorbereitung auf die Prüfung darstellt. Dies alles wäre nicht ohne die großartige Unterstützung der lehrenden ProfessorInnen möglich gewesen. Großer Dank gilt daher den beiden Tertialkoordinatoren Prof. Dr. Anton Laggner und Ass.-Prof. Dr. Christian Sitzwohl sowie der Universitätsklinik für Notfallmedizin, der Universitätsklinik für Anästhesie, Allgemeine Intensivmedizin und Schmerztherapie, der Universitätsklinik für Innere Medizin, der Universitätsklinik für Chirurgie, der Universitätsklinik für Radiologie und der Universitätsklinik für Pädiatrie der Medizinischen Universität Wien. Durch die fächerübergreifende Zusammenarbeit von Lehrenden und Studierenden wurde dieses Buch verwirklicht.
Die graphischen Beiträge von Ing. Michael Lang machen dieses Buch zu einer lebendigen und leichter verständlichen Lernunterlage.
Weiters gilt unser Dank auch dem Verlag selbst, hier besonders Frau Mag. Eva-Maria Oberhauser und Frau Mag. Renate Eichhorn, die dieses ehrgeizige Projekt unterstützten und letztlich ermöglichten.
Zuletzt möchten wir unseren Familien und Freunden danken, die uns ermöglichten, so viel Zeit in dieses Projekt zu investieren.

Gemäß den Satzungen der Medizinischen Universität Wien sollten alle Bezeichnungen in diesem Buch entweder explizit weiblich oder männlich oder aber geschlechtsneutral sein. Sollte dies trotz sorgfältiger Durchsicht vereinzelt übersehen worden sein, bitten wir um Nachsicht.

Wir hoffen, dass das Lernen leicht fällt und die Prüfung klappt!

Um dieses Projekt ständig verbessern zu können und aktuell zu halten, freuen wir uns über Anregungen und Kritik unter: notfallbuch@meduniwien.ac.at.

Wien, im Februar 2010 *Thomas Hamp und David Weidenauer*

Inhalt

Abkürzungen

AAR	Antiarrhythmika
ACS	akutes Koronarsyndrom
AED	automatischer externer Defibrillator
ASB	Assisted Spontaneous Breathing
ATLS	Advanced Trauma Life Support
AV	atrioventrikulär
BEE	Basalenergyexpenditure
BE	Base Excess
β-HBS	β-Hydroxy-Buttersäure
BIPAP	Biphasic Positive Airway Pressure
BIS	Bispektralindex
BUN	Blood Urea Nitrogen
CAP	Community Acquired Pneumonia
CCT	kraniale Computertomographie
COPD	Chronic Obstructive Pulmonary Disease
CRP	C-reaktives Protein
CUO	Coma of Unknown Origin
DIC	disseminierte intravasale Koagulopathie
ECF	Extracellular Fluid (Extrazellularflüssigkeit)
ECMO	extrakorporale Membranoxygenierung
EEG	Elektroenzephalogramm
EKG	Elektrokardiogramm
ERC	European Resucitation Council
f	Atemfrequenz
FAST	Focused Assessment with Sonography for Trauma
FBI	fast, broad, irregular (FBI-Tachykardie)
FRC	funktionelle Residualkapazität
GCS	Glasgow Coma Scale
GFR	glomeruläre Filtrationsrate
HÄS	Hydroxy-Äthyl-Stärke
HAP	Hospital Acquired Pneumonia
Hb	Hämoglobin
HF	Herzfrequenz
HITS	Herzbeuteltamponade, Intoxikation, Thrombembolie, Spannungspneumothorax
Hk	Hämatokrit
HWZ	Halbwertszeit
HZV	Herzzeitvolumen
IABP	intraaortale Ballonpumpe
ICD	implantierbarer Kardioverter-Defibrillator
ICF	Intracellular Fluid
ICG	Indocyanin-Green
ICP	Intracranial Pressure, intrakranieller Druck

ICR	Interkostalraum
ICU	Intensivstationen
INR	International Normalized Ratio
IPPV	Intermittend Positive Pressure Ventilation
J.	Jahre
LAD	linksatrialer Druck (im Zusammenhang mit Hämodynamik) / Left Anterior Deszendens (als Koronargefäß)
LQTS	Long-QT-Syndrom
MAC	Minimum Alveolar Concentration
MI	Myokardinfarkt
MR	Magnetresonanztomographie
NIBP	Noninvasive Bloodpressure
NIRS	Nahinfrarotspektroskopie
NNR	Nebennierenrinde
NOx	Stickoxid
ÖGARI	Österreichische Gesellschaft für Anästhesiologie, Reanimation und Intensivmedizin
Paw	Atemwegsdruck
PCA	patientenkontrollierte Analgesie
PCI	perkutane koronare Intervention
PCT	Procalcitonin
PCV	Pressure Controlled Ventilation
PCWP	Pulmocapillary Wedge Pressure
PDA	Periduralanästhesie
PEA	pulslose elektrische Aktivität
PEEP	Endexpiratory Pressure
PM	Pacemaker (Herzschrittmacher)
PONV	Postoperative Nausea and Vomiting
PTCA	perkutane transluminale Koronarangioplastie
RES	retikuloendotheliales System
ROSC	Return of spontaneous Circulation
RSB	Rechtsschenkelblock
PSVT	paroxysmale SVT
pVT	pulslose ventrikuläre Tachykardie
RR	Riva-Rocci (= Blutdruck)
RTS	Revised Trauma Score
SAPS	Simplified Acute Physiology Score
SB	Schenkelblock
SBP	Systolic Blood Pressure
SHT	Schädel-Hirn-Trauma
SIDS	Sudden Infant Death Syndrome
SIMV	Synchronized Intermittend Mandatory Ventilation
SIRS	systemisches inflammatorisches Response-Syndrom
SSEP	somato-sensorisch evozierte Potenziale
STEMI	ST-elevation myocardial infarction
SVT	supraventrikuläre Tachykardie
TBW	Total Body Water

TdP Torsade de pointes
TEE transösophageale Echokardiographie
TIPS transjugulärer intrahepatischer portosystemischer Shunt
TOF Train-of-Four
TRALI Transfusion Related Acute Lung Injury
VAP Ventilator Associated Pneumonia
VHF Vorhofflimmern
VT ventrikuläre Tachykardie (= Kammertachykardie)
VT Atemzugvolumen
WPW Wolff-Parkinson-White-Syndrom (Präexzitationssyndrom)
ZVK zentralvenöser Katheter

1. Manuelle Kompetenzen

Bei Punktions- und Arbeitstechniken gibt es zahlreiche Varianten, Vorlieben und Tricks der Durchführenden. Manuelle Fertigkeiten lernt man daher am besten unter Anleitung erfahrener Ärzte/Ärztinnen direkt am Patientenbett.
Alle Katheter, Sonden und Drainagen stellen potenzielle Infektionsquellen dar, daher ist auf hygienisches Arbeiten zu achten und es sind die jeweiligen Hygiene-Richtlinien zu berücksichtigen. Alle Schläuche müssen von Blutresten befreit werden, da diese einen idealen Nährboden für Keime darstellen. Bei häufigen Blutabnahmen sollten geschlossene Abnahmesysteme eingesetzt werden. Idealerweise werden Katheter mit durchsichtigen Folien verbunden, um eine Infektion frühzeitig erkennen zu können.
Zahlreiche Verfahren (ZVK, Pleurapunktion, suprapubischer Katheter etc.) können auch ultraschallgezielt, also unter Sicht durchgeführt werden. Die Erfolgsrate ist hier meist höher und die Komplikationsrate niedriger als ohne Ultraschall. Voraussetzungen sind natürlich entsprechendes Equipment und Kenntnisse der Durchführenden.
Da das Legen von Kathetern oder Drainagen oft sehr invasiv ist, müssen die Vor- und Nachteile sowie das Vorgehen bei eventuell auftretenden Komplikationen bedacht werden. Kontraindikationen für die unterschiedlichen Verfahren (z. B. Koagulopathie) sind im Notfall immer in der Gesamtsituation zu beurteilen.

1.1 Zugangswege

T. Hamp, M. Krammel, C. Krenn

FALLBESIPIEL

Ein 38-jähriger polytraumatisierter Motorradfahrer wird intubiert und beatmet sowie mit 2 periphervenösen Zugängen an den Unterarmen in den Schockraum eingeliefert. Er ist kreislaufinstabil und benötigt vasoaktive Medikamente. Außerdem zeichnet sich bereits jetzt wegen der schweren Verletzungen ein längerer Aufenthalt auf der Intensivstation ab.

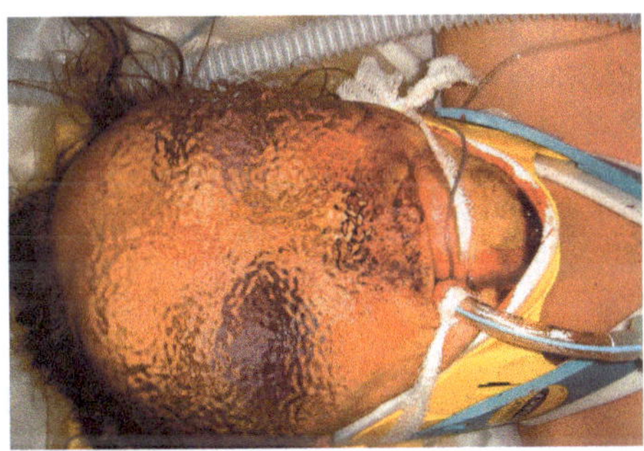

Abb. 1.1

Daher erhält der Patient einen zentralvenösen Katheter (ZVK) und ein invasives arterielles Monitoring. Um den Verdauungstrakt zu entlasten, wird eine Magensonde gesetzt, wegen eines Spannungspneumothorax wird eine Thoraxdrainage gelegt. Nach der initialen operativen Versorgung kommt der Patient auf die Intensivstation. In den nächsten Tagen verschlechtert sich der Zustand des Patienten und er muss hämofiltriert werden. Aufgrund der zu erwartenden Langzeitbeatmung wird der Patient tracheotomiert. Nach weiteren 3 Wochen kann er die Intensivstation verlassen.

1.1.1 Periphervenöser Zugang

► Indikationen

PatientInnen, die parenteral Medikamente oder Infusionen erhalten sollen. Der Wirkeintritt ist schneller als bei anderen Applikationsformen (p. o., s. c. etc.) und die Wirkung ist gut steuerbar.

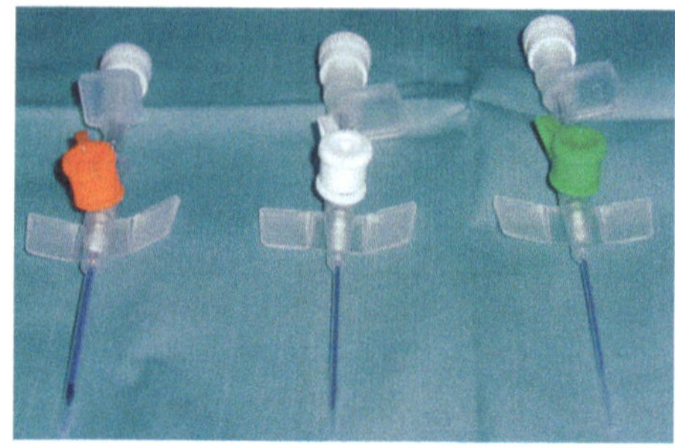

Abb. 1.2 Periphervenöser Zugang

► Vorteile

Meist rasch durchführbar, keine schwerwiegenden Komplikationen zu erwarten.

► Nachteile

Periphervenöse Katheter sollten nach spätestens 2 Tagen entfernt bzw. gewechselt werden (Thrombophlebitis-Gefahr!). Die kontinuierliche Medikamentengabe ist evtl. problematisch (Flush, Paravasat) und die gleichzeitige Gabe mehrerer Medikamente häufig nicht möglich; manche Medikamente reizen zudem die Venenwand und führen rasch zur Entwicklung einer Thrombophlebitis (z. B. hochprozentige Glukoselösung, Kaliumlösungen, pH-abhängig). Katecholamine sollten wegen der Nekrosegefahr bei Paravasat nicht periphervenös verabreicht werden.

► Komplikationen und Kontraindikationen

Paravasat, Thrombophlebitis, versehentliche arterielle Punktion/Injektion (v. a. Ellenbeuge) und Infektionen. Periphervenöse Katheter dürfen nicht an Armen nach axillärer Lymphknotenexstirpation angelegt werden.

► Durchführung

Man legt den Stauschlauch an und beginnt mit der Suche nach einer geeigneten Vene von peripher nach zentral (Handrücken, Unterarm, Ellenbeuge, evtl. Fuß, Hals). Die Einstichstelle wird desinfiziert und die Vene mittels Venenverweilkanüle punktiert. Die Nadel (als Führungsmandrin) wird entfernt und der Plastikschlauch gleichzeitig in die Vene vorgeschoben. Anschließend wird die Kanüle durchgespült (Kontrolle: Verstopfung und Lage) und fixiert.

1.1.2 Zentralvenöser Katheter (ZVK, Cava-Katheter)

► Indikationen

PatientInnen, bei denen mit peripheren Zugängen nicht das Auslangen gefunden wird, die parenteral ernährt werden müssen oder viele Medikamente gleichzeitig erhalten; außerdem zur Messung des zentralen Venendrucks und bei häufigen Blutabnahmen.

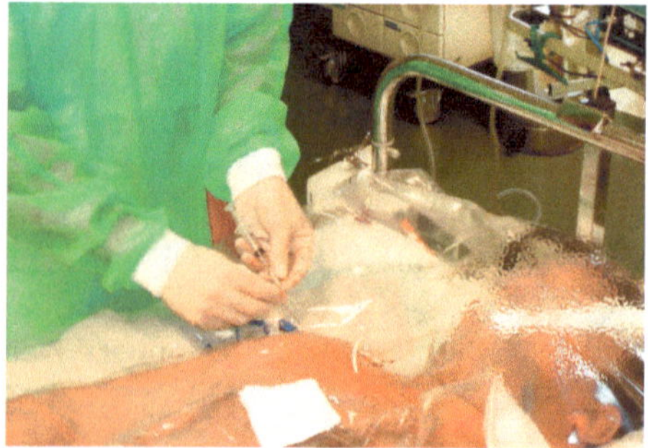

Abb. 1.3 Zentralvenöser Katheter

► Vorteile

Wesentlich längere Liegedauer als periphervenöse Zugänge (ca. 2 Wochen), da die Venenwand nicht so stark gereizt wird (beschichtet, weniger Bewegungen, Medikamente werden durch höheren Blutstrom gleich stark verdünnt). Über einen ZVK können auch mehrere Medikamente gleichzeitig gegeben werden (mehrere separate Lumen).
Auch venenwandreizende Medikamente können problemlos verabreicht werden. Auch bei PatientInnen mit schwierigen Venenverhältnissen ist eine Anlage meist möglich.

> ! Die Infusionsgeschwindigkeit ist beim normalen ZVK nicht höher als beim periphervenösen Zugang. Ausschlaggebend ist die Dicke des Lumens durch das infundiert wird. Wird ein rascher Volumsersatz benötigt, kann dies über großlumige Venenverweilkanülen oder einen großlumigen ZVK (z. B. Shaldon-Katheter) besser geschehen.

► Nachteile

Anlage unter sterilen Bedingungen notwendig. Schwerwiegende Komplikationen sind häufiger als bei periphervenösen Zugängen.

► Komplikationen und Kontraindikationen

Arterielle Fehlpunktion, Pneumo- und Hämatothorax (bei Subclavia-Katheter), Herzrhythmusstörungen, Thrombose einer tiefen Vene (bei V.-femoralis-Katheter), Luftembolie, Infektionen.
Vor allem bei Cava-Katheter in der V. subclavia ist bei erhöhter Blutungsneigung Vorsicht geboten; ebenso bei PatientInnen mit COPD (erhöhte Gefahr der Lungenverletzung). Der Zugang über die V. subclavia kann vor allem bei vorangegangener Klavikulafraktur schwierig oder unmöglich sein. Nach dem frustranen Punktionsversuch der V. subclavia darf die Punktion auf der anderen Seite erst nach Ausschluss eines Pneumothorax erfolgen.

► Durchführung

Die häufigsten Punktionsorte sind die V. jugularis interna, die V. subclavia und die V. femoralis. Vorteil der Punktion der V. jugularis interna gegenüber der V. subclavia ist die geringere Pneumothoraxgefahr sowie die fakultativ bessere Komprimierbarkeit bei versehentlicher arterieller Punktion (**Cave:** Karotisstenosen!). Von Nachteil ist, dass die V. jugularis interna bei hypovolämen PatientInnen kollabiert und nur schwer bis gar nicht zu punktieren ist. Die V. subclavia ist auch bei schwer hypovolämen PatientInnen durch das umgebende Gewebe aufgespannt und somit punktierbar. Die Punktion der V. femoralis ist einfach (Merkhilfe – IVAN, s. u.) und bei versehentlicher arterieller Punktion gut zu komprimieren. Nachteile sind die höhere Thromboserate bei ZVK in der V. femoralis und das Abknicken des Katheters bei Mobilisation (Hüftbeugung) der PatientInnen sowie die tendenziell höhere Infektionsrate.
Am häufigsten sind Katheterfehllagen bei Punktion der V. jugularis interna links.

► Punktionstechnik

- **Vena jugularis interna:** PatientInnen werden in Rückenlage und Kopftieflage gebracht; den Kopf lagert man am besten in „Schnüffelstellung“ (mäßig gestreckt, nicht oder leicht seitlich gedreht; Leitstruktur: M. sternocleidomastoideus). Die Punktionsstelle wird *desinfiziert* (wie bei einer OP) und die Umgebung steril abgedeckt. In Höhe des

Schildknorpels tastet man die A. carotis ohne Druck (**Cave:** Plaques und/oder Venenkompression!). Unmittelbar lateral der tastenden Finger wird die Nadel mit aufgesetzter Spritze unter leichter Aspiration schräg nach kaudal Richtung ipsilateraler Mamille geführt und die V. jugularis interna in wenigen Zentimetern Tiefe punktiert.

- **V. subclavia:** PatientInnen werden in Rückenlage gelagert, sodass die Schultern gut nach hinten fallen (ggf. Kompresse zwischen die Schulterblätter), und der Kopf etwas zur Gegenseite gedreht. Die Punktionsstelle wird desinfiziert (wie bei einer OP) und die Umgebung steril abgedeckt. Es gibt mehr als 10 publizierte Varianten, die häufigste Einstichstelle ist jedoch lateral der Medioklavikularlinie etwas unterhalb der Klavicula (dort, wo die Klavicula die Biegung macht und man die Grube unter der Klavicula tastet). Zunächst wird ein Lokalanästhesiedepot gesetzt, da die Reizung des Periosts sehr schmerzhaft ist. Anschließend sticht man durch die Haut und führt die Nadel in Kontakt zur Klavicula (knapp unterhalb der Klavicula) unter leichter Aspiration Richtung Jugulum. Die Vene wird in einigen Zentimetern Tiefe punktiert.
- **V. femoralis:** PatientInnen werden in Rückenlage gelagert, das Bein leicht abduziert und nach außen gedreht (evtl. Polsterung unter das Gesäß schieben). Die Punktionsstelle wird rasiert, desinfiziert (wie bei einer OP) und die Umgebung steril abgedeckt. Nahe dem Leistenband tastet man die A. femoralis und sticht ca. 1 cm medial davon (**IVAN** = von **i**nnen **V**ene-**A**rterie-**N**erv) senkrecht (leicht schräg nach kranial) ein. Die Nadel wird unter leichter Aspiration in die Tiefe geschoben und die V. femoralis in wenigen Zentimetern Tiefe punktiert.

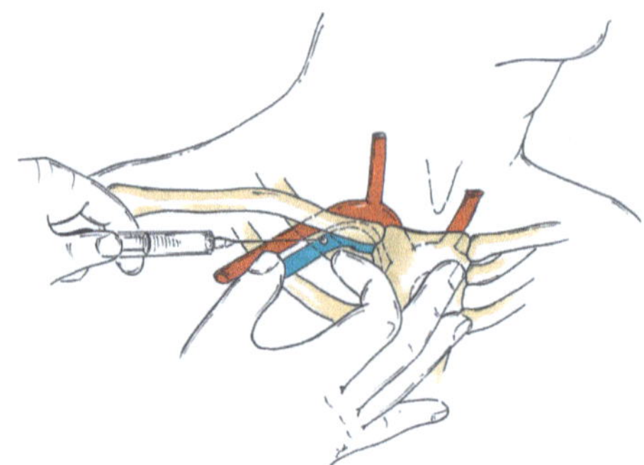

Abb. 1.4 Punktion der V. subclavia (modifiziert nach Braun J., Klinikleitfaden Intensivmedizin, 4. Aufl., © Gustav Fischer Verlag, 1998. Mit freundlicher Genehmigung)

► Einbringen des Katheters

Die häufigste Methode zentralvenöse Katheter zu platzieren ist mittels **Seldinger-Technik** (1953 vom schwedischen Radiologen Sven-Ivar Seldinger entwickelt). Diese Technik wird auch bei anderen Kathetern und Sonden eingesetzt.

Das Gefäß wird mit einer Kanüle punktiert. Durch die Kanüle wird anschließend der Seldinger-Draht (heute flexible Drahtspirale) in das Gefäß vorgeschoben. Der Draht hat eine flexible J-förmige Spitze, womit Gefäßwandperforationen selten geworden sind. Nun wird die Kanüle entfernt und der Draht verbleibt im Blutgefäß. Über den liegenden Draht wird ein

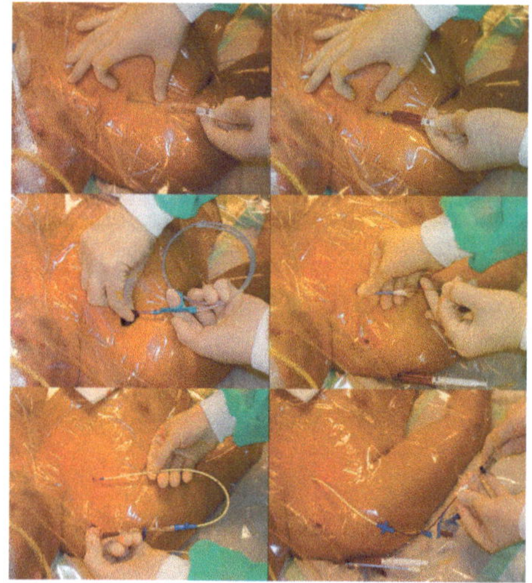

Abb. 1.5 Einbringen des Katheters in die V. subclavia

Dilatator zur Erweiterung des Stichkanals eingeführt. Anschließend kann darüber der Katheter in das Gefäß eingeführt werden. Der Draht wird entfernt, der Katheter fixiert und seine korrekte Lage mittels Röntgenaufnahme verifiziert.

> ! Das hintere Ende des Drahtes muss immer sicher zu fassen sein! Insbesondere bei Einführen des Katheters über den Draht kann es sonst passieren, dass der Draht im Patienten/in der Patientin verschwindet!

1.1.3 Intraossärer Zugang

► Indikationen

Ist ein schneller Zugang zum venösen System der PatientInnen notwendig, ein peripher-venöser Zugang nicht möglich und ein zentraler Zugang wegen der möglichen Komplikationen oder der Dauer der Anlage kontraindiziert (z. B. bei laufender Reanimation), sollte auf den intraossären Zugangsweg zurückgegriffen werden. Im Gegensatz zu den früher eingesetzten, manuellen Cook-Nadeln sind die modernen i.o.-Systeme einfach und ohne Kraftaufwand zu bedienen.

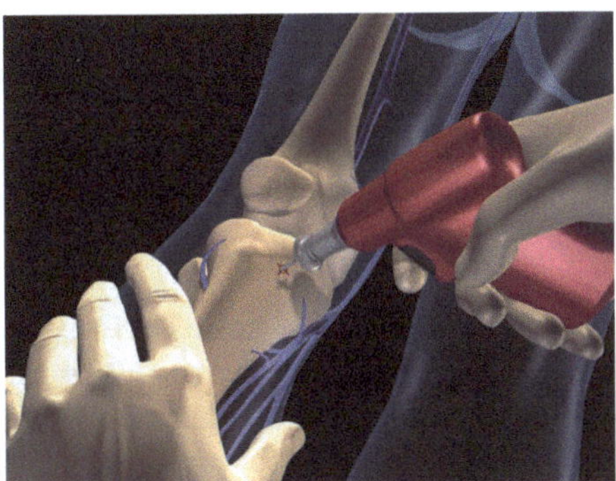

Abb. 1.6 Anlage eines intraossären Zuganges an der Tibia, EZ IO, Vidacare®, Koloszar Medizintechnik GmbH

► Vorteile

Die Punktion ist rasch, auch bei schwerer Hyopvolämie, durchführbar und die Komplikationsrate gering; die Plasmaspiegel der Medikamente sind vergleichbar mit denen bei intravenöser Applikation.

► Nachteile

Die Hemmschwelle einen Knochen zu punktieren ist wesentlich höher, als eine periphere Vene zu punktieren. Bei manchen Systemen sind Kraft (Perforation des Knochens) und Überwindung notwendig. Bei wachen PatientInnen sollte vorher eine Lokalanästhesie gesetzt werden.

► Komplikationen und Kontraindikationen

Fehlpunktion, Blutung, Infektion. Da der intraossäre Zugang nur im Notfall gewählt wird, sind die Kontraindikationen relativ zu sehen.

► Durchführung

Mögliche Punktionsorte sind die mediale Tibiafläche unter der Tuberositas tibiae, das Manubrium sterni oder der Humerus. Die Punktionsstelle wird desinfiziert und

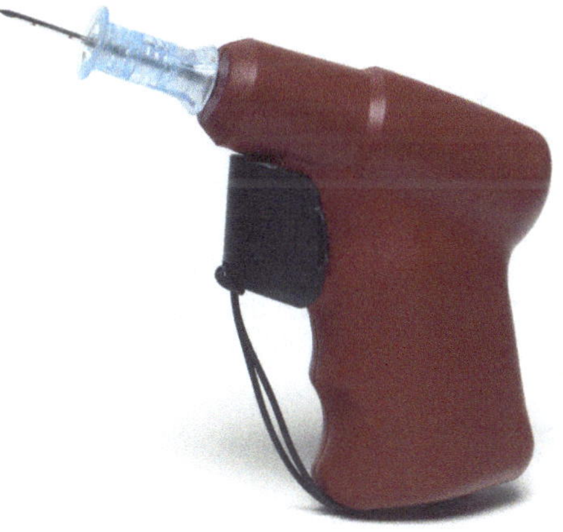

Abb. 1.7 System zur Anlage intraossärer Zugänge, EZ IO, Vidacare®, Koloszar Medizintechnik GmbH

die Nadel durch den Knochen in die Markhöhle geschoben (bei manchen Systemen wird die Nadel mit einem Gerät in die Markhöhle geschossen oder geschraubt).
Weitere Informationen zum i.o. Zugang gibt es unter www.koloszar.at

1.1.4 Arterielle Kanüle

► Indikationen

Das Einbringen einer Verweilkanüle in eine Arterie dient zur invasiven Messung des Blutdrucks bei hämodynamisch instabilen PatientInnen (genauer und kontinuierlich am Monitor angezeigt, s. Kap. „Monitoring") und bietet die Möglichkeit wiederholter Blutgasanalysen ohne neuerliche arterielle Punktion. Selten werden Medikamente intraarteriell verabreicht.

► Vorteile

Ständige Messung des Blutdrucks möglich, Veränderungen werden rasch erfasst (kleinere Messfehler) und es kann unmittelbar darauf reagiert werden. Blutabnahmen inkl. arterieller Blutgasanalysen sind ohne neuerliche Punktion möglich.

► Nachteile

Invasive Maßnahme; vor allem bei instabilen (zentralisierten) PatientInnen ist die Punktion oft schwierig (schlecht tastbare periphere Pulse). Mögliche thromboembolische Komplikation distal der Punktionsstelle.

► Komplikationen und Kontraindikationen

Blutungen und Hämatome, vor allem bei PatientInnen mit eingeschränkter Blutgerinnung. Gefäßspasmen und Thrombosen der punktierten Arterie mit Ischämie der Extremität können auftreten (nach Möglichkeit nicht die „Schreibhand" auswählen).
Um Ischämien oder das Absterben einzelner Finger bzw. der ganzen Hand bei Verschluss der A. radialis zu vermeiden, muss vor der Punktion der Arterie der **Allen-Test** durchgeführt werden. Dabei werden A. radialis und A. ulnaris komprimiert und dadurch die Blutzufuhr in die Hand komplett unterbrochen. PatientInnen müssen nun eine Faust machen, wodurch die Hand blass und blutleer wird. Anschließend wird die A. ulnaris dekomprimiert. Wird die Hand innerhalb von wenigen Sekunden wieder rosig, reicht die Durchblutung über die A. ulnaris alleine aus und die A. radialis kann punktiert werden. Dieses Vorgehen ist auch zur Durchblutungskontrolle bei Punktion der A. ulnaris möglich (umgekehrt komprimieren und freigeben).
Auch Infektionen der Einstichstelle sind möglich, wenn auch selten. Es dürfen keine Gefäßprothesen oder Stents (z. B. in der A. femoralis) punktiert oder kanüliert werden!

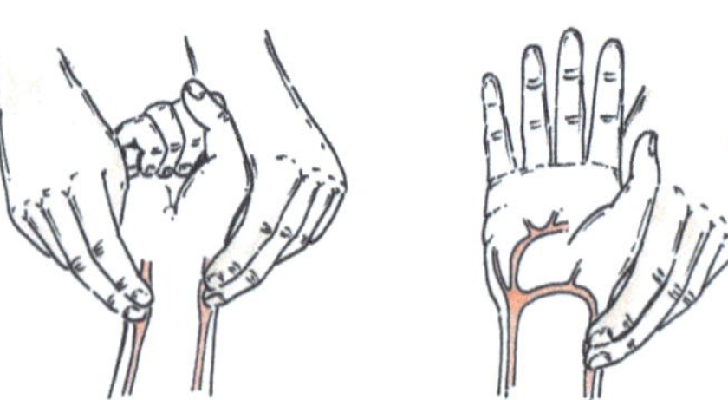

Abb. 1.8 Allen-Test (modifiziert nach Eberhardt M, Klinikleitfaden Anästhesie, 3. Aufl, © Urban & Fischer Verlag, 1998. Mit freundlicher Genehmigung)

► Durchführung

Häufigste Punktionsorte sind die A. radialis, die A. dorsalis pedis und die A. femoralis. Selten werden die A. ulnaris oder die A. brachialis punktiert.

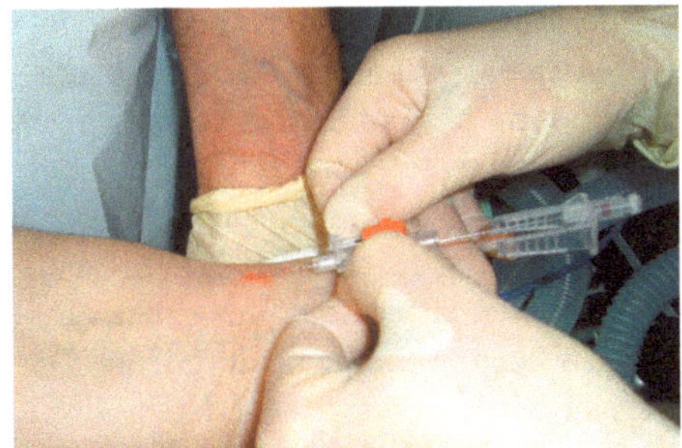

Abb. 1.9 Anlage einer arteriellen Kanüle

- **A. radialis und A. dorsalis pedis:** Die Punktionsstelle wird desinfiziert und der Puls mit einer Hand palpiert. Mit der anderen Hand wird das Gefäß etwas distal der palpierenden Finger schräg und rasch durchstochen. Der Führungsmandrin aus der Verweilkanüle wird zurückgezogen und die Verweilkanüle langsam so weit zurückgezogen, bis Blut einschießt (Spitze liegt nun im Gefäß). Anschließend wird die Kanüle in das Gefäß geschoben und der Mandrin ganz entfernt. Aus der Kanüle pulsierend spritzendes Blut zeigt die intravasale Lage an. Mittels Schiebeschalter kann die Kanüle verschlossen werden. Die Verweilkanüle wird noch fixiert und an das „Arterienbesteck" (Anschlussteil für den Monitor) angeschlossen. Direktes Punktieren und Vorschieben ist ebenfalls möglich, wird aber aufgrund der häufigeren Endothelverletzungen durch den scharfen Mandrin und dem damit verbundenen erhöhten Thromboserisiko nicht empfohlen.
- **A. femoralis:** PatientInnen werden in Rückenlage gelagert, das Bein leicht abduziert und nach außen gedreht (evtl. Polsterung unter das Gesäß schieben). Die Punktionsstelle wird rasiert, desinfiziert (wie bei einer OP) und die Umgebung steril abgedeckt. In der Leistenbeuge tastet man die A. femoralis und sticht die Kanüle zwischen den palpierenden Fingern (IVAN = von **i**nnen **V**ene-**A**rterie-**N**erv) senkrecht (leicht schräg nach kranial) ein. Die Nadel wird unter leichter Aspiration in die Tiefe geschoben und die A. femoralis in wenigen Zentimeter Tiefe punktiert. Die Spritze wird entfernt (pulsierendes Blut aus der Kanüle zeigt die korrekte Lage an) und die Verweilkanüle mittels Seldinger-Technik platziert.

1.1.5 Thoraxdrainage

► Indikationen
Thoraxdrainagen werden eingesetzt, um Luft (Pneumothorax) oder Flüssigkeiten (Blut, Erguss etc.) oder beides (Hämatopneu) aus dem Pleuraspalt zu drainieren.

► Vorteile
Oft lebensrettende Maßnahme (Spannungspneumothorax), relativ einfach durchführbar.

► Nachteile
Invasiver Eingriff, evtl. kommt es zu schweren Verletzungen (große Gefäße, Herz).

► Komplikationen und Kontraindikationen
Verletzung der Lunge, Verletzung von Blutgefäßen, Herz und abdominellen Organen; ungenügende Drainage, Infektionen. Vor allem bei PatientInnen mit erhöhter Blutungsneigung sind die Vor- und Nachteile streng abzuwiegen (evtl. engmaschige Kontrolle des Pneumothorax, viele Pneus verschwinden auch ohne Drainage wieder!).

► **Durchführung**

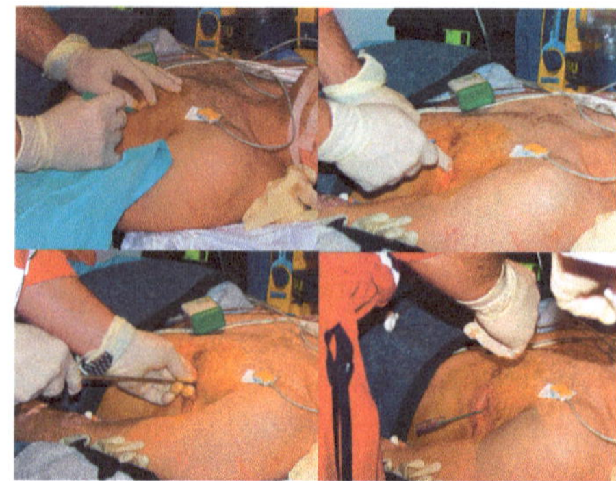

Abb. 1.10 Anlage einer Thoraxdrainage

- **Ventraler Zugang (2.–3. Interkostalraum, Medioklavikularlinie):** Der ventrale Zugang wird meist verwendet, um einen Spannungspneumothorax notfallmäßig rasch (mit dickem Venflon) zu entlasten bzw. um einen ventralen Pneumothorax zu drainieren. Die Haut wird rasiert, desinfiziert und die Umgebung steril abgedeckt. Mit dem Skalpell wird eine kleine quer verlaufende Inzision der Haut gemacht. Anschließend wird mit dem Finger bzw. mit einer Klemme am Oberrand der unteren Rippe stumpf durch die Subkutis und die Muskulatur präpariert, bis der Pleuraraum erreicht wird. Das Entweichen von Luft zeigt das Erreichen des Pneumothorax an. Nun wird das Thoraxdrain durch das präparierte Loch in den Pleuraraum geschoben und an die Drainage-Stelle platziert (meist Lungenspitze). Anschließend wird das Drain z. B. an ein Wasserschloss (Einwegventil, über das Luft entweichen, aber nicht wieder in den Thorax gesaugt werden kann) angeschlossen und fixiert. Atemsynchrone Bewegungen des Wasserschlosses zeigen die reguläre Funktion der Drainage an.
- **Lateraler Zugang (4.–5. Interkostalraum, mittlere Axillarlinie):** Über den lateralen Zugang können sowohl Luft- (Schwerkraft bedingt meist ventral) als auch Flüssigkeitsansammlungen (Schwerkraft bedingt meist dorsal) drainiert werden. Das Vorgehen ist wie beim ventralen Zugang, nur eben an anderer Stelle. Der Zugang sollte nicht tiefer als *Mamillenhöhe* liegen, da hier die Gefahr abdomineller Organverletzungen (Zwerchfellhochstand) groß ist. Heutzutage sollten außer in Notsituationen keine Drainagen ohne Ultraschallkontrolle gelegt werden. Wichtig ist, dass das Drain auch tatsächlich vorne oder hinten zu liegen kommt, sonst fördert die Drainage wenig!

Die oben beschriebene „Minithorakotomie“ mit dem Finger oder der Klemme ist nicht unbedingt notwendig. Man kann den Pleuraraum nach der Hautinzision auch mit dem Thoraxdrain *mit Trokar gleich punktieren*. Allerdings kann dadurch das Drain eher in Lungengewebe gestochen werden.

> **!** Ein Spannungspneumothorax muss sofort entlastet werden! Ist nicht gleich eine Thoraxdrainage durchführbar, kann der Spannungspneu mit ein oder mehreren dicken Venenverweilkanülen, die in den Thorax gestochen werden, entlastet werden. Hierfür verwendet man den ventralen Zugang.

1.1.6 Magensonde

► **Indikationen**

Enterale Ernährung bei PatientInnen, welche nicht fähig sind selbst zu schlucken (z. B. Intubierte), Ableitung von Magensaft zur Entlastung des Verdauungstraktes, Dekompression des Magens nach Maskenbeatmung.

► **Vorteile**
Einfach durchführbar, kaum schwere Komplikationen.

► **Nachteile**
Die Sonde wird von Keimen aus dem Verdauungstrakt besiedelt, welche aszendieren und anschließend im Respirationstrakt landen. Bei langer Liegedauer können sich Druckulzera im gesamten Verlauf bilden.

► **Komplikationen und Kontraindikationen**
Die häufigsten Komplikationen sind Nasenbluten bei Einführen durch die Nase sowie Brechreiz bei wachen PatientInnen. Weitere Komplikationen sind Via falsa in die Luftröhre oder bei Schädelbasisbruch in den Schädel (bei Schädelbasisbruch nur oralen Zugang wählen!) und Bradykardie durch Vagusreizung. Bei längerer Liegedauer der Sonden kann es zu Schleimhautulzerationen kommen. Außerdem kann die Sonde als Leitschiene für Keime aus dem Verdauungstrakt dienen.

► **Durchführung**
Die Magensonde wird unter leichten Drehbewegungen über die Nase gerade eingeführt (nicht nach oben!). Die Passage durch den Pharynx wird manchmal durch Vorbeugen des Kopfes erleichtert. Wache PatientInnen sollen während des Einführens schlucken. Ohne Gewalt wird die Magensonde ca. 50 cm vorgeschoben. Die korrekte Lage kann durch Luftinsufflation über die Magensonde und gleichzeitiges Auskultieren über dem Epigastrium kontrolliert werden (Blubbern).
Duodenalsonden werden auf gleichem Weg eingeführt, allerdings müssen diese gastroskopisch oder unter Durchleuchtung nach Pyloruspassage im Duodenum platziert werden (weniger Reflux).

1.1.7 PEG-Sonde (perkutane endoskopische Gastrostomie-Sonde)

► **Indikationen**
Zur Langzeiternährung bei PatientInnen, die nicht schlucken können.

► **Vorteile**
Komplikationen durch das lange Liegen der klassischen Magensonde werden vermieden (Ulzera, Keimaszension).

► **Nachteile**
Invasiver Eingriff.

► **Komplikationen und Kontraindikationen**
Perforation von Darm und anderen intraabdominellen Organen, Blutungen, Dislokation, Infektion. Die Punktion des Magens darf nur bei sicherer Identifikation des Gastroskoplichtes erfolgen!

► **Durchführung**
Mit einem Gastroskop wird Luft in den Magen insuffliert. Der Oberbauch wird desinfiziert und die Umgebung steril abgedeckt. Von außen kann das Licht des Gastroskops

gesehen und der korrekte Einstichpunkt festgelegt werden (Diaphanoskopie). Eine Kanüle wird durch die Haut in den aufgeblähten Magen gestochen und ein Faden durch die Kanüle eingeführt. Der Faden wird mit dem Gastroskop gefasst und aus dem Mund des/der PatientIn gezogen. Am herausgezogenen Ende des Fadens wird die PEG-Sonde befestigt und wieder zurück in den Magen gezogen. Die Einstichstelle wird mittels Skalpell erweitert und das Ende der PEG-Sonde durch die Magenwand nach außen gezogen. Eine Scheibe am inneren Ende verhindert, dass die Sonde ganz herausgezogen wird. Nun wird die Lage der Sonde mit dem Gastroskop verifiziert und die Sonde fixiert.

1.1.8 Lumbalpunktion

► Indikationen

Die Lumbalpunktion wird als diagnostische Punktion zur Liquorgewinnung bei neurologischen Erkrankungen (Meningitis, Subarachnoidalblutung, Multiple Sklerose etc.), aber auch zum Einbringen von Medikamenten in den Liquorraum (z. B. Spinalanästhesie) eingesetzt.

► Vorteile

Relativ sicherer und einfacher Zugangsweg zum Liquorraum.

► Nachteile

Vor allem bei unkooperativen PatientInnen ist die Punktion schwierig.

► Komplikationen und Kontraindikationen

Die häufigste Komplikation ist der postpunktionelle Kopfschmerz, weshalb die PatientInnen vor allem nach diagnostischer Punktion, bei der relativ viel Liquor gewonnen wird, 24 Stunden liegen sollten. Weitere Komplikationen sind Hämatome im Spinalkanal, vor allem bei antikoagulierten PatientInnen (**Cave:** Querschnittsymptomatik!). Bei PatientInnen mit Blutungsneigung müssen daher Risiken und Nutzen streng abgewogen werden! Auch Infektionen der Einstichstelle und Abszesse können vorkommen.

► Durchführung

PatientInnen sitzen am Bettrand (gesichert von einem/einer Helfer/Helferin) und machen einen „Katzenbuckel", um möglichst weite Abstände der Dornfortsätze der Lendenwirbelsäule zu erreichen. PatientInnen, die nicht sitzen können, werden in Seitenlage gebracht und flektieren in dieser Stellung. Da das Rückenmark bei Erwachsenen nur etwa bis L1 reicht, kann ab L3/L4 sicher punktiert werden. Dort ist intrathekal die Cauda equina des Rückenmarks anzutreffen und die einzelnen Nervenfasern können der Nadelspitze ausweichen. Die Einstichstelle ermittelt man, indem man den Beckenkamm der PatientInnen tastet. Wo die Verbindungslinie der Beckenkämme die Wirbelsäule kreuzt, tastet man die

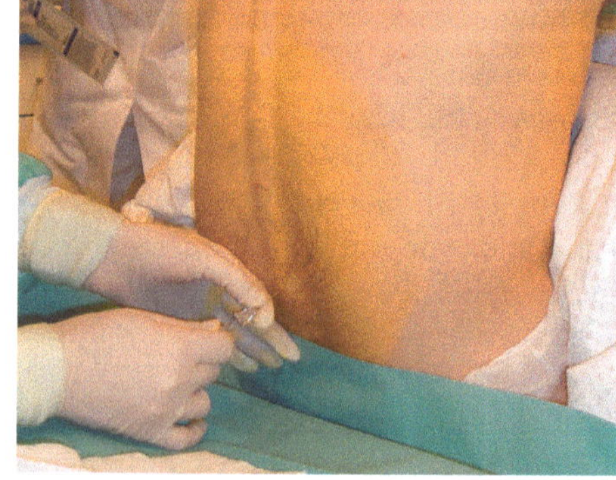

Abb. 1.11 Lumbalpunktion

Dornfortsätze (Zwischenräume) und markiert mit dem Fingernagel die Einstichstelle. Die Haut wird desinfiziert und die Umgebung steril abgedeckt. Mit einer speziellen Punktionskanüle sticht man im 90°-Winkel durch die Haut und den Bandapparat der Wirbelsäule (zäher Widerstand) in den Spinalkanal. Die korrekte Lage der Nadel erkennt man daran, dass nach Entfernen des Mandrins Liquor aus der Kanüle tropft (bei dünnen Nadeln gering; atemabhängig). Zur Liquordiagnose werden nun 3 Proberöhrchen befüllt, zur Spinalanästhesie wird das Lokalanästhetikum injiziert. Anschließend wird die Kanüle rasch entfernt und die Einstichstelle mit einem Pflaster abgedeckt.

1.1.9 Dialysekatheter (Shaldon-, Demers-, Quinton-Katheter)

► **Indikationen**

Vorübergehender Zugang für die Dialyse bis zur Anlage des Shunts.

► **Vorteile**

Handhabung wie ZVK (Shaldon-, Quinton-, Mahurka-Katheter), relativ lange Liegedauer (Demers- und Quinton-Katheter bis zu 1 Jahr).

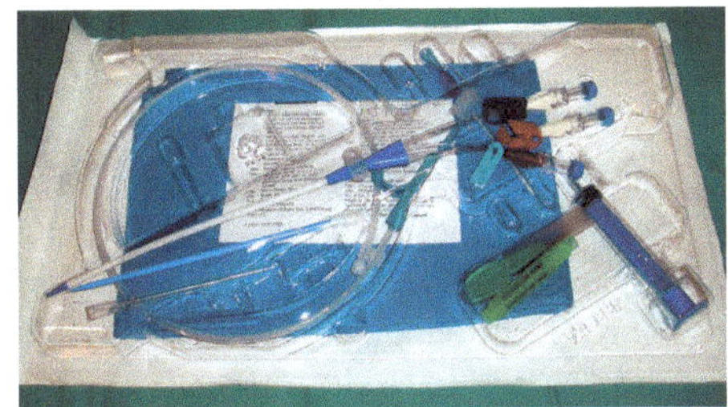

Abb. 1.12 Dialysekatheter

► **Nachteile**

Vor allem bei diesen großlumigen Kathetern ist die Gefahr einer Infektion und Thrombose relativ groß.

► **Komplikationen und Kontraindikationen**

Komplikationen wie bei einem ZVK (Pneumothorax, Blutung, Infektion, Thrombose). Da allerdings ein wesentlich dickerer Katheter eingebracht wird, sind Blutungen wesentlich schwerwiegender als bei „dünnen“ ZVK.

► **Durchführung**

Shaldon-, Demers- und Quinton-Katheter: Diese Katheter sind großlumige ZVK; auch die Anlage erfolgt wie bei einem „normalen“ ZVK (s. Kap. „Zentralvenöser Katheter“) oder operativ mit Präparation der Vene. Um das Einführen des sehr dicken Katheters zu ermöglichen, muss die Haut meist inzidiert und ausreichend vordilatiert werden.
Wichtig ist bei diesen Kathetern das keimfreie Arbeiten (evtl. sehr lange Liegedauer) und das Füllen der Katheter mit Heparinlösung, wenn sie nicht benützt werden (Plombieren), um Thrombosen im Katheter zu vermeiden.

1.1.10 Harnkatheter

► **Indikationen**

Harnkatheter werden eingesetzt um die Harnproduktion der PatientInnen zu monitieren, diesen kontrolliert abzuleiten und entsprechend bilanzieren zu können. Ein Harnkatheter ist daher indiziert bei Blasenentleerungsstörungen, bei längeren Narkosen zur Bilanzierung und bei kritisch Kranken.

► Vorteile

Die Harnmengen können korrekt bilanziert und ggf. im Labor analysiert werden; meist ist die Anlage einfach durchführbar.

► Nachteile

PatientInnen mit Harnkathetern erleiden häufig Harnwegsinfektionen.

► Komplikationen und Kontraindikationen

Schwierigkeiten beim Legen durch Strikturen, Prostatavergrößerungen etc.; Blutung aus der Harnröhre, Perforation der Harnröhre, Harnröhrenverengungen bei langer Liegedauer (vor allem bei Männern), Infektionen.

► Durchführung

- **Männer:** Der Patient wird in Rückenlage gebracht. Mit einer Hand fasst man den Penis und schiebt die Vorhaut zurück. Mit der anderen Hand wird die Glans penis 3-mal desinfiziert. Nun wird Gleitmittel in die Harnröhrenöffnung eingebracht (gleich zuhalten, sonst wird alles glitschig, da das Gleitmittel wieder austritt). Der Harnkatheter wird vorne mit einer sterilen Pinzette (neuem sterilen Handschuh) gefasst und in die Harnröhre geschoben. Trifft man auf einen Widerstand (Prostata), wird der Penis abgesenkt und der Widerstand kann meist ohne Gewalt überwunden werden. Das Abfließen von Harn zeigt die korrekte Lage des Katheters an und der Katheter kann geblockt werden. Nicht vergessen die Vorhaut wieder zu reponieren (Ischämie)!
- **Frauen:** Die Patientin wird in Rückenlage gebracht, die Beine werden aufgestellt und auseinandergeklappt, sodass die Vulva gut sichtbar wird. Die Vulva wird – von ventral nach dorsal – desinfiziert und die Labien mit den Fingern einer Hand gespreizt, sodass die Harnröhrenöffnung sichtbar wird. Nun werden die Labien 3-mal desinfiziert. Mit einer sterilen Pinzette (neuem sterilen Handschuh) wird der Katheter gefasst und in die Harnröhre eingebracht. Bereits nach wenigen cm fließt Harn aus dem Katheter und der Katheter kann geblockt werden.

Fragen

Ein 78-jähriger Patient mit dekompensierter schwerer COPD benötigt zur kontinuierlichen Applikation von Katecholaminen einen zentralvenösen Zugang. Warum sollte nicht die V. subclavia punktiert werden?

- a nach der Punktion muss ein C/P-Röntgen angefertigt werden (Strahlenbelastung)
- b die Gefahr eines iatrogenen Pneumothorax ist groß
- c die V. subclavia ist bei schockierten PatientInnen meist kollabiert
- d bei Punktion der rechten V. subclavia wird häufig der Ductus thoracicus verletzt

Damit ein/e PatientIn nach einer Lumbalpunktion keinen postpunktionellen Kopfschmerz bekommt, sollte Folgendes beachtet werden:

- a keine Antikoagulanzien-Einnahme (für 2 Wochen)
- b möglichst viel Bewegung
- c 24 Stunden flach liegen
- d zur Punktion eine möglichst dicke Spinalnadel verwenden, da der Punktionserfolg damit sicher ist

Der Zustand eines 34-jährigen Patienten mit SHT, Serienrippenfraktur und Schulterluxation rechts verschlechtert sich wenige Minuten nach der Intubation trotz Beatmung. Der Blutdruck fällt von 130/75 mmHg auf 60 mmHg systolisch, das Atemminutenvolumen beträgt 2 l und das Beatmungsgerät alarmiert wegen hohem Beatmungsdruck. Welche Maßnahmen setzen Sie?

- a Infusion von HyperHAES mittels Druckbeutel
- b ich tausche das defekte Beatmungsgerät aus
- c zur Hirndrucktherapie versuche ich den Patienten mit dem Beatmungsbeutel zu hyperventilieren
- d nach Lagekontrolle des Tubus und Auskultation des Thorax entlaste ich den Spannungspneumothorax mit mehreren dicken Venenverweilkanülen im 2. ICR in der Medioklavikularlinie der betroffenen Seite

Bereits wenige Stunden nach der Anlage eines periphervenösen Zuganges klagt die 78-jährige Patientin über Schmerzen im Bereich der Einstichstelle. Diese ist nicht gerötet und nicht geschwollen. Was tun Sie?

- a ich verabreiche der Patientin ein Schmerzmittel (Piritramid)
- b 500 ml Ringerlösung sollten die gereizte Vene wieder frei spülen
- c der Zugang wird entfernt
- d der Zugang darf nicht entfernt werden, sondern ein NSAR wird darüber infundiert (entzündungshemmend)

Lösungen zu Fragen siehe Seite 393.

1.2 Atemwegsmanagement und Beatmungstherapie

T. Hamp, M. Krammel, P. Krafft

FALLBESIPIEL

Ein 73-jähriger Mann klagt seit gestern über schweres allgemeines Krankheitsgefühl, Schüttelfrost, Schmerzen in der Brust und zunehmende Atemnot. Bei der klinischen Untersuchung besteht eine Ruhedyspnoe, die Atemfrequenz beträgt 35 und der Patient wirkt sehr erschöpft. Die Sauerstoffsättigung zeigt 82 % trotz O2-Insufflation. Der Patient erhält daraufhin einen CPAP-Helm, wodurch sich die respiratorische Insuffizienz allerdings nicht wesentlich bessert. Der Patient wird nun intubiert und mit BIPAP beatmet. Das Lungenröntgen zeigt pneumonisches Infiltrat im gesamten linken Lungenflügel, auch die Laborwerte (Leukozyten 18 G/l, CRP 45 mg/dl) weisen auf eine Lungenentzündung hin. Im Rahmen einer Bronchoskopie werden verlegte Bronchien geöffnet und Sekret zur Keimbestimmung gewonnen. Der Patient erhält Antibiotika, die nach Erhalt der Resistenzbestimmung gezielt umgestellt werden; er muss aber weiterhin beatmet werden. Nach einer Woche kann der Patient nach einer aufwendigen Weaningphase extubiert werden.

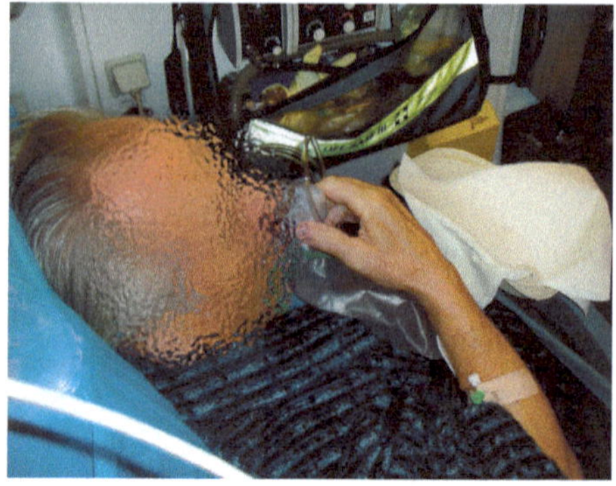

Abb. 1.13

1.2.1 Physiologie der Atmung

Menschen atmen, um O_2 in den Organismus aufzunehmen und CO_2 daraus zu eliminieren. Gesteuert wird die Atmung zentral über Rezeptoren, die die Gaskonzentrationen im Blut messen. Ein hoher CO_2-Gehalt bewirkt dabei den stärksten Atemanreiz. Die normale **Atemfrequenz** beträgt bei Erwachsenen etwa 12 –15/min und bei jedem Atemzug werden etwa 500 ml Luft ein- und ausgeatmet (**Atemzugvolumen** AZV = 7– 8 ml x kg KG). Bei Spontanatmung kommt es durch die Kontraktion des Zwerchfells und der Interkostalmuskulatur zu einer Expansion des Thorax, wodurch ein Unterdruck entsteht und die Luft in die Lungen strömt. Der inspiratorische Gasfluss wird unter Spontanatmung, also durch einen negativen intrathorakalen Druck hervorgerufen.

Die Atemluft passiert dabei den Nasenraum (wo sie angewärmt, angefeuchtet und gereinigt wird), den Rachen und den Larynx, der zur Stimmbildung und als Trennung der Atem- und Speisewege dient. Anschließend gelangt die Atemluft in die Trachea, über den rechten und linken Hauptbronchus in die kleineren Bronchien, die Bronchiolen und schließlich in die Alveolen, in welchen der Gasaustausch stattfindet. Der Luft leitende Teil der Atemwege, in dem kein Gasaustausch stattfindet, wird als **Totraum** bezeichnet und beträgt etwa das doppelte Körpergewicht in ml (Totraum = kg KG × 2). Die Atemgase werden aufgrund eines Partialdruckunterschiedes zwischen Blut und Alveolarluft ausgetauscht (Druck des Gases in der jeweiligen Umgebung; die Teilchen wandern vom Kompartment mit hohem Partialdruck zu dem mit niedrigem, bis ein Gleichgewicht herrscht). Der **O_2-Partialdruck** im venösen Blut beträgt ca. 40 mmHg und in der Alveole 105 mmHg. Es kommt daher zu einem Gasfluss von der Alveole ins Blut. Der O_2-Partialdruck im arteriellen Blut beträgt danach etwa 100 mmHg. Beim CO_2 verhält sich der Fluss gegensätzlich.

1.2.1.1 Resistance

Der Begriff Resistance bezeichnet den Widerstand, den die Atemwege dem Luftstrom bei In- und Exspiration entgegensetzen. Die Resistance hängt vor allem von der Weite der Bronchien ab. Je weiter das Lumen der Bronchien, desto leichter kann dadurch geatmet werden (dünner Strohhalm vs. dicker Strohhalm).
Bei einem Asthmaanfall kommt es zu einer Verengung der Bronchien und somit zu einer massiven Erhöhung der Resistance. Das Atmen wird daher schwerer, weil dafür mehr Arbeit notwendig ist. Obstruktive Ventilationsstörungen führen zur Erhöhung der Resistance.

1.2.1.2 Compliance

Der Begriff Compliance ist ein Maß für die **Dehnbarkeit der Lunge**. Je größer die Compliance, desto weniger Druck ist notwendig, um die Lunge aufzublasen. Die Compliance hängt von den Eigenschaften der dehnbaren Teile der Lunge ab (Alveolen und Stützgerüst), nicht von der Weite der Atemwege. Wird die Lunge aufgeblasen, so ist dies – wie bei einem Luftballon – am Anfang schwer, wird dann leichter und wenn die Lunge (der Luftballon) überdehnt wird wieder schwerer. Der Bereich, in dem das Aufblasen leicht geht, hat also die größte Compliance. Den Übergang zu den „schweren" Bereichen nennt man oberen und unteren Inflection-Point.
Bei einer Pneumonie werden einzelne Lungenabschnitte weniger dehnbar, die Lunge wird also weniger elastisch – die Compliance sinkt. Bei der Beatmung muss daher mehr Druck aufgewendet werden, um Luft in die Lungen zu pressen.

1.2.2 Unterschied physiologische und maschinelle Atmung

Der wichtigste Unterschied der physiologischen Spontanatmung und der maschinellen Beatmung ist, dass bei der maschinellen Beatmung das Atemgas mit Überdruck in die Lungen gepresst wird und der/die PatientIn meist am Rücken liegt. Durch die maschinelle Beatmung wird zwar die Atemmuskulatur der PatientInnen entlastet, allerdings kommt es häufig zu starken Auswirkungen auf das Kreislaufsystem.

1.2.2.1 Nebenwirkungen der maschinellen Beatmung

Kreislaufsystem

Durch den positiven intrathorakalen Druck wird der venöse Rückstrom zum Herzen vermindert (Vorlast gesenkt) und es kommt daher zu einer Reduktion des Herzzeitvolumens, des Blutdrucks und einer verminderten Organdurchblutung.
Dies führt z. B. zu einer verminderten renalen Durchblutung, weshalb die Diurese sinkt. Durch den verminderten venösen Rückstrom kommt es zu einem Blutdruckabfall, weshalb die PatientInnen häufig Flüssigkeit und Katecholamine benötigen. Bei Vorliegen einer schweren Herzinsuffizienz führt diese Senkung der Vorlast aber zu einer kardialen Entlastung und damit oft zu einer Besserung des klinischen Zustandsbildes.

Pulmonale Nebenwirkungen

Durch den Überdruck in den Alveolen werden diese überdehnt, wodurch es zu Mikroverletzungen (Ventilator Induced Lung Injury) und zur (auch systemischen) Freisetzung von Mediatoren kommt. Je höher der Beatmungsdruck (ab ca. 30–35 cm H_2O), desto größer ist das Risiko der Lungenschädigung.
Durch die Intubation wird den PatientInnen die Möglichkeit genommen, mithilfe des Kehlkopfes einen natürlichen Restdruck am Ende der Exspiration in der Lunge zu behalten (PEEP). Es kommt daher expiratorisch zum Kollaps der Alveolen. Dadurch nimmt der pulmonale Shunt weiter zu und die Alveolen werden durch die auftretenden Scherkräfte (kollabierte Alveolen werden in der Inspiration eröffnet, kollabieren aber in der Exspiration wieder) geschädigt.
Durch die Rückenlage der PatientInnen kommt es zur Ausbildung von minderbelüfteten Lungenarealen, v. a. basal in den abhängigen Lungenarealen nahe der Wirbelsäule, und hierdurch zur Veränderung des Ventilations-Perfusions-Verhältnisses. Diese Veränderungen führen zu einer Erhöhung des intrapulmonalen Shunts, es nimmt also ein Teil des Blutes keinen Sauerstoff auf. Ein Shunt entsteht durch die Perfusion nicht belüfteter Alveolen (Atelektasen) oder die Ventilation nicht perfundierter Lungenareale.
Durch die fehlende Nasenatmung wird die Inspirationsluft nicht ausreichend angefeuchtet und die Schleimhaut der Atemwege ausgetrocknet. Dies wird durch Befeuchter ausgeglichen, die in den inspiratorischen Schenkel des Beatmungssystems integriert werden. Insuffiziente Befeuchtung verschlechtert die mukoziliäre Clearance. Gemeinsam mit dem beeinträchtigten Hustenreflex begünstigt eine gestörte mukoziliäre Clearance das Auftreten von Infektionen der Atemwege.

Auswirkungen auf den intrazerebralen Druck (ICP)

Durch den erhöhten intrathorakalen Druck wird der venöse Rückstrom zum Herzen vermindert, wodurch es u. U. zum Anstieg das ICP kommt. Der Anstieg ist umso größer, je größer der mittlere intrathorakale Druck und die Compliance der Lunge ist. Da beim ARDS die Lunge steifer ist, kommt es zu einer geringeren Fortleitung des hohen intrapulmonalen Beatmungsdrucks auf den intrathorakalen Druck. Das heißt, der erhöhte PEEP hat bei ARDS-PatientInnen kaum Auswirkungen auf den ICP, zumindest bis zu PEEP-Werten von etwa 10 mbar.

1.2.2.2 PEEP

Die Bezeichnung PEEP steht für „**P**ositive **E**nd-**E**xpiratory **P**ressure", also den Umstand, dass am Ende der Exspiration noch immer ein positiver Druck in der Lunge vorliegt. Wird dieser Druck nicht aufrechterhalten, kommt es zum Kollaps der Alveolen.
Alveolen kann man sich ähnlich einem Luftballon, den man aufbläst, vorstellen. Anfangs geht es schwer, bis er ein bisschen aufgeblasen ist, danach geht es leicht (= unterer Inflection-Point). Lässt man die Luft nun wieder ganz heraus, muss man sich wieder anstrengen, um ihn aufzublasen. Lässt man aber nur soviel Luft heraus, dass er noch immer ein bisschen aufgeblasen ist (über dem Inflection-Point), braucht man wesentlich weniger Druck, um ihn erneut aufzublasen.
Unter normalen Umständen wird der PEEP in der Lunge vom Kehlkopf aufrechterhalten (Verschluss der Stimmlippe am Exspirationsende) und somit der Alveolarkollaps verhindert. Bei intubierten PatientInnen ist dies durch den translaryngeal eingebrachten Tubus nicht möglich und es kommt zum Alveolarkollaps, wenn nicht künstlich ein PEEP ange-

legt wird. Der Alveolarkollaps führt nicht nur dazu, dass mehr Druck benötigt wird, um die Lunge zu belüften; durch das vollständige Zusammenfallen und Wiedereröffnen der Alveolen werden deren Wände direkt geschädigt. Ein PEEP unter 5 cm H_2O ist klinisch unwirksam und sollte vermieden werden.

Um die Lunge möglichst wenig durch die Beatmung zu schädigen, sollte daher der Beatmungsdruck zwischen den beiden Inflection-Points liegen (= Vermeidung von exspiratorischem Kollaps und inspiratorischer Überblähung).

Da Erkrankungen der Lunge, die die Diffusion der Atemgase behindern (Pneumonie, ARDS etc.), auch die Compliance herabsetzen, ist es sinnvoll, die Höhe des PEEP an die benötigte inspiratorische Sauerstoffkonzentration (FiO_2) anzupassen.

Tab. 1.1 Inspiratorische Sauerstoffkonzentration und erforderliche PEEP-Werte (nach Empfehlung des ARDS-Net; NEJM 2001)

FiO_2 %	PEEP cm H_2O
30–40	5
40–50	8
50–60	10
70–80	10–14
90	14–18
100	18–24

1.2.3 Wer benötigt Atemhilfen/Beatmung?

PatientInnen, die nicht mehr in der Lage sind, ihren Körper selbst mit genügend Sauerstoff zu versorgen und CO_2 zu eliminieren, bedürfen einer Unterstützung oder der kompletten Übernahme der Atemtätigkeit durch ein Beatmungsgerät. Die Ursachen dieser respiratorischen Insuffizienz sind vielfältig (zentrale Störung der Atemregulation, Lungenentzündung, Bronchusobstruktion etc.) und müssen symptomatisch therapiert werden. Das Erkennen einer respiratorischen Insuffizienz ist essenziell. Folgende Parameter können Hinweise für die Notwendigkeit des Einsatzes maschineller Atemhilfen liefern:

- Atemfrequenz >40/min oder <8/min
- Zyanose
- $paO_2 < 50$ mmHg trotz O_2-Gabe oder $paCO_2 > 80$ mmHg
- Atemwegsobstruktion (Stridor, Bronchospasmus)
- fehlende Schutzreflexe
- Schaukelatmung
- Schnappatmung.

1.2.4 Maskenbeatmung

Die Beatmung von PatientInnen mit der Beatmungsmaske und dem Beatmungsbeutel ist eine grundlegende Fertigkeit, die jeder Mediziner/jede Medizinerin beherrschen muss. Im Notfall ist sie häufig die einzige Möglichkeit, PatientInnen zu oxygenieren.

> **!** PatientInnen sterben nicht am fehlenden Tubus, sondern am fehlenden Sauerstoff!

Gute Maskenbeatmung ist daher einem langwierigen Intubationsversuch in vielen Fällen sicherlich vorzuziehen.

► Indikationen
Basismaßnahme bei allen PatientInnen, die einer Beatmung bedürfen.

► Vorteile
Rasch verfügbar und relativ einfach durchführbar.

► Nachteile
Nur durch regelmäßiges Training wird eine effektive Maskenbeatmung auch unter schwierigen Bedingungen möglich. Sie bietet allerdings keinerlei Aspirationsschutz.

► Komplikationen
Fehlerhafte Maskenhaltung und hohe Beatmungsdrücke führen zur Magenüberblähung. Dadurch kommt es zu einem Zwerchfellhochstand, wodurch die Beatmung wiederum verschlechtert wird. Außerdem erhöht sich bei hohem intraabdominellen Druck das Aspirationsrisiko.

► Durchführung
Die Atemwege der PatientInnen werden durch **Esmarch-Handgriff**/Kopf überstrecken sowie evtl. Absaugen und Entfernen von Prothesen freigemacht und die Beatmungsmaske mittels **C-Griff** auf das Gesicht des Patienten/der Patientin gesetzt. Der Beatmungsbeutel wird unter Aufrechthaltung der freien Atemwege (Unterkiefer beim C-Griff nach vorne ziehen) ca. 10 –15-mal/min zusammengedrückt und wieder entlastet (nicht ruckartig und ohne viel Druck aufzubringen), damit sich der Brustkorb wie bei der normalen Atmung leicht hebt und senkt.
Das Freihalten der Atemwege kann durch einen Guedel- oder Wendl-Tubus erleichtert werden. Beide verhindern ein Kollabieren der oberen Atemwege, bieten allerdings keinen Aspirationsschutz!

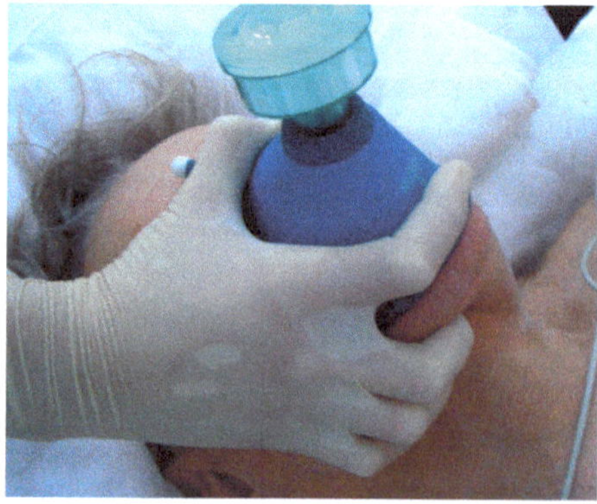

Abb. 1.14 C-Griff

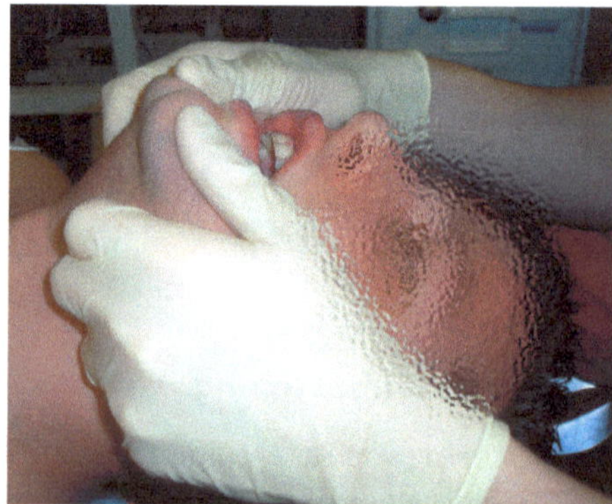

Abb. 1.15 Esmarch-Handgriff

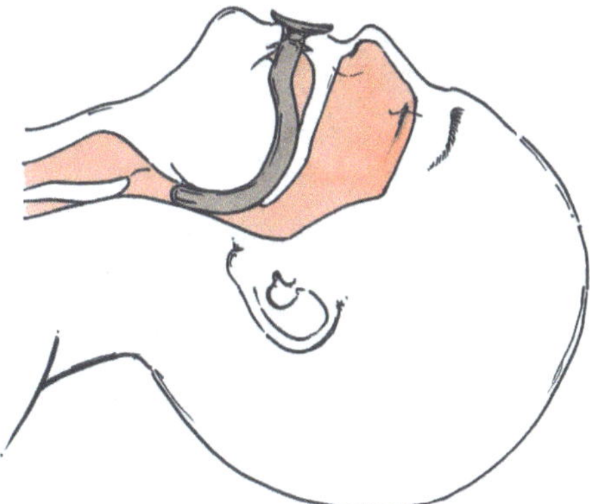

Abb. 1.16 Guedel-Tubus (modifiziert nach Eberhardt M, Klinikleitfaden Anästhesie, 3. Aufl, © Urban & Fischer Verlag, 1998. Mit freundlicher Genehmigung)

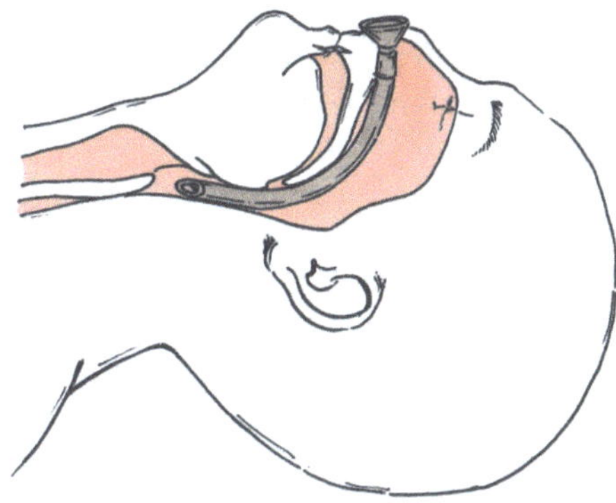

Abb. 1.17 Wendl-Tubus (modifiziert nach Eberhardt M., Klinikleitfaden Anästhesie, 3. Aufl, © Urban & Fischer Verlag, 1998. Mit freundlicher Genehmigung)

Der **Guedel-Tubus** wird mit der konvexen Seite nach unten in den Mund eingeführt und dann umgedreht, so dass das äußere Ende noch vor den Zähnen liegt.
Der **Wendl-Tubus** wird gleitfähig gemacht und in das größere Nasenloch gerade nach hinten in den Rachen geschoben (**Cave:** Blutungsgefahr!).
Man darf nicht vergessen, Sauerstoff an den Beatmungsbeutel anzuschließen (an das Reservoir), um die inspiratorische Sauerstoffkonzentration zu erhöhen!

1.2.5 Nichtinvasive Beatmung (Hf-CPAP)

Nichtinvasive Beatmung heißt, dass kein Tubus oder Tracheostom für die Beatmung in den/die PatientIn eingebracht wird. Der/die PatientIn wird vom Beatmungsgerät über eine dicht sitzende Nasen- oder Gesichtsmaske oder über einen dicht sitzenden Helm unterstützt. Prinzipiell können alle Beatmungsformen (kontrolliert, assistiert, CPAP) auch nichtinvasiv verabreicht werden (= ohne Endotrachealtubus). Da bei der nichtinvasiven Beatmung allerdings keinerlei Aspirationsschutz besteht und wache PatientInnen kontrollierte Beatmungsformen meist nicht tolerieren, kommt die nichtinvasive Beatmung meist nur in Kombination mit High-flow-CPAP (Hf-CPAP) oder druckunterstützter Beatmung (Pressure Support Ventilation, PSV oder auch Augmented Spontaneous Breathing, ASB) zum Einsatz.
Bei der High-flow-Continuous-Positive-Airway-Pressure (Hf-CPAP) Beatmung wird PatientInnen eine Spontanatmung auf einem konstant positiven Druckniveau mit hohem inspiratorischen Atemgasfluss (Flow) ermöglicht. Das heißt, der Druck in der Lunge ist sowohl während der Einatmung als auch bei der Ausatmung immer positiv (PEEP). Dadurch wird einem Alveolarkollaps vorgebeugt, nicht belüftete Lungenareale werden wieder belüftet und der Gasaustausch bessert sich. Die nichtinvasive Beatmung reduziert die Atemarbeit des Patienten/der Patientin, ersetzt sie jedoch nicht ganz.

► Indikationen

Nichtinvasive Beatmung wird bei spontan atmenden, wachen und kooperativen PatientInnen eingesetzt, die eine Unterstützung der Atemtätigkeit brauchen, deren Atemmuskulatur allerdings noch nicht vollständig erschöpft ist (z. B. COPD, Lungenödem, nach Extubation).

► **Vorteile**
Meist sind keine starke Sedierung oder Analgesie und kein invasiver Eingriff (Intubation) notwendig.

► **Nachteile**
PatientInnen müssen ausreichend spontan atmen, die Schutzreflexe müssen erhalten sein. Manche PatientInnen tolerieren die Maske oder den Helm nicht.

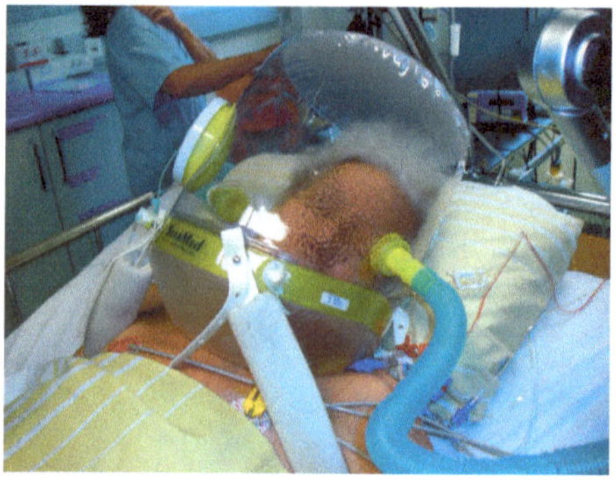

Abb. 1.18 CPAP-Helm

► **Komplikationen**
Komplikationen bei nichtinvasiver Beatmung sind selten. Es kann jedoch zur Mageninsufflation und hierdurch zu Erbrechen und Aspiration von saurem Magensaft kommen.

► **Durchführung**
Den PatientInnen wird zunächst erklärt, was man tun wird und was sie erwartet (Maske oder Helm unangenehm, Ausatmung gegen Widerstand erforderlich). Der Atemgasfluss des Hf-CPAP-Gerätes wird eingestellt (Flow ca. 40 l/min, FiO_2 nach Bedarf, PEEP 5–8). Die Maske wird den PatientInnen dicht auf das Gesicht aufgesetzt bzw.der Helm aufgesetzt.
Kommt es unter Hf-CPAP zu einer weiteren Verschlechterung der respiratorischen Insuffizienz oder zu keiner Verbesserung einer dekompensierten respiratorischen Insuffizienz, so muss der/die PatientIn invasiv beatmet werden.

1.2.6 Invasive Beatmung

Bei der invasiven Beatmung werden die PatientInnen über einen Schlauch (Tubus) oder andere atemwegssichernde Mittel (Tracheostoma, Larynxmaske etc.) beatmet. Die eingesetzten Beatmungsformen können kontrolliert oder assistiert sein. Der wesentliche Unterschied zur nichtinvasiven Beatmung ist, dass die Atemwege gesichert sind (die PatientInnen können nicht aspirieren und es können relativ hohe Beatmungsdrücke eingesetzt werden).

1.2.6.1 Intubation

Die häufigste Methode zur Sicherung der Atemwege ist die endotracheale Intubation. Dabei wird über Mund oder Nase (orotracheal/nasotracheal) ein Beatmungsschlauch in die Luftröhre eingebracht, über den die PatientInnen beatmet werden.

► **Indikationen**
Die Intubation stellt den Goldstandard der Atemwegssicherung dar. Sollte die Intubation nicht möglich sein, muss auf andere Atemhilfen zurückgegriffen werden.

► **Vorteile**
Die Intubation stellt einen sicheren Aspirationsschutz dar und ist meist relativ rasch und einfach durchführbar.

► Nachteile

Die Fähigkeit, die PatientInnen auch im Notfall unter suboptimalen Bedingungen rasch intubieren zu können, erfordert viel Übung. Manche PatientInnen können aufgrund verschiedener anatomischer Faktoren gar nicht konventionell intubiert werden.
Weiterhin stellt vor allem die Laryngoskopie (man betrachtet den Kehlkopfeingang mithilfe eines Laryngoskops) einen starken Reiz dar, den PatientInnen meist nur in tiefer Bewusstlosigkeit (krankheitsbedingt oder durch Medikamente) tolerieren. Auch der liegende Tubus ist unangenehm und wird häufig schlecht toleriert, weshalb die PatientInnen u. U. analgosediert werden müssen. Intubierte PatientInnen erleiden viel häufiger Pneumonien als nicht intubierte.

► Komplikationen

Die gefährlichste Komplikation im Rahmen einer Intubation ist das Nichterkennen einer ösophagealen Fehlintubation (Tubus liegt nicht in der Trachea, sondern im Ösophagus), da die PatientInnen hier natürlich keinen Sauerstoff aufnehmen können. Auch eine einseitige Intubation ist möglich, d. h.der Tubus wurde zu tief eingeführt und liegt in einem Hauptbronchus (meist rechts). Die Kontrolle der korrekten Tubuslage ist daher lebenswichtig! Weitere Komplikationen sind Verletzungen der Zähne durch das Laryngoskop (vor allem die oberen Schneidezähne) sowie Verletzungen von Aryknorpeln, Epiglottis etc. Häufig kommt es durch den Tubus zu einer Reizung der Stimmbänder, was vorübergehend zu Halsschmerzen und Heiserkeit führen kann. Bei langer Liegedauer eines Tubus können Druckstellen in der Trachea durch den Cuff des Tubus hervorgerufen werden.

► Durchführung

Bevor man mit der Intubation anfängt, sollte das notwendige Material vorbereitet sein.

- Laryngoskop
- Tubus (Kunststoffschlauch, an dessen distalem Ende sich ein Ballon [Cuff] befindet; dieser wird in der Luftröhre aufgeblasen und dichtet diese nach oben und unten ab)
- Führungsdraht (Mandrin)
- Cuff-Spritze (dient zum Aufblasen des Ballons am Ende des Tubus)
- Beatmungsbeutel
- Absauggerät
- Stethoskop
- Tubusfixierung.

Der/die PatientIn wird in Rückenlage gebracht und der Kopf in der sog. verbesserten Jackson-Position gelagert (Kopf auf Unterlage und leicht überstreckt in „Schnüffelstellung").
Zur Vermeidung einer Hypoxie während des Intubationsvorgangs wird der/die PatientIn präoxygeniert (PatientIn atmet einige Minuten reinen Sauerstoff durch die Beatmungsmaske oder wird mit reinem Sauerstoff mit Maske beatmet). Dadurch wird der in der Lunge vorhandene Stickstoff durch Sauerstoff ersetzt und der/die PatientIn ist trotz länger dauerndem Atemstillstand während der Intubation ausreichend mit Sauerstoff versorgt.

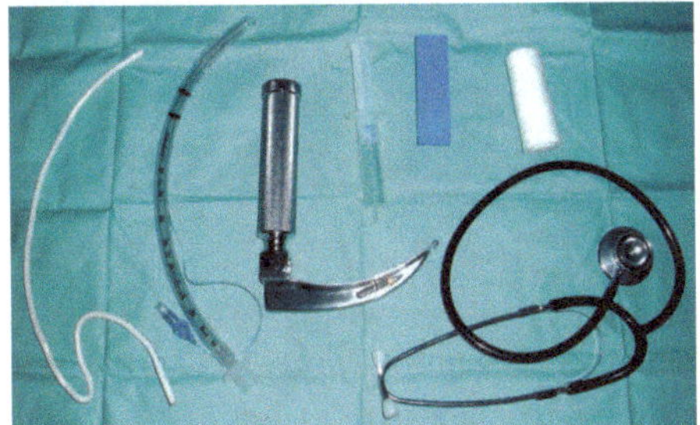

Abb. 1.19 Zubehör zur Intubation

Mit der linken Hand nimmt man das Laryngoskop und öffnet mit der rechten Hand den Mund des Patienten/der Patientin. Nun wird die Spatel des Laryngoskops von rechts in den Mund eingeführt und dabei die Zunge nach links verdrängt. Das Laryngoskop wird soweit eingeführt, bis die Epiglottis sichtbar wird. Nun zieht man in Griffrichtung des Laryngoskops, hebt dadurch die Halsweichteile an und die Epiglottis richtet sich durch Zug am hyoepiglottischen Ligament auf. Dadurch wird der Kehlkopfeingang sichtbar.

Der Tubus kann jetzt gezielt durch die Stimmritze in die Luftröhre geschoben werden. Der Ballon sollte knapp unterhalb des Kehlkopfes zu liegen kommen. Der Tubus darf auch nicht zu weit eingeführt werden, da er sonst u. U. einseitig in einen Hauptbronchus gelangen könnte. Die meisten Tuben haben eine Markierung, die in der Stimmritze zu liegen kommen sollte. Um die Einführungstiefe auch ohne neuerliche Laryngoskopie beurteilen zu können, sind Zentimetermarkierungen am Tubus angebracht. Bei einem durchschnittlichen Erwachsenen sollte der Tubus etwa 20–21 cm (bei Frauen) bzw. 22–23 cm (bei Männern) tief eingeführt werden (gemessen an den Oberkiefer-Schneidezähnen).

Das Laryngoskop wird wieder entfernt und der Cuff aufgeblasen. Der/die PatientIn wird nun über den Tubus beatmet und mit dem Stethoskop werden zur Lagekontrolle die (hoffentlich fehlenden) Geräusche im Epigastrium sowie die Atemgeräusche über der rechten und linken Lunge auskultiert. Nach Verifizierung der korrekten Tubuslage wird der Tubus fixiert und der/die PatientIn an das Beatmungsgerät angeschlossen.

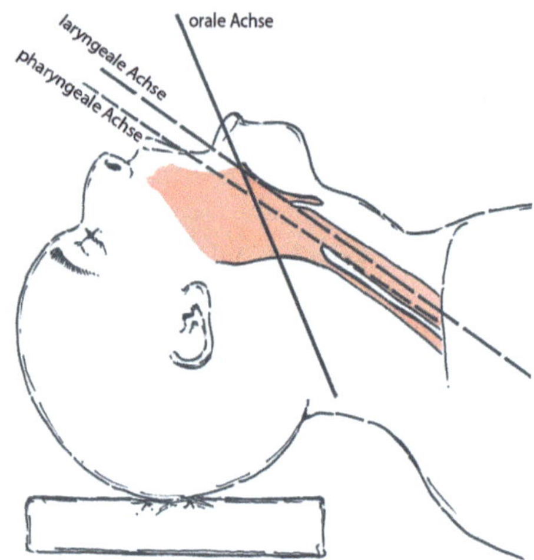

Abb. 1.20 Verbesserte Jackson-Position (modifiziert nach Braun J, Klinikleitfaden Intensivmedizin, 4. Aufl, © Urban & Fischer Verlag, 1998. Mit freundlicher Genehmigung)

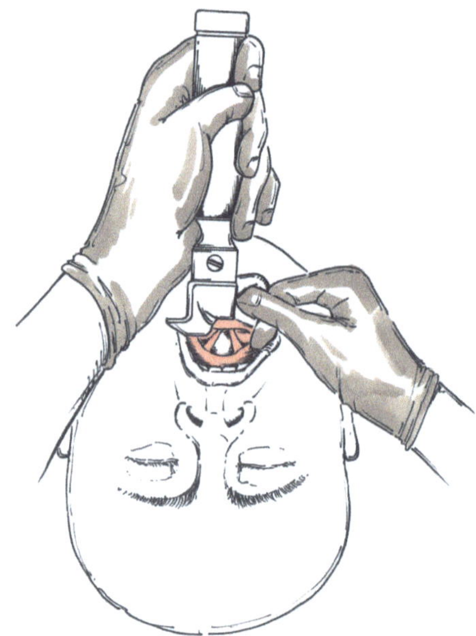

Abb. 1.21 Intubation (modifiziert nach Eberhardt M, Klinikleitfaden Anästhesie, 3. Aufl, © Urban & Fischer Verlag, 1998)

► Häufige Probleme

Stimmritze nicht sichtbar: Das häufigste Problem ist, dass die Stimmritze nicht einsehbar ist. Hier kann man Versuchen durch Manipulation von außen den Kehlkopfeingang sichtbar zu machen; z. B.den Kehlkopf mit 2 Fingern von außen Richtung Wirbelsäule, nach kranial und rechts zu drücken (BURP-Manöver).

Tubus kann nicht durch die Stimmritze geschoben werden: Tuben sind aus relativ weichem, gewebeschonendem Material gemacht und anatomisch vorgeformt. Manchmal reicht die Krümmung des Tubus nicht aus, um den Tubus „ums Eck" durch die Stimmritze zu schieben. Hier kann man einen biegsamen Führungsdraht (Mandrin) in den Tubus schieben und den Tubus in die richtige Form (Hockey-Schläger-Form) bringen. Wichtig ist, dass der Mandrin am distalen Ende des Tubus nicht herausschaut (Verletzungsgefahr).

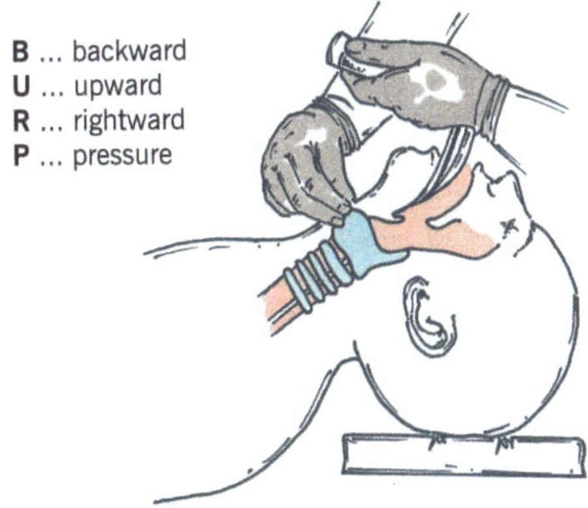

Abb. 1.22 BURP-Manöver

Tubus in der Trachea? Unter schwierigen Bedingungen ist manchmal nicht eindeutig feststellbar, ob der Tubus nun tatsächlich die Stimmritze passiert hat oder ob er in den Ösophagus gerutscht ist. Die Lage kann verifiziert werden mittels

- Stethoskop (s. o.) – unsicher!
- Kapnometrie: Hier wird das ausgeatmete CO_2 gemessen. Liegt der Tubus im Magen, kann kein CO_2 gemessen werden. Achtung: Bei Kreislaufstillstand wird kein CO_2 an die Lungen abgegeben und ist daher auch nicht messbar. Die Kapnometrie ist die sensitivste Methode zur Verifizierung der korrekten trachealen Lage.
- Ösophagusdetektor: selbstexpandierender Ballon, der zusammengedrückt auf den Tubus gesetzt wird. Expandiert er daraufhin problemlos, liegt der Tubus in der Trachea, da diese durch die Knorpelspangen auch angesichts des Soges offen gehalten wird. Bei ösophagealer Tubuslage expandiert der Ballon nicht, da die Ösophaguswand kollabiert und somit den Tubus verschließt.
- Bronchoskop – Trachealringe und Carina sichtbar?
- Thoraxröntgen (p. a. und seitlich!).

PatientIn nur einseitig ventiliert: Sollte bei der Tubuslagekontrolle nur ein Lungenflügel ventiliert sein (meist der rechte), so ist die Tubusspitze vermutlich in den jeweiligen Hauptbronchus gerutscht und der Cuff verhindert, dass der andere Lungenflügel ventiliert wird. Hier muss wieder entcufft werden und der Tubus solange zurückgezogen werden, bis auf beiden Seiten Atemgeräusche hörbar werden.

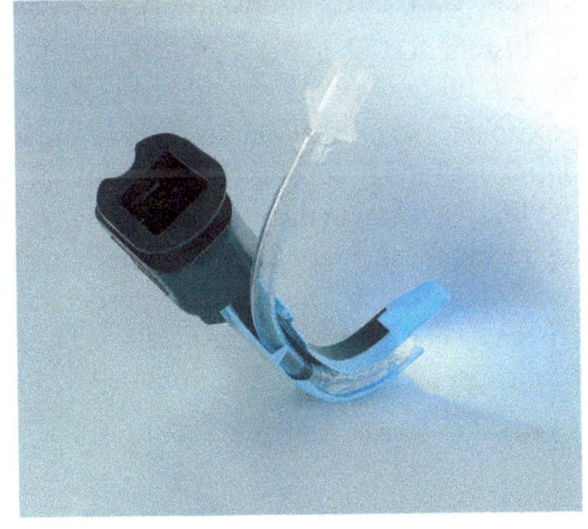
Abb. 1.23 Airtraq®, Prodol Meditec, Habel Medizintechnik

► Spezielle Laryngoskope

Bei manchen PatientInnen stellt die Laryngoskopie mit dem üblichen MacIntosh-Spatel eine große Schwierigkeit dar. Daher wurden spezielle Laryngoskope entwickelt, die über eine eingebaute Kamera (z.B. Glide-Scope®) oder über eine integrierte Optik (z.B. Airtraq®, www.airtraq.com)

eine indirekte Visualisierung der Stimmritze erlauben. Man kann dabei „ums Eck" blicken, hat so eine bessere Sicht und kann den Tubus sicher in der Trachea platzieren.

1.2.6.2 Fiberoptische Intubation

► Indikationen

Die fiberoptische Intubation kommt bei vorhersehbarer schwieriger Intubation zu Einsatz (Tumoren im HNO-Bereich, Wirbelsäulenverletzungen etc.).
Sie kann bei wachen PatientInnen (mit Lokalanästhetikum und evtl. Sedierung) durchgeführt werden (ist nicht so unangenehm wie die konventionelle Laryngoskopie).

► Vorteile

Durch den Erhalt der Schutzreflexe bei wachen PatientInnen besteht keine Gefahr, dass die PatientInnen Mageninhalt aspirieren oder nicht beatmet werden können. Mit dem Bronchoskop können auch schwierige Atemwegshindernisse umgangen werden.

► Nachteile

Die Wachintubation ist für PatientInnen unangenehm, da relativ dicke Schläuche durch die Nase in den Rachen und in weiterer Folge in die Luftröhre geschoben werden. Es können stärkerer Husten und Würgereiz auftreten. Das Darstellen des Kehlkopfeingangs und das Einführen des Bronchoskops in die Luftröhre können wegen anatomischer Gegebenheiten und wegen mangelnder Mitarbeit der PatientInnen schwierig sein und erfordern relativ viel Übung.

► Komplikationen

Schwere Komplikationen sind bei wachen PatientInnen selten, es kann zu Verletzungen der Nase (Nasenbluten), Erbrechen, aber auch zu Arrhythmien (Vagusreiz) kommen.

► Durchführung

Abschwellende Nasentropfen (reichlich) werden bereits vor der eigentlichen Intubation in die Nase gebracht und die Nase mit großen Wendl-Tuben aufgedehnt (unangenehm für PatientInnen, daher gute Lokalanästhesie und evtl. ein wenig Sedierung; **Cave:** Schutzreflexe müssen erhalten bleiben!). Einer der beiden Wendl-Tuben wird entfernt; über den noch liegenden Wendl-Tubus erhält der/die PatientIn Sauerstoff (alternativ ist auch eine O_2-Insufflation über den Arbeitskanal des Bronchoskops möglich). Statt des entfernten Wendl-Tubus wird der eigentliche Endotrachealtubus in das Nasenloch bis in den Rachen geschoben (sog. „Tube-First-Technik"). Nun wird ein flexibles Bronchoskop in den Endotrachealtubus eingeführt, der Kehlkopfeingang mit dem Bronchoskop eingestellt und das Bronchoskop in die Luftröhre geschoben (starker Hustenreiz, evtl. Lokalanästhetikum über Bronchoskop applizieren). Alternativ kann zuerst das mit dem Tubus beladene Bronchoskop durch die Nase geführt werden (sog. „Scope-First-Technik"; schwieriger, aber sicherer, da geringere Blutungsgefahr!). Der Tubus wird über das intratracheal positionierte Bronchoskop vorgeschoben und der/die PatientIn narkotisiert.

1.2.6.3 Larynxmaske

► **Indikationen**

Die Larynxmaske wird in der Anästhesie bei nüchternen PatientInnen und kurz dauernden Eingriffen (<2 h) eingesetzt. Das Aspirationsrisiko der PatientInnen sollte gering sein, da die Larynxmaske keinen absoluten Aspirationsschutz bietet. Es gibt auch Larynxmasken, durch die der/die PatientIn endotracheal intubiert werden kann (z. B. Fastrach©).

► **Vorteile**

Die Larynxmaske ist einfach anzuwenden, ist wenig invasiv und die Gefahr von Verletzungen ist gering.

► **Nachteile**

Die Larynxmaske bietet keinen absoluten Aspirationsschutz und es kann nur mit relativ niedrigem Beatmungsdruck beatmet werden.

► **Komplikationen**

Das häufigste Problem bei der Larynxmaske ist, dass sie nicht dicht sitzt und Atemgas austritt.

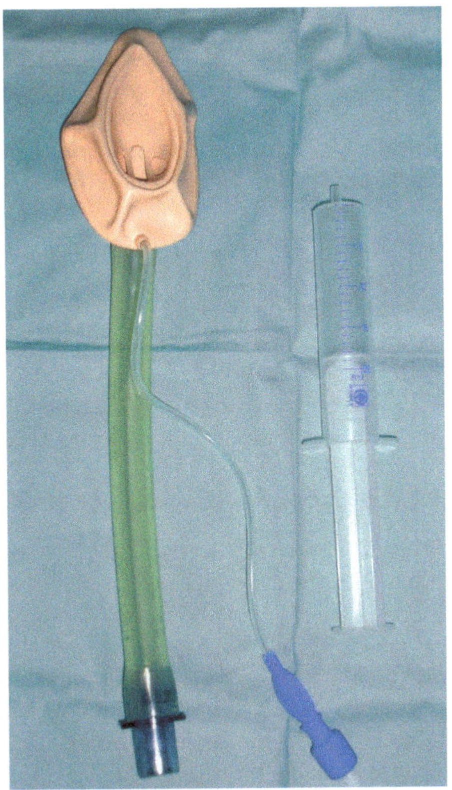

Abb. 1.24 Larynxmaske

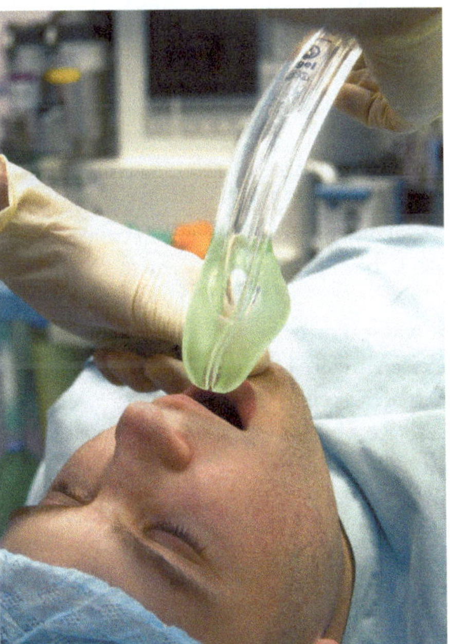

Abb. 1.25 I-Gel®-Larynxmaske, Intersurgical Ltd., Habel Medizintechnik

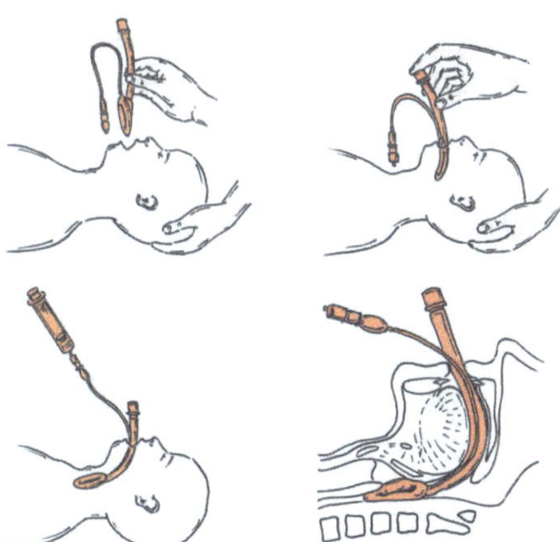

Abb. 1.26 Einführen der Larynxmaske (modifiziert nach Braun J, Klinikleitfaden Intensivmedizin, 4. Aufl, © Gustav Fischer Verlag, 1998. Mit freundlicher Genehmigung)

► **Durchführung**
Der/die PatientIn wird wie zur Intubation gelagert und der Mund geöffnet. Die Larynxmaske wird nun entlang des Gaumens blind in den Rachen eingeführt, bis die distale Öffnung vor dem Kehlkopf zu liegen kommt (dazu gibt es sehr viele verschiedene Varianten!). Nun wird das Luftkissen der Larynxmaske aufgeblasen (dabei nicht festhalten, platziert sich selbst dabei) und der/die PatientIn über die Larynxmaske beatmet.

► **Weiterentwicklungen**
Seit der Einführung der klassischen Larynxmaske, wurden zahlreiche verbesserte Versionen entwickelt, die ein leichteres Einführen, eine bessere Passform und besseren Aspirationsschutz bieten. So hat z. B. die I-Gel®-Larynxmaske keinen aufblasbaren Cuff, sondern stattdessen ein geformtes Gel-Kissen, das den Larynxeingang umschließt. Außerdem ist ein Absaugkanal in die Maske integriert, über den z.B. eine Magensonde gelegt und der Magen entlastet werden kann (www.i-gel.com).

1.2.6.4 Ösophago-trachealer Kombitubus

► **Indikationen**
Alternative zur endotrachealen Intubation im Notfall, wenn diese nicht durchführbar ist.

► **Vorteile**
Der Kombitubus (Frass-Tubus) ist ein Doppellumentubus, der sowohl mithilfe eines Laryngokops als auch blind eingeführt werden kann. In 98 % der Fälle kommt der Kombitubus im Ösophagus zu liegen, der/die PatientIn kann jedoch sowohl bei ösophagealer als auch trachealer Tubuslage beatmet werden. Der Kombitubus bietet einen relativ guten Aspirationsschutz und ist in zwei Größen, nämlich 37 Fr SA (= Standardgröße) und 41 Fr erhältlich.

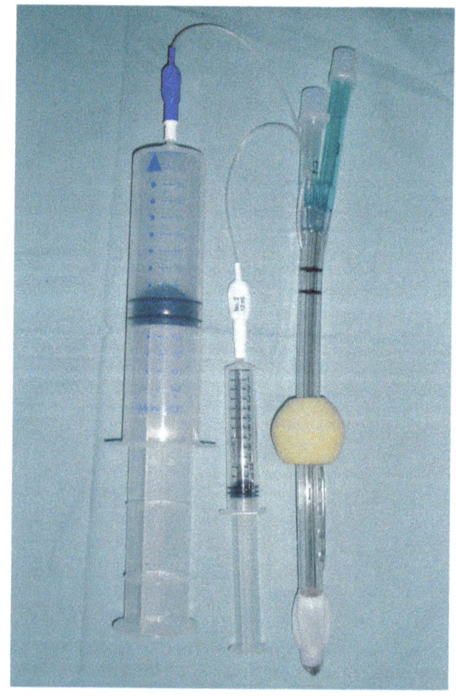

Abb. 1.27 Kombitubus

► **Nachteile**
Der Kombitubus ist relativ starr und dick (v. a. 41-Fr-Modell), sodass Schleimhautverletzungen im Pharynx-Hxpopharynx-Bereich möglich sind.

► **Komplikationen**
Verletzungen von Kehlkopf und Rachen, Schwierigkeiten die Tubuslage zu verifizieren (Kombitubus wird initial meist zu tief eingeführt, daher bei unmöglicher Beatmung 2–3 cm zurückziehen!).

► **Durchführung**
Der Kombitubus ist ein Doppellumentubus, er besteht also aus zwei getrennten Tuben. Der Kombitubus wird mit oder ohne Laryngoskop entlang der Zunge der

PatientInnen flach eingeführt und soweit vorgeschoben, bis die Markierung die Oberkiefer-Zahnreihe oder den Oberkiefer-Alveolarkamm erreicht. Nun werden sowohl proximaler oropharyngealer Ballon und distaler Cuff mit den jeweils angegebenen Volumina aufgeblasen und der/die PatientIn zuerst über das längere, blaue Tubusende beatmet. Gleichzeitig wird über den Lungen auskultiert, ob diese belüftet sind. Ist über den Lungen ein Atemgeräusch hörbar, liegt der Tubus im Ösophagus (fast immer!) und die Atemluft strömt über Löcher, die vor dem Kehlkopf liegen, in die Trachea (ähnlich wie bei Larynxmaske; sog. supraglottische Ventilation). Der distale Cuff dichtet den Ösophagus und der große oropharyngeale Ballon die Mundhöhle ab, sodass die Luft nur in die Lungen gelangen kann. Ist eine Beatmung über dieses Tubuslumen nicht möglich, so ist der Kombitubus meist zu tief (2–3 cm zurückziehen!) oder zufällig in die Trachea eingeführt worden. In diesem Fall wird über das kürzere durchsichtige Lumen des Kombitubus wie über einen normalen Endotrachealtubus beatmet.

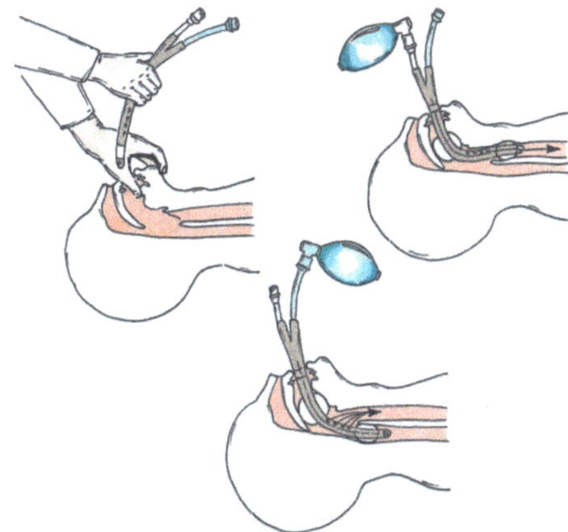

Abb. 1.28 Einführen des Kombitubus (modifiziert nach Eberhardt M, Klinikleitfaden Anästhesie, 3. Aufl, © Urban & Fischer Verlag, 1998. Mit freundlicher Genehmigung)

1.2.6.5 Larynxtubus

► Indikationen

Der Larynxtubus ist eine relativ neue Alternative zur endotrachealen Intubation, wird vor allem in der Notfallmedizin eingesetzt und darf wegen der einfachen und sicheren Handhabung auch von SanitäterInnen eingesetzt werden.

► Vorteile

Die Handhabung des Larynxtubus ist relativ einfach und die Verletzungsgefahr gering.

► Nachteile

Der Larynxtubus bietet, ähnlich wie die Larynxmaske, keinen absoluten Aspirationsschutz.

► Komplikationen

Schleimhautverletzungen, insuffiziente Beatmung und Aspiration regurgitierten Mageninhalts.

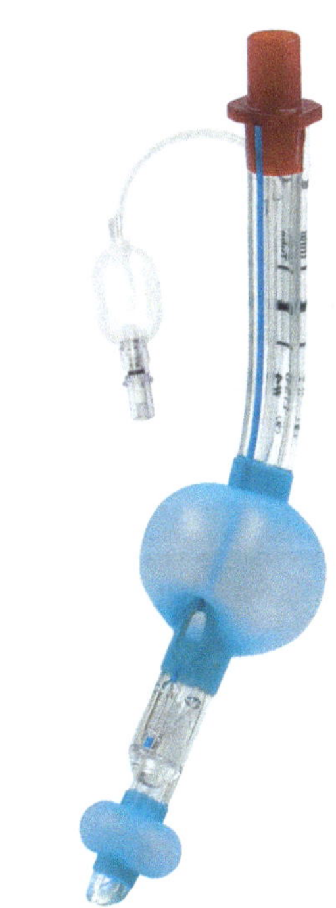

Abb. 1.29 Larynxtubus, VBM Medizintechnik, Habel Medizintechnik

► **Durchführung**

Der Larynxtubus wird meist blind eingeführt, bis die schwarze Markierung die obere Zahnreihe (Alveolarkamm) erreicht. Anschließend werden die beiden Ballone aufgeblasen (die beiden Ballone sind miteinander verbunden und werden mit einer Zuleitung gleichzeitig insuffliert) und der/die PatientIn über den Larynxtubus beatmet. Praktisch immer kommt der Larynxtubus im Ösophagus zu liegen. Durch die beiden geblockten Ballone wird die Luft – wie beim Kombitubus – von supraglottisch in die Lungen gelenkt. Sollte bei der Beatmung kein Atemgeräusch über den Lungen hörbar werden, so ist der Tubus schlecht positioniert; in diesem Fall empfiehlt sich die komplette Entfernung und Neueinführung des Larynxtubus. Eine Entlüftung resp. Evakuation des Magens ist mit dem Standard-Larynxtubus nicht möglich. Mittlerweile gibt es aber ein weiteres Modell (Larynxtubus S II), das das Einführen einer Magensonde ermöglicht.

1.2.6.6 Koniotomie und Tracheotomie

Die von Laien als „Luftröhrenschnitt" bezeichneten Eingriffe, die Koniotomie und die Tracheotomie, sind zwei invasive Methoden zur Atemwegssicherung.
Die Koniotomie, also die Durchtrennung des Ligamentum conicum (Krikothyroideum), ist eigentlich kein Luftröhrenschnitt, da dabei per definitionem in den Kehlkopf geschnitten wird. Diese Methode ist nur für den Notfall geeignet und muss bei längerer Beatmungstherapie in eine reguläre Tracheotomie umgewandelt werden.
Die Tracheotomie wird von sehr erfahrenen Operateuren auch im Notfall, meist aber unter geordneten Bedingungen elektiv durchgeführt.

Koniotomie

► **Indikationen**

Die Koniotomie wird bei Verlegung der Atemwege eingesetzt, wenn Intubation oder supraglottische Methoden zur Atemwegssicherung (Larynxmaske, Kombitubus etc.) scheitern – sie hat ihren Platz nur als Ultima Ratio in der Notfallsituation „cannot ventilate – cannot intubate".

► **Vorteile**

Die Koniotomie ist relativ schnell durchführbar und bietet einen direkten Zugang zu den unteren Atemwegen. Allerdings ist die Identifizierung des Ligaments gerade bei schwer zu intubierenden PatientInnen häufig ebenfalls schwierig.

► **Nachteile**

Die Koniotomie ist ein invasiver Eingriff und eine rein temporäre Lösung, da die Koniotomie ihrerseits Schäden am Kehlkopf hervorrufen kann.

► **Komplikationen**

Durch direkte Gefäßverletzung können starke Blutungen hervorgerufen (v. a. Schilddrüsengefäße) und der Kehlkopf verletzt werden. Im Katastrophenfall sollte die Koniotomie allerdings immer versucht werden, da sonst der letale Ausgang sehr wahrscheinlich ist.

► **Durchführung**

Der Kopf wird stark überstreckt und der Kehlkopf getastet. Von oben: Schildknorpel – Grube (Ligamentum conicum) – Ringknorpel – Trachealspangen. Die Haut und das

Ligamentum conicum werden mit einem Skalpell durchtrennt (am besten quer, dann klafft die Wunde von alleine) und in wenigen mm Tiefe der Kehlkopf erreicht. Nun kann ein dünner Tubus in die Luftröhre eingeführt werden, über den der/die PatientIn beatmet wird. Blutungen werden mittels Kompression gestillt. In der Laienpresse berichtete Verfahren, wie Offenhalten der Koniotomie und Insufflieren mittels Kugelschreiber, sind erfundene Geschichten und funktionieren nicht!

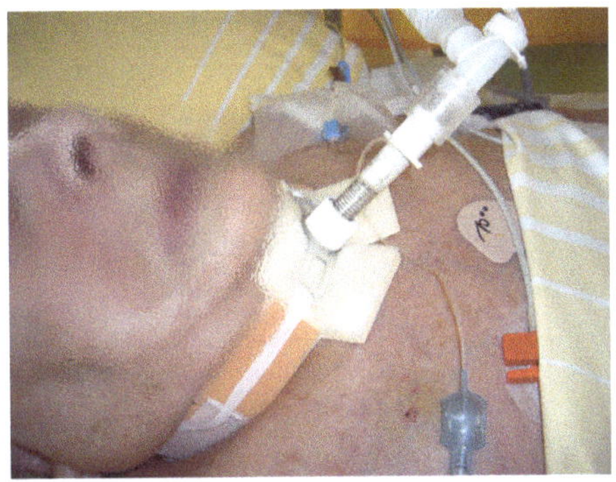

Abb. 1.30 Tracheostoma

Tracheotomie

Bei der konventionellen Tracheotomie wird operativ ein Zugang zur Luftröhre geschaffen, über den eine Trachealkanüle eingeführt wird und der/die PatientIn beatmet werden kann.

In der Intensivmedizin wird häufig die Dilatationstracheotomie direkt am Krankenbett durchgeführt. Dabei wird ein kleines Loch vorsichtig immer mehr aufgedehnt, bis eine Trachealkanüle eingeführt werden kann.

► Indikationen

PatientInnen, die längere Zeit (in etwa > 10 –14 Tage) beatmet werden oder bei denen aus anderen Gründen die Atemwege von den Speisewegen getrennt werden müssen (fehlende Schutzreflexe aufgrund von Hirnnervenlähmungen, Larynxkarzinom etc.), erhalten ein Tracheostoma.

► Vorteile

Bei Langzeitbeatmeten führt die „normale“ translaryngeale Intubation zu Schäden des Kehlkopfs und des Stimmapparats und stellt einen sehr unangenehmen Reiz für PatientInnen dar. Durch eine rechtzeitige Tracheotomie wird die Häufigkeit dieser Komplikationen reduziert.

► Nachteile

Die Tracheotomie ist ein invasiver Eingriff, Blutungen oder Beatmungsprobleme können auftreten. Bei operativen Tracheostomata ist häufig ein operativer Verschluss erforderlich, während die Dilatationstracheotomie binnen Wochen fast narbenfrei abheilt.

► Komplikationen

Die Komplikationen sind, wie bei allen Operationen, Blutung und Infektion. Im Verlauf des Eingriffs kann es auch zu Verletzungen des Ösophagus und als Spätkomplikation zu Trachealstenosen kommen.

► Durchführung

Das operativ „eingenähte“ Tracheostoma wird im OP angelegt. Dabei wird die Schilddrüse durchtrennt und an der Vorderwand der Trachea ein Fenster entfernt. Die Haut wird an die Trachealwand herangeführt und das Tracheostoma eingenäht. Diese Öffnung bleibt von alleine offen; eine Trachealkanüle mit Cuff ist nur zur Überdruckbeatmung und

zum Aspirationsschutz erforderlich (im Gegensatz zur Dilatationstracheotomie, die sich binnen Stunden oder wenige Tage von selbst verschließt).
Bei der „dilatativen" Tracheotomie wird unter bronchoskopischer Kontrolle die Trachea punktiert und ein Führungsdraht eingebracht. Über diesen Führungsdraht wird die Punktionsstelle mittels (verschiedener) Dilatator(en) immer mehr aufgedehnt, bis sie so groß ist, dass eine Trachealkanüle eingeführt werden kann. Die klassische Dilatationstracheotomie nach Ciaglia mit mehreren Dilatatoren ist die älteste Methode; in der Zwischenzeit wurden verschiedenste „Single-Step"-Dilatationsmethoden eingeführt.

1.2.7 Bronchoskopie

► Indikationen

Mit Hilfe des Bronchoskops können PatientInnen intubiert werden, es kann Bronchialsekret zur Keimbestimmung gewonnen werden, die Atemwege können von Fremdkörpern und Schleim gereinigt und optisch begutachtet sowie Biopsien entnommen werden.

► Vorteile

Die Bronchoskopie mit flexiblen Bronchoskopen ist bei intubierten und sedierten PatientInnen relativ einfach und sicher als bettseitige Untersuchung durchführbar. Auch konventionell nicht intubierbare PatientInnen können sicher (im Wachzustand) intubiert werden.

► Nachteile

Bei schweren Lungenerkrankungen können die Atemwege durch die Bronchoskopie irritiert werden und sich die respiratorische Situation weiter verschlechtern (Bronchospasmus, Blutung). Durch das Bronchoskop wird der Tubusquerschnitt verringert und die maschinelle Atemunterstützung behindert. Bei wachen PatientInnen ist die Bronchoskopie meist sehr unangenehm (Hustenreiz!).

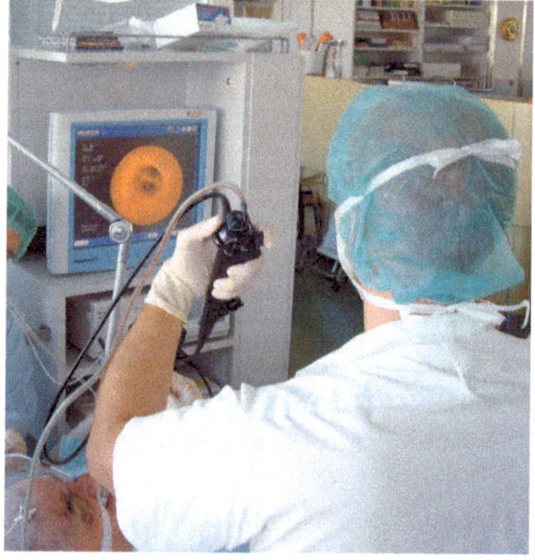

Abb. 1.31 Bronchoskopie

► Komplikationen

Komplikationen sind selten schwer (Bronchospasmus, schwere Blutung) und meist durch die begleitende Medikation bedingt (Blutdruckabfall durch Sedierung).

► Durchführung

Das Bronchoskop wird unter Sicht in die Trachea eingebracht (z. B. durch den Tubus) und alle zugänglichen Bronchien inspiziert. Fremdkörper und Schleim werden gezielt abgesaugt.

1.2.8 Beatmungsformen

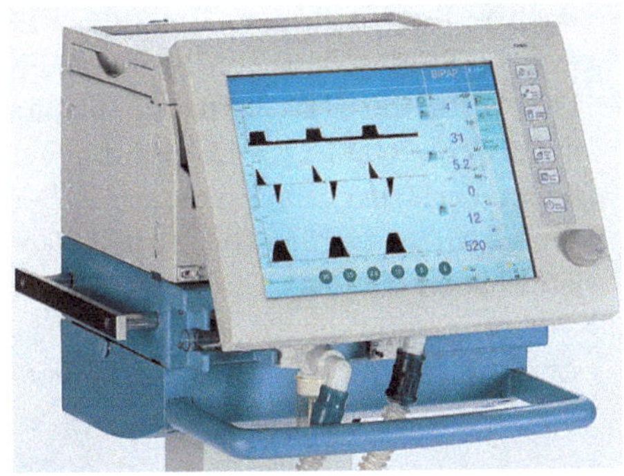

Abb. 1.32 Beatmungsgerät Evita XL (© Dräger Medical AG)

Bei der Beatmung werden die Lungen der PatientInnen manuell oder mittels Beatmungsgerät (Respirator) ventiliert. Dabei wird das Atemgas mit Überdruck in die Lunge der PatientInnen gebracht. Der Druck, der für die Applikation eines bestimmten Volumens erforderlich ist, hängt von den Eigenschaften der Lunge ab (Resistance und Compliance). Eine gut dehnbare Lunge mit normalen Atemwegen kann mit wenig Druck insuffliert werden, während eine steife Lunge mit schlecht belüfteten Arealen nur mit relativ hohen Drucken insuffliert werden kann. Geringe Atemzugvolumina können mit weniger Druck appliziert werden als große Atemzugvolumina.

1.2.8.1 Steuerung der Beatmung

Gesteuert wird die Beatmung initial klinisch (Thoraxexkursionen, Atemgeräusch, Hautfarbe etc.) und im weiteren Verlauf anhand der Parameter $paCO_2$/$etCO_2$ (arterieller Partialdruck CO_2/endexspiratorisches CO_2) und paO_2/SpO_2 (arterieller Partialdruck O_2/periphere Sauerstoffsättigung) der PatientInnen.
Das $etCO_2$ ist vor allem vom Atemminutenvolumen abhängig (auch von Totraum, Shunt und CO_2-Produktion) und kann daher vor allem durch Steigerung oder Senkung der Atemfrequenz und des Atemzugvolumens beeinflusst werden.

Hyperkapnie ($etCO_2$ > 45 mmHg) → Ventilation steigern
Hypokapnie ($etCO_2$ < 30 mmHg) → Ventilation verringern

Ein optimaler Sauerstoffaustausch kann nur bei großer Lungenoberfläche stattfinden (möglichst keine kollabierten Lungenareale). Der paO_2 kann mithilfe der inspiratorischen Sauerstoffkonzentration (FiO_2) gesteuert werden und wird auch durch PEEP beeinflusst (hält die Alveolen offen).

Hypoxie → FiO_2 steigern und PEEP optimieren
Hyperoxie → FiO_2 reduzieren

Grundsätzlich lässt sich jeder Respirator mit den folgenden 5 Basisgrößen einstellen:

- **Inspiratorische Sauerstoffkonzentration (FiO_2):** Sie wird in Prozent angegeben und sollte im Notfall initial 100 % (1,0) betragen (der/die PatientIn sollte also mit reinem Sauerstoff beatmet werden). Die FiO_2 wird dann im weiteren Verlauf anhand der Sauerstoffsättigung und des paO_2 angepasst.
- **Tidalvolumen (Vt):** Das Atemzugvolumen beträgt etwa 6–8 ml/kg KG (bei normalem KG, nicht übergewichtig). Hohe Atemzugvolumina führen zu Schäden der Lunge, da es zum Auftreten von Scherkräften und Mediatorfreisetzung kommt.
- **Atemfrequenz (f):** Die Atemfrequenz beträgt beim Erwachsenen etwa 10–15/min. Wird das Atemzugvolumen mit der Atemfrequenz multipliziert, so ergibt sich das Atemminutenvolumen, also diejenige Menge Atemgas, mit der die Lunge in einer Minute ventiliert wird (Vt x f = AMV).

- **Positive End-Expiratory Pressure (PEEP):** Hält die Alveolen offen. Die Höhe des gewählten PEEP sollte an die benötigte FiO_2 angepasst werden.
- **I : E-Verhältnis:** Das Verhältnis Inspirationsdauer zu Exspirationsdauer beträgt normalerweise etwa 1 : 2. Die Ausatmung dauert also etwa doppelt so lange wie die Einatmung. Bei steifer Lunge muss das I : E-Verhältnis an die geänderten Lungenbedingungen angepasst werden (diese zieht sich nun schneller zusammen und kann schwerer aufgeblasen werden). Man lässt der Lunge daher mehr Zeit für die Inspiration und weniger Zeit für die Exspiration (z. B. I : E = 1 : 1). Umgekehrt ist das Vorgehen bei obstruktiven Erkrankungen, die mit einer verlängerten Exspiration einhergehen, d. h. die Exspirationszeit wird verlängert (z. B. I : E = 1 : 3).

1.2.8.2 Volumenkontrollierte Beatmung

Bei der volumenkontrollierten Beatmung (**IPPV** = Intermittend Positive Presssure Ventilation, **CPPV** = Continuous Positive Pressure Ventilation; je nachdem ob man mit oder ohne PEEP arbeitet) wird den PatientInnen das eingestellte Atemzugvolumen sicher appliziert. Der hierfür benötigte Druck kann nicht eingestellt werden, dieser ergibt sich je nach den Eigenschaften der Lunge. Das kann dazu führen, dass das Beatmungsgerät das Atemgas mit sehr hohem Druck in die Lungen presst (z. B. bei sehr steifer Lunge mit niedriger Compliance). Um die Lungen nicht zu schädigen, kann der Beatmungsdruck aber limitiert werden (P_{max}). Der Atemhub wird bei Erreichen der Drucklimitierung unterbrochen (es wird also nicht das gesamte eingestellte Volumen verabreicht) und das Beatmungsgerät alarmiert.

► Indikationen

Die volumenkontrollierte Beatmung ist das Beatmungsverfahren der Wahl im Notfall sowie bei PatientInnen mit Hirndruckproblemen, da dabei eine konstante ausreichende Ventilation gewährleistet wird und die Handhabung auch unter schwierigen Bedingungen einfach ist.

► Vorteile

Ein fix eingestelltes Atemzugvolumen wird den PatientInnen mit der eingestellten Frequenz verabreicht ($paCO_2$ bleibt stabil).

► Nachteile

Der Atemwegsdruck kann in gefährliche Bereiche ansteigen (> 35 cm H_2O) und die Lunge u. U. geschädigt werden.

► Komplikationen

Der/die PatientIn kann bei der volumenkontrollierten Beatmung nicht selbstständig atmen, da dies durch die Ventilstellung des Beatmungsgerätes verhindert wird. Daher kommt es bei nicht tief komatösen PatientInnen häufig dazu, dass diese anfangen, „gegen die Maschine zu atmen", zu husten und zu pressen.

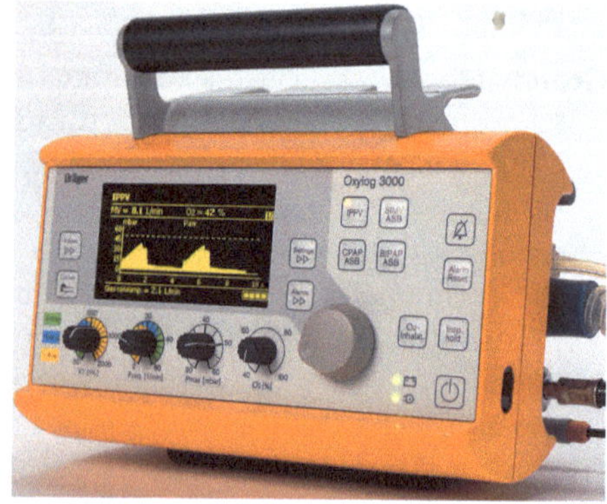

Abb. 1.33 Oxylog 3000 (© Dräger Medical AG)

► **Durchführung**

Eingestellt werden die FiO_2, das Atemzugvolumen, die Atemfrequenz, das PEEP-Niveau, die obere Druckbegrenzung und das I : E-Verhältnis. Der Spitzendruck ist die „freie Variable", die sich aus Einstellung und Compliance/Resistance der Lunge ergeben.
Initialeinstellung für einen 70 kg schweren Erwachsenen im Notfall:
z. B. FiO_2 100 %, Vt 500 ml, f 12, PEEP 6 mbar, P_{max} 30 mbar, I : E = 1 : 2.

1.2.8.3 Druckkontrollierte Beatmung

Bei der druckkontrollierten Beatmung (**PCV** = Pressure Controlled Ventilation) wird das Atemgas mit einem bestimmten Druck für eine bestimmte Zeitdauer in die Lungen gepresst. Wie viel Volumen dem Patienten/der Patientin dadurch verabreicht wird, hängt von den Eigenschaften der Lunge ab und kann nicht fix vorgegeben werden. Dieses Verfahren ist meist schonender für die Lungen als die volumenkontrollierte Beatmung, allerdings um den Preis, dass das Atemzugvolumen und das Atemminutenvolumen von PatientIn zu PatientIn und bei Änderung von Compliance und Resistance des Patienten/der Patientin variieren können.

► **Indikationen**

Die druckkontrollierte Beatmung kann bei allen PatientInnen sowohl im Bereich der Intensivmedizin als auch im Anästhesiebereich eingesetzt werden.

► **Vorteile**

Bei der PCV kann der eingestellte Druck nicht überschritten werden. Diese Beatmungsform eignet sich daher auch bei künstlichen Atemwegen, bei denen höhere Atemwegsdrücke kontraindiziert sind (z. B. Larynxmaske).

► **Nachteile**

Das applizierte Atemvolumen muss eng kontrolliert werden (CO_2-Schwankungen!), bei der klassischen PCV kann der/die PatientIn nicht spontan dazu atmen.

► **Komplikationen**

Durch wechselnde Eigenschaften der Lunge kann das Atemzugvolumen stark variieren (Achtung bei Hirnödem-PatientInnen!).

► **Durchführung**

Eingestellt werden die FiO_2, der Beatmungsdruck P_{insp}, die Atemfrequenz f, das PEEP-Niveau und das I : E-Verhältnis. Die freie Größe ist hier das Vt.
Initialeinstellung bei Beatmung von Lungengesunden PatientInnen z. B. bei Narkose: FiO_2 0,3, P_{insp} 18 mbar, f 12, PEEP 6 mbar, I : E = 1 : 2.

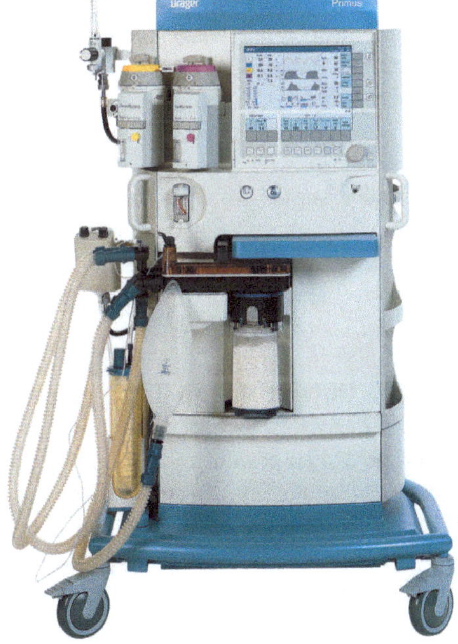

Abb. 1.34 Narkosebeatmungsgerät (© Dräger Medical AG)

1.2.8.4 BIPAP

Bei der BIPAP-Beatmung (Biphasic Positive Airway Pressure) wird der/die PatientIn beatmet, indem das Beatmungsgerät zwischen zwei unterschiedlichen Druckniveaus hin und her wechselt. Das untere Druckniveau stellt das PEEP-Niveau dar, das obere Druckniveau entspricht dem Beatmungsdruck bei der PCV. Im Prinzip ist BIPAP so ähnlich wie eine druckkontrollierte Beatmung, da die wesentliche Einstellgröße die Beatmungsdrücke sind. Allerdings kann der/die PatientIn zu jeder Zeit selbst dazu atmen, was vor allem in der Intensivmedizin erwünscht ist. Mit der BIPAP-Beatmung können PatientInnen kontrolliert beatmet werden (wie mittels PCV), sie können aber auch selbstständig atmen (wie bei CPAP). Die Übergänge zwischen kontrollierter und selbstständiger Atmung können fließend gestaltet werden, was ein kontinuierliches Weaning (Entwöhnung vom Beatmungsgerät) ermöglicht.

► Indikationen

Die BIPAP-Beatmung ist derzeit ein häufig eingesetztes Standard-Beatmungsverfahren in der Intensivmedizin.

► Vorteile

Die Übergänge von kontrollierter zu selbstständiger Atmung sind fließend, der/die PatientIn kann zu jeder Zeit selbstständig dazu atmen.

► Nachteile

Wie bei der PCV wird der Beatmungsdruck eingestellt, daher kann das applizierte Volumen stark variieren.

► Komplikationen

Da PatientInnen bei BIPAP-Beatmung selbst dazu atmen können, kommt es weniger zum „gegen die Maschine kämpfen", husten und pressen. Zu geringe Unterstützung der Atemarbeit durch die Maschine kann allerdings zur Erschöpfung der PatientInnen führen.

► Durchführung

Eingestellt werden die FiO_2, das obere und untere Druckniveau, die Atemfrequenz und das I : E-Verhältnis.
Initialeinstellung für PatientInnen bei BIPAP-Beatmung:
z. B. FiO_2 0,4, oberes Druckniveau P_{insp} 18 mbar, unteres Druckniveau/PEEP 6 mbar, f 12, I : E = 1 : 2.

1.2.8.5 Unterstützung der Spontanatmung (Weaning)

PatientInnen, die längere Zeit beatmet wurden, müssen erst wieder langsam an das selbstständige Atmen gewöhnt werden bzw. vom Respirator entwöhnt werden (Weaning). Mit der Entwöhnung vom Beatmungsgerät sollte so früh wie möglich begonnen werden, da jeder Beatmungstag das Risiko für Komplikationen erhöht. Mit den heutzutage eingesetzten Beatmungsgeräten ist ein kontinuierliches Weaning möglich, sodass PatientInnen langsam an die Spontanatmung herangeführt werden können und sie doch noch vom Beatmungsgerät Unterstützung erhalten. Beatmungsformen, die die Spontanatmung der PatientInnen unterstützen, werden als assistierte Beatmung bezeichnet.

ASB

Assisted Spontaneous Breathing (ASB) bedeutet, dass das Beatmungsgerät die Einatemanstrengung der PatientInnen erkennt und dann dessen Atemzug mit Druck unterstützt wird. Die Atemanstrengung wird mithilfe der sog. Triggerschwelle erkannt. Der/die PatientIn erzeugt beim Einatmen einen Unterdruck, respektive einen Atemgasfluss, der vom Beatmungsgerät erkannt wird und die daraufhin die Druckunterstützung auslöst.

► Indikationen

Die ASB-Unterstützung kommt bei PatientInnen zum Einsatz, die einen ausreichenden Atemantrieb haben, deren Atemmuskulatur aber noch nicht in der Lage ist, ausreichend hohe Atemzugvolumina einzuatmen.

► Vorteile

Das Beatmungsgerät unterstützt die eigenständigen Atemzüge der PatientInnen. Dieser kann die Unterstützung selbst steuern; die Beatmung wird daher erträglicher.

► Nachteile

Bei fehlendem Atemantrieb erfolgt allerdings keinerlei Unterstützung durch den Respirator, bis nach ca. 20 s Apnoe eine sog. Rescue-Beatmung durch den Respirator stattfindet.

► Komplikationen

Bei unzureichendem Atemantrieb kommt es zur Hypoventilation, bei zu geringer Unterstützung können sich die PatientInnen erschöpfen.

► Durchführung

Eingestellt werden die FiO_2, das PEEP-Niveau, die Stärke der Druckunterstützung P_{insp} sowie die Triggerschwelle.

BIPAP-ASB

BIPAP-Beatmung kann mit ASB-Unterstützung kombiniert werden. Der/die PatientIn wird mit BIPAP beatmet, das Beatmungsgerät erkennt und unterstützt allerdings die Spontanatemaktivität des Patienten/der Patientin.

SIMV

Die echte SIMV-Beatmung (Synchronized Intermittend Mandatory Ventilation) wird heute nur mehr selten eingesetzt. Der/die PatientIn erhält dabei fix eingestellte Beatmungshübe (Mindestventilation), zusätzliche spontane Atemaktivitäten werden mit vorgegebenen Atemhüben unterstützt (Gefahr: Hyperventilation!).
Es gibt zahlreiche weitere Beatmungsmodi, deren Erklärung allerdings den Rahmen dieses Buches sprengen würde.

Fragen

Ein 74-jähriger Patient mit Hirnblutung hat eine GCS von 5. Welche Maßnahme ergreifen Sie, um die Atemwege zu sichern?

- a Beatmung mit Maske und Beutel
- b Tracheotomie
- c endotracheale Intubation
- d Lagerung in der verbesserten Jackson-Position

Sie intubieren eine 65-jährige ateminsuffiziente Patientin (paO_2 60, $paCO_2$ 60, f 30) mit einer Pneumonie. Welche Maßnahme ist nicht zur Kontrolle der Tubuslage geeignet?

- a Auskultation im Epigastrium und über beiden Lungen
- b Anschluss einer Kapnometrie
- c neuerliche Blutgasanalyse
- d Bronchoskopie

Ein Patient mit schwerem Asthmaanfall wird trotz massiver medikamentöser Therapie ateminsuffizient und verliert das Bewusstsein (GCS 6). Welche Maßnahme setzen Sie?

- a ich kontrolliere den Euphyllinspiegel und adaptiere die Dosis
- b um den Patienten leichter entwöhnen zu können, wird er mit CPAP-Maske versorgt
- c der Patient wird endotracheal intubiert und beatmet
- d vermutlich liegt eine Überdosierung der Sedierung vor, daher verabreiche ich eine Ampulle Flumazenil

Ein 67-jähriger Patient mit beginnendem ARDS benötigt eine FiO_2 von 0,7 um einen paO_2 von 90 zu erreichen. Der pCO_2 liegt bei 47. Der Patient ist 1 : 1 mit BIPAP beatmet. Die Atemfrequenz beträgt 12, der P_{insp} 26 mbar, der PEEP 5 mbar und das Atemzugvolumen 800 ml. Wie könnte die Beatmung verbessert werden?

- a Verminderung der FiO_2, um die Sauerstofftoxizität zu verringern
- b Verlängerung des I : E-Verhältnisses auf 1 : 2
- c Senkung der Atemfrequenz und Erhöhung des Atemzugvolumens (f 10, P_{insp} 30)
- d Erhöhung des PEEP und der Atemfrequenz

Lösungen zu Fragen siehe Seite 393.

1.3 Monitoring

T. Hamp, C. Krenn

FALLBESIPIEL

Ein 73-jähriger Patient wird wegen einer septischen Hüftprothese operiert. Noch vor Einleitung der Narkose werden der Blutdruck, die Sauerstoffsättigung und das EKG monitiert. Intraoperativ verschlechtert sich der Zustand des Patienten und er benötigt zur Kreislaufstützung Katecholamine. Es werden eine arterielle Kanüle gelegt, der Blutdruck kontinuierlich überwacht und regelmäßig Blutgasanalysen durchgeführt. Auf der Intensivstation wird zusätzlich der zentrale Venendruck gemessen sowie die Diurese des Patienten überwacht. Im weiteren Verlauf entwickelt der Patient eine schwere Pneumonie. Nach mehreren Wochen Intensivstation kann der Patient auf die Intermediate-Care-Station verlegt werden.

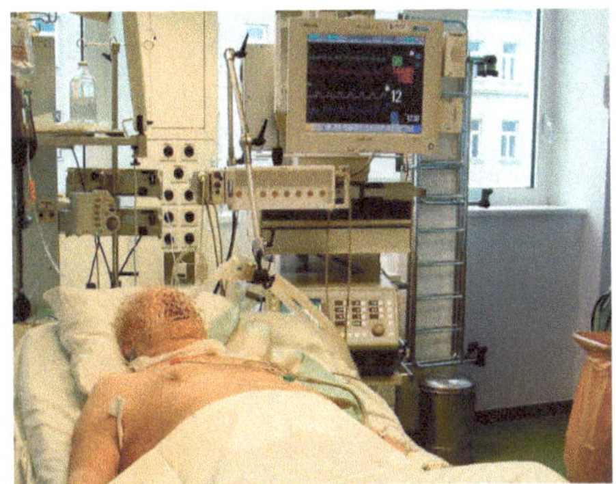

Abb. 1.35

PatientInnen, deren Organfunktionen aufgrund von Komorbiditäten und/oder der Grunderkrankung gefährdet sind (NotfallpatientInnen, kritisch Kranke, PatientInnen in Narkose), müssen engmaschig überwacht werden, um Veränderungen frühzeitig zu erkennen und entsprechend darauf reagieren zu können. Dabei reicht die Palette der Überwachungsverfahren von vollkommen ungefährlichen Methoden bis hin zu Maßnahmen, welche lebensbedrohliche Komplikationen nach sich ziehen können.
Ungefährliche Maßnahmen sollten großzügig angewendet werden, invasive und damit potenziell gefährlichere Verfahren bedürfen einer genauen Nutzen-Risiko-Analyse.
Prinzipiell kann gesagt werden: Je kränker der/die PatientIn, desto mehr und genaueres (invasives) Monitoring ist erforderlich!

1.3.1 Nichtinvasives Monitoring

1.3.1.1 Nichtinvasive Blutdruckmessung (NIBP)

Das Monitoring des Blutdrucks mittels nichtinvasiver Blutdruckmessung kann sowohl manuell („normale" Blutdruckmessung, nur häufiger) als auch mittels Überwachungsmonitoren durchgeführt werden. Die maschinelle Messung ist meist oszillatorisch (die Pulsschwingungen werden auf die Manschette übertragen und gemessen), die manuelle Messung erfolgt meist auskultatorisch (Korotkoff-Geräusche).

► **Indikationen**

Die NIBP-Messung ist Bestandteil des Standardmonitorings. Sie sollte bei allen PatientInnen, deren Blutdruck überwacht werden muss (z. B. alle 15 min), angewendet werden.

► **Vorteile**

Die nichtinvasive Blutdruckmessung ist für PatientInnen ungefährlich und einfach durchführbar.

► **Nachteile**

Kurzfristige Blutdruckschwankungen können damit nicht oder erst spät erkannt werden. Bei stark erniedrigten Blutdruckwerten kann die Messung eventuell nicht möglich sein. Der Messfehler ist von der Breite der Manschette und deren Verhältnis zur Extremitätendicke abhängig.

► **Komplikationen und Kontraindikationen**

Die Blutdruckmanschette darf nicht an einem Arm mit Shunt oder mit axillärer Lymphknotenexstirpation angelegt werden.

► **Durchführung**

Die Blutdruckmanschette wird in der Mitte des Oberarms (auch Oberschenkel möglich) so angelegt, dass sie von alleine hält und in etwa auf Herzhöhe ist. Es ist wichtig, dass die Manschette auch die richtige Größe hat (angepasst an den Oberarmumfang), da bei zu kleiner Manschette falsch hohe Werte und bei zu großer Manschette falsch niedrige Werte gemessen werden. Bei der Verwendung von automatischen Geräten sollte der Messbereich im Bereich der A. brachialis zu liegen kommen. Die Manschette wird aufgeblasen (über den systolischen Wert), langsam abgelassen und das Auftreten der Geräusche (Oszillationen) registriert.

1.3.1.2 Pulsoxymetrie (SpO_2)

Mit der Pulsoxymetrie wird der Anteil des mit Sauerstoff beladenen (gesättigten) Hämoglobins im arteriellen Blut nichtinvasiv (keine Blutgasanalyse) gemessen. Ein Fingerclip oder Klebesensor sendet infrarotes Licht unterschiedlicher Frequenzen aus. Das Licht passiert den Finger (Ohrläppchen etc.) und somit auch das pulsierende arterielle Blut, welches – je nachdem, ob es mit Sauerstoff beladen ist oder nicht – mehr oder weniger Licht absorbiert. Das übrige Licht wird von einem Fotodetektor gemessen und durch die unterschiedliche Lichtabsorption wird die Sauerstoffsättigung errechnet.

► **Indikationen**

Die Pulsoxymetrie gehört zum Standardmonitoring. Sie sollte bei allen PatientInnen eingesetzt werden, deren Atemfunktion und/oder Gasaustausch gestört ist.

► **Vorteil**

Die Messung der pulsoxymetrischen Sauerstoffsättigung ist ungefährlich und liefert gute Hinweise auf die Sauerstoffversorgung von PatientInnen.

► **Nachteil**

Zahlreiche Fehlerquellen beeinflussen das Messergebnis. So führt eine Minderdurchblutung im Bereich der Messstelle (Zentralisation, kalte Finger etc.) zu einem schlechten Signal und fehlerhafter Messung. Das Pulsoxymeter unterscheidet nur zwischen „rot" und „weniger rot". Bei einer CO-Vergiftung zeigt sie daher falsch hohe Werte an! Bei Anämie können zwar alle Sauerstoffträger mit Sauerstoff beladen sein (SpO_2 = 100 %), wenn es davon aber zu wenige gibt, sind die Organe trotzdem unterversorgt.

► Komplikationen und Kontraindikationen

Die Pulsoxymetrie ist eine sehr sichere Methode. Bei sehr kleinen Kindern kann der Fingerclip bei langer Liegedauer zu Schäden führen (Durchblutung, Temperatur). Die Fehlinterpretation der Messwerte kann zu inadäquater Behandlung führen.

► Durchführung

Der Sensor wird an einer gut durchbluteten und leicht zu durchleuchtenden Stelle (Finger, Zehen, Ohrläppchen, Nase etc.) angebracht und die Sauerstoffsättigung registriert.

1.3.1.3 Kapnometrie

Bei der Kapnometrie wird das von den PatientInnen ausgeatmete Kohlendioxid (CO_2) gemessen, bei der Kapnograhie wird dieses auch grafisch dargestellt.
Der endexspiratorische Kohlendioxidpartialdruck im Atemgas ($etCO_2$) korreliert relativ gut mit dem arteriellen CO_2-Partialdruck ($paCO_2$); der $paCO_2$ liegt in der Regel etwa 3–8 mmHg über dem $etCO_2$. Mit der Kapnometrie kann daher die Beatmungseinstellung nichtinvasiv gesteuert und die Tubuslage verifiziert werden (im Magen gibt es kein CO_2; auch wenn der/die PatientIn kurz vorher kohlensäurehaltige Getränke konsumiert hat, ist dies nach ein paar Atemzügen nicht mehr messbar).
Das $etCO_2$ ist jedoch auch stark von der Lungendurchblutung und dem intrapulmonalen Shunt abhängig. Bei schlechter Lungendurchblutung und bei hohem Shuntvolumen wird wenig CO_2 an die Alveolen abgegeben. In diesen Fällen korreliert der $paCO_2$ daher nicht mit dem $etCO_2$ (hoher $paCO_2$, niedriger $etCO_2$ z. B. bei Reanimation, bei Pulmonalembolie, Sepsis etc.).

► Indikationen

Die Kapnometrie gehört zum Standardmonitoring bei beatmeten PatientInnen.

► Vorteile

Die Kapnometrie ist eine ungefährliche Methode und bietet relativ gute Anhaltspunkte für die Einstellung der künstlichen Beatmung.

► Nachteile

Die Messung des $paCO_2$ (Blutgasanalyse) kann durch die Kapnometrie nicht immer ersetzt werden.

► Komplikationen und Kontraindikationen

Bei Anwendung der Kapnometrie muss man sich bewusst sein, dass der angezeigte Wert von der Ventilation (es muss das alveoläre Gasgemisch nach außen gelangen) und der Lungenperfusion (Herzzeitvolumen) abhängt. Ein niedriger CO_2-Wert bei zu geringem Atemzugvolumen (z. B. Totraumventilation) darf nicht als übermäßige Ventilation verstanden werden! Da die Kapnometrie nicht invasiv ist, sollte sie großzügig angewendet werden.

► Durchführung

Der Anschluss der Kapnometrie wird zwischen Tubus und Beatmungsgerät angeschlossen und die Werte registriert. Zur Überwachung der Atmung bei spontan atmenden PatientInnen kann der Kapnometrieschlauch auch in die O_2-Maske vor die Nase der Patient-

Innen geschoben werden. Die absoluten Werte sind dabei nicht aussagekräftig, aber die Atemfrequenz und bedingt auch die Atemtiefe können damit überwacht werden.

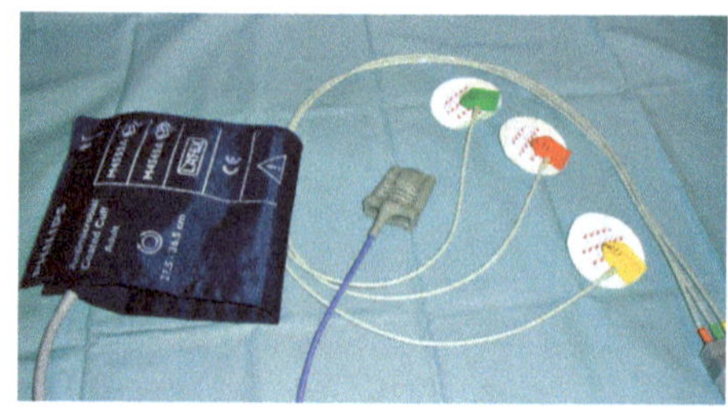

Abb. 1.36 NIBP, Pulsoxymetrie, EKG

1.3.1.4 Herzrhythmus (EKG)

Die Überwachung des Herzrhythmus mittels EKG-Monitor ermöglicht das Erkennen von Herzrhythmusstörungen. Die genaue Klassifikation dieser Rhythmusstörungen ist wegen mangelnder Darstellung des EKG am Monitor (keine Standardableitung!) nicht immer möglich. Ebenso können kardiale Ischämien nicht mit der gleichen Sicherheit erkannt werden, wie das bei einem kompletten EKG möglich ist (allenfalls Befunddynamik). Das Monitor-EKG dient der kontinuierlichen Überwachung und kann das konventionelle 12-Kanal-EKG zur Diagnostik nicht ersetzen.

► **Indikationen**

Die Überwachung des Herzrhythmus mittels EKG-Monitor gehört zum „Standard Monitoring".

► **Vorteile**

Die Überwachung mittels EKG-Monitor ist ungefährlich und kann Rhythmusstörungen sicher identifizieren.

► **Nachteile**

Eine genaue Rhythmus- und Ischämie-Diagnose ist nur bedingt möglich. Das EKG-Signal kann durch andere elektrische Geräte (z. B. Elektrokauter) oder Erkrankungen (Ödeme, Parkinson) gestört werden.

► **Komplikationen und Kontraindikationen**

Die Klebeelektroden können Hautirritationen hervorrufen (bei langer Überwachung Klebestellen wechseln).

► **Durchführung**

Die Klebeelektroden werden ähnlich den Extremitätenableitungen auf den/die PatientInnen aufgeklebt (rot: rechte Schulter; gelb: linke Schulter: grün: linke Hüfte; schwarz: rechte Hüfte) und mit den Kabeln verbunden. Die weiße Elektrode wird im Bereich 5. ICR vordere Axillarlinie (V5) angebracht und dient vor allem der Ischämieerkennung. Am Monitor müssen nun noch die gewünschten Ableitungen eingestellt werden. Bei abweichenden Elektrodenlokalisationen muss man sich bewusst sein, dass die entsprechenden Ableitungen nicht mehr wie üblich interpretiert werden können!

1.3.1.5 Neuromuskuläres Monitoring (TOF)

Um das Ausmaß einer Muskelrelaxierung zu quantifizieren, kann durch Stimulation eines peripheren Nervs die darauf folgende Muskelantwort gemessen werden. Beim **„Train-of-Four"** (TOF) werden 4 elektrische Stimuli kurz hintereinander abgegeben und die Muskelantwort mittels Beschleunigungssensor gemessen. Bei tiefer Relaxierung kommt es zu keiner oder 1– 2 Zuckungen des Muskels. Bei abnehmendem Relaxierungsgrad treten 4 Zuckungen auf, wobei die 1. heftiger ist als die letzte. Das Verhältnis der 1. zur 4. Zuckung ergibt einen Zahlenwert. Bei einem TOF von mindestens 0,9 ist die Relaxierung ausreichend abgeklungen, sodass der/die PatientIn extubiert werden kann.

► Indikationen
Alle PatientInnen, die Muskelrelaxanzien erhalten, sollten ein neuromuskuläres Monitoring erhalten.

► Vorteile
Einfache, nichtinvasive Methode; einzige Möglichkeit die Muskelrelaxierung abzuschätzen.

► Nachteile
Die Aussagekraft hängt stark von der richtigen Handhabung und Elektrodenposition ab.

► Kontraindikationen und Komplikationen
Die Stimulation sollte wegen des elektrisierenden Gefühls nicht an wachen PatientInnen durchgeführt werden.

► Durchführung
Am distalen, ulnaren Unterarm werden über dem N. ulnaris 2 Elektroden aufgeklebt und mit dem TOF-Gerät verbunden. Der Beschleunigungssensor wird am frei beweglichen Daumen angebracht. Per Knopfdruck werden die Stimulationen ausgelöst und die muskuläre Antwort kann gefühlt, gesehen und vom Gerät gemessen werden.

1.3.1.6 Hirnstromaktivität (EEG und BIS)
Die Messung der Hirnstromaktivität dient zur Messung der Sedierungstiefe und zum Erfassen (nichtkonvulsiver und konvulsiver) epileptischer Anfälle. Beim EEG werden zahlreiche Elektroden auf dem Schädel platziert, die die Entladungen von Neuronen messen. Die Hirnaktivität kann daher in verschiedenen Bereichen visualisiert werden. Die Messung des BIS (**Bispektral-Index**) benötigt weniger Elektroden, berechnet allerdings mittels speziellem Algorithmus nur einen globalen „Wachheits-Wert" (100 = komplett wach, 0 = keine Hirnaktivität).

► Indikationen
Vor allem bei zerebralem Geschehen mit erhöhtem Hirndruck wird die Hirnaktivität gemessen (bzw. die unterdrückte Hirnaktivität). Damit der zerebrale Sauerstoffverbrauch möglichst gering ist, wird der/die PatientIn mit Medikamenten (Barbiturate) so tief sediert, dass im EEG nur noch eine von kurzen Entladungen unterbrochene Nulllinie nachweisbar ist (Burst-Suppression). Ein ähnlicher Zustand ist bei einem BIS unter 20 gegeben.

► Vorteile
EEG und BIS sind nichtinvasive Untersuchungsmethoden und können am Krankenbett durchgeführt werden; auch eine kontinuierliche Überwachung ist möglich.

► **Nachteile**
Die Interpretation des EEG ist (wenn sie nicht nur für den Einsatz der Burst-Suppression eingesetzt wird) meist nur durch einen Neurologen möglich.

► **Komplikationen und Kontraindikationen**
Die alleinige Überwachung der Sedierungstiefe mit Geräten kann die tatsächliche klinische Beurteilung nicht ersetzten!

► **Durchführung**
Die Elektroden werden auf den definierten Stellen am Schädel platziert und mit dem Gerät verbunden.

1.3.1.7 NIRS (Near Infrared Spectroscopy)
Bei der NIRS wird die Sauerstoffsättigung im Gehirn gemessen. Dabei wird Infrarotlicht durch die Schädeldecke in das Gehirn gestrahlt (Eindringtiefe ca. 4 cm). Das reflektierte Licht ergibt – ähnlich wie bei der Pulsoxymetrie – die Sauerstoffsättigung. Allerdings wird bei dieser Methode nicht die arterielle Sauerstoffsättigung, sondern ein gemischtes Kompartiment (Vene, Kapillare, Arterie) gemessen. Normale Werte sind ca. 70–50 %; unter 50 % steigt das Risiko für eine zerebrale Hypoxie (abhängig vom Ausgangswert).

► **Indikationen**
Bei PatientInnen, die eine zerebrale Hypoxie entwickeln können (z. B. A.-carotis-Stenose), wird die NIRS zur Überwachung eingesetzt.

► **Vorteile**
Die Überwachung der zerebralen Sauerstoffsättigung ist nichtinvasiv.

► **Nachteile**
Der ermittelte Wert ist von zahlreichen Störfaktoren (wie Lage des Sensors, Schädelknochen etc.) abhängig. Es können daher sowohl falsch hohe als auch falsch niedrige Werte angezeigt werden. Die Überwachung dient vor allem zur Erkennung von Veränderungen; der Absolutwert ist nur bedingt aussagekräftig.

► **Komplikationen und Kontraindikationen**
Die alleinige Überwachung mit NIRS kann durch falsche Interpretation der Werte zu falscher Therapie führen.

► **Durchführung**
Die Elektroden werden fronto-parietal am Schädel platziert und mit dem Gerät verbunden.

1.3.2 Invasives Monitoring

1.3.2.1 Invasive Blutdruckmessung (IBP)
Bei der invasiven Blutdruckmessung wird der Blutdruck kontinuierlich über eine arterielle Kanüle (s. Kap. „Zugangswege“) gemessen.

► **Indikationen**

Die IBP-Messung wird bei allen PatientInnen eingesetzt, deren Blutdruck kontinuierlich überwacht werden muss (instabile PatientInnen, kritisch Kranke, bei großen Volumenverschiebungen oder Katecholamingabe etc.). Über die dafür notwendige arterielle Kanüle können auch häufige Blutabnahmen sowie arterielle Blutgasmessungen durchgeführt werden. Daher wird bei PatientInnen, die wegen häufiger Blutgasanalysen eine Arterienkanüle erhalten, auch der Blutdruck invasiv überwacht.

► **Vorteile**

Der Blutdruck kann kontinuierlich gemessen und Veränderungen sehr rasch erkannt werden. Durch die ohnehin notwendige arterielle Kanüle können problemlos wiederholte Blutgasanalysen und Blutabnahmen vorgenommen werden.

► **Nachteile**

Für die invasive Blutdruckmessung muss eine Arterie des Patienten/der Patientin kanüliert werden (Schmerzen, Infektion, Thrombosierung etc.). Durch falsche Positionierung des Druckaufnehmers können falsche Blutdruckwerte abgeleitet werden.

► **Komplikationen und Kontraindikationen**

Komplikationen entstehen meist durch die Kanülierung der Arterie (Blutung, Hämatom, Infektion und Thrombosierung der Arterie [Allen-Test!]), allerdings können auch falsche therapeutische Schritte bei falscher Positionierung des Druckaufnehmers eingeleitet werden. Im „IBP-Besteck" darf keine Luft sein, da diese sonst zur peripheren Ischämie führen kann (Luftembolie)!

► **Durchführung**

Das „IBP-Besteck" (Druckinfusion, Druckaufnehmer, Infusionsleitung, Monitor) wird mit Infusionslösung luftfrei gefüllt und an die arterielle Kanüle angeschlossen. Das Kabel zum Monitor wird mit diesem verbunden und der Druckaufnehmer (Transducer) auf Herzhöhe des Patienten/der Patientin gebracht. Mittels 3-Wege-Hahn wird die Druckaufnahme-Leitung so eingestellt, dass sie den Umgebungsdruck (also Luftdruck als Referenz-0-Punkt) misst. Nun wird am Monitor der Nullabgleich durchgeführt (Taste gedrückt) und anschließend der 3-Wege-Hahn wieder so gedreht, dass der Druckaufnehmer den Blutdruck des Patienten/der Patientin misst. Am Monitor erscheint daraufhin die Blutdruckkurve des Patienten/der Patientin.

1.3.2.2 Pulmonaliskatheter (Swan-Ganz-Katheter)

► **Indikationen**

Monitoring des Herzzeitvolumens (HZV), des Schlagvolumens, des peripheren und pulmonalen Widerstandes, des pulmonalen und des Wedge-Drucks.
Der Pulmonaliskatheter wird vor allem bei hämodynamisch instabilen PatientInnen eingesetzt, um diese besser therapieren zu können (Mehr oder weniger Volumen? Mehr oder weniger Katecholamine? Welche Katecholamine? etc.). Der tatsächliche Nutzen des Pulmonaliskatheters in Bezug auf eine Verbesserung der Überlebenswahrscheinlichkeit ist allerdings nicht bewiesen. Sein Einsatz ist angesichts der Möglichkeit, das HZV weniger invasiv zu messen, in den Hintergrund gerückt (transösophageale Echokardiographie, PiCCO etc.).

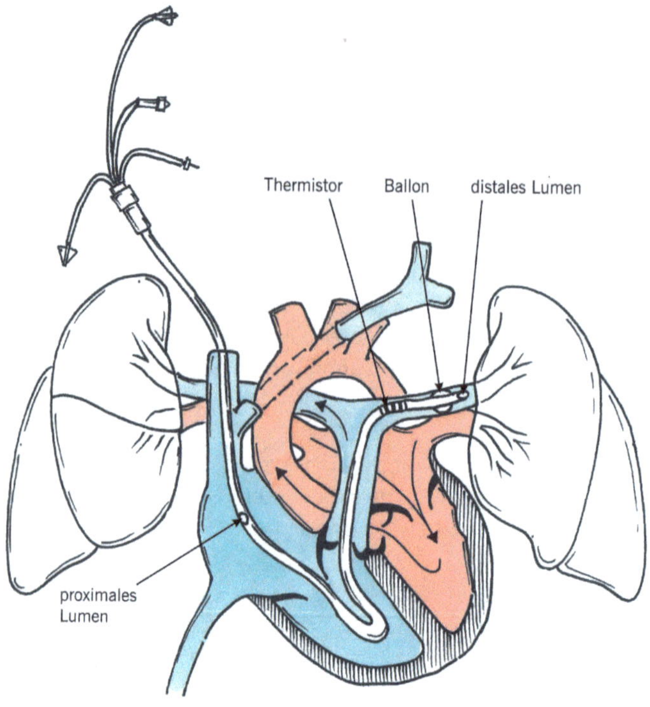

Abb. 1.37 Pulmonaliskatheter (modifiziert nach Braun J, Klinikleitfaden Intensivmedizin, 4. Aufl., © Urban & Fischer Verlag, 1998. Mit freundlicher Genehmigung)

▸ Vorteile

Der Pulmonaliskatheter gilt als Goldstandard (Referenzmethode) zur Messung der oben genannten Parameter und ermöglicht einen guten Einblick in kardiozirkulatorische Verhältnisse des Patienten/der Patientin.

▸ Nachteile

Der Pulmonaliskatheter ist eine sehr invasive Methode, der tatsächliche Nutzen ist nicht sicher bewiesen.

▸ Komplikationen und Kontraindikationen

Aufgrund der Punktionsorte ergeben sich die gleichen Komplikationen wie bei ZVK. Zusätzlich können ventrikuläre Rhythmusstörungen (Defibrillator bereithalten!), Verletzungen der A. pulmonalis, Klappenverletzungen (Sehnenfadenabrisse) und eine iatrogene Lungenembolie auftreten. Infektionen sind ebenfalls gefährliche Komplikationen.
Bei PatientInnen mit pulmonaler Hypertension ist die Gefahr der Pulmonalarterienruptur erhöht; PatientInnen mit Kardiomyopathie neigen häufig zu malignen Herzrhythmusstörungen beim Einführen des Katheters (Defibrillator bereithalten).
Da Verletzungen der Pulmonalarterie meist letal enden, muss die Indikation des Katheters und vor allem die Positionierung in Wedge-Position streng überdacht werden!

► Durchführung

Eine Schleuse (dicker, kurzer ZVK mit Ventil; hierdurch können dünnere Katheter in den zentralen Kreislauf geschoben und wieder herausgezogen werden) wird an der V. jugularis interna oder V. subclavia gelegt.
Der Pulmonaliskatheter wird durch die Schleuse in die obere Hohlvene geschoben. An der Spitze befindet sich ein Druckmesser, dessen Kurve beim Vorschieben des Katheters die verschiedenen Positionen der Katheterspitze anzeigt. Der Ballon an der Spitze wird aufgeblasen und der Katheter dadurch mit dem Blutstrom durch den rechten Vorhof und die rechte Herzkammer in die A. pulmonalis und weiter in einen Ast der A. pulmonalis geschwemmt („Einschwemmkatheter“). Das Auftreten der pulmonalarteriellen Druckkurve und in weiterer Folge die Wedge-Kurve zeigt die korrekte Lage des Katheters an.
Durch den Ballon wird eine „künstliche Lungenembolie“ erzeugt. Durch „Blockade“ des Blutzuflusses aus dem rechten Herzen wird der postkapillär herrschende Druck (linker Vorhof) angezeigt → Wedge-Druck.

! Der Ballon muss nach der Messung immer ausgelassen werden!

Das Herzzeitvolumen kann z. B. mit der Thermodilutionsmethode berechnet werden. Dabei wird kalte Flüssigkeit über ein proximales Lumen injiziert und die dadurch erfolgte Temperaturerniedrigung distal an einem Sensor gemessen (Integration der Fläche unter der Kurve). Um exakte Werte zu erhalten, sollte die Messung 3-mal über verschiedene Phasen des Atemzyklus verteilt durchgeführt werden. Es gibt auch Systeme, die das HZV kontinuierlich messen (das fließende Blut kühlt eine Wärmespirale).
Bei gleichzeitiger Blutabnahme aus der Pulmonalarterie (gemischt venös, da aus dem ganzen Körper vermischt) und einer Arterie des/der PatientIn kann der Sauerstoffverbrauch und die Sauerstoffaufnahme des Patienten/der Patientin berechnet werden.

Wichtige Größen, die durch den Pulmonalarterienkatheter gemessen werden können, sind:

Tab. 1.2 Messgrößen bei Pulmonalarterienkatheter

Parameter		Normalbereich
Cardiac-Output	CO, Herzzeitvolumen	3–7 l/min
Cardiac-Index	CI, Herzzeitvolumen bezogen auf die Körperoberfläche	3–5 l/min/m^2
Schlagvolumen	SV, Volumen, das bei einem Herzschlag ausgeworfen wird	60–90 ml/Schlag
Schlagvolumenindex	SVI, Schlagvolumen bezogen auf die Körperoberfläche	40–60 ml/Schlag/m^2
rechtsatrialer Druck	RAP, Druck im rechten Vorhof	0–6 mmHg
pulmonalarterieller Druck	PAD, Druck in der Pulmonalarterie	systolisch 15–30 mmHg diastolisch 10–20 mmHg

Parameter		Normalbereich
pulmonalarterieller Okklusionsdruck	PCWP, Wedge-Druck, entspricht in etwa dem Druck im linken Vorhof (Vorlast)	5 – 15 mmHg
systemischer Gefäßwiderstand	SVR, Widerstand, gegen den das linke Herz pumpen muss	900 – 1500 dyn × s × cm^{-5}
pulmonaler Gefäßwiderstand	PVR, Widerstand, gegen den das rechte Herz pumpen muss	120–250 dyn × s × cm^{-5}
pulmonalarterielle Sättigung	SvO_2, gemischt venöse Sättigung	70–80 %
Gesamtkörper O_2-Verbrauch	VO_2	> 170 ml/min/m^2
Gesamtkörper O_2-Angebot	DO_2	> 550 ml/min/m^2

1.3.2.3 PiCCO und Vigileo

Mit dem PiCCO- (Pulscontour Continuous Cardiac Output) und dem Vigileo-System können ähnliche Parameter wie mit dem Pulmonaliskatheter gemessen werden, allerdings ohne die Invasivität des Pulmonaliskatheters (kein Schlauch durchs Herz).

- **PiCCO:** Über einen normalen ZVK wird ein Bolus kalter Flüssigkeit injiziert und der Temperaturabfall in einer großen Arterie (A. femoralis, A. axillaris) gemessen. Wie beim Pulmonaliskatheter kann daher das Herzzeitvolumen durch die Thermodilution berechnet (geeicht) werden. Gleichzeitig wird die Pulswelle über den arteriellen Katheter gemessen und analysiert. Aus den Werten der Thermodilution und der Form der Arterienkurve ergibt sich die Compliance der Aorta, woraus nun das Schlagvolumen und die anderen Parameter berechnet werden können. Veränderungen der Form lassen Veränderungen des HZV annehmen.
- **Vigileo:** Das Vigileo-System kommt ohne Kalibrierung mittels Thermodilution aus. Das Schlagvolumen und die anderen Parameter werden aus der Form der Pulswelle und der Compliance der Aorta (wird aufgrund von Alter, Größe, Geschlecht etc. empirisch ermittelt) berechnet. Dieses System ist daher sehr unpräzise und sollte vorwiegend zum „Screening“ eingesetzt werden.

► Indikationen

Monitoring mittels PiCCO- oder Vigileo-System erhalten hämodynamisch instabile PatientInnen. Da die Verfahren weniger invasiv sind als der Pulmonalarterienkatheter, kann die Indikation großzügiger gestellt werden.

► Vorteile

Bereits vorhandene ZVK (bei kritisch Kranken fast immer vorhanden) und Arterienkatheter können genützt werden. Lediglich bei PiCCO muss ein spezieller Arterienkatheter neu gelegt werden. Die Messwerte liefern vergleichbare Information wie der Pulmonalarterienkatheter.

► Nachteile

Die Technologie ist relativ neu und noch nicht in allen Abteilungen routinemäßig im Einsatz. Die erhobenen Daten beeinflussen die Therapie wegen der mangelnden Routine der Anwender daher noch selten. Systeme, welche nicht kalibriert werden können, haben einen großen patientenabhängigen Messfehler (kein Normverhalten = großer potenzieller Messfehler).

► Komplikationen und Kontraindikationen

Die Komplikationen sind die gleichen wie bei ZVK und arteriellen Kathetern.

► Durchführung

- **PiCCO:** Der spezielle arterielle Katheter wird in eine große Arterie gelegt (am besten A. femoralis) und die Anschlüsse für die beiden Temperaturfühler (Injektionsflüssigkeit und Arterie) mit dem Monitor verbunden. Durch Injektion der gekühlten Flüssigkeit wird das System kalibriert und zeigt nun kontinuierlich die Messwerte an.
- **Vigileo:** Ein spezielles Arterienbesteck wird an einen normalen arteriellen Katheter angeschlossen und mit dem Monitor verbunden.

Wichtige Parameter, die durch PiCCO und Vigileo gemessen werden können:

Tab. 1.3 Messgrößen bei PiCCO und Vigileo

Parameter		PiCCO/Vigileo	Normalbereich
Herzindex	HI = CI, Herzzeitvolumen bezogen auf die Körperoberfläche	PiCCO/Vigileo	3–5 l/m²/min
Schlagvolumen-Index	SVI, Schlagvolumen bezogen auf die Körperoberfläche	PiCCO + Vigileo	40–60 ml/m²
globaler enddiastolischer Volumen-Index	GEDI, Parameter für die Vorlast	PiCCO	680–800 ml/m²
extravaskulärer Lungenwasser-Index	EVLI, Menge an Flüssigkeit außerhalb der Blutgefäße in der Lunge (wenn hoch → Lungenödem)	PiCCO	3 -7 ml/kg
Schlagvolumen-Varianz	SVV, atemabhängige Änderung des Schlagvolumens, wenn > 10 % → Volumen nötig	PiCCO + Vigileo	10 %
Systemic Vascular Resistance Index	SVRI, totaler peripherer Widerstand bezogen auf die Körperoberfläche	PiCCO + Vigileo	1700–2400 dyn × s × cm^{-5}

1.3.2.4 Hirndruckmessung (ICP)

Bei der Hirndruckmessung wird der intrazerebrale Druck ICP (intrakranielle Druck) über eine Sonde im Schädel gemessen. Normale Hirndruckwerte liegen etwa zwischen 0–10 mmHg, bei Werten ab 20 mmHg sollte therapiert werden. Es sind zahlreiche Systeme zur Hirndruckmessung verfügbar. Neben epiparenchymen Sonden werden häufig Parenchymsonden (Sondenspitze liegt im Hirnparenchym) und Ventrikelsonden (Sondenspitze liegt in einem Seitenventrikel) eingesetzt.

► Indikationen

Bei PatientInnen, bei denen ein Anstieg des ICP vorliegt oder zu erwarten ist (Schädel-Hirn-Trauma bei GCS <9 bzw. <12, wenn die PatientInnen älter als 40 Jahre oder hypoton sind, nach intrakranieller OP, bei Hirnblutung etc.) und die nicht in kurzen Intervallen neurologisch untersucht werden können, muss der ICP kontinuierlich gemessen werden.

► Vorteile

Veränderungen des Hirndrucks können frühzeitig erkannt (bei komatösen PatientInnen sonst schwierig erst bei Einklemmungszeichen) und daher auch therapiert werden. Bei intraventrikulärer Sonde kann Liquor zur Druckentlastung abgelassen werden.

► Nachteile

Die Messung des ICP ist ein invasiver Eingriff, bei dem auch Schäden entstehen können (z. B. Blutung in gesunden Arealen, Infektionen).

► Komplikationen und Kontraindikationen

Mögliche Komplikationen sind Fehllage der Sonde, Blutung und Infektion.

► Durchführung

Damit durch die Sonde keine schweren Schäden entstehen, wird diese im Bereich des frontalen Cortex eingebracht (enthält kaum lebenswichtige Strukturen). Über ein Bohrloch (unmittelbar vor der Sutura coronalis, 3–4 cm paramedian) wird die Sonde in die gewünschte Tiefe eingeführt und mit dem Monitor verbunden. Über die Sonde wird mittels Druckaufnehmer der intrakranielle Druck gemessen und am Monitor angezeigt. Da der ICP vom intrakraniellen Volumen abhängt, kommt es zu pulssynchronen Schwankungen, die ebenfalls am Monitor sichtbar sind.

Es gibt auch Sonden, die den Sauerstoffpartialdruck im Hirngewebe messen können. Dadurch können intrazerebrale Hypoxien (z. B. durch Vasospasmen) bei normalem Hirndruck erkannt werden.

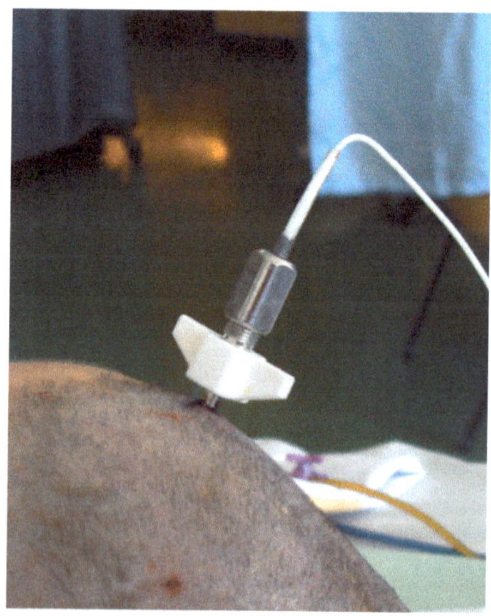

Abb. 1.38 Hirndruckmessung

1.3.2.5 Transösophageale Echokardiographie (TEE)

Bei der transösophagealen Echokardiographie wird das Herz über einen in der Speiseröhre liegenden Ultraschallkopf betrachtet. Die TEE wird vor allem in der Herz-Thorax-Chirurgie eingesetzt, da durch die räumliche Nähe sehr gute Bilder des Herzens möglich werden und der in der Speiseröhre liegende Schallkopf bei der Operation nicht im Weg ist. Wandbewegungsstörungen (z. B. durch Ischämie) können damit früher und besser als mit dem EKG erkannt werden. Mit Hilfe der Dopplersonographie können auch der Blutfluss im Herzen sowie die Funktion der Herzklappen sichtbar gemacht und dadurch deren chirurgische Versorgung beurteilt werden. Weiterhin kann ein Teil der Aorta und der großen thorakalen Gefäße betrachtet werden (z. B. Aortenaneurysma). Zunehmende Bedeutung kommt der TEE auch bei der Beurteilung hämodynamisch instabiler PatientInnen zu, da mit dieser wenig invasiven Maßnahme relativ sicher beurteilt werden kann, ob eine primäre Pumpschwäche vorliegt oder ob andere Ursachen für den Zustand verantwortlich sind. In der Neurochirurgie wird das TEE als Monitor für Luftembolien verwendet, die bei Operationen in sitzender Position vorkommen können.

► Indikationen

TEE wird vor allem in der Herz-Thorax-Chirurgie als Monitor für kardiale Ischämien (äußert sich in Wandbewegungsstörungen) und zur Beurteilung der Klappenfunktion eingesetzt. In der Neurochirurgie können Luftembolien damit sicher identifiziert werden. Gemeinsam mit anderen Verfahren (IBP, ZVD etc.) eignet es sich gut zur Einschätzung des hämodynamischen Zustandes des/der PatientIn.

► Vorteile

Das TEE ist wenig invasiv und liefert Informationen, die mit keinem anderen Mittel gewonnen werden können (Klappenfunktion, Wandbewegung). Der Schallkopf in der Speiseröhre stört den Operateur nicht und liefert sogar bei offenem Thorax gute Bilder. Ist der Schallkopf einmal positioniert, hält er seine Position von selbst, kann aber jederzeit auf andere Teile des Herzens gerichtet werden.

► Nachteile

Um das TEE sinnvoll einsetzen zu können und richtig zu beurteilen, ist eine vertiefte Ausbildung und auch Erfahrung notwendig.

► Komplikationen und Kontraindikationen

Schwere Komplikationen sind bei der TEE selten, es kann aber zur Verletzung von Zähnen, den Stimmbändern sowie der Speiseröhre (**Cave:** Ösophagusvarizen!) und zu Arrhythmien kommen. Bei einem thorakalen Aortenaneurysma kann die Manipulation mit der TEE-Sonde eine Ruptur des Aneurysmas verursachen.

► Durchführung

Die Ultraschallsonde wird über den Mund der PatientInnen in die Speiseröhre geführt (wie ein Gastroskop) und anschließend unter Ultraschallsicht in die gewünschte Position (Ösophagus, oberer Magen) geschoben. Die Blickrichtung des Schallstrahles kann dabei verstellt werden (Standard-Schnittebenen). Was betrachtet wird, ist also davon abhängig, wie tief der Schallkopf eingeführt ist und wo der Schallstrahl hinzielt. Bei allen PatientInnen mit TEE als Monitoringverfahren sollte auch eine komplette Übersichtsuntersuchung des Herzens gemacht und dokumentiert werden.

1.3.2.6 Laboruntersuchungen

Laboruntersuchungen sind wichtige Ergänzungen der oben genannten Monitoringverfahren und werden bei kritisch Kranken routinemäßig durchgeführt. Manche Parameter werden aufgrund sich schnell verändernder Werte und weitreichender Konsequenzen (z. B. Blutgasanalyse) mehrmals täglich untersucht, andere bleiben speziellen Krankheitsbildern vorbehalten. Wichtig ist, diese Untersuchungen nicht nur durchzuführen, sondern die erhaltenen Werte auch tatsächlich bei den therapeutischen Entscheidungen zu berücksichtigen.

Blutgasanalyse

Die Blutgasanalyse ist vor allem bei beatmeten PatientInnen eine sehr wichtige Untersuchung, da Beatmungsparameter daran eingestellt und adaptiert werden. Außerdem können auch andere wichtige Parameter mit dem Blutgasanalysegerät direkt auf der Intensivstation bzw. im OP analysiert werden. Um die respiratorische Situation präzise beurteilen zu können, sollte arterielles Blut analysiert werden.

Folgende Parameter werden bei der Blutgasanalyse meist erfasst:

pH-Wert

Der pH-Wert liefert Aussagen über den Säure-Basen-Haushalt des Patienten/der Patientin. Bei Werten unter 7,35 hat der/die PatientIn eine Azidose, über 7,45 eine Alkalose. Ob es sich um eine respiratorische oder eine metabolische Störung handelt, erkennt man am pCO_2 (respiratorische Komponente), dem Standard-Bikarbonat und am **Base Excess (metabolische Komponenten)**.
Sind Standardbikarbonat und Base Excess normal, handelt es sich um respiratorische Störungen. Sind Standardbikarbonat und Base Excess verändert, handelt es sich um metabolische Störungen bzw. um metabolisch kompensierte respiratorische Störungen.

pCO_2

Der **CO_2-Partialdruck** repräsentiert den Kohlendioxidgehalt im Blut. Der Normalwert im arteriellen Blut beträgt etwa 35–45 mmHg. Der pCO_2 ist abhängig von der CO_2-Produktion und der CO_2-Elimination über die Atmung. Hyperventilation führt daher zu einem verminderten pCO_2 (CO_2 wird abgeatmet), Hypoventilation zu einem erhöhten pCO_2. Gelöstes Kohlendioxid wirkt als Kohlensäure (wie im Mineralwasser). Daher sinkt der pH-Wert bei hohen CO_2-Werten und steigt bei niedrigen CO_2-Werten. Ist der pH-Wert primär wegen des pCO_2 verändert, liegt eine respiratorische Störung vor.
Bei beatmeten PatientInnen wird bei hohem pCO_2 das Atemminutenvolumen gesteigert, bei niedrigem pCO_2 dagegen verringert.

HCO_3^- und BE

Die **Standard-Bikarbonat-Konzentration** (HCO_3^-) und der **Base Excess** (BE) sind, da sie unter standardisierten Bedingungen gemessen werden (Temp. 37 °C, 100 % Sauerstoffsättigung, pCO_2 40 mmHg), von respiratorischen Veränderungen entkoppelt. Sie repräsentieren daher den metabolischen Säure-Basen-Zustand.

Eine Verminderung von HCO_3 und BE spricht für eine metabolische Azidose (HCO_3 wirkt als Base, ein negativer BE zeigt an, dass der Körper zu wenige Basen hat), deren Erhöhung spricht für eine metabolische Alkalose (bzw.den Versuch des Körpers, respiratorische Störungen zu kompensieren).
Der Normwert von HCO_3 liegt bei 24 +/– 2 mmol/l und vom BE bei +/– 2 mmol/l.

pO_2

Der **O_2-Partialdruck** repräsentiert den Anteil des physikalisch gelösten Sauerstoffs im Blut. Normalerweise bedeutet ein hoher pO_2 auch einen hohen Sauerstoffgehalt des Blutes. Der Sauerstoffgehalt ist allerdings auch vom Hämoglobingehalt und der Sauerstoffsättigungskurve abhängig. Auch bei schwerer Anämie kann der pO_2 normal sein (Sauerstoff gelangt ja problemlos über die Lunge ins Blut und wird dort physikalisch gelöst) und trotzdem liegt ein schwerer Sauerstoffmangel im Gewebe vor, da ja zu wenige Sauerstoffträger vorhanden sind. Der pO_2 ist also ein guter Parameter für die Lungenfunktion (Sauerstoffaufnahme in den Körper). Ob die Zellen tatsächlich genug Sauerstoff erhalten, muss aber in Zusammenschau mit der Hämoglobinkonzentration beurteilt werden.
Der Normalbereich für den pO_2 ist altersabhängig (nimmt mit dem Alter ab) und beträgt unter Raumluft (21 % O_2) etwa 75–105 mmHg.

sO_2

Die **Sauerstoffsättigung** des Blutes (sO_2) zeigt an, wie sehr die Erythrozyten mit Sauerstoff beladen sind. Die Sauerstoffsättigung ist vom pO_2 (hoher pO_2 → hohe Sättigung, niedriger pO_2 → niedrige Sättigung und von der Sauerstoffbindungskurve abhängig (wie leicht Hämoglobin vorhandenen O_2 aufnimmt).
Der Normbereich für die sO_2 liegt etwa bei 94–99 %.

Hb und Hk

Die **Hämoglobinkonzentration** (Hb) und der **Hämatokrit** (Hk) repräsentieren die Menge an Sauerstoffträgern im Blut. Ein plötzlicher Abfall der beiden Parameter weist auf eine akute Blutung hin (allerdings bleiben bei akuter Blutung Hb und Hk initial unverändert!). Aber auch durch großzügige Infusionstherapie kann es durch Verdünnung des Blutes zu einem Abfall von Hb und Hk kommen. Normalerweise liegt der Hb bei ca. 12–17 g/dl bzw. der Hk bei 37–50 %.
Ab wann ein/e PatientIn Erythrozytenkonzentrate erhalten soll, wird kontrovers diskutiert. Der kritische Grenzwert (hier wird die O_2-Versorgung meist bedrohlich schlecht) liegt bei einem Hb von 6 g/dl bzw. einem Hk von 18 %.
Generell sollten kritisch Kranke einen Hb >7 g/dl haben. Bei PatientInnen mit akutem Herzinfarkt und in der Frühphase der Sepsis werden diese Werte liberaler gehandhabt, d. h., es werden Hb-Werte >10 g/dl angestrebt.

K^+

Kalium kommt nur in geringen Mengen extrazellulär vor und kann sich daher rasch verändern. Änderungen des Kaliumspiegels können schwere Herzrhythmusstörungen verursachen.
Der Normwert für K^+ beträgt etwa 3,5–5,5 mmol/l.

Na^+

Natrium ist das Hauptelektrolyt des Extrazellularraums und vor allem für den osmotischen Druck zuständig. Schwankungen des Na^+-Spiegels dürfen nur langsam ausgeglichen werden.
Der Normwert für Na^+ beträgt etwa 135–145 mmol/l.

Cl^-

Chlorid ist neben Na^+ das wesentlichste Elektrolyt des Extrazellularraums, außerdem beeinflusst es den pH-Wert (hohes Cl^-, niedriger pH).
Der Normwert für Cl^- beträgt etwa 95–110 mmol/l.

Ca^{2+}

Kalzium kommt nur in geringen Mengen extrazellulär vor und ist zu einem großen Teil an Albumin gebunden. Lediglich der freie (ionisierte) Anteil ist im Körper wirksam. Eine wesentliche Rolle hat Ca^{2+} in der Akutmedizin, vor allem bei der Muskelkontraktilität (Herz) und der Blutgerinnung (ohne Kalzium keine Gerinnung).
Der Normwert für ionisiertes Ca^{2+} beträgt etwa 1,1–1,4 mmol/l.

Glukose

Glukose ist der wichtigste Energielieferant der Zellen; vor allem das Gehirn ist auf ausreichende Glukosespiegel angewiesen. Aber auch hohe Glukosewerte führen bei kritisch Kranken häufig zu schlechterem Outcome. Es ist daher wichtig, die Blutzuckerkonzentration engmaschig zu überwachen.
Die Glukosekonzentration sollte zwischen 80 und 110 mg/dl liegen. Bei kritisch Kranken werden jetzt wieder Werte bis 150 mg/dl toleriert.

Laktat

Laktat entsteht vor allem unter anaeroben Stoffwechselbedingungen. Daher zeigen hohe Laktatspiegel mangelnde Sauerstoffversorgung an. Dabei kann der ganze Körper zu wenig Sauerstoff erhalten (HZV/Hb/O_2-Angebotsproblem) oder nur einzelne Organe (z. B. Darm) unter einer Ischämie (Durchblutungsproblem) leiden.
Laktat sollte weniger als 2,2 mmol/l betragen.

Weitere Laboruntersuchungen

Je nach Zustand der PatientInnen und deren Krankheit werden weitere Parameter routinemäßig erhoben:

- rotes Blutbild mit Erythrozytenzahl, Hämoglobingehalt, Hämatokrit, MCV, MCH, MCHC zur Erfassung und Diagnose von Anämien
- weißes Blutbild und Differenzialblutbild, um Entzündungsreaktionen, schwere Störungen der Immunabwehr und Leukämien zu erfassen
- Thrombozytenzahl zur Einschätzung der Blutgerinnung und als Überwachung der Heparintherapie (heparininduzierte Thrombopenie, HIT!)
- Gerinnungstests APTT und PTZ, AT III, Fibrinogenkonzentration etc., zur Diagnose von Blutgerinnungsstörungen und zur Überwachung therapeutischer Antikoagulation
- Elektrolytkonzentrationen von K^+, Na^+, Cl^-, Ca^{2+}, Mg^{2+}, Phosphat
- Leberfunktionsparameter: GOT, GPT, GGT, Bilirubin, alkalische Phosphatase als statische Parameter (Schadensgröße?) oder ICG und andere Substanzen als dynamische Parameter (Abbau und Ausscheidung werden beurteilt, Restfunktion?)

- Nierenfunktionsparameter: Kreatinin, Harnstoff, BUN, Kreatinin-Clearance
- Pankreasparameter: Amylase, Lipase
- Entzündungsparameter: CRP, IL-6, PCT etc.
- Marker, die Zelluntergang anzeigen: CK, CK-MB, Myoglobin, Troponin etc.
- Parameter, die die Ernährung monitieren: Glukose, Albumin, Triglyceride etc.

Fragen

Ein/e PatientIn mit chronisch renaler Insuffizienz (dialysepflichtig) wird komatös in Ihre Aufnahmestation gebracht. Welches Monitoring ist initial nicht notwendig?

a EKG
b Blutgasanalyse, Elektrolyte, Retentionsparameter
c transösophageales Echo
d NIBP

Um die Sicht bei einer Schulterarthroskopie zu verbessern (geringere Blutung), wird der Blutdruck des/der PatientIn absichtlich gesenkt (kontrollierte Hypotension). Um welche Maßnahme sollte das Basismonitoring zumindest erweitert werden?

a invasive arterielle Blutdruckmessung
b Pulsoxymetrie
c BIS
d Pulmonaliskatheter

Ein 53-jähriger Patient liegt mit septischem Schock auf der Intensivstation. Trotz massiver Flüssigkeitstherapie beträgt der systolische Blutdruck 85 mmHg. Die Anlage eins Pulmonaliskatheters liefert ein CI von 5 l/m²/min, die SVV beträgt 15 % und der SVRI liegt bei 3500 dyn × s × cm⁻⁵. Welche Maßnahme ergreifen Sie?

a Flüssigkeitstherapie alleine reicht vermutlich aus
b die Flüssigkeitszufuhr muss verringert werden, ich verabreiche zusätzlich Furosemid, um die Diurese zu verbessern
c Noradrenalin sollte erhöht werden
d keine Änderung der Therapie notwendig

Die Rettung bringt um 02:40 einen 72-jährigen Mann mit Thoraxschmerz in die Ambulanz. Er wurde bereits mit den Extremitätenableitungen monitiert. Was tun Sie?

a da in den Extremitätenableitungen keine Infarktzeichen sichtbar sind, soll er mit dem Taxi gleich wieder nach Hause fahren
b ich nehme den Patienten stationär auf und veranlasse am nächsten Morgen die weiteren Untersuchungen
c ich veranlasse sofort ein 12-Ableitungs-EKG und eine Blutabnahme zur Bestimmung der Herzenzyme
d ein C/P-Röntgen sollte zur Diagnosesicherung ausreichen

Lösungen zu Fragen siehe Seite 393.

2. Einführung in die Aufgaben der Intensivmedizin

2.1 Aufgaben der Intensivmedizin

T. Hamp, C. Sitzwohl

FALLBESIPIEL

Die Rettung findet in der Wohnung einen komatösen Patienten vor, der sich als bekannter Diabetiker laut Angaben der Angehörigen in suizidaler Absicht mehrere Ampullen Insulin verabreicht hat. Der Patient atmet spontan, der GCS beträgt 3 und der Blutdruck liegt bei 80/50 mmHg. Der Blutzuckerwert ist so niedrig, dass ihn das Messgerät nicht anzeigen kann. Trotz mehrerer hochprozentiger Glukoseinfusionen bessert sich der Zustand des Patienten nicht. Er wird daraufhin intubiert und zur weiteren Betreuung mit Voranmeldung auf eine Intensivstation transportiert. Dort wird der Patient weiter überwacht und er erhält noch zahlreiche weitere Glukoseinfusionen, bis sich der Zustand nach mehreren Stunden stabilisiert. Der Patient kann wenig später extubiert und die psychiatrische Therapie begonnen werden.

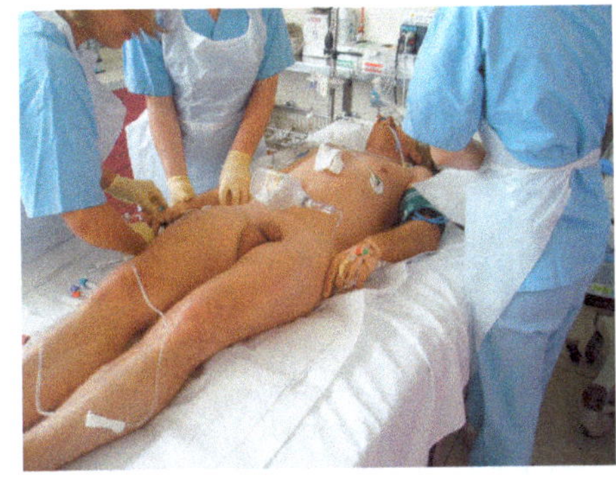

Abb. 2.1

2.1.1 Unterschied Normalstation – Intensivstation

Die Intensivstation ist ein Bereich, der maschinelle Organunterstützung (Beatmung, Hämofiltration etc.) und entsprechendes Monitoring zur Verfügung stellen kann, damit kritisch Kranke adäquat behandelt werden können (z. B. Sedierung). Das Verhältnis von betreuendem Personal (ÄrztInnen, Pflege etc.) zu PatientInnen ist auf einer Intensivstation wesentlich höher als auf einer Normalstation, damit die aufwendige Therapie und Pflege ermöglicht werden kann.

2.1.2 Spezialisierung der Intensivmedizin

In der Medizin haben sich unterschiedliche Fachbereiche etabliert; diese Spezialisierung ist auch in der Intensivmedizin sichtbar. Die Intensivmedizin hat sich aus zwei Richtungen entwickelt. Aus der perioperativen Betreuung durch AnästhesistInnen haben sich die anästhesiologischen Intensivstationen entwickelt und durch die Notwendigkeit der Beatmung (ursprünglich bei Poliomyelitis) wurden Beatmungsgeräte bei primär internistischen PatientInnen eingesetzt. Die Trennung anästhesiologische und internistische Intensivstation ist bis heute aufrecht, obwohl die Grenzen oft fließend sind und fächerübergreifend gearbeitet wird.

Neben den allgemeinen Intensivstationen (anästhesiologisch geführt) gibt es die internen und Kinder-Intensivstationen. Aber auch innerhalb der Fächer gibt es weitere Spe-

zialisierungen wie neurochirurgische, Herz-Thorax-, Verbrennungs-, Transplantations-, kardiologische, nephrologische, Vergiftungs-, neurologische (Stroke Unit), Kinder- und neonatologische Intensivstationen.
Dazu kommen je nach Krankheit alle medizinischen Fächer als Konsiliare infrage.

Trotz der zunehmenden Spezialisierung ist die Intensivmedizin ausgeprägte Teamarbeit. Bei der Betreuung der IntensivpatientInnen ist eine Vielzahl von Berufsgruppen eingebunden:

- ÄrztInnen
- Pflegepersonal
- medizinisch-technische Dienste
- Physiotherapie
- PsychologInnen etc.

2.1.3 Welche PatientInnen benötigen eine Intensivstation?

Auf der Intensivstation (ICU) werden schwer kranke PatientInnen betreut, die eine intensive Überwachung benötigen, um das Versagen lebenswichtiger Organsysteme frühzeitig zu erkennen und zu behandeln. Die Entscheidung, ob ein/e PatientIn auf einer Normalstation behandelt werden kann oder ob die intensive Überwachung, Pflege und Behandlung einer Intensivstation notwendig ist, kann nicht nach festgeschriebenen, allgemeingültigen Regeln getroffen werden.
Meist erfolgt aufgrund des Versagens von Atmungs-, Herz-Kreislauf- oder Nervensystems die Einweisung auf eine Intensivstation, es können aber auch andere Systeme die Ursache sein (Gastrointestinaltrakt, Stoffwechsel etc.).

Wie lässt sich objektivierbarer abschätzen, ob ein/e PatientIn einer intensivmedizinischen Behandlung bedarf?

> **!** Als Grundregel gilt: Bewusstsein, Atmung und Kreislauf (Vitalparameter) überprüfen!

Beim Vorliegen folgender gefährlicher **physikalischer Befunde** sollte an die Einweisung auf eine Intensivstation gedacht werden:

- **Atmung:** Atemfrequenz <8 oder >40/min, ausgeprägter Stridor/Bronchospasmus, Zyanose, Schaukel- und Schnappatmung, paO_2 < 50 mmHg, $paCO_2$ > 100 mmHg in der Blutgasanalyse
- **Kreislauf:** Bradykardie (Hf <50/min) oder Tachykardie (Hf >100/min) bei hämodynamischer Wirksamkeit (= zu Hypotension oder Hypertension führend oder mit Endorganmanifestation wie z. B. Synkope, Lungenödem), Hypotension (RR_{syst} <90 mmHg) oder hypertensive Krise (RR_{syst} >200 mmHg), Herzinfarkt, totaler AV-Block
- **Neurologisches System:** neu aufgetretene Sprachstörungen, Hemiparesen, Anisokorie, Koma unklarer Genese, Status epilepticus, Herdzeichen
- **Verbrennungen** >20 % Körperoberfläche.

Über die physikalische Untersuchung hinaus sollten folgende **Laborbefunde** an die Einweisung auf eine Intensivstation denken lassen:

- Elektrolytstörungen (Na^+ < 125 mmol/l, K^+ < 3 oder > 5,5 mmol/l)
- Störungen des Säure-Basen-Haushalts (pH < 7,1 oder > 7,6)
- Stoffwechselentgleisungen (z. B. Glukose > 500 mg/dl)
- toxische Medikamentenspiegel mit klinischer Symptomatik.

Radiologische Befunde, die zu einer Einweisung auf eine Intensivstation führen sollten:

- zerebrale Blutung, schwerer Insult, Hirnödem
- Organruptur
- Aortenaneurysma (disseziierend).

2.1.4 Aufgaben der Intensivmedizin

Auf der Intensivstation werden PatientInnen überwacht und behandelt sowie Diagnostik betrieben.

- **Überwachung** (s. Kap. „Monitoring“): Alle wichtigen Organsysteme werden überwacht. Die Intensität und Invasivität des Monitorings ist abhängig von der Schwere der Erkrankung (je kränker, desto mehr). Beim Monitoring wird zwischen nichtinvasivem und invasivem Monitoring unterschieden:
  - **Nichtinvasives Monitoring:** Blutdruck, EKG, Pulsoxymetrie, Atemfrequenz, Harnausscheidung, Temperatur
  - **Invasives Monitoring:** arterieller Blutdruck, zentralvenöser Druck (ZVD), pulmonalarterieller Druck (PAP, PCWP), Herzzeitvolumen, Hirndruck, intraabdomineller Druck
- **Behandlung:** Organsysteme können unterstützt werden, wenn das Organ in seiner physiologischen Funktion eingeschränkt, aber noch funktionsfähig ist. Beispiele hierfür sind die nichtinvasive und invasive Beatmung, die pharmakologische Unterstützung des Herz-Kreislauf-Systems (z. B. Katecholamintherapie), die parenterale und enterale Ernährung sowie die Sedierung. Bei einem Totalversagen mancher Organsysteme kann deren Funktion auch maschinell ersetzt werden, z. B. Nierenersatztherapie mittels Hämodialyse/Hämofiltration.
- **Diagnostik:** Manche Diagnoseschritte können direkt am PatientInnenbett getätigt werden (Bronchoskopie, Ultraschall, Abstriche etc.), für andere müssen die PatientInnen in eine Untersuchungseinrichtung transportiert werden (CT, MR etc.)

2.1.5 Transport von IntensivpatientInnen

Der Transport von kritisch Kranken stellt immer ein Risiko dar. Die geordnete Umgebung der Intensivstation wird verlassen, das Monitoring muss manchmal reduziert werden, der/die PatientIn muss an ein transportables Beatmungsgerät angeschlossen werden und bei Umlagerungen besteht immer die Gefahr einer Dislokation von Zugängen (Tubus, zentralvenöser Zugang).

Folgendes sollte beim Transport eines Intensivpatienten/einer Intensivpatientin beachtet werden:

- Medikamente, die mitgenommen werden sollten:
  - Narkotikum (z. B. Dormicum® = Midazolam)
  - Antihypertensiva (z. B. Ebrantil® = Urapidil)
  - Vasopressor (z. B. Effortil®, Neosynephrine®)
- Welches Monitoring ist unbedingt notwendig?
- Transportrespirator einstellen
- Beatmungsbeutel, Maske (ggf. Laryngoskop) vorhanden?
- Ist genügend Sauerstoff in der Sauerstoffflasche?

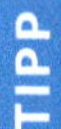

Sauerstoff in der Flasche = Flaschengröße (in Litern Fassungsvolumen) × bar.
Zeit bis Sauerstoff verbraucht (min) = Sauerstoff in der Flasche/Atemminutenvolumen – 10 %.

Beispiel: Sie haben eine 3-Liter-Sauerstoffflasche mit 120 bar Sauerstoff (= 360 l). Der/die PatientIn ist mit 10 l/min beatmet. Daher ist mit diesem Transportrespirator ein Transport von ca. 32 min möglich: 360/10 (= 36) – 10 % ergibt ca. 32 min.

2.1.6 Scores in der Intensivmedizin

Durch den Einsatz von Scores soll der Schweregrad von Erkrankungen quantifizierbar und vergleichbar gemacht werden. Dies ist für den Vergleich unterschiedlicher PatientInnengruppen und deren Ansprechen auf Therapien in der Forschung wichtig. Weiterhin ermöglichen Scores auch eine mitunter recht gute Abschätzung der Prognose von PatientInnen. Scores sind in ihren Prognosen jedoch meist noch immer nicht präzise genug, sodass sie bei den praktischen Therapieentscheidungen keine maßgebliche Rolle spielen.

2.1.6.1 Glasgow Coma Scale (GCS)

Die GCS dient zur Quantifizierung der Bewusstseinslage und wurde zur Einschätzung von PatientInnen mit Schädel-Hirn-Trauma entwickelt. Wegen der einfachen Handhabung wird es allerdings auch bei anderen PatientInnen mit Bewusstseinsstörung eingesetzt. Die Punkte der einzelnen Kategorien werden addiert und die Summe ergibt den Score. Die Mindestpunkteanzahl ist 3, die Höchstpunkteanzahl ist 15. Bei weniger als 9 Punkten sollte eine Intubation kritisch erwogen werden (Aspirationsschutz).

Tab. 2.1 Glasgow Coma Scale (GCS)

Augenöffnen	verbale Reaktion	beste motorische Reaktion	Punkte
–	–	gezielt auf Aufforderung	6
–	orientiert	gezielt auf Schmerzreiz	5
spontan	verwirrt	ungezielt auf Schmerzreiz	4
auf Aufforderung	inadäquate Worte	Beugekrämpfe	3
auf Schmerzreiz	unverständliche Laute	Streckkrämpfe	2
nicht	keine	keine	1

2.1.6.2 Revised Trauma Score (RTS)

Dieser Score wurde für die rasche Quantifizierung der Schwere von Verletzungen entwickelt (Triage). Es werden die initialen Werte von GCS, systolischem Blutdruck und Atemfrequenz zur Berechnung herangezogen. Die Punkte der Kategorien werden mit Faktoren multipliziert und die resultierenden Werte summiert:

RTS = 0,9368 × GCS-Punkte + 0,7326 × RR_{syst}-Punkte + 0,2908 × Atemfrequenz-Punkte.

Der RTS kann Werte zwischen 0 und 7,84 annehmen und korreliert gut mit der Überlebenswahrscheinlichkeit der PatientInnen: 0 → 3 %; 4 → 60 %; 7,84 → 99 % Überlebenswahrscheinlichkeit.

Tab. 2.2 Revised Trauma Score (RTS)

GCS	systolischer Blutdruck	Atemfrequenz	Punkte
13–15	>89	10–29	4
9–12	76–89	>29	3
6–8	50–75	6–9	2
4–5	1–49	1–5	1
3	0	0	0

Es existieren noch zahlreiche weitere Scores, um die Prognose und den Zustand des/der PatientIn zu quantifizieren. Neben allgemein intensivmedizinischen Scores wie dem „Acute Physiologic And Chronic Health Evaluation" (APACHE) und dem „Simplyfied Acute Physiologic Score" (SAPS) existieren auch Scores, die die Funktion spezifischer Organe mit einbeziehen z. B. „Multi Organ Dysfunction Score" (MODS).

Fragen

Eine 54-jährige Patientin wird in der Wohnung liegend aufgefunden. Sie öffnet die Augen weder auf Ansprache noch auf Schmerzreiz und bewegt die Hand bei Schmerzreiz etwas. Sie kann nicht sagen, was passiert ist, sondern bringt nur unverständliche Laute (Stöhnen und Lallen) hervor. Die GCS beträgt:

a 13
b 9
c 7
d 3

Welcher Parameter liefert keinen Hinweis auf eine drohende schwere Erkrankung?

a Atemfrequenz 35, paO_2 50, $paCO_2$ 70
b HF 78, SR, NT, QRS unauffällig, ST-T unauffällig
c Na^+ 135, K^+ 7,2, Ca^{2+} 1,1, Mg^{2+} 1,0
d GCS 3

Sie transportieren einen beatmeten Patienten mit SHT zum CT. Während des Transports wird der Patient mit 100 % O_2 beatmet. Die Atemfrequenz beträgt 12/min, das Atemzugvolumen 650 ml. Die 10-l-Sauerstoffflasche enthält noch 100 bar. Wie lange darf der Transport maximal dauern?

a ca. 30 min
b ca. 60 min
c ca. 2 h
d ca. 3 h

Ein 34-jähriger Patient wird nach einem Verkehrsunfall nicht intubiert in den Schockraum eingeliefert. Er hat eine Unterarmfraktur links sowie Schmerzen an Kopf und Thorax. Der Patient öffnet die Augen nur auf Ansprechen, ist räumlich und zeitlich nicht orientiert (verwirrt) und bewegt alle Extremitäten auf Aufforderung. Die GCS beträgt

a 13
b 11
c 10
d 7

Lösungen zu Fragen siehe Seite 393.

2.2 Strukturierte PatientInnenuntersuchung und initiale Stabilisierung

T. Hamp, D. Weidenauer, H. Domanovits

2.2.1 Strukturierte PatientInnenuntersuchung und initiale Stabilisierung

Das initiale Vorgehen ist bei allen kritisch Kranken gleich. Es wird versucht innerhalb kürzester Zeit lebensbedrohliche Störungen zu erkennen und entsprechende Maßnahmen einzuleiten, um ein akutes Überleben und damit Zeit für eine spezifische Therapie zu gewinnen. Parallel zu diesen allerersten, symptomorientierten Maßnahmen müssen die weitere Diagnostik und spezifische Therapie eingeleitet werden. Schon in den ersten Sekunden nach Kontakt mit dem Patienten/der Patientin (nach dem „Grüß Gott, wie geht's?") können folgende Gruppen unterschieden werden:

- PatientInnen mit erhaltenem Bewusstsein
- PatientInnen mit gestörtem/ohne Bewusstsein

Bei PatientInnen mit gestörtem/ohne Bewusstsein erfolgt sofort eine kurze Überprüfung der Lebensfunktionen (Notfallcheck), um einen möglichen Atem-Kreislaufstillstand sofort zu erkennen und behandeln zu können (s. Kap. „Herzstillstand und Reanimation"). Ist ein Kreislaufstillstand ausgeschlossen, so wird die strukturierte PatientInnen-Untersuchung nach dem ABCDE-Schema weitergeführt (siehe Abbildung 2.2.1).

2.2.2 ABCDE-Schema

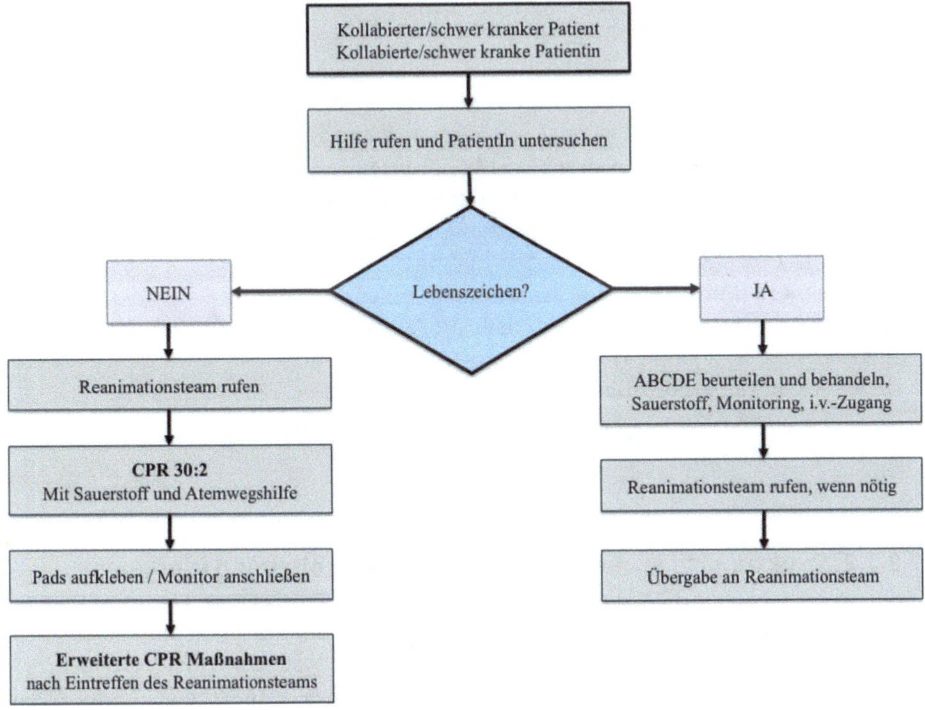

Abb. 2.2

In der Notfall- und Intensivmedizin ist es von Vorteil, sich an ein geordnetes Schema zu halten, um im hochkomplexen Geschehen Ordnung und Überblick zu behalten. Eine strukturierte Untersuchung und Therapie nach dem ABCDE-Schema wird sowohl zur Ersteinschätzung und initialen Therapie durchgeführt, als auch im weiteren Verlauf, um den Zustand und die Therapie zu reevaluieren sowie Zustandsveränderungen sicher zu erkennen.

Es gibt viele verschiedene Varianten des ABCDE-Schemas mit teilweise unterschiedlichen Prioritäten (für verschiedene Krankheitsbilder oder Verletzungen). Das Schema soll letztlich immer zu einer raschen, strukturierten Untersuchung und Therapie führen. Hier soll das allgemeine ABCDE-Schema des European Resuscitation Council (ERC) vorgestellt werden. Die Abarbeitung des Schemas muss den Umständen natürlich angepasst werden. So wird z. B. bei Schwerverletzten die Stabilität des Beckens überprüft, was bei rein internistischen Notfällen unterbleiben kann.

2.2.2.1 Ersteindruck

Nach der Ankunft von PatientInnen kann deren kritischer Zustand oft schon beim ersten Eindruck erkannt werden. Es sollte daher sofort Hilfe (Pflegekräfte, Oberarzt, Herzalarm-/Notfallteam) herbeigerufen werden und gleichzeitig die ersten Maßnahmen zur Stabilisierung und Überwachung eingeleitet werden. Dabei sollten ALLE NotfallpatientInnen – parallel zur weiteren Diagnostik und Therapie – möglichst bald einen intravenösen Zugang inklusive Blutabnahme (BGA, „Akut-Labor“) erhalten und mittels Pulsoxymetrie, EKG und NIBP monitiert werden.

Der optimale Einsatz aller personellen Ressourcen, entsprechend den vorhandenen Fähigkeiten, beschleunigt den Ablauf. Viele Maßnahmen, wie z. B. Sauerstoff verabreichen, Zugang legen, Monitoring etablieren, Röntgen anfordern und Blute wegschicken, können gleichzeitig durchgeführt werden.

Eine gute Kommunikation aller Teammitglieder ist essenziell, um einen reibungslosen und geordneten Ablauf zu sichern und den Überblick zu bewahren. Es hat sich bewährt, dass ein Teammitglied die Führung übernimmt. Wenn möglich führt der Teamleader keine praktischen Tätigkeiten durch und konzentriert sich auf Informationssammlung, Geben von Anweisungen und Entscheidungsfindung. Dies bedeutet nicht, dass andere Mitglieder nicht zum Entscheidungsprozess beitragen dürfen. Beim Geben von Anweisungen ist zu beachten, dass

- Anweisungen unmissverständlich vermittelt werden.
- jene Person, die eine Anweisungen erhält, die Aufgabe bestätigt und nach deren Durchführung Feedback gibt.

  z. B.: Anton zu Bernd: „Bitte Blutzucker messen.“
  Bernd zu Anton: „O.k., ich messe jetzt den Blutzucker.“
  Bernd zu Anton: „Blutzucker ist 120 mg/dl.“
  Anton zu Bernd: „Blutzucker ist 120, danke.“

2.2.2.2 Strukturierte Suche nach akut lebensbedrohenden Problemen

Nach der ersten kompletten Untersuchung nach dem ABCDE-Schema werden in weiterer Folge wiederholt Untersuchungen nach ABCDE-Schema durchgeführt, um neu eingetretene Veränderungen und den Erfolg oder Misserfolg der Maßnahmen zu erkennen. Offensichtlich nicht bedrohliche/kausale Befunde müssen dabei natürlich nicht bis ins Detail untersucht werden, sondern können im Geiste abgehakt werden (z. B. werden PatientInnen ohne Atemnot, die normal sprechen können, keine schwere Verlegung der Atemwege haben und es muss dementsprechend nicht nach Erbrochenem im Rachen gesucht werden). Lebensbedrohliche Probleme, die im Laufe der Untersuchung erkannt werden, werden auch unmittelbar behoben. Dies erfolgt am besten parallel zur weiteren Untersuchung.

A – Airway

Da die Verlegung der Atemwege – egal ob durch Zurücksinken der Zunge bei fehlenden Schutzreflexen oder durch eine Schwellung im Rachenbereich in Folge eines Insektenstichs – innerhalb kurzer Zeit zu Hypoxie und Kreislaufstillstand führt, hat das Öffnen der Atemwege höchste Priorität. Meist sind einfache Maßnahmen wie Kopfüberstrecken, Esmarch-Handgriff oder das Einführen eines Guedel-Tubus ausreichend, um die Verlegung vorerst zu beseitigen. Reichen diese Maßnahmen nicht, müssen invasivere Maßnahmen wie Larynxtubus, endotracheale Intubation oder Koniotomie erwogen werden. Diese invasiven Maßnahmen erfordern einige Übung, daher sollte schon frühzeitig Hilfe hinzugezogen werden.

Hinweise auf (teilweise oder komplette) Verlegung der Atemwege sind:

- geräuschvolle Atmung (Schnarchen, Stridor, Brodeln im Rachenraum)
- Einsatz der Atemhilfsmuskulatur, suprasternale Einziehungen
- paradoxe Atembewegungen von Thorax und Abdomen (Schaukelatmung)
- Zyanose
- fehlende Atemgeräusche bei kompletter Verlegung

B – Breathing

Nach dem Öffnen und Freihalten der Atemwege wird Qualität und Effizienz der Atmung untersucht, um schwere Atemstörungen wie z. B. Bronchospasmus, Lungenödem, Pneumo-/Fluidothorax zu erkennen.

Hinweise für eine schwere Störung der Atmung sind:

- extrem hohe (> 25/min) oder niedrige (< 10/min) Atemfrequenz oder arrhythmische Atmung
- Einsatz der Atemhilfsmuskulatur und der Bauchmuskulatur
- oberflächliche Atmung, Schleim der nicht abgehustet werden kann
- pathologische Atemgeräusche (z. B. Stridor, Giemen, Brodeln)
- Zyanose, kalter Schweiß

Um die Ursache der Atemstörung zu finden müssen PatientInnen weiters angesehen, angegriffen, abgeklopft und abgehört werden:

- Atemgeräusche beidseits vorhanden?
- Pathologische Atemgeräusche?
- Hyper-/Hyposonorer Klopfschall? (z. B. Pneumothorax, Fluidothorax)
- Thoraxexkursionen beidseits gleich? Thoraxdeformitäten? Thoraxstabilität? (Verletzungen, Pneumothorax)
- Trachealverlagerung? (z. B. Pneumothorax, Fluidothorax)
- Jugularvenenpuls? (Erhöhung des intrathorakalen Drucks bei Bronchospasmus oder Pneumothorax)
- Vorhandene Drainagen? (Fördermenge, fehlende atemsynchrone Schwankungen zeigen Verlegungen an)
- Hautemphysem an Thorax oder Hals? (z. B. Pneumothorax)

Die Werte der **Pulsoxymetrie** müssen in Zusammenhang mit der inspiratorischen Sauerstoffkonzentration interpretiert werden. Bei respiratorischer Insuffizienz besteht die Gefahr, dass eine gleichzeitige Hyperkapnie aufgrund normaler SpO_2 Werte unter Sauerstoffgabe übersehen wird. Dies kann zu Atemstillstand und Tod führen.
Initial (wenn noch keine Pulsoxymetrie etabliert wurde) sollten alle kritischen PatientInnen Sauerstoff über Maske mit Reservoir in hoher Konzentration (15 l/min) erhalten. Im weiteren Verlauf sollte die Sauerstoffkonzentration so eingestellt werden, dass die Sauerstoffsättigung bei 94–98 % liegt. Bei PatientInnen, deren Atemantrieb von der Sauerstoffsättigung abhängig ist, wie z. B. bei schwerer COPD, wird eine Sauerstoffsättigung von 88–92 % angestrebt.
Ist die eigene Atemtätigkeit nicht ausreichen, so müssen die PatientInnen, je nach Zustand, frühzeitig unterstützend oder kontrolliert beatmet werden (s. Kap. „Atemwegsmanagement und Beatmungstherapie“).
(Weitere Informationen zur Differenzialdiagnostik s. Kap. „Akute Atemnot“)

C – Circulation

Zeichen für schwere Kreislaufstörungen sind:

- Veränderungen der Temperatur und Hautfarbe
  - kalt, blass, bläulich, marmoriert: bei niedrigem HZV mit Zentralisierung (z. B. Hypovolämie, Herzinsuffizienz)
  - warm, rosig: bei erniedrigtem peripherem Widerstand und erhöhtem HZV (z. B. bei Sepsis, Anaphylaxie)
- verlängerte Rekapillarisierungszeit > 2 s als Zeichen schlechter Mikrozirkulation
- schlecht gefüllte Venen z. B. bei Hypovolämie, gestaute Halsvenen z.B. bei Herzinsuffizienz, Spannungspneumothorax
- schlecht tastbare periphere (A. radialis) oder zentrale Pulse (A. carotis)
- stark erhöhte oder erniedrigte Herzfrequenz
- stark erniedrigter oder erhöhter Blutdruck, **Cave:** auch normale Blutdruckwerte können schwere Kreislaufstörungen nicht ausschließen! (z. B. massiv erhöhter peripherer Widerstand bei Herzinsuffizienz)
- Auskultation des Herzens: Herztöne gut hörbar? Pathologische Geräusche?
- Auch Bewusstseinsstörung oder Oligurie/Anurie können auf schwere Kreislaufstörungen zurückzuführen sein.
- Schwere Blutungen können offensichtlich oder verborgen (z. B. bei Beckenverletzungen, gastrointestinalen Blutungen) sein. Daher muss gezielt danach gesucht werden. Auch bei liegenden OP-Drainagen kann es sein, dass Blutungen dadurch nicht erkennbar sind (z. B. verstopfte Drainagen).

Bei der Suche nach schweren Blutungen werden die 4 Quadranten des Abdomen palpiert (Abwehrspannung?), die Stabilität des Beckens durch seitlichen Druck überprüft (**Cave:** das Becken darf dadurch nicht aufgeklappt werden → kein Druck von oben, Becken nicht anheben) und die Oberschenkel untersucht. Der Thorax wird bereits bei B – Breathing untersucht.
PatientInnen mit schwerer Kreislaufstörung sollten zumindest 2 großlumige venöse Zugänge erhalten, um eine häufig notwendige Volumentherapie effizient durchführen und steuern zu können. Aus den Zugängen soll Blut für Laboruntersuchungen abgenommen werden (Blutgasanalyse, „Notfall"-Labor, Blutkonserven, Blutkulturen).

Volumengabe

Das Ansprechen von PatientInnen auf eine nachfolgende Volumengabe kann mit einer kurzen Trendelenburg-Lagerung abgeschätzt werden. Kommt es durch die Kopf-tief/Beine-hoch-Lagerung (Volumenmobilisation zum Thorax → Vorlast steigt) zu einer Reduktion der Herzfrequenz und zum Anstieg des Blutdrucks, so sollte Flüssigkeit (500–1000 ml warme Ringer-Laktat- oder NaCl-0,9 %-Lösung) zügig, innerhalb von 5–10 Minuten, verabreicht werden. Bei PatientInnen mit kardialen Erkrankungen sollte die Flüssigkeitstherapie vorsichtiger (250 ml in 5–10 Minuten) durchgeführt werden.
Ziel ist der übliche Blutdruckwert des Patienten/ der Patientin oder zumindest ein systolischer Blutdruck >100 mmHg. Die Wirksamkeit der Flüssigkeitsgabe muss regelmäßig kontrolliert und dementsprechend wiederholt oder beendet werden.

Weitere Medikamente

Sollte die Flüssigkeitsgabe nicht zur Kreislaufstabilisierung führen, so müssen alternative Möglichkeiten – entsprechend der Ursache der Kreislaufstörung – überlegt werden. So können positiv inotrope Medikamente (z. B. Dobutamin) bei Pumpversagen oder Vasopressoren (z. B. Noradrenalin) bei reduziertem peripherem Widerstand (z. B. bei Sepsis) eingesetzt werden.

Kreislaufstörung und akutes Koronarsyndrom (ACS)

Wird auf Grund eindeutiger Symptomatik als Ursache der Kreislaufstörung ein ACS angenommen, so sollte innerhalb von 10 Minuten ein 12-Kanal EKG geschrieben und die PatientInnen entsprechend den ACS-Richtlinien behandelt werden (siehe Kapitel „Akutes Koronarsyndrom" und „Akuter Thoraxschmerz").

> Bei allen PatientInnen mit Zeichen hämodynamischer Instabilität soll ein 12-Kanal-EKG mit Rhythmusstreifen geschrieben werden!

D – Disability

Es folgt die grobe Beurteilung von Bewusstseinsstörungen und neurologischen Defiziten. Häufige Ursachen werden rasch abgeklärt und entsprechend therapiert. PatientInnen mit gestörtem Bewusstsein sind als NotfallpatientInnen anzusehen.
Bewusstseinsstörungen werden häufig durch Hypoxie, Hyperkapnie, zerebrale Minderperfusion, Intoxikation oder sedierende Medikamente verursacht. Daher sollten die Punkte ABC nochmals durchgegangen und Hinweise auf Vergiftung oder Medikamentenverabreichung gezielt gesucht (z. B. in der Krankengeschichte) und therapiert werden.
Die Bewusstseinsstörung wird mittels AVPU-Schema (**A**lert, responds to **V**okal stimuli, responds to **P**ainful stimuli, **U**nresponsive to all stimuli) oder GCS grob quantifiziert und die Pupillen werden untersucht (Pupillenweite? Pupillendifferenz? Lichtreaktion?).
Bei allen PatientInnen mit Bewusstseinsstörung sollte der Blutzuckerspiegel gemessen und eine eventuelle Hypoglykämie (BZ <70 mg/dl) therapiert werden (z. B. 50 ml Glucose 10 % i. v., wenn notwendig wiederholt).
Für Bewusstseinsstörungen kommen zahlreiche weitere Ursachen (Insult, Elektrolytstörungen, Stoffwechselentgleisungen etc.) in Frage; diese müssen im weiteren Verlauf berücksichtigt werden (siehe Kapitel „Koma unklarer Genese").

> ! PatientInnen mit gestörtem Bewusstsein und damit beeinträchtigten Schutzreflexen müssen bis zur Atemwegssicherung in Seitenlage behandelt werden!

Um eventuell vorhandene neurologische Defizite (Hemiparese, Querschnittsyndrom etc.) zu erkennen, wird die Motorik und Sensibilität an den Extremitäten kurz überprüft.

E – Exposure

Nach dem groben Überblick und der Beseitigung der gefährlichsten Probleme, sollten die PatientInnen komplett untersucht werden.
Um einen vollständigen Überblick zu erhalten, ist es dabei oft notwendig PatientInnen vollständig entkleidet zu untersuchen. Dabei muss die Intimsphäre respektiert und ein Wärmeverlust vermindert werden.

2.2.2.3 Weitere Informationen

Durch Angehörige, Augenzeugen sowie aus der Krankengeschichte können weitere Informationen gewonnen werden. Dabei sollten der bisherige Krankheitsverlauf, die aufgezeichneten Vitalparameter, Laboranalysen, Röntgenbefunde gesichtet und bewertet werden. Hilfreich kann hier die strukturierte Notfall-Anamnese nach dem **SAMPLE-Schema** hilfreich sein:

- Symptome → Welche Beschwerden liegen vor?
- Allergien?
- Medikamente → Welche Medikamente nimmt der Patient/ die Patientin?
- Patientengeschichte → Sind Vorerkrankungen bekannt?
- Letzte Nahrungsaufnahme?
- Ereignis → In welchem Zusammenhang haben die Beschwerden begonnen?

2.2.2.4 Wiederholte Untersuchungen

Nachdem man sich einen ersten Überblick über den Zustand der PatientInnen gemacht, akut lebensbedrohende Zustände beseitigt hat und die weitere Diagnostik und Therapie anlaufen, werden die PatientInnen wiederholt mittels ABCDE-Schema evaluiert und der Therapieerfolg beurteilt. Dadurch ist sichergestellt, dass keine lebensbedrohlichen Probleme und Zustandsveränderungen übersehen werden.

2.2.2.5 Weitere Versorgung

Nach der ersten Stabilisierung muss nun die weitere Versorgung für die PatientInnen geplant werden und es muss entschieden werden, wo die weitere Versorgung erfolgen soll (Normalstation? Überwachungsstation? Intensivstation?).
Für eine rasche und sichere weitere Versorgung ist die Dokumentation der erhobenen Befunde und der gesetzten Maßnahmen, sowie deren klare und strukturierte Übergabe an die weiter versorgenden Personen extrem wichtig.

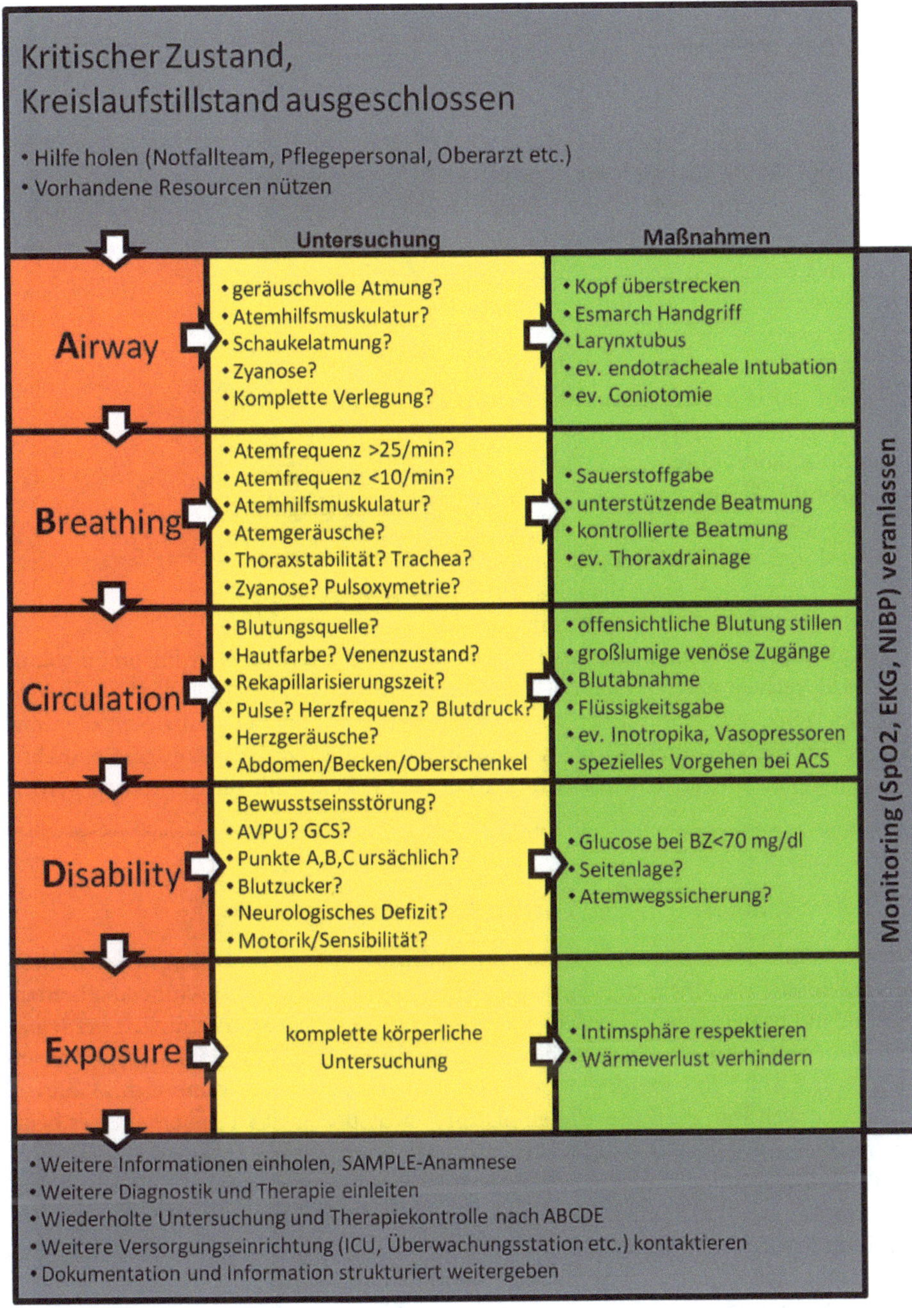

Abb. 2.3 Vorgehen nach ABCDE

2.3 Analgosedierung und Sedoanalgesie

T. Hamp, A. Bartunek

FALLBESIPIEL

Ein 21-jähriger Patient kommt nach einem Motorradunfall ins Krankenhaus, er wurde bereits am Unfallort von der Notärztin intubiert. Es stellt sich heraus, dass der Patient eine instabile Halswirbelfraktur erlitten hat, die operativ nicht stabilisiert werden kann. Zur konservativen Behandlung wird die HWS extendiert. Bei einem ersten Aufwachversuch ist der Patient sehr unkooperativ, agitiert und es besteht die Gefahr, dass sich der Patient damit weiter schädigt. Die Sedierung wird daher wieder vertieft und für die Dauer der Frakturstabilisierung (8 Wochen) weiter aufrechterhalten. Im Laufe der Behandlung entwickelt der Patient mehrere schwere Pneumonien und wird tracheotomiert. Nach der Stabilisierung der Fraktur werden die Sedativa und Analgetika reduziert. Anfangs erscheint der Patient kooperativ, entwickelt allerdings ein Entzugssyndrom, welches mit Clonidin behandelt wird. Nach insgesamt mehreren Monaten Krankenhausaufenthalt kann der Patient schließlich entlassen werden.

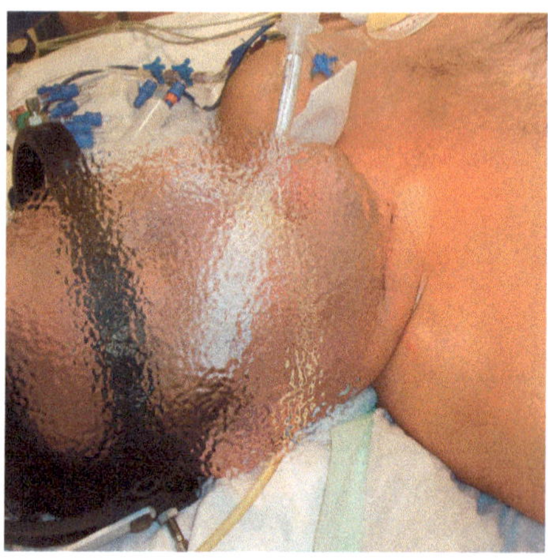

Abb. 2.4

2.3.1 Grundlagen

Zahlreiche Erkrankungen und notwendige medizinische Interventionen, wie z. B. Beatmung, Punktionen, kinetische Therapie und Atemwegstoilette, sind schmerzhaft, unangenehm und beängstigend. Um die schwierige psychische Situation erträglich werden zu lassen und um Schmerz, Angst und deren vegetativen Begleitreaktionen (Blutdruckanstieg, Tachykardie) abzuwenden, werden Analgetika und Sedativa verabreicht. Während es früher üblich war, die PatientInnen bis zur Bewusstlosigkeit zu sedieren, ist es heute gängige Praxis, Analgetika und Sedativa so zu dosieren, dass die Kooperationsfähigkeit der PatientInnen möglichst erhalten bleibt und deren eigene Atmung, falls notwendig, vom Respirator lediglich unterstützt wird. Die PatientInnen sollen Aufforderungen, wie z. B. Mundöffnen oder Augenöffnen, befolgen können und den Tubus, die Beatmung, pflegerische Maßnahmen, Lagerung und Physiotherapie tolerieren.
Die tiefe Sedierung ist speziellen Indikationen (Schädel-Hirn-Trauma, Schock, Hypoxämie) vorbehalten.

> !
> - **Analgesie:** Aufhebung der Schmerzempfindung
> - **Sedierung:** Verminderung von Angst, Unruhe, Stress, meist verbunden mit Herabsetzung des Erinnerungsvermögens
> - **Analgosedierung:** Kombination von Analgesie und Sedierung, wobei die Schmerzbekämpfung im Vordergrund steht
> - **Sedoanalgesie:** Kombination von Sedierung und Analgesie, wobei die Sedierung im Vordergrund steht.

2.3.2 Ziele der Analgosedierung und Sedoanalgesie

- Verminderung von Angst und Stress
- Reduzierung bzw. Ausschaltung von Schmerz
- Verminderung von vegetativen Reaktionen ausgelöst durch Angst, Stress und Schmerz
- Erhöhung des Wohlbefindens, Förderung von Schlaf, Amnesie
- Verminderung des Sauerstoffverbrauchs des Gehirns ($CMRO_2$), des Myokards und des Gesamtorganismus
- Verhinderung von Selbstschädigung durch z. B. Selbstextubation oder Katheterentfernung
- Toleranz zu therapeutischen, diagnostischen und pflegerischen Maßnahmen bei Erhaltung der Kooperativität
- Beatmungstoleranz.

2.3.3 Wirkung der Analgosedierung und Sedoanalgesie auf Atmung, Herz-Kreislauf-System und Gehirn

2.3.3.1 Atmung

Durch Analgosedierung bzw. Sedoanalgesie wird der Atemantrieb reduziert und das Gefühl von Atemnot vermindert. Künstliche Beatmung und der Endotrachealtubus werden toleriert, der Hustenreiz nimmt ab.
Vorteil: Adaptation an den Respirator wird erleichtert.
Nachteil: Erschwerung bei der Entwöhnung vom Respirator.

2.3.3.2 Herz-Kreislauf-System

Propofol und Thiopental wirken negativ inotrop und vasodilatierend. Fast alle Analgetika und Sedativa senken den Sympathikotonus (Ausnahme: Ketamin). Dadurch kommt es zur Verminderung von Herzfrequenz, Blutdruck und Herzzeitvolumen.
Vorteil: Der Sauerstoffverbrauch des Herzens, des Gehirns sowie des Gesamtorganismus sinkt. Dies ist vor allem bei instabiler Angina pectoris, bei Myokardinfarkt, bei Schädel-Hirn-Trauma und bei Schock von großer Bedeutung.
Nachteil: Blutdruckabfall mit Gefahr der Minderperfusion von Gehirn und Myokard, besonders bei Hypovolämie.
Notwendigkeit der Applikation von Katecholaminen.

2.3.3.3 Gehirn

Zunehmende Sedierungstiefe geht einher mit zunehmender Beeinträchtigung des Bewusstseins, Abnahme des Atemantriebs und Erlöschen der Schutzreflexe. Durch tiefe Se-

dierung wird der Gehirnstoffwechsel nachweislich reduziert, was mit einer Verminderung des zerebralen Sauerstoffverbrauchs einhergeht. Da der zerebrale Blutfluss regulatorisch dem Bedarf angepasst ist, nimmt dieser ab, was einem verminderten intrakraniellen Blutvolumen gleichkommt. Dies bedeutet eine Reduktion des intrakraniellen Drucks.
Eventuelle Krampfaktivitäten werden durch die antikonvulsiv wirkenden Benzodiazepine und Barbiturate gedämpft. Außerdem wird die Temperaturregelung des Körpers beeinflusst. Normalerweise kommt es bei Kälte zu reaktiver Vasokonstriktion und Kältezittern, bei Wärme zu Vasodilatation und Schwitzen. Sedierte und narkotisierte PatientInnen neigen zum Auskühlen, da die über den Hypothalamus kontrollierte thermoregulatorische Schwelle für das Einsetzen der Vasokonstriktion in niedrigere Temperaturbereiche verschoben ist. Außerdem haben die meisten Anästhetika als Nebenwirkung eine Vasodilatation.
Vorteil: Senkung des zerebralen Sauerstoffverbrauchs und des intrakraniellen Drucks. Von Bedeutung bei/nach neurochirurgischen Eingriffen und bei der Behandlung des Schädel-Hirn-Traumas.
Nachteile:
- Beeinträchtigung des Bewusstseins
- Kommunikation erschwert oder nicht möglich
- neurologische Beurteilbarkeit eingeschränkt
- Reduktion von Atemantrieb und Schutzreflexen
- evtl. paradoxe Reaktion (Agitiertheit)
- Möglichkeit von Entzugserscheinungen.

2.3.4 Tiefe Sedoanalgesie (= Narkose)

Bei entsprechend hoher Dosis der Analgetika und Sedativa werden die Schmerzwahrnehmung und das Bewusstsein komplett ausgeschaltet, was einer Narkose gleichzusetzen ist.

Spezielle **Indikationen** für eine tiefe Sedoanalgesie:
- erhöhter Hirndruck nach Schädel-Hirn-Trauma, neurochirurgischen Operationen, intrazerebralen Blutungen
- Situationen, in denen keine ausreichende Oxygenierung mit augmentierenden Beatmungsformen möglich ist, da der/die PatientIn nicht an den Respirator zu adaptieren ist. In diesen Fällen ist die Oxygenierung meist durch voll kontrollierte maschinelle Beatmung in tiefer Sedierung verbesserbar. Eine wichtige zusätzlich angewandte therapeutische Maßnahme ist beispielsweise die kinetische Therapie (Bauchlagerungen oder Schwenkbett), für die ebenfalls eine ausreichende Sedierungstiefe gegeben sein muss.
- Situationen, in denen der O_2-Verbrauch des Gesamtorganismus (VO_2) gesenkt werden muss, um mit dem gegebenen O_2-Angebot (DO_2) das Auslangen zu finden (Schock, instabile Kreislaufsituation nach Polytrauma, nach schweren Verbrennungen, nach großen Operationen etc.).

2.3.5 Zu beachten

Vor Start einer Sedierung bzw. Analgesierung muss der zerebral-neurologische Zustand bewertet werden:
- Ist der/die PatientIn wach, orientiert, somnolent, bewusstlos?
- Werden die Augen auf Ansprache oder Anrufen geöffnet?

- Gibt es gezielte oder ungezielte Abwehrbewegungen?
- Werden alle 4 Extremitäten gleich bewegt oder liegt eine Seitendifferenz vor?

Bei chronischer Alkohol- oder Drogeneinnahme ist meist eine höhere Sedativa- und Analgetikadosierung notwendig, um einen entsprechenden Sedierungsgrad zu erreichen.
Bei Leber- und Nierenfunktionsstörungen ist – je nach verwendetem Analgetikum bzw. Sedativum – eventuell die Dosierung zu reduzieren bzw. mit einer verlängerten Wirkdauer zu rechnen.
Die durch Verabreichung von Analgetika und Sedativa auftretenden Nebenwirkungen (Atemdepression, Blutdruckabfall) müssen beherrscht werden können (Beatmungsmöglichkeit, kreislaufunterstützende Medikation, Infusionen).

2.3.6 Applikationsarten

- **kontinuierliche intravenöse Zufuhr mittels Perfusorspritze**
  - Intensivstation
  - Operationssaal
  - Eingriffsraum, Herzkatheterlabor etc.
- **bolusweise intravenös**
  - Beginn und Ergänzung einer kontinuierlichen Sedierung
  - Narkoseeinleitung
- **inhalativ** (nur mit Narkosebeatmungsgerät möglich)
  - Operationssaal
  - Eingriffsraum
- **peroral**
  - Intensivstation (meist über die Magensonde)
  - Normalstation
- **subkutan** (meist Opioidanalgetika)
  - Aufwachraum
  - Normalstation.

2.3.7 Eingesetzte Medikamente

Man unterscheidet **primär sedierend** wirkende (Benzodiazepine, Propofol, Barbiturate) und **primär analgetisch** (Opioide) wirkende Substanzen. Während Benzodiazepine, Propofol und Barbiturate keine analgetische Wirkkomponente besitzen, haben Opioide sehr wohl auch eine zusätzliche sedierende Komponente.
Propofol und Barbiturate zählen zur Gruppe der Narkotika. Typisch für **Narkotika** (Propofol, Thiopental, Hypnomidate, Ketamin, volatile Anästhetika, Lachgas) ist, dass sie dosisabhängig *sedierend* → *hypnotisch* → *narkotisch* wirken.
Unter **Narkose** versteht man einen durch Narkotika hervorgerufenen reversiblen tiefen Schlafzustand, unter dem ungestörtes Operieren möglich ist, motorische Abwehrreaktionen ausgeschaltet und vegetative Begleitreaktionen auf Schmerz (Blutdruckanstieg, Tachykardie, Schwitzen, Tränenfluss) minimiert oder ausgelöscht sind.
Propofol und Ketamin werden auf der Intensivstation und bei kleineren chirurgischen, internistischen oder radiologischen Eingriffen zur Sedierung verwendet. Von den aufgezählten Sedativa/Narkotika hat nur Ketamin eine deutliche analgetische Wirkkomponente.

2.3.7.1 Primär sedierend wirkende Präparate

Benzodiazepine

Sie wirken anxiolytisch, euphorisierend, amnestisch, sedierend, zentral muskelrelaxierend, hypnotisch und in höheren Dosierungen auch antikonvulsiv. Die einzelnen Präparate unterscheiden sich in Wirkstärke und Wirkdauer. Paradoxe Reaktionen (Agitiertheit statt Sedierung) können vor allem bei älteren Menschen vorkommen. Die Vorteile der Benzodiazepine sind ihre hohe therapeutische Breite und ihre geringe Beeinflussung von Kreislauf und Atmung. Ein häufig verwendeter Vertreter dieser Gruppe in der Anästhesie und Intensivmedizin ist das, im Vergleich zu den anderen, kurz wirksame Midazolam.

Midazolam

► **Verwendung**
- Sedativum auf der Intensivstation (i. v., Bolus, Perfusor)
- Prämedikation vor Operationen (peroral)
- Adjuvans bei der Narkoseeinleitung (i. v. Bolus)
- zerebraler Krampfanfall (i. v. Bolus).

► **Vorteile**
- kurze Wirkdauer bei einmaliger bzw. kurzzeitiger Verwendung (HWZ 1–4 h)
- hohe therapeutische Breite
- in therapeutischer Dosierung und langsamer Verabreichung kaum Kreislaufnebenwirkungen und kaum atemdepressiv.

► **Nachteile**
- Toleranzeffekt: Bei längerer Zufuhr muss die Dosierung erhöht werden, um die gewünschte Sedierungstiefe zu erhalten.
- Ceiling-Effekt: Bei längerer Zufuhr von höheren Dosierungen kann die erwünschte Sedierungstiefe auch bei weiterer Dosiserhöhung nicht mehr erreicht werden.
- Unkalkulierbare Wirkdauer nach längerer Zufuhr: Nach kontinuierlicher Zufuhr über mehrere Tage kann es Tage dauern, bis die Wirkung abgeklungen ist. Die Ursache ist wahrscheinlich die Kumulation aktiver Metabolite.
- Verlängerung der Wirkdauer bei eingeschränkter Leber- und Nierenfunktion.

Diazepam

Es wirkt wesentlich länger als Midazolam und die Wirkung reicht für eine tiefe Sedierung manchmal nicht aus.

Lorazepam

Das langwirksame Benzodiazepin kommt peroral, über die Magensonde oder als auch als i. v. Kurzinfusion verabreicht vor allem zur Behandlung von Entzugssymptomen zur Anwendung.

Barbiturate

Vor Einführung von Propofol dienten die kurzwirksamen Narkotika Thiopental und Methohexital vor allem zur Narkoseeinleitung und für Kurznarkosen. Heute wird

Thiopental verwendet, um bei neurochirurgischen PatientInnen den Hirnstoffwechsel herabzusetzen. Dabei wird Thiopental so hoch dosiert, dass ein Burst-Suppression-EEG (Nulllinien-EEG, durchbrochen von kurzen Aktivitätsphasen hochfrequenter Schwingungen hoher Amplitude) vorliegt. Durch Senkung des Hirnstoffwechsels wird auch der intrazerebrale Druck gesenkt.
Darüber hinaus wirken Barbiturate auch antikonvulsiv. Der Wirkungseintritt ist rasch, die kurze Wirkdauer beruht auf der raschen Umverteilung der Substanz. Durch wiederholte Zufuhr kommt es zu einer Kumulation der Substanz im Organismus. Die therapeutische Breite ist – im Gegensatz zu den Benzodiazepinen – gering. Die narkotische Wirkung geht mit Atemstillstand einher.

Propofol

In der Anästhesie und Intensivmedizin sehr häufig gebrauchtes Sedativum/Narkotikum. Es kommt in einer Sojaöl-Wasser-Emulsion (milchig weiße Lösung) zur Anwendung. Der Blutdruckabfall durch Propofol (vasodilatierend, negativ inotrop) ist eine beherrschbare Nebenwirkung, die bei Hypovolämie besonders stark ausgeprägt ist. Die narkotische Wirkung geht mit Atemstillstand einher.

► Verwendung

- Kurznarkosen (i. v., Bolus, Perfusor)
- Narkoseeinleitung (i. v., Bolus)
- Narkoseaufrechterhaltung (Perfusor)
- Sedierung auf der Intensivstation (Perfusor)
- Sedierung bei chirurgischen, internistischen, kardiologischen und radiologischen Interventionen (i. v., Bolus, Perfusor).

► Wirkdauer

Rascher Wirkungseintritt, kurze Wirkdauer.

► Vorteile

Gut steuerbar.

► Nachteile

Propofol-Infusionssyndrom: sehr seltene schwerwiegende Komplikation, einhergehend mit Rhabdomyolyse, Herzrhythmusstörungen, Herzversagen, Nierenversagen, metabolischer Azidose.

> **!** Für Kinder < 16 Jahre ist Propofol als Sedativum **nicht** zugelassen!

S-Ketamin

Ketamin ist chemisch den Halluzinogenen (LSD) verwandt. Es hat eine sehr starke analgetische Wirkkomponente und löst eine Bewusstseinsveränderung (dissoziative Bewusstlosigkeit) aus, bei der der/die PatientIn teilnahmslos vor sich hin döst. Wegen der unten angegeben positiven Eigenschaften bzgl. Atmung und Kreislauf ist es ein bevorzugtes Analgetikum der Notfallmedizin am Unfallort. Auf Intensivstationen wird S-Ketamin zur kontinuierlichen Sedoanalgesie genutzt. Wegen der Gefahr von unerwünschten

Traumerlebnissen muss es immer in Kombination mit Benzodiazepinen oder Propofol angewendet werden. S-Ketamin, ein (S)-(+)-Enantiomer des Ketamin, zeigt weniger psychotomimetische Nebenwirkungen als das früher verwendete Razemat.

► Verwendung

- Analgetikum am Unfallort
- Sedierung auf der Intensivstation und bei Interventionen
- Kurznarkose
- Wirkdauer: 5 – 15 min (Umverteilung); Eliminations-HWZ: 2–3 h.

► Vorteile

- starke analgetische Wirkkomponente
- auch i. m.-Anwendung
- nicht atemdepressiv
- Pharyngeal- und Laryngealreflexe bleiben erhalten
- nicht kreislaufdepressiv, im Gegenteil, es erhöht den Sympathikotonus
- Bronchodilatation (therapeutische Nutzung bei nicht beherrschbarem Asthmaanfall).

► Nachteile

- Speichelfluss (daher Verabreichung von Atropin)
- Albträume oder „Bad Trips" (daher Kombination mit Benzodiazepinen)
- Erhöhung des zerebralen Stoffwechsels, O_2-Verbrauchs, Blutflusses und Drucks (**Cave:** Schädel-Hirn-Trauma!)
- Mit Erhöhung des Sympathikotonus (Anstieg von Herzfrequenz, Herzzeitvolumen und Blutdruck) geht eine Erhöhung des O_2-Verbrauchs des Myokards einher (Cave: koronare Herzkrankheit!).

2.3.7.2 Primär analgetisch wirkende Präparate

Opioide

Zur Analgesierung auf Intensivstationen und postoperativ werden vor allem Opioide benutzt. Zur kurzzeitigen Schmerztherapie, z. B. postoperativ, findet meist Piritramid als Bolusgabe Verwendung.
Für eine Analgesie über mehrere Tage werden auf Intensivstationen vor allem Morphin, Fentanyl und Sufentanyl kontinuierlich als Perfusor appliziert.
Bei kontinuierlicher Analgesie mittels Perfusor bei gleichzeitiger Möglichkeit des raschen Weanings (Entwöhnung vom Respirator) wird das ultrakurz wirksame Remifentanyl zunehmend angewendet. Die kurze Wirkdauer (einige Minuten) des Remifentanyl ist durch die Hydrolyse mittels unspezifischer Plasma- und Gewebe-Esterasen bedingt. Es muss aber beachtet werden, dass bei Beendigung des Remifentanyl-Perfusors die analgetische Wirkung abrupt endet. Meist wird dann die Analgesie mittels Piritramid-Bolusgaben fortgesetzt.
Neben den hier beschriebenen Anwendungsgebieten werden Opioide (peroral, transdermal) auch in der ambulanten chronischen Schmerztherapie genutzt. Opioide zeichnen sich durch die Wirkungstrias Analgesie, Sedierung und Euphorie aus.

Tab. 2.3 Opioide zur Analgosedierung

Wirkstoff	HWZ	analgetische Potenz	Applikation	Anwendung
Morphium	ca. 1,5–4 h	1	Perfusor	Intensivstation
Piritramid	ca. 2–4 h	1	Bolus	postoperativ
Fentanyl	ca. 2–5 h	17	Perfusor/Bolus	OP, Intensivstation
Sufentanyl	ca. 2–3 h	159	Perfusor/Bolus	OP, Intensivstation
Remifentanyl	ca. 10 min	100	Perfusor	OP, Intensivstation

► **Vorteile**
- Wirkungstrias mit ausgeprägter Analgesie
- kaum Beeinflussung der Kreislaufsituation
- Adaptation an den Respirator erleichtert (Atemdepression).

► **Nachteile**
- Atemdepression
- Übelkeit
- Juckreiz
- Obstipation
- Histaminliberation
- Harnverhalten
- Suchtpotenzial
- Toleranzentwicklung.

Nichtopioid-Analgetika
Nichtsteroidale Antiphlogistika (Paracetamol, Diclophenac etc.) werden zur adjuvanten analgetischen Therapie auf Intensivstationen und postoperativ verwendet.

2.3.8 Monitoring der Sedierung und Analgesierung

2.3.8.1 Klinisches Monitoring
Anhand physiologischer Parameter, wie Spontan- und Reaktivmotorik, Herzfrequenz, Blutdruck, Atemfrequenz, Pupillenweite und Tränenfluss, kann das Analgesie- und Sedierungsniveau abgeschätzt werden.

2.3.8.2 Ramsay Sedation Scale
Anhand der Ramsay Sedation Scale kann die Sedierungstiefe objektiv erfasst werden.

Tab. 2.4 Ramsay Sedation Scale

klinischer Zustand	Ramsay-Score
wach, orientiert	0
ängstlich, agitiert, ruhelos	1
wach, kooperativ, Beatmungstoleranz	2
schlafend, öffnet Augen auf laute Ansprache oder Berührung	3
sediert, reagiert prompt auf Schmerzreize	4
tief sediert, träge Reaktion auf Schmerzreize	5
Narkose, keine Reaktion auf Schmerzreize	6

Prinzipiell sollte ein Ramsay-Score von 2–3 angestrebt werden. Die tiefe Sedierung und Narkose sind speziellen Indikationen (Schock, Hypoxämie, erhöhter Hirndruck) vorbehalten.

2.3.8.3 BIS-Monitor

Relativ neu ist die Überwachung der Narkosetiefe/Sedierungstiefe mittels **Bispektral-Index** (BIS). Der BIS ist eine Zahl zwischen 0 und 100, die mit der Narkosetiefe/Sedierungstiefe korreliert. Die Zahl wird aus elektrischen Gehirnströmen ermittelt, die mittels auf der Stirn aufgebrachter Elektroden registriert werden.
Während das BIS-Monitoring zur Steuerung der Anästhesietiefe im Operationssaal zunehmend Verwendung findet, ist dessen Wert zur Steuerung der Sedierungstiefe auf der Intensivstation nicht gesichert.

Tab. 2.5 Bispektral-Index

BIS	klinischer Zustand
100–85	Wachzustand
85–65	Sedierung
60–40	Hypnose, Amnesie (Allgemeinanästhesie)
<30	Koma (Burst-Suppression-EEG)
0	Nulllinien-EEG

2.3.9 Nutzen-Risiko-Abwägung

Wegen der Auswirkungen einer Analgosedierung/Sedoanalgesie auf den Gesamtorganismus ist, wie bei jeder medizinischen Maßnahme, eine Nutzen-Risiko-Abwägung zu erstellen. Bestimmte Effekte der Analgosedierung/Sedoanalgesie, die in gewissen Konstellationen erwünscht sind (Atemdepression, Abschwächung des Hustenreflexes bei der Adaptation an Tubus und Respirator, Verminderung des Sauerstoffverbrauchs), werden unter anderen Gesichtspunkten zum Problem (Entwöhnung vom Respirator, Mobilisation). Hinzu kommen aber noch weitere schwerwiegende Folgen, die den Intensivaufenthalt verlängern und die Überlebenschance der Betroffenen reduzieren:

- **Gastrointestinaltrakt:** Einschränkung der Darmmotilität, Darmparalyse, Permigration von Keimen durch die Darmwand, gramnegative Sepsis
- **Respirationstrakt:** respiratorinduzierte Pneumonie, Aspiration
- **Immobilitätsschäden:** Muskelatrophie, Thrombose, Dekubitus
- **Entzugssyndrom** (s. u.).

Es ist daher von höchster Wichtigkeit, die Analgosedierung/Sedoanalgesie situationsangepasst, patientengerecht und so kurz wie möglich anzuwenden.

2.3.10 Entzug nach Langzeit-Sedoanalgesie und -Analgosedierung

Bei mehr als ⅔ der langzeitsedierten PatientInnen kommt es beim Absetzen der Medikamente zu einer Entzugssymptomatik. Da zahlreiche andere Erkrankungen ähnliche Symptome hervorrufen können, erfolgt die Diagnose Entzugssymptomatik nach Ausschluss anderer Ursachen (Schmerzen, Fieber, neurologische Erkrankung etc.).

Die **Entzugssymptome** sind meist ein Spiegelbild der Wirkung der verwendeten Medikamente:

- **Benzodiazepin-Entzug:** Agitation, Tachykardie, Hypertension, Fieber, vermehrte Schweißsekretion, Halluzinationen und Delir
- **Opioid-Entzug:** Agitation, Tremor, vermehrte Schweißsekretion, Mydriasis, Tränen, abdominale Krämpfe, Diarrhoe
- **Propofol-Entzug:** Verwirrtheit, Halluzinationen, Tremor, Muskelzittern.

Therapie der Entzugssymptomatik: Durch eine langsame, ausschleichende Reduktion der Analgetika/Sedativa kann die Entzugssymptomatik meist gering gehalten oder verhindert werden.

- Steht in der Entzugssymptomatik die Agitation im Vordergrund, werden langwirksame Benzodiazepine eingesetzt.
- Bei Überwiegen der sympathischen Überreaktion (Schwitzen, Mydriasis, Zittern etc.) werden Clonidin, β-Blocker oder Magnesium verabreicht.
- Halluzinatorische Entzugssymptome werden mit Haloperidol behandelt.
- Entzugssymptome, die sich nachts verstärken, können mit einem Propofol-Perfusor behandelt werden.

ZUSAMMENFASSUNG

- PatientInnen werden analgosediert, damit Therapie und Erkrankung erträglich gemacht und die vegetativen Symptome von Schmerz, Angst und Stress reduziert werden.
- Ziele der Analgosedierung/Sedoanalgesie sind Reduktion von Schmerz, Angst und Stress bei Erhalt der Kommunikation mit dem Patienten/der Patientin.
- Die Analgesie bekämpft Schmerzen, die Sedierung beruhigt und bekämpft Angst. Kombinationen werden als Analgosedierung (Schwerpunkt Schmerzbekämpfung) oder Sedoanalgesie (Schwerpunkt Sedierung) bezeichnet.
- Als Präparate werden Benzodiazepine, Opioide, Barbiturate, Propofol und S-Ketamin eingesetzt.
- Mögliche schwerwiegende negative Folgen einer Langzeitsedierung: respiratorbedingte Pneumonie, Darmparalyse, Entzugssyndrom.
- Um das Entzugssyndrom zu verhindern, werden die Analgetika/Sedativa langsam reduziert.
- Entzugssymptome werden mit langwirksamen Benzodiazepinen, Clonidin und evtl. Haloperidol gemildert.

Fragen

Ein 45-jähriger Patient nach Bypassoperation entwickelt eine Pneumonie und muss 3 Wochen lang beatmet werden. Es kommt zu einem Entzugssyndrom mit Verwirrtheit und ausgeprägten Halluzinationen. Welches Medikament geben Sie?

a Fentanyl hoch dosiert
b Haloperidol
c Propofol
d Esmolol

Bei der Analgosedierung steht folgende Komponente im Vordergrund:

a Hypnose
b Sedierung
c Schmerzbekämpfung
d Relaxierung

Eine 35-jährige Patientin im Status asthmaticus muss wegen zunehmender respiratorischer Insuffizienz (paO_2 50, $paCO_2$ 90, Atemfrequenz 40/min) intubiert und beatmet werden. Welches Medikament verwenden Sie zur Sedoanalgesie?

a Diazepam
b Propofol
c Vecuronium
d S-Ketamin

Ein Ramsay-Score-Wert von 2 bedeutet?

a der Patient ist tief bewusstlos
b der Patient ist extrem agitiert
c der Patient schläft
d der Patient ist wach und kooperativ

Lösungen zu Fragen siehe Seite 393.

2.4 Ernährung von PatientInnen

T. Hamp, M. Hiesmayr

FALLBESIPIEL

Ein 74-jähriger Patient wird nach einer Hemikolektomie bei Perforation mit lokalisierter Peritonitis beatmet auf die Intensivstation aufgenommen. Der Patient entwickelt postoperativ eine massive inflammatorische Reaktion mit Delir. Da der Patient nicht selbstständig essen kann, wird nach wenigen Stunden damit begonnen, ihm über eine Magensonde Nahrung zuzuführen (50 % des Bedarfs). Die restliche Energie wird dem Patienten parenteral verabreicht. In den nächsten Tagen wird die enterale Ernährung entsprechend einem Stufenschema weiter gesteigert, die parenterale Zufuhr kann entsprechend reduziert werden. Bereits nach 4 Tagen ist der Patient voll enteral ernährt. Nachdem der Patient extubiert worden ist, wird er wegen seiner allgemeinen Schwäche und Appetitlosigkeit anfangs gefüttert. Er erhält aufgrund einer Schluckstörung vorerst Breikost. Kurz darauf kann er auf die Normalstation verlegt werden.

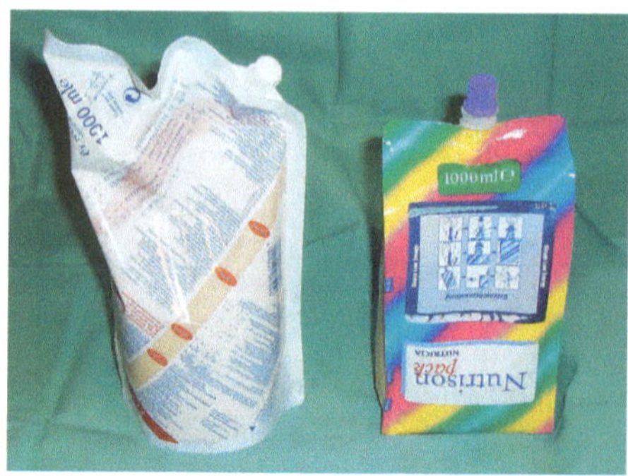

Abb. 2.5

Damit schwerkranke PatientInnen wieder genesen, müssen diese adäquat ernährt werden. Die Ernährung dient nicht nur der reinen Energiezufuhr, sondern es muss auch auf die richtige Zusammensetzung (Kohlenhydrate, Fett, Eiweiß) und auf die Zufuhr von Elektrolyten, Vitaminen und Spurenelementen geachtet werden, damit PatientInnen komplett mit den notwendigen Nährstoffen versorgt werden.

Bei akuten Erkrankungen besteht nahezu regelhaft eine katabole Stoffwechsellage, was leicht an der Abnahme des Körpergewichts und der generellen Schwäche festgestellt werden kann. Der Verlust an Körpermasse wird durch die Erkrankung selbst, die Reaktion auf Eingriffe und Therapie, die Immobilität, aber auch durch verminderte Nahrungs zufuhr im Zuge der Erkrankung (Schmerzen, Warten auf Untersuchungen) hervorgerufen. Durch den Verlust von Körpereiweiß (Muskulatur, Funktionsproteine) wird die Immunabwehr vermindert, die Mobilisation verzögert und die Autoregulation der Atmung beeinträchtigt. Dies führt zu vermehrten Infektionen und Hautschäden (z. B. Dekubitus). Der Verlust an Körpermasse kann durch adäquate Ernährung zumindest gemildert werden.

! Die Ernährung von kritisch Kranken darf daher nicht nur „nebenbei" mitlaufen, sondern sollte durch ein eigenes Ernährungsprotokoll geregelt werden!

Bei welchen PatientInnen muss besonderes Augenmerk auf die Ernährung gelegt werden?

- **Erwachsene** bei
  - Nahrungskarenz >3 Tage (auch präoperative Nahrungskarenz berücksichtigen!)
  - Mangelernährte (rezente Gewichtsabnahme, niedriger BMI, verringerte Nahrungsaufnahme)
- **Kinder** je nach Alter
  - Nahrungskarenz >6–24 Stunden
  - Mangelernährte.

2.4.1 Energiebedarf

Der Energiebedarf kann entweder gemessen oder geschätzt werden. Die Messung des Energiebedarfs erfolgt mit der indirekten Kalorimetrie (s. Lehrbücher der Physiologie). Zur Berechnung des Energiebedarfs wird meist die Formel nach Harris-Benedict herangezogen:

Basal Energy Expenditure (BEE):

- Frauen: 655 + 9,5 × kg + 1,8 × cm – 4,7 × Alter
- Männer: 66 +13,7 × kg + 5,0 × cm – 6,8 × Alter

Eine einfache Berechnung nach dem Körpergewicht (20–25 kcal/kg/d) ist nur bei Erwachsenen zulässig, wobei der tatsächliche Bedarf nur selten mehr als 2000 kcal/d beträgt. Bei adipösen PatientInnen wird der Nährstoffbedarf daher anhand des Idealgewichts berechnet (Körpergewicht ohne überschüssiges Fett), ansonsten wird das aktuelle Gewicht herangezogen. Bei Kindern liegt der Bedarf weit höher als bei Erwachsenen und wird anhand von Nomogrammen geschätzt.

2.4.2 Nährstoffbedarf

Um eine adäquate Ernährung sicherzustellen, muss nicht nur die richtige Menge an Energie zugeführt werden, sondern die Nahrung auch die notwendigen Nährstoffe, Elektrolyte, Vitamine und Spurenelemente enthalten.

Tab. 2.6 Nährstoffbedarf

Nährstoff	Bedarf /kg/d	Anteil der Ernährung
Energiebedarf	20–25 kcal	100 %
Kohlenhydrate (ca. 4 kcal/g)	2–4 g	30–50 %
Fett (ca. 9 kcal/g)	0,5 –1 g	30–50 %
Proteine (ca. 4 kcal/g)	1–1,5 g	15–20 %
Na^+	2 mmol	
K^+	1 mmol	
Phosphat	0,5 mmol	
Spurenelemente und Vitamine	nach RDA*	

* Recommended Daily Allowance

2.4.3 Art der Ernährung

Nahrung kann entweder
- **oral** (PatientIn isst selbst),
- **enteral** (Nahrung wird mittels Sonden, z. B. Magen-, Duodenalsonde, über den Verdauungstrakt zugeführt) oder
- **parenteral** (unter Umgehung des Verdauungstraktes direkt in eine Vene)

zugeführt werden.

2.4.4 Oral, enteral oder parenteral?

Die Zufuhr der Nahrung sollte nach Möglichkeit oral erfolgen. Die orale Ernährung ist am einfachsten, billigsten und hat die geringste Komplikationsrate. Allerdings können nicht alle PatientInnen selbstständig essen (Intubation, Schluckstörungen etc.).

2.4.4.1 Enterale Ernährung

► Indikationen

„Bei jedem/r PatientIn, der/die seinen/ihren Nährstoffbedarf durch orale Aufnahme nicht decken kann oder darf und bei dem/der keine Kontraindikation besteht, sollte eine enterale Ernährung durchgeführt werden" (Empfehlungen der AKE, Österreichische Arbeitsgemeinschaft für klinische Ernährung 2000).
Bei der enteralen Ernährung werden den PatientInnen Nährstoffe über den Verdauungstrakt zugeführt (Magen-, PEG-, Duodenal-, Jejunalsonde). Die Nährstoffe müssen nicht vollständig aufgeschlüsselt sein, da sie von Magen und Darm der PatientInnen zerlegt und aufgenommen werden.

► Vorteile

Durch enterale Ernährung wird
- der Atrophie der Darmzotten vorgebeugt und die Schutzfunktion der Darmschleimhaut gegenüber Krankheitserregern aufrechterhalten
- die Perfusion im Splanchnikusgebiet verbessert
- die Darmmotilität verbessert und damit der Besiedelung mit pathogenen Keimen vorgebeugt
- das Risiko für Stressulzera reduziert
- die Rate von Sepsis und Infektionen verringert.

Außerdem ist die enterale Ernährung kostengünstiger als die parenterale Ernährung (enterale Ernährung ca. 5 €/d, parenterale Ernährung ca. 60 €/d).

► Kontraindikationen

Empfehlungen der AKE:
- **Absolute Kontraindikationen:**
  - Schockgeschehen jeder Genese (Laktat >4 mmol/l)
  - Hypoxie ($paO_2 < 50$ mmHg); Azidose (pH <7,2)
  - akutes Abdomen
  - schwere akute gastrointestinale Blutung
  - mechanischer Ileus

- **Relative Kontraindikationen:**
  - paralytischer Ileus
  - schwere Diarrhoe
  - enterokutane Fistel mit hoher Sekretion.

Häufig können die vorgeschriebenen Mengen an Nährstoffen nicht enteral zugeführt werden (Gastroparese, Reflux, Auftreten von Durchfall, Nahrungskarenz für Diagnostik oder Operationen notwendig). Wahrscheinlich sollten diese Lücken mit parenteraler Nährstoffzufuhr geschlossen werden, um ein größeres Energiedefizit zu vermeiden. Ab einem kumulativen Energiedefizit von 5000 kcal (Energiebedarf einer halben Woche) steigt die Komplikationsrate an.

2.4.4.2 Parenterale Ernährung

► Indikationen
Parenteral sollten PatientInnen ernährt werden, „wenn eine Indikation zur künstlichen Ernährung gegeben ist, und eine enterale Zufuhr nicht möglich ist" (Empfehlungen der AKE).

► Nachteile
Die parenterale Ernährung hat den Nachteil von höheren Kosten und höheren Infektionsraten gegenüber enteraler Ernährung. Außerdem muss parenterale Ernährung meist über zentralvenöse Zugänge infundiert werden (Reizung der Venenwand wegen der hohen Osmolarität von ca. 1000 –1500 mosmol/l).

2.4.5 Monitoring der Ernährungstherapie

Um Komplikationen bei der Ernährungstherapie (wie metabolische Entgleisungen mit Anstieg der Glukosekonzentration, Hypokaliämie, Hypophosphatämie, Refeeding-Syndrom, Ausbildung einer Fettleber etc.) zu erkennen, müssen mehrere Parameter regelmäßig kontrolliert und die Ernährung entsprechend adaptiert werden.

- **Blutzuckerspiegel:** Ziel ist eine Glukosekonzentration im Normalbereich unter laufender Ernährung (80 –125 mg/dl). Bei kritisch Kranken kommt es häufig zu einem Anstieg der Glukosekonzentration im Blut (Stressreaktion, ähnlich einem Typ-2-Diabetes), was mit einer erhöhten Mortalität assoziiert ist. Der Blutzuckerspiegel wird durch Insulin-Infusion geregelt (4 IE/h, evtl. sind auch bis zu 10 IE/h und selten die Reduktion der Glukosezufuhr notwendig).
- **Triglyceride:** Ziel ist ein Triglyceridspiegel von etwa 350 mg/dl. Kommt es zu einem extremen Anstieg des Triglyceridspiegels, muss die Fettzufuhr reduziert werden.
- **BUN:** Der BUN kann als Folge einer verminderten Nierenfunktion oder durch übermäßige Proteinzufuhr stark ansteigen. Bei kritisch Kranken darf die Proteinzufuhr nicht unter 1 g/kg/24 h reduziert werden (auch bei Niereninsuffizienz). Falls notwendig, sollte daher mit einer Nierenersatztherapie begonnen und die Proteinzufuhr nicht weiter reduziert werden.
- **Ammoniak:** Bei manchen PatientInnen (v. a. bei Leberversagen) kann der Ammoniakspiegel stark ansteigen und zu Bewusstseinsstörungen führen.

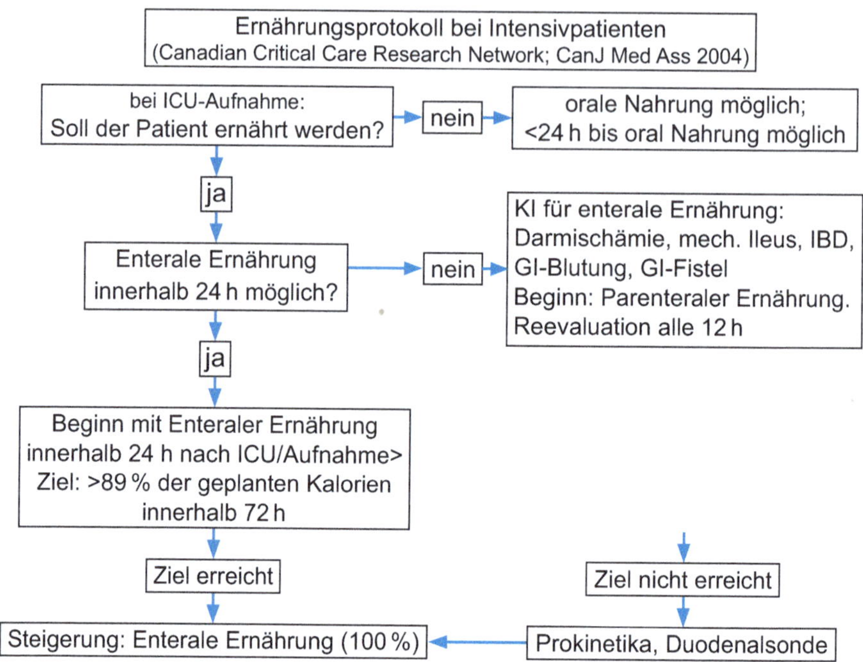

Abb. 2.6 Ernährungsprotokoll bei IntensivpatientInnen (modifiziert nach Canadian Critical Care Research Network; CanJ Med Ass 2004)

- **K^+, Phosphat und andere Elektrolyte:** Bei chronisch Mangelernährten kann es bei der Etablierung einer „normalen" Ernährung zu schweren Elektrolytstörungen kommen. Daher müssen diese routinemäßig überwacht werden.

2.4.6 Stressulkusprophylaxe bei IntensivpatientInnen

T. Hamp, U. Holzinger

Durch die schwere Grunderkrankung und dadurch hervorgerufene Veränderugen der gastrointestinalen (GI) Schutzmechanismen, kann es bei kritisch Kranken zu gastrointestinalen Erosionen, Ulzerationen und mitunter zu lebensgefährlichen GI-Blutungen kommen. Risikofaktoren für das Auftreten von GI-Blutungen bei kritisch Kranken sind vor allem maschinelle Beatmung für mehr als 48 h sowie das Vorliegen einer Koagulopathie (INR > 1,5, Thrombozyten < 50 000/µl). Die Verwendung von Medikamenten (z.B. H_2-Blocker, Protonenpumpenhemmer), um den Magen pH zu heben und dadurch das Auftreten von Stressulzera und in weiterer Folge GI-Blutungen bei kritisch Kranken zu verhindern, scheint daher sinnvoll und ist weit verbreitet.

Allerdings zeigen aktuelle Studien und Metaanalysen, dass das Risiko für schwere GI-Komplikationen bei kritisch Kranken relativ gering ist (ca. 1 %) und das Risiko durch frühe (innerhalb von 48 h nach Aufnahme auf die Intensivstation) enterale Ernährung möglicherweise auch reduziert werden kann. Prospektive Studien fehlen allerdings zu diesem Thema.

Trotzdem sollte der enterale Ernährungsaufbau kritisch Kranker im Rahmen eines Ernährungsprotokoll von Beginn an erfolgen. Bei RisikopatientInnen (Beatmung >48 h, Koagulopathie) sollte in jedem Fall eine medikamentöse Stressulkusprophylaxe mit H_2-Blockern (z. B. Ranitidin) oder Protonenpumpenhemmern (z. B. Pantoprazol) durchgeführt werden.

ZUSAMMENFASSUNG

- Die Ernährungstherapie ist ein wichtiger Bestandteil der Intensivtherapie.
- Der Energiebedarf von immobilen PatientInnen beträgt etwa 20–25 kcal/kg/d.
- Die Nahrung sollte zu etwa 50 % Kohlenhydrate, 30 % Fette und 20 % Proteine sowie Vitamine und Spurenelemente beinhalten.
- Wenn möglich sollen PatientInnen frühzeitig oral oder enteral ernährt werden.
- Zur Steuerung der Ernährung müssen Blutzucker, Triglyceride, Ammoniak, BUN und Elektrolyte regelmäßig kontrolliert werden.
- PatientInnen mit Risiko für Stressulzera (maschinelle Beatmung >48 h, Koagulopathie) sollten in jedem Fall eine medikamentöse Stressulkusprohylaxe erhalten.

Fragen

Ein 63-jähriger Patient (95 kg, 178 cm) muss wegen respiratorischer Insuffizienz im Zuge einer Pneumonie künstlich beatmet werden. Welche Energiezufuhr ist in dieser Zeit notwendig?

a 4–6 kcal/kg/d
b 35–40 kcal/kg/d
c 20–25 kcal/kg/d
d 1500 kcal/d

Eine 27-jährige Patientin mit perforierter Appendizitis wird auf der Intensivstation im septischen Schock mit respiratorischer Insuffizienz behandelt. Sie führen eine parenterale Ernährungstherapie durch. Welcher der folgenden Blutlaborparameter ist als Monitoring der Ernährungstherapie nicht standardmäßig notwendig?

a Triglyceride
b Eisen
c BUN
d Glukose

Welche Komplikationen können durch zu hohe Energiezufuhr bei kritisch Kranken entstehen?

a Arteriosklerose
b Fettleber
c Katabolismus
d mechanischer Ileus

Ein 72-jähriger Patient wird nach einem akuten Ileus mit konsekutiver Kolonteilresektion intubiert auf die Intensivstation verlegt. Nach 3 Tagen ist der Patient wegen einer Aspirationspneumonie immer noch beatmet. Zur Vorbeugung eines Stressulkus sollte …

a der Patient NaBic über Magensonde erhalten
b einen Protonenpumpenhemmer oder H_2-Blocker erhalten
c mittels Duodenalsonde ernährt werden
d jeden Tag eine Gastroskopie mit Magenspülung erfolgen

Lösungen zu Fragen siehe Seite 393.

2.5 Infusionen, Flüssigkeitsmanagement und Transfusionen

T. Hamp, C. Sitzwohl

FALLBESIPIEL

Ein 75-jähriger Patient soll wegen eines Kolonkarzinoms hemikolektomiert werden. Die OP ist für 14 Uhr angesetzt und der Patient bei der Narkoseeinleitung bereits seit mehr als 12 h nüchtern. Weil der Patient „schwer zu stechen" ist, kommt er ohne Venflon in den OP. Nach dem Setzen eines kleinlumigen intravenösen Zugangs (rosa Venflon) wird eine Infusionslösung (Elo-Mel) parallel zur Narkoseeinleitung angeschlossen. Unmittelbar nach Narkoseeinleitung ist der Patient ausgeprägt hypotensiv (RR 75/40) und auch tachykard (110/min). Die Hypotension und Tachykardie verbessern sich auf eine sofort durchgeführte Trendelenburg-Lagerung und als wahrscheinlichste Ursache wird von der Anästhesistin eine durch die lange Nüchternheit verursachte Hypovolämie angenommen. Daraufhin wird ein großlumigerer intravenöser Zugang gelegt und zügig 500 ml kristalloide Infusion verabreicht, wodurch die Kreislaufsituation rasch stabilisiert werden kann. Für die weitere Operation wird das Infusionsregime dem tatsächlichen Bearf angepasst und die Operation kann komplikationslos durchgeführt werden.

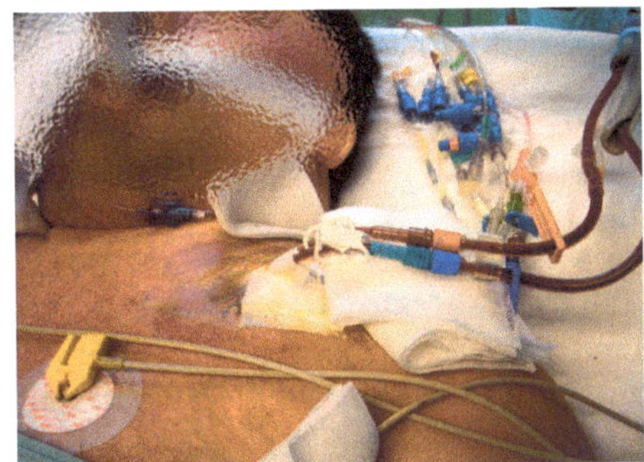

Abb. 2.7

2.5.1 Physiologie des Flüssigkeitshaushaltes

Der Körper benötigt Flüssigkeit, um durch eine adäquate Zirkulation und Perfusion, die Zellen mit Sauerstoff und Nährstoffen über das Blut zu versorgen und Stoffwechselendprodukte abtransportieren zu können. Der Wassergehalt des Körpers ist von Alter und Geschlecht abhängig. Im Säuglingsalter besteht der Körper noch zu etwa 75 % aus Wasser, dieser Anteil sinkt mit dem Alter auf etwa 50 % ab. Ein durchschnittlicher, 70 kg schwerer Erwachsener besteht daher aus etwa 42 l Wasser. Dieses Körperwasser verteilt sich in unterschiedlichen Kompartimenten:

- **intrazellulär** befinden sich etwa 60 % des Wassers
- **extrazellulär** befinden sich etwa 40 % des Wassers.

Das extrazelluläre Wasser verteilt sich wiederum zu 80 % im Interstitium und lediglich zu 20 % in den Blutgefäßen. Werden die Erythrozyten noch dazu gerechnet, so ergibt sich bei einem 70 kg schweren Erwachsenen ein Blutvolumen von etwa 5–6 l.

Da der Körper die ganze Zeit über Flüssigkeit verliert (Harn, Transpiration, Atmung), muss zur Gewährleistung einer ausreichenden Zirkulation genügend Flüssigkeit substituiert werden. Der Grundbedarf an Wasser liegt im Normalfall bei etwa 2 ml/kg/h. Verschiedene Umstände erhöhen diesen Grundbedarf allerdings (s. Tab. 2.7). Die Flüssigkeitsausscheidung über die Nieren (Diurese) sollte mindestens 0,5 – 1 ml/kg/h betragen.

Tab. 2.7 Flüssigkeitsbedarf bei unterschiedlichen Situationen

Situation	Flüssigkeitsbedarf
Grundumsatz normal	2 ml/kg/h
Fieber	4 ml/kg/h
kleine Operationen	4 ml/kg/h
mittlere Operationen	6–8 ml/kg/h
große Operationen	10 –12 ml/kg/h

2.5.1.1 Sauerstofftransport

Eine ausreichende Versorgung der Zellen mit Sauerstoff ist essenziell, um deren Funktion zu erhalten. Der Sauerstofftransport ist von mehreren Faktoren abhängig: Herzzeitvolumen, Hämoglobingehalt des Blutes, Sauerstoffsättigung und physikalisch gelöstem Sauerstoff.

2.5.1.2 Herzzeitvolumen

Das Herzzeitvolumen bezeichnet jene Menge Blut, die in einer Minute durch den Körper gepumpt wird. Es errechnet sich aus Schlagvolumen × Herzfrequenz und sollte 3–5 l/min/m^2 Körperoberfläche betragen.

2.5.1.3 Sauerstoffgehalt des Blutes

Sauerstoff wird im Blut zum größten Teil an Hämoglobin gebunden transportiert, nur etwa 1,4 % des Sauerstoffs sind physikalisch gelöst.
Wie viel Sauerstoff im Blut enthalten ist, hängt also wesentlich davon ab, wie viel Hämoglobin darin enthalten ist, und zu wie viel % dieses mit Sauerstoff beladen ist (= Sauerstoffsättigung). 1 g voll gesättigtes Hämoglobin kann in vivo etwa 1,32 ml O_2 transportieren (theoretisch 1,39 ml [Hüfnerzahl]).

Ein/e PatientIn mit einer Sauerstoffsättigung von 97 % und einem Hämoglobingehalt von 150 g/l (15 g/dl) transportiert in 1 l Blut daher 192 ml Sauerstoff: 150 g/l × 0,97 × 1,32 ml = 192 ml/l
Nicht berücksichtigt ist dabei der physikalisch gelöste Sauerstoff. Dieser berechnet sich folgendermaßen: paO_2 (mmHg) × 0,03
Bei einem Sauerstoffpartialdruck von paO_2 100 mmHg sind also 3 ml O_2 physikalisch in 1 l Blut gelöst.

Der Gesamtsauerstoffgehalt in 1 l Blut errechnet sich daher folgendermaßen:
Sauerstoff, der an Hämoglobin gebunden ist (abhängig von Sauerstoffsättigung und Hb-Gehalt) + physikalisch gelöster Sauerstoff (abhängig von paO_2).
Sauerstoffgehalt in ml/l = [Hb (g/l) × SaO_2 × 1,32 ml] + [paO_2 (mmHg) × 0,03]
z. B. [150 × 0,97 × 1,32] + [100 × 0,03] = 192 + 3 = 195 ml/l

Multipliziert man den Sauerstoffgehalt des arteriellen Blutes mit dem Herzzeitvolumen, so erhält man das Sauerstoffangebot DO_2 an den Körper, also jene Menge Sauerstoff, die dem Körper während 1 min angeboten wird.

Globales Sauerstoffangebot DO_2 = {[Hb (g/l) × SaO_2 × 1,32 ml] + [paO_2 (mmHg) × 0,03]} × HZV (l/min)

Bei einem arteriellen Sauerstoffgehalt von 195 ml/l und einem HZV von 7 l/min werden den Körperzellen also 1365 ml Sauerstoff in 1 min zur Verfügung gestellt.

> ! Die wesentlichen Faktoren, die das Sauerstoffangebot bestimmen, sind daher
> - Herzzeitvolumen
> - Hämoglobingehalt des Blutes
> - Sauerstoffsättigung des Hämoglobins.

Errechnet man den Sauerstoffgehalt im gemischt venösen Blut (aus der Pulmonalarterie) und subtrahiert den venösen Wert vom arteriellen, so erhält man den Sauerstoffverbrauch des Körpers VO_2.
Globaler Sauerstoffverbrauch VO_2 = arterieller Sauerstoffgehalt – gemischt venöser Sauerstoffgehalt

2.5.1.4 Elektrolyte

Elektrolyte sind intra- und extrazellulär unterschiedlich verteilt. Intrazellulär ist K^+ das wichtigste Elektrolyt, extrazellulär vor allem Na^+ und Cl^-.

Tab. 2.8 Elektrolyte

Elektrolyt	Plasmakonzentration mmol/l	Intrazelluläre Konzentration mmol/l
Na^+	141	12
K^+	4–5	140
Freies Ca^{2+}	1,6	0,001
Freies Mg^{2+}	0,5	1,6
Cl^-	105	3
HCO_3^-	26	10
anorganisches Phosphat	2	30
Proteine	14	54

2.5.1.5 Osmolarität

Kleine Teilchen wie Salze ziehen Flüssigkeiten an. Die Osmolarität beschreibt die Anzahl der osmotisch wirksamen Teilchen pro Liter Lösungsmittel.
Die Osmolarität des Blutplasmas beträgt normalerweise etwa 280–295 mosmol/l und wird durch die „Gefrierpunktserniedrigung" gemessen. Wenn osmotisch wirksame Teilchen in Wasser gelöst sind, gefriert das Wasser erst bei niedrigeren Temperaturen (Streusalz). Diese Gefrierpunktserniedrigung korreliert mit der Osmolarität.
Die Osmolarität des Blutes lässt sich auch berechnen. Dabei werden die am meisten osmotisch wirksamen Teilchen (Na^+, Glukose, Harnstoff) berücksichtigt:
Osmolarität = (2 × Na^+) + (Glukose/18) + (Harnstoff/2,8)

Es tragen auch andere Teilchen (z. B. Proteine) zur Gesamtosmolarität bei, allerdings nur in geringem Ausmaß. Die Differenz zwischen der gemessenen Osmolarität und der errechneten Osmolarität ergibt sich durch genau diese in der Formel nicht vorkommenden osmotisch wirksamen Teilchen und wird als **Osmo-Gap** bezeichnet. Dieser sollte nicht größer als 10 sein. Wenn der Osmo-Gap größer als 10 ist, so ist das ein Hinweis auf Substanzen im Blut, die zwar osmotisch wirken, aber nicht in die Rechnung einfließen. Dies kann ein Hinweis auf eine Vergiftung sein (z. B. bei Methanol- und Ethylenglykolvergiftung).

2.5.2 Infusionstherapie

Durch eine Infusionstherapie sollen eine ausreichende Organdurchblutung und ein stabiler Kreislauf aufrechterhalten sowie Volumenmangelzustände und Elektrolytstörungen ausgeglichen werden. Prinzipiell unterscheidet man zwei große Gruppen von Infusionslösungen:

- kristalloide Infusionslösungen
- kolloidale Infusionslösungen.

2.5.2.1 Kristalloide Infusionslösungen

Kristalloide Infusionslösungen enthalten **Wasser** und **Elektrolyte**. Elektrolyte können frei aus den Blutgefäßen ins Interstitium diffundieren (ausgenommen Gehirn wegen der Blut-Hirn-Schranke); der größte Teil der extrazellulären Flüssigkeit befindet sich ja im Interstitium und den ins Interstitium diffundierenden Elektrolyten folgt das Wasser. Wenn kristalloide Infusionslösungen infundiert werden, verteilen sich diese daher rasch anteilsmäßig nur zu **20 % intravaskulär** und zum Großteil, nämlich ca. **80 % im Interstitium**.

Der Effekt kristalloider Infusion auf das intravasale Volumen ist – da sich ¾ der Infusion innerhalb von ca. 60 min ins Interstitium verschieben – dementsprechend gering. Möchte man akute Blutverluste mit Kristalloiden therapieren, so muss man daher mindestens die 3–4-fache Menge des verlorenen Blutvolumens infundieren.

► Vorteile

Diese Infusionslösungen sind sehr kostengünstig. Ein wesentlicher Vorteil ist, dass sie aufgrund der geringen Teilchengröße keine Unverträglichkeitsreaktionen auslösen (enthalten nur Wasser und Salze). Weiters sind diese Infusionslösungen systemisch sehr nebenwirkungsarm.

► Nachteile

- bleiben nur kurz in den Blutgefäßen
- geringer Effekt auf das Blutvolumen
- führen bei großen Mengen zu Ödemen.

Die gebräuchlichsten kristalloiden Infusionslösungen sind (vgl. Tab. 2.9):

- NaCl 0,9 % (physiologische Kochsalzlösung)
- Ringerlösung
- Ringer-Laktat-Lösung
- balancierte Elektrolytlösung

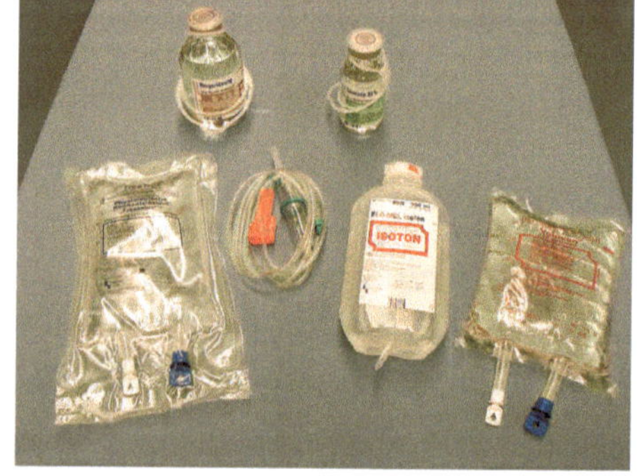

Abb. 2.8 Infusionslösungen

- Glukoselösung
- hypertone Infusionslösung, NaCl 7,5 %.

NaCl 0,9 % (physiologische Kochsalzlösung)

Die 0,9 %ige Natrium-Chlorid-Lösung enthält nur Kochsalz und Wasser (1 l Wasser, 9 g NaCl). Der Begriff „physiologisch" ist daher nicht ganz richtig gewählt. Besser ist isotonische Kochsalzlösung, da die Osmolarität etwa 308 mosmol/l beträgt und somit annähernd isoton zum Blutplasma ist. Da außer NaCl keine anderen Elektrolyte enthalten sind, sollte die Infusionstherapie nicht nur alleine mit NaCl erfolgen. Der hohe Cl^--Gehalt kann bei großen Infusionsmengen zur Azidose führen (hyperchlorämische Azidose).

Ringerlösung

Die Ringerlösung (nach dem britischen Physiologen Sydney Ringer) ist eine isotone Elektrolytlösung (309 mosmol/l), die neben Na^+ und Cl^- auch K^+ und Ca^{2+} enthält.

Ringer-Laktat-Lösung

Die Ringer-Laktat-Lösung ist eine leicht hypotone Infusionslösung (276 mosmol/l), die neben Na^+ und Cl^- auch K^+, Ca^{2+} und Laktat enthält. Das Laktat wird zu Bikarbonat verstoffwechselt und wirkt einer Azidose entgegen.

Balancierte Elektrolytlösung

Balancierte Elektrolytlösungen (z. B. EloMel® isoton) sind isotone, dem Plasma in seiner Elektrolytzusammensetzung sehr ähnliche Infusionslösungen, die durch ein Puffersystem einen (annähernd) physiologischen pH und eine isotone Osmolarität aufweisen. Sie enthalten insbesondere auch Mg^{2+} und weisen ein physiologisches Na^+/Cl^--Verhältnis (ca. 1,4 : 1) auf.

Glukoselösung

Glukoselösungen enthalten nur Wasser und Glukose in unterschiedlicher Konzentration (5 %, 10 %, 20 %, 33 %). Je nach Glukosekonzentration sind die Lösungen hypoosmolar

Tab. 2.9 Kristalloide Infusionslösungen

Inhaltsstoff	Plasma	NaCl 0,9%	Ringerlösung	Ringer-Laktat-Lösung	Elo-Mel	Glukose 10%	NaCl 7,5%
Na^+ mmol/l	141	154	147	130	140	0	1200
Cl^- mmol/l	105	154	155	112	108	0	1200
K^+ mmo l/l	4–5	0	4	5,4	5	0	0
Ca^{2+} mmol/l	1,6	0	2,2	1,8	2,5	0	0
Mg^{2+} mmol/l	0,5	0	0	0	1,5	0	0
Puffer mmol/l	Bik 26	0	0	Lak 28	Azetat 45	0	0
pH	7,4	5,7	5–7	7,5	6,5	3,2–6,5	4,5–7
Osmolarität mosmol	280–300	308	309	276	296	555	2400

oder hyperosmolar. Da die Glukose allerdings verstoffwechselt wird, bleibt im Endeffekt nur freies Wasser übrig. Als Volumseratztherapie sind Glukoselösungen daher nicht geeignet, sondern sollten lediglich als parenterale Ernährungslösung verwendet werden.

Hypertone Infusionslösung, NaCl 7,5 %
Die Osmolarität der 7,5 % NaCl-Lösung beträgt etwa 2400 mosmol/l. Wird diese Lösung infundiert, so wird durch die hohe Osmolarität Wasser aus dem Interzellularraum nach intravasal mobilisiert. Das Extrazellularvolumen und somit das intravasale Volumen steigen dadurch an („Small Volume Resuscitation"). Da NaCl nicht frei durch die Blut-Hirn-Schranke diffundieren kann, Wasser aber schon, wird dem Hirngewebe (zumindest in den Arealen mit intakter Blut-Hirn-Schranke) Flüssigkeit entzogen und daher das intrakranielle Volumen reduziert. Dies hat eine Senkung des Hirndrucks zur Folge, was therapeutisch ausgenutzt werden kann. Nachteile dieser Infusionslösung sind die hohe Na^{+}- und Cl^{-}-Belastung und die extrem hohe Osmolarität. Die Volumenwirkung hält nur etwa 2–3 h an.

2.5.2.2 Kolloidale Infusionslösungen
Kolloide sind sehr kleine Teilchen (etwa 1–100 nm groß). Sie können zwar nicht mit dem Lichtmikroskop gesehen werden, sind aber groß genug, um Licht zu streuen (Tyndall-Effekt). Kolloide bauen einen osmotischen Druck auf, durch den sie Wasser im Intravasalraum halten können. Die Fähigkeit der Kolloide Wasser anzuziehen, wird mit dem kolloidosmotischen Druck (KOD) beschrieben. Trennt man eine Flüssigkeit durch eine Membran, die für Kolloide undurchlässig, aber für die Flüssigkeit frei passierbar ist (z. B. Blutgefäßwand), und setzt auf der einen Seite der Membran Kolloide zu, so wird Flüssigkeit von den Kolloiden durch die Membran gezogen. Dadurch wird der Druck, der von der Flüssigkeit auf die Membran ausgeübt wird, gegenüber der Flüssigkeit auf der anderen Seite erhöht (kolloidosmotischer Druck). Dieser Druck besteht so lange, bis ein Ausgleich in der Konzentration an Kolloiden auf beiden Seiten der Membran stattgefunden hat.
Werden Infusionen verabreicht, die Kolloide enthalten, so können die Kolloide aufgrund der Größe nicht aus den Blutgefäßen diffundieren. Sie halten daher Flüssigkeit tatsächlich intravasal.
Die infundierten Kolloide werden vom Körper abgebaut, wodurch der Volumeneffekt nur begrenzt lange anhält.

► Vorteile
- höherer und länger anhaltender Volumeneffekt als mit kristalloiden Lösungen
- Steigerung des KOD
- begünstigen die Mikrozirkulation (verbessern die Rheologie).

► Nachteile
- teurer als kristalloide Lösungen
- allergische Reaktionen möglich
- beeinflussen die Blutgerinnung, das RES und eventuell die Nierenfunktion (vor allem Hydroxyäthylstärkelösungen).

Prinzipiell unterscheidet man:
- artifiziell hergestellte Kolloide (Hydroxyäthylstärke, Gelatine)
- biologische Kolloide (Humanalbumin).

Hydroxyäthylstärke (HÄS)

Hydroxyäthylstärke ist ein Kohlenhydrat. Es werden unterschiedlich lange und verzweigte Kohlenhydratketten (70–450 KD) in unterschiedlichen Konzentrationen (6 % und 10 %) zur Herstellung von HÄS-Lösungen eingesetzt. Die relativ großen und verzweigten Moleküle werden durch die α-Amylase abgebaut und über die Nieren ausgeschieden. Es wird diskutiert, ob durch die Ausscheidung dieser Abbauprodukte vor allem bei hypovolämen PatientInnen die Gefahr einer Nierenschädigung besteht. Der Volumeneffekt von HÄS-Lösungen hält einige Stunden an.
Da HÄS ein körperfremder Stoff ist und die Moleküle ausreichend groß sind, um vom Immunsystem erkannt zu werden, kann es zu allergischen Reaktionen kommen (1 von 5000 PatientInnen). HÄS kann, vor allem wenn in großen Mengen infundiert, durch Beeinflussung der Thrombozytenaggregation und der Funktion der Gerinnungsfaktoren zu Blutgerinnungsstörungen führen.
Aufgrund der genannten Nebenwirkungen ist es besonders wichtig, die Tageshöchstdosis der einzelnen HÄS-Lösungen zu beachten (z. B. 30 ml/kg/d für Voluven® 6 %). Zudem ist beim Einsatz bei PatientInnen mit Niereninsuffizienz und Gerinnungsstörungen Vorsicht geboten und eine kritische Nutzen-Risiko-Abwägung durchzuführen.
Indikationen: Notfallmedizin, mittel- und langfristiger Volumenersatz, Sepsis.

Gelatinelösung

Gelatinelösungen enthalten tierisches Kollagen. Die Wirkung hält etwa 1– 2 h an. Diese werden im Plasma zu H_2O und CO_2 gespalten und resultieren nicht in potenziell schädlichen Endprodukten. Daher werden Nierenfunktion und Gerinnungskaskade nicht von Gelatinelösungen beeinflusst. Aufgrund der Fremdproteine ist allerdings das allergene Potenzial hoch und allergische Reaktionen kommen häufiger als bei HÄS-Lösungen vor (1 von 1600 PatientInnen).
Indikationen: kurzfristiger Volumsersatz und wenn eine Infusion kolloidaler Substanzen bei Nieren- und Gerinnungsstörung benötigt wird (**Cave:** Vorsicht bei allergischer Diathese!).

Humanalbumin

Humanalbumin wird in unterschiedlichen Konzentrationen angeboten (5 %, 20 %) und enthält Albumin von menschlichen Spendern. Die Gewinnung ist sehr teuer und letztlich bleibt – ähnlich wie bei Bluttransfusionen (allerdings noch geringer) – ein geringes Infektionsrisiko bestehen. Die 20 %ige Lösung wirkt volumenexpandierend, die 5 %ige wirkt als isovoläme Infusion. Die Wirkung ist mit 1 – 4 h begrenzt, allerdings sind bei Humanalbumin keine Nebenwirkungen auf das renale und hepatale System beschrieben.

2.5.2.3 Kristalloide versus Kolloide

Seit Einführung der kolloidalen Infusionslösungen besteht die Kontroverse, ob die Infusionstherapie mit kristalloiden oder mit kolloidalen Lösungen bessere Ergebnisse erzielt. Der zunächst logisch erscheinende Schluss, dass der bessere Volumeneffekt der kolloidalen Infusionslösungen einen positiven Effekt auf das Outcome hämodynamisch instabiler

PatientInnen haben sollte, ließ sich bisher nicht bestätigen. Zum gegenwärtigen Zeitpunkt konnten große Studien keinen Vorteil (Überlebensrate) von kolloidalen gegenüber kristalloiden Lösungen zur Schockbekämpfung und bei kritisch Kranken belegen. Sie sind daher zurzeit als im Wesentlichen gleichwertig zu betrachten.

2.5.3 Blutprodukte und Transfusionen

Das in den Erythrozyten enthaltene Hämoglobin ist das wesentliche Transportmolekül für Sauerstoff im Blut. Das Sauerstoffangebot an die Körperzellen ist allerdings nicht nur vom Hämoglobingehalt abhängig (s. o.). Der Hämoglobingehalt (Hb) des Blutes wir häufig als ausschlaggebender Wert für oder gegen eine Transfusion herangezogen. Man sollte sich allerdings bewusst sein, dass der Hb nur ein Faktor des Sauerstoffangebotes ist.

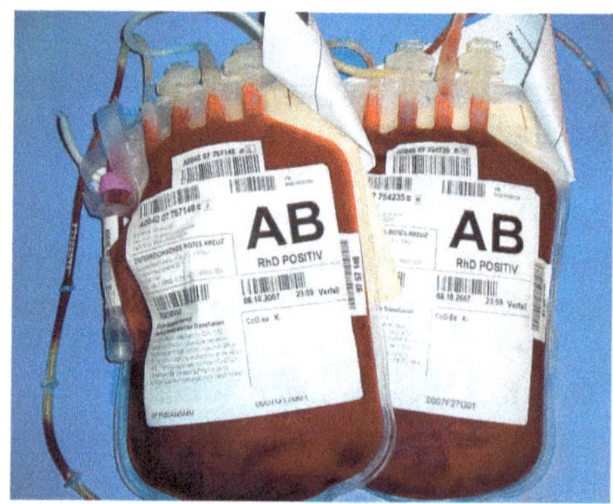

Abb. 2.9 Erythrozytenkonzentrat

2.5.3.1 Blutverlust und Schock

Das Blutvolumen des Menschen beträgt in etwa 70 ml/kg; bei 70 kg etwa 4,9 l.

> !
> - Ein akuter Blutverlust von 40 % kann zum Tod führen.
> - Bei Blutverlusten ab ca. 25 % kommt es zu einem starken Blutdruckabfall.
> - Blutverluste bis 15 % werden bei sonst gesunden relativ gut toleriert.

Da bei akuten Blutungen Hämoglobin und Plasma gleichermaßen verloren gehen und die Kompensationsmechanismen erst anlaufen (extravasale Flüssigkeit nach intravasal verlagert), verändert sich die Hb-Konzentration initial nicht!
Gehen viele Sauerstoffträger verloren, wird der Sauerstoffmangel anfangs durch die Erhöhung des HZV kompensiert, was sich in der entstehenden Tachykardie zeigt. Wird der Blutverlust noch größer, kann der Sauerstoffmangel nicht mehr kompensiert werden und es kommt zur Sauerstoffschuld in den Körperzellen – es kommt zum Schock. Wie sehr die verschiedenen Organe dabei geschädigt werden, hängt neben der globalen Mangelversorgung von lokalen, organbezogenen Faktoren ab (z. B. vorbestehende Gefäßstenosen bei Arteriosklerose). Außerdem halten verschiede Gewebe Hypoxie unterschiedlich lange aus. Das Hirn und das Herz sind sehr empfindlich, daher versucht der Körper durch die Umverteilung des Blutvolumens von der Körperperipherie (Extremitäten) zu den zentralen Organen (Zentralisation) diese möglichst lange mit Sauerstoff zu versorgen.

2.5.3.2 Bluttransfusion ab wann?

Bei den meisten Menschen liegt der kritische Hb bei etwa 6 g/dl. Ab diesem Hb-Wert steigt das Risiko für Organschäden durch Sauerstoffmangel stark an. Aber auch schon bei höheren Hb-Werten kann eine **Transfusion** indiziert sein, wenn es zu einem Missverhältnis von Sauerstoffangebot (DO_2) und Sauerstoffverbrauch (VO_2) kommt.

Erkennbar ist der bereits eingetretene oder drohende Sauerstoffmangel an

- Kaltschweißigkeit
- schlecht perfundierten Akren (Rekapillarisierungszeit >2 s)
- Anstieg der Labormarker für anaeroben Stoffwechsel (Laktat)
- Abfall des HCO_3. Da durch anaeroben Stoffwechsel H^+-Ionen frei werden, welche abgepuffert werden müssen, kommt es zum Abfall des Base Excess und der HCO_3–Konzentration.
- Abfall der gemischt venösen Sauerstoffsättigung auf <50 % bzw. einem venösen Sauerstoffpartialdruck <28 mmHg (zeigt vermehrte Sauerstoff-Ausschöpfung an).

PatientInnen mit Herz-Kreislauf-Erkrankungen bzw. akutem Herzinfarkt benötigen in der Regel höhere Hb-Werte (Ziel-Hb um 10 g/dl) als PatientInnen ohne Herz-Kreislauf-Erkrankungen (Ziel-Hb >7 g/dl), da die Koronarreserve früher ausgeschöpft ist. Das heißt, der Transfusionstrigger ist immer von der Kompensationsfähigkeit des Patienten/der Patientin abhängig.

2.5.3.3 Blutprodukte

Erythrozytenkonzentrate (EK)

Erythrozytenkonzentrate enthalten Erythrozyten (ca. 180 ml), die in einer Stabilisierungslösung (ca. 100 ml) schwimmen. Der Hämatokrit der Erythrozytenkonzentrate liegt bei etwa 55–60 %. Neben Erythrozyten enthalten nicht weiter gereinigte oder bestrahlte Erythrozytenkonzentrate auch Leukozyten des Spenders. Dies führt zur Beeinflussung des Immunsystems des Empfängers (TRIM, Transfusion Related Immunomodulation), was wiederum zu erhöhten Infektionsraten bei häufigen Transfusionen führt.

Blutplasma, Gerinnungsfaktoren, Thrombozytenkonzentrate (TK)

Da bei akuten Blutungen nicht nur Erythrozyten verloren gehen, müssen auch die anderen im Blutplasma enthaltenen Stoffe (Proteine, Gerinnungsfaktoren) und evtl. Thrombozyten ersetzt werden.

Bei Massivtransfusionen werden daher häufig Erythrozytenkonzentrate und Blutplasma (FFP, Fresh Frozen Plasma) im Verhältnis 1 : 1 ersetzt.

2.5.3.4 Risiken bei Transfusionen

Blutgruppeninkompatibilität, AB0-Verwechslung

Werden PatientInnen Blutprodukte einer im AB0-System falschen Blutgruppe transfundiert, so kann dies tödlich enden. Präexistente Antikörper der PatientInnen gegen die Oberfläche der transfundierten Erythrozyten führen zur **Hämolyse** der infundierten Spendererythrozyten mit nachfolgender Aktivierung des Gerinnungssystems. Die starke Aktivierung des Gerinnungssystems führt zur Bildung zahlreicher Thromben, die die Mikrozir-

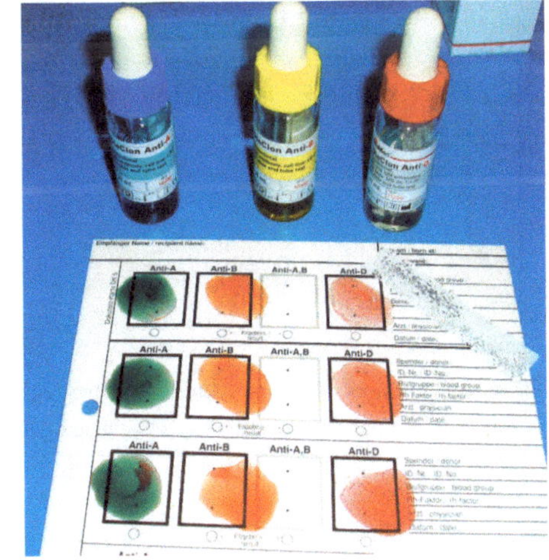

Abb. 2.10 Erythrozytenkonzentrat

kulation verschlechtern. Außerdem werden die Gerinnungsfaktoren zur Ausbildung der Thromben verbraucht, weshalb auch die Stillung von Blutungen erschwert wird. Es besteht also einerseits eine Aktivierung der Blutgerinnung, andererseits zugleich eine reduzierte Fähigkeit zur Blutstillung. Dieses Krankheitsbild wird als **disseminierte intravasale Koagulopathie (DIC)** bezeichnet. Das Gewebe wird durch die Störung der Mikrozirkulation hypoxisch und Sauerstoffträger gehen durch unstillbare Blutungen verloren.
Um dieser Komplikation vorzubeugen, dürfen nur blutgruppengleiche Erythrozytenkonzentrate und Plasma transfundiert werden (Erythrozytenkonzentrate werden vom Labor ausgekreuzt, den **Bed-Side-Test** führt der transfundierende Arzt/die transfundierende Ärztin durch!). Ist die Blutgruppe des Patienten/der Patientin noch nicht bekannt und benötigt dieser akut Erythrozytenkonzentrate (z. B. Polytrauma), so werden initial - nach der Blutabnahme zur Blutgruppenbestimmung - 0-negative Erythrozytenkonzentrate verabreicht.

Nichthämolytische Reaktionen

Nichthämolytische Reaktionen sind nicht auf eine Blutgruppenunverträglichkeit zurückzuführen. Zu diesen zählen: Fieber, Urtikaria, Post-Transfusions-Purpura, TRIM (Transfusion Related Immunomodulation) und TRALI (Transfusion Related Acute Lung Injury) sowie Infektionen.

- **TRALI:** Diese Transfusionsreaktion ist derzeit die häufigste Komplikation (1 : 8000 EK) bei Transfusionen. Nach Bluttransfusionen (nach 1– 6 h) kommt es zu einem schweren Lungenversagen, ähnlich dem klinischen Bild des ARDS. Die genauen pathophysiologischen Vorgänge sind derzeit noch nicht geklärt, sehr wahrscheinlich ist aber eine durch die Transfusion getriggerte Entzündungsreaktion, die sich gegen die Alveolarepithelien richtet. Die Mortalität beträgt zwischen 5–25 % und die PatientInnen erholen sich zumeist nach etwa 72 h wieder.
- **Infektionen:** Durch Blutprodukte übertragene Infektionen stellen heute ein sehr geringes Risiko dar. Es besteht die Möglichkeit der Übertragung von Viren, Bakterien und Prionen. Wie Tabelle 2.10 zu entnehmen ist, ist die infektiologisch gefährlichste Transfusion die von Thrombozytenkonzentraten. Wegen der hohen Durchseuchung der Bevölkerung enthalten „normale EK" relativ häufig CMV. PatientInnen mit eingeschränkter Immunfunktion sollten daher nur CMV-negative EK erhalten.

Tab. 2.10 Infektionsrisiko bei Transfusionen

HBV	1 : 180 000 EK
HCV	1 : 1.600 000 EK
HIV	1 : 1.900 000 EK
Bakterien	1 : 38 000 EK / 1 : 3000 TK
Prionen	weltweit 2 belegte Fälle für Übertragung der neuen Variante von Creutzfeld-Jacob

2.5.4 Schlussfolgerung

Flüssigkeit ist für das Funktionieren des Körpers essenziell. Infusionstherapie ist daher wichtig und muss an den Bedarf des/der PatientIn angepasst werden. **Kristalloide** Lösungen haben den Vorteil, dass sie billig sind und keine allergischen Reaktionen auslösen, allerdings ist der Volumeneffekt gering. **Kolloidale** Lösungen haben einen besseren Volumeneffekt, sind allerdings teurer und können allergische Reaktionen auslösen. Trotzdem konnte bisher kein Vorteil kolloidaler Lösungen gegenüber kristalloiden Lösungen belegt werden.
Vor **Bluttransfusion** sollte das ursächliche Problem behoben werden. Die Risiken einer Transfusion dürfen dabei nie außer Acht gelassen werden. Leichtfertig verabreichte Transfusionen, nur um einen vorgegebenen Hb-Wert zu erreichen, sind immer falsch.

Erfolgt die Transfusion wegen
- akuter Blutung?
- Verbesserung des globalen Sauerstoffangebots DO_2?
- Gefährdung eines bestimmten Organs?
- notwendiger Verbesserung der Hämodynamik?

Die Menge der Transfusion muss an den Bedarf der PatientInnen angepasst werden. Folgende Richtwerte können, wie sich in mehreren groß angelegten Studien gezeigt hat, angestrebt werden:
- Hb um 10 g/dl bei PatientInnen mit KHK, akutem Herzinfarkt und in der Frühphase der Sepsis
- Hb >7 g/dl bei allen anderen kritisch Kranken.

ZUSAMMENFASSUNG

- Infusionstherapie ist wichtig, um die Makro- und Mikrozirkulation des Körpers zu gewährleisten.
- Es kommen kristalloide und kolloidale Infusionslösungen, Erythrozytenkonzentrate und Blutprodukte zum Einsatz.
- Kristalloide Infusionen (NaCl, Ringer, Ringer-Laktat, EloMel) sind billig und führen zu keinen allergischen Reaktionen, der Volumeneffekt ist jedoch geringer. Sie unterscheiden sich untereinander vor allem in der Elektrolytzusammensetzung.
- Kolloidale Infusionslösungen (Hydroxyäthylstärke, Gelatine, Albumin etc.) haben einen besseren Volumeneffekt, bringen aber eine Reihe von Nebenwirkungen, wie allergische Reaktionen oder Beeinträchtigung der Blutgerinnung und Nierenfunktion, mit sich und sind teurer.
- Die Sauerstoffversorgung ist von der Atmung, dem HZV und der Hämoglobinkonzentration abhängig.
- Bei IntensivpatientInnen sollte der Hb >7 g/dl sein, bei PatientInnen mit KHK, Myokardinfarkt und beginnender Sepsis um 10 g/dl.
- Schwere Transfusionsreaktionen sind die AB0-Unverträglichkeit und die TRALI, die Infektionsgefahr ist relativ gering.

Fragen

Welche Infusionslösung ist in der Elektrolytzusammensetzung dem Plasma am ähnlichsten?

a Hydroxyäthylstärke 6 %
b 10 % Glukoselösung
c Ringer-Laktat-Lösung
d NaCl 0,9 %

Welches Kompartiment füllen kristalloide Infusionslösungen nach 2 h überwiegend auf?

a Intrazellulärraum
b intravasales Kompartiment
c Interstitium
d Gastrointestinaltrakt (3. Raum)

Eine 63-jährige Patientin wird hemikolektomiert. Wie groß ist der Flüssigkeitsbedarf während der Operation in etwa?

a 2000 ml
b 2 ml/kg/h
c 10 ml/kg/h
d 4 ml/kg/h

Ein 38-jähriger Patient mit Milzruptur benötigt postoperativ auf der Intensivstation Erythrozytenkonzentrate (Hb 6,5 g/dl). Vom Labor wurden die Erythrozytenkonzentrate bereits ausgekreuzt und sind verträglich. Wie gehen Sie nun vor?

a ich delegiere die Transfusion an eine Pflegeperson
b ich kreuze die Konserven selbst noch mal aus und führe die Transfusion durch
c ich führe selbst den Bed-Side-Test durch und führe die Transfusion durch
d bei diesem Hb ist keine Transfusion notwendig

Lösungen zu Fragen siehe Seite 393.

3. Notfall- und Intensivmedizin bei speziellen Krankheitsbildern

3.1 Herzstillstand und Reanimation

D. Weidenauer, T. Hamp, M. Holzer

FALLBESIPIEL

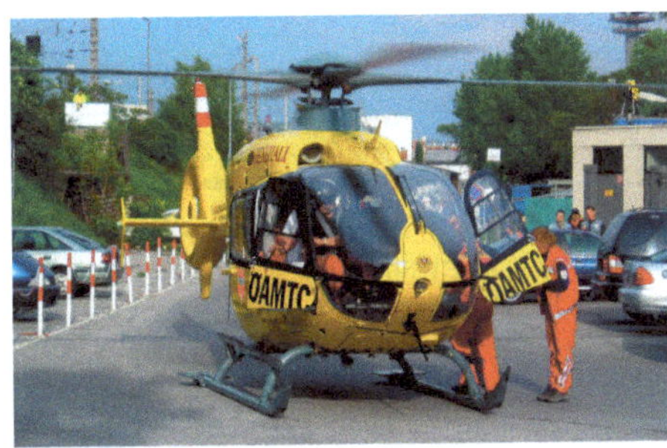

Abb. 3.1

Ein 63-jähriger Mann bricht beim Tennisspielen zusammen und bleibt reglos liegen. Die anwesenden Personen können keine Atmung feststellen. Eine Person beginnt sofort mit der Herz-Lungen-Wiederbelebung, während eine andere die Rettung ruft. Ein sich in der Nähe befindender AED wird geholt. Die Rettung trifft 9 min nach dem Kollaps ein und setzt die Reanimationsmaßnahmen fort. Bisher wurden zwei Schocks vom AED abgegeben. Der EKG-Monitor des Rettungsteams zeigt Kammerflimmern, der Patient wird erneut defibrilliert sowie die Herzdruckmassage und Beatmung fortgesetzt. Nach zwei weiteren Minuten ist bei der Rhythmusanalyse ein Sinusrhythmus mit ventrikulären Extrasystolen zu erkennen. Der Notarzt tastet einen schwachen Puls. Der Patient beginnt spontan zu atmen, bleibt aber ohne Bewusstsein und wird daraufhin mit Midazolam und Fentanyl analgosediert und dann intubiert. Der Patient wird entsprechend dem ABCDE-Schema untersucht und behandelt. Anschließend wird eine therapeutische Hypothermiebehandlung mittels Emcools-Kühlmatten gestartet. Der angeforderte Notarzthubschrauber transportiert den Patienten ins Krankenhaus. Es wird ein ausgedehnter Vorderwandinfarkt festgestellt. Der Patient erhält sofort eine Koronarintervention mit Stentimplantation und wird für weitere 24 h auf 33 °C gekühlt. Wenige Tage nach dem Ereignis kann er ohne neurologisches Defizit die Rehabilitation antreten.

Der plötzliche Herz-Kreislauf-Stillstand stellt für alle Beteiligten eine große Herausforderung dar, da das Ereignis meist überraschend kommt und die Therapie sofort einsetzen muss. Die Überlebensraten sind, trotz Verbesserung der medizinischen Betreuung und der eingesetzten Geräte, immer noch schlecht und liegen bei etwa 5–10 %. Ursache für das schlechte Outcome ist meist die fehlende initiale Laienreanimation (nur bei ca. 40 % der präklinischen Herz-Kreislauf-Stillstände wird von Ersthelfern reanimiert!), das Fehlen von funktionierenden Frühdefibrillationsprogrammen und die lange Anfahrtszeit des Rettungsdienstes. Bei optimaler Versorgung (sofortige Basisreanimation, frühe Defibrillation, optimale Intensivbehandlung) wären weit höhere Überlebensraten möglich.

Beim Herz-Kreislauf-Stillstand kommt es zu einem Sistieren der Pumpfunktion des Herzens, was dazu führt, dass die Organe nicht mit Blut versorgt werden. Der fehlende Sauerstoff führt anfangs zu noch reversiblen Schäden an Zellen. Je nach Organ beginnen diese unterschiedlich schnell abzusterben. Am empfindlichsten für die Hypoxie ist das Gehirn, wo es schon nach wenigen Sekunden zum Funktionsverlust und nach wenigen Minuten (ca. 3 min) zu irreversiblen Schäden kommt. Auch das Herz ist relativ empfindlich für einen Sauerstoffmangel, Herzmuskelzellen sterben ebenfalls nach wenigen Minuten ab. Besonders die Schädigungen von Gehirn, Herz, Leber und Nieren haben einen wesentlichen Einfluss auf den weiteren Verlauf und die Prognose. Damit das Absterben dieser lebenswichtigen Organe verhindert wird und der Kreislaufstillstand behoben werden kann, ist eine sofortige Therapie essenziell.

! Die Therapie des Herz-Kreislaufstillstandes ist die sofortige, ununterbrochene Thoraxkompression!

Wenn ein Spontankreislauf wieder hergestellt werden kann, ist die Schädigung der Organe noch nicht abgeschlossen. Durch die nun einsetzende Reperfusion und Reoxygenierung sowie Reparaturmechanismen entstehen Sauerstoffradikale, die weitere Schäden verursachen. Neben der initialen, hypoxischen Organschädigung ist dieses „Post-Reanimations-Syndrom" für das Endergebnis ausschlaggebend.

3.1.1 Ursachen und Prävention

In Österreich ist die häufigste Ursache für einen plötzlichen Herz-Kreislauf-Stillstand eine Erkrankung des Herz-Kreislauf-Systems (Herzinfarkt, Herzinsuffizienz, Myokarditis, Rhythmusstörungen, Herzklappenerkrankungen etc.). Natürlich können auch andere Erkrankungen (metabolische, pulmonale, neurologische Störungen), Intoxikationen oder Verletzungen zu einem Kreislaufstillstand führen. Obwohl der Kreislaufstillstand für alle Beteiligten meist unerwartet eintritt, zeigt sich doch bei genauer Anamnese oft, dass sich das Ereignis in den Tagen zuvor schon angekündigt hatte. Zu beobachten sind oft zunehmende respiratorische Verschlechterung, Hypotonie, Anstieg der Herzfrequenz und Abnahme der kardialen Pumpleistung. Dies manifestiert sich klinisch in Hypotension, Verwirrtheit, Unruhe, Lethargie oder Bewusstseinsstörung. Würden diese Vorzeichen richtig gedeutet, könnte ein Kreislaufstillstand bei entsprechender Therapie eventuell verhindert werden. Dies könnte vor allem in Krankenhäusern zu einer Verbesserung für die PatientInnen führen, wenn kritisch Kranke auch tatsächlich als solche erkannt würden (s. Kap. „Patientenuntersuchung/instabiler Patient").

3.1.2 Reanimationsleitlinien – Guidelines

Alle 5 Jahre werden von den führenden Organisationen, die sich mit der Erforschung und Lehre der Reanimation beschäftigen, aktuelle Leitlinien zum Ablauf der Reanimation publiziert. In Europa sind dies die Guidelines des „European Resuscitation Council" (ERC). In diesen Leitlinien werden die einzelnen Maßnahmen nach der aktuellen Studienlage bewertet und Empfehlungen zur Durchführung der Reanimation abgegeben. Dieses Kapitel bzw. das gesamte Lehrbuch bezieht sich auf die **ERC-Guidelines 2010**.

3.1.3 Basic Life Support (BLS)

Die Basis-Reanimationsmaßnahmen bilden – wie der Name sagt – die Basis für eine erfolgreiche Reanimation. Leider wird diesen Maßnahmen, da sie relativ einfach zu erlernen und auch von Laien durchführbar sind, von medizinischem Fachpersonal oft eine geringe Bedeutung beigemessen (Intubation oder venöser Zugang sind irrtümlicherweise oft vorrangig). Tatsächlich gibt es nur wenige Maßnahmen, für die gesichert ist, dass sie die Überlebensraten der PatientInnen verbessern. Diese Maßnahmen sind die Herzdruckmassage (HDM) und die Beatmung, die frühe Defibrillation (bei schockbaren Rhythmen) und die milde Hypothermie nach erfolgreicher Reanimation. Die Wirkung anderer Maßnahmen wie Atemwegssicherung, Medikamentenapplikation ist wissenschaftlich weniger gut belegt.

Anmerkung zum Thema „Beatmung bei der Reanimation"
Leider wurde in einigen Medien seit der Publizierung der ERC-Guidelines 2010 irrtümlich behauptet, dass die Beatmung bei der Reanimation nicht mehr empfohlen ist. Das ist so gesagt nicht richtig. Lediglich der untrainierte Ersthelfer der von einem Mitarbeiter der Rettungsleitstelle per Telefon zur Herz-Lungen-Wiederbelebung angeleitet wird, soll nur die Herzdruckmassage durchführen. Dies wird dadurch begründet, dass die Anleitung der Beatmung via Telefon und deren Umsetzung sehr schwierig ist und dadurch die Thoraxkompressionen vernachlässigt würden. Professionelle Ersthelfer und trainierte Laien sollen sehr wohl die Beatmung durchführen, da die Beatmung immer noch einen hohen Stellenwert hat – ohne Sauerstoff ist kein Überleben möglich.

3.1.3.1 Überprüfen der Lebensfunktionen

Um den Kreislaufstillstand eines Patienten/einer Patientin behandeln zu können, muss dieser zuerst erkannt werden.

Ansprechen und Berühren
Der/die PatientIn wird zuerst laut angesprochen. Reagiert er daraufhin nicht, wird er berührt und sanft an den Schultern geschüttelt.

Kontrolle von Atmung und Kreislauf
Reagiert der/die PatientIn auf Ansprechen, Berühren und Schütteln nicht, so wird zunächst um „Hilfe" gerufen. Anschließend müssen die Atmung und die Kreislauffunktion überprüft werden.
Dafür werden zuerst die Atemwege freigemacht. Um eine Verlegung der Atemwege durch die Zunge zu verhindern, wird der Kopf nackenwärts überstreckt bzw. der Esmarch-Handgriff eingesetzt.
An den Atembewegungen und dem Luftstrom aus Mund und Nase bei der Atmung kann eine normale Atmung festgestellt werden (Sehen-Hören-Fühlen, Ohr des Ersthelfers zum Mund des Patienten/der Patientin – Blick Richtung Thorax). In

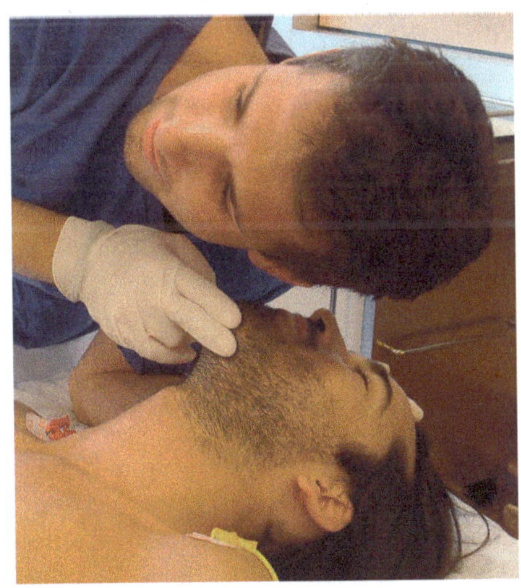

Abb. 3.2 Atem-Kreislauf-Kontrolle

ca. 30 % der Fälle tritt beim Kreislaufstillstand initial eine Schnappatmung auf. Diese ist ein Zeichen des fehlenden Kreislaufs (Hypoxie des Atemzentrums) und darf nicht mit einer „normalen Atmung" verwechselt werden. Eine Schnappatmung ist also eine Indikation zur Reanimation.

Der isolierte Atemstillstand ist sehr selten, das „Pulstasten" an der Halsschlagader schwierig und Herzdruckmassage an einem schlagenden Herz ist relativ unschädlich (mögliches Problem: Rippenfrakturen). Daher sollte nichtmedizinisches Fachpersonal erst gar nicht Puls tasten, sondern bei allen PatientInnen, die ohne Bewusstsein sind und nicht normal atmen, mit der Herzdruckmassage beginnen!

Medizinisches Fachpersonal sollte imstande sein, den Puls an der Halsschlagader korrekt und parallel zur Atemkontrolle zu tasten. Wichtig ist, dass nicht mehr als 10 s vergehen, bis man sich entschieden hat, ob der/die PatientIn einen Kreislauf hat oder nicht. Im Zweifelsfall sollte immer mit der Herzdruckmassage begonnen werden.

3.1.3.2 Herzdruckmassage und Beatmung

Für die Herzdruckmassage (HDM) wird der Handballen einer Hand auf die Mitte des Brustkorbes des Patienten/der Patientin gelegt. Die andere Hand legt man darüber und drückt den Brustkorb mindestens 5 und maximal 6 cm tief ein. Die Frequenz der Herzdruckmassage sollte mindestens 100/min, aber nicht mehr als 120/min betragen. Die Be- und Entlastungsphase sollen gleich lang sein und der Brustkorb muss immer wieder ganz entlastet werden.

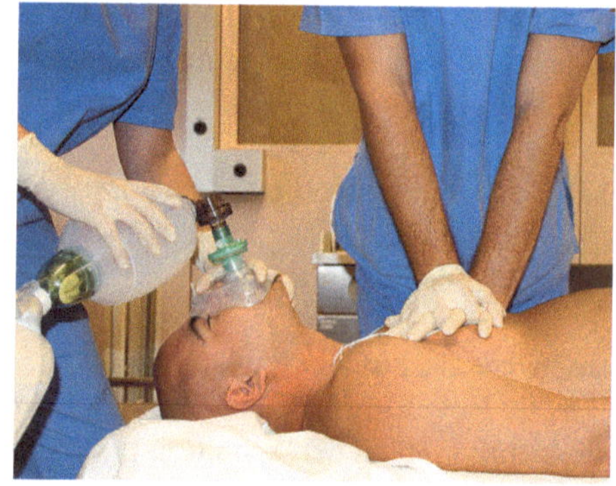

Abb. 3.3 Herzdruckmassage

Für die Beatmung werden die Atemwege des/der PatientIn freigemacht (Kopf überstrecken, Esmarch-Handgriff) und der/die PatientIn mit Beatmungsbeutel (höhere FiO_2 möglich), Mund-zu-Mund- oder Mund-zu Nase-Beatmung beatmet. Die Atemwegsdrücke sollen dabei nicht extrem hoch sein, da dies zur Luftinsufflation in den Magen führt, wodurch das Zwerchfell nach oben verlagert wird und die weiteren Beatmungen erschwert. Außerdem steigt das Aspirationsrisiko und der erhöhte intrathorakale Druck reduziert den venösen Rückstrom zum Herzen. Es wird soviel beatmet, dass sich der Brustkorb/Bauch sichtbar hebt. Die Dauer einer Beatmung soll etwa 1 s betragen.

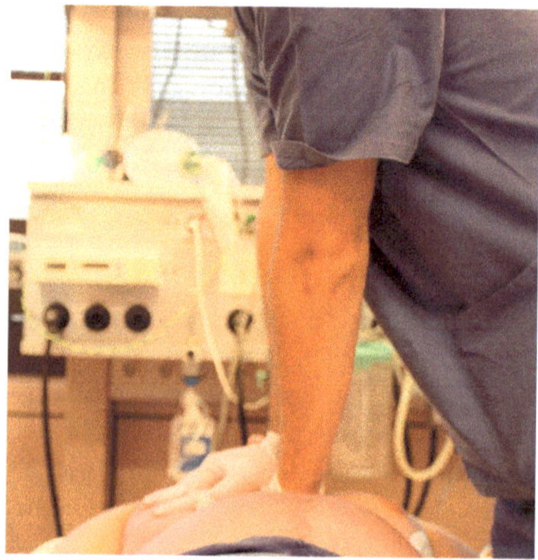

Abb. 3.4 Herzdruckmassage

Auf **30 Herzdruckmassagen** folgen **2 Beatmungen**. Dies wird fortwährend ohne Unterbrechung wiederholt. Bei Verwendung eines Defibrillators (manuell oder AED) wird die Herzdruckmassage alle 2 min für die Rhythmusanalyse und eine

eventuelle Defibrillation unterbrochen. Die Herzdruckmassage sollte alle 2 min (Wechsel bei jeder Rhythmusanalyse) von einem anderen Helfer durchgeführt werden, um einer Ermüdung und damit schlechteren Qualität vorzubeugen.
Die Basismaßnahmen müssen die ganze Zeit und ohne Unterbrechungen (nur für die Beatmung und evtl. Defibrillation) durchgeführt werden → minimale „Hands-off-Zeit"!

3.1.3.3 Frühdefibrillation

Halbautomatische Defibrillatoren (automatisierter externer Defibrillator = AED) sind in Österreich zunehmend verbreitet und werden von der Bevölkerung problemlos eingesetzt. Der frühe Einsatz des halbautomatischen Defibrillators gehört daher bereits zu den Basismaßnahmen der Reanimation.
Halbautomatische Defibrillatoren sind sehr einfach und sicher in der Handhabung (sobald sie eingeschaltet werden, sprechen sie und geben genaue Anweisungen). Das standardisierte Defi-Symbol (s. Abb.) zeigt an, wo sich der nächste AED befindet.

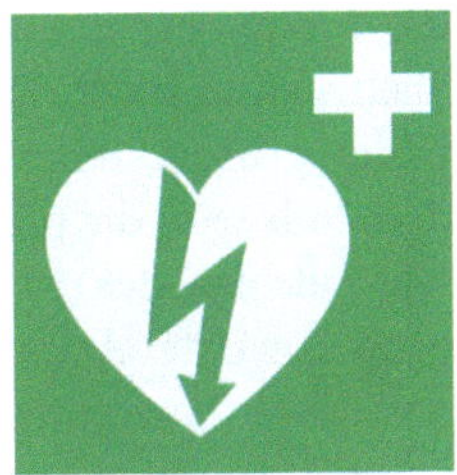

Abb. 3.5 Standardisiertes Symbol kennzeichnet den AED

3.1.4 Advanced Life Support (ALS)

Durch die Basismaßnahmen Herzdruckmassage und Beatmung kann zwar ein weiteres Absterben von Zellen verhindert bzw. verlangsamt werden, die Wahrscheinlichkeit, dadurch wieder einen Spontankreislauf zu erlangen, ist allerdings gering. Durch die Hypoxie, Hyperkapnie und Azidose kommt es zu einer Vasodilatation und trotz korrekter Herzdruckmassage zu einer schlechten Koronardurchblutung. Bleibt der koronare Perfusionsdruck bei weniger als 15 mmHg und der koronare Blutfluss bei weniger als 40–50 ml/min/100 g, ist es kaum möglich, PatientInnen erfolgreich wiederzubeleben. Um den koronaren Blutfluss, der durch die Herzdruckmassage erreicht wird (Basismaßnahme!), noch weiter zu erhöhen, werden die **Maßnahmen der erweiterten Reanimation** zusätzlich durchgeführt. Die Basisreanimation darf dadurch aber nicht verschlechtert werden!
Parallel zur Basisreanimation sollten die PatientInnen (mit schockbarem Rhythmus) rasch defibrilliert werden, sollten Medikamente über einen venösen Zugang erhalten und die Sauerstoffversorgung durch Sicherung der Atemwege und Beatmung mit 100 % Sauerstoff optimiert werden.

3.1.4.1 Sofortige Defibrillation

Entgegen früheren Guidelines wird in den ERC-Guidelines 2010 nicht mehr unterschieden, ob der beobachtete Kreislaufstillstand bereits einige Minuten lang oder erst kurz vorliegt. In den Studien konnte kein Vorteil dieser Unterscheidung (sofortige vs. frühe Defibrillation) gezeigt werden. Der Defibrillator soll daher sofort, also so schnell als möglich, zum Einsatz kommen. Die Defibrillation darf nicht verzögert werden.

3.1.4.2 Ablauf der erweiterten Reanimation

Nachdem die Basismaßnahmen angelaufen sind, wird ein Defibrillator zum Patienten/zur Patientin gebracht und der Herzrhythmus analysiert (dazu muss die Herzdruckmassage kurz unterbrochen werden). Bei schockbaren Rhythmen wird daraufhin eine Defibrillation durchgeführt (monophasisches Gerät: immer mit 360 J; biphasisches Gerät: erste Defibrillation mit 150 J, alle weiteren Defibrillationen mit der maximalen Energie des Gerätes).

- **Schockbare Rhythmen** sind Kammerflimmern (Ventricular Fibrillation = VF) und pulslose ventrikuläre Tachykardien (Ventricular Tachycardia = VT).
- **Nichtschockbare Rhythmen** sind alle anderen Rhythmen (Asystolie und pulslose elektrische Aktivität = PEA).

Die **ventrikuläre Tachykardie** tritt meistens als monomorphe, regelmäße Breitkomplextachykardie auf. Eine Sonderform wäre die polymorphe Torsade-de-Point-Tachykardie. Monomorph bedeutet, dass jeder Komplex gleich aussieht. Als polymorph wird eine Tachykardie beschrieben, wenn aufeinanderfolgende Komplexe unterschiedlich aussehenden, also unterschiedliche Amplituden und Breiten (= Dauer) aufweisen. Bei fehlendem Puls wird die polymorphe Tachykardie ebenfalls mit Defibrillation behandelt.

Die **pulslose elektrische Aktivität (PEA)** umfasst jeden Herzrhythmus ohne Puls, ausgenommen der Asystolie und den schockbaren Rhythmen (pVT, VF). Das bedeutet, dass der zu reanimierende Mensch mit PEA fast jeden Rhythmus am EKG-Monitor vorweisen kann. Um einige Beispiele zu nennen: Sinustachykardie, Sinusbradykardie, AV-Block (I–III), tachykardes Vorhofflimmern, WPW-Syndrom, AV-Nodale-Reentrytachykardie etc. Obwohl die PEA viele Gesichter hat, ist sie trotzdem leicht am Monitor zu erkennen. Wenn man eine Asystolie, Kammerflimmern und eine regelmäßige Breitkomplextachykardie (= VT) ausschließt, bleibt nur mehr die PEA übrig.

Nach erfolgter Defibrillation wird sofort wieder mit Herzdruckmassage und Beatmung begonnen, ohne Kontrolle, ob die Defibrillation zu einer Änderung des Herzrhythmus geführt hat; Herzdruckmassage und Beatmung werden nun für 2 min ununterbrochen fortgesetzt. Unterbrechungen dürfen nur maximal 5 s dauern!

Wenn die 2 min abgelaufen sind, wird die Herzdruckmassage kurz unterbrochen, um den Herzrhythmus des Patienten/der Patientin erneut analysieren zu können. Ist weiterhin ein schockbarer Rhythmus zu erkennen, wird erneut defibrilliert und die Herzdruckmassage und Beatmung im Anschluss sofort weitergeführt.

Handelt es sich um einen Rhythmus, von dem anzunehmen ist, dass das Herz dabei auch tatsächlich Blut auswirft, wird der Kreislauf kurz (max. 10 s) kontrolliert (Puls zentral tasten, z. B. an Halsschlagader). Falls kein Kreislauf zu finden ist, wird die Herzdruckmassage und Beatmung sofort weitergeführt. Besteht ein nicht schockbarer Rhythmus, von dem auch kein Auswurf zu erwarten ist (Asystolie), so wird die Reanimation für 2 min weitergeführt. Es werden also immer Blöcke von 2 min Herzdruckmassage und Beatmung durchgeführt, die von einer kurzen Rhythmusanalyse und eventueller Defibrillation unterbrochen sind. Während dieser 2-min-Blöcke wird versucht, die Atemwege zu sichern, einen venösen Zugang zu schaffen und Medikamente zu verabreichen.

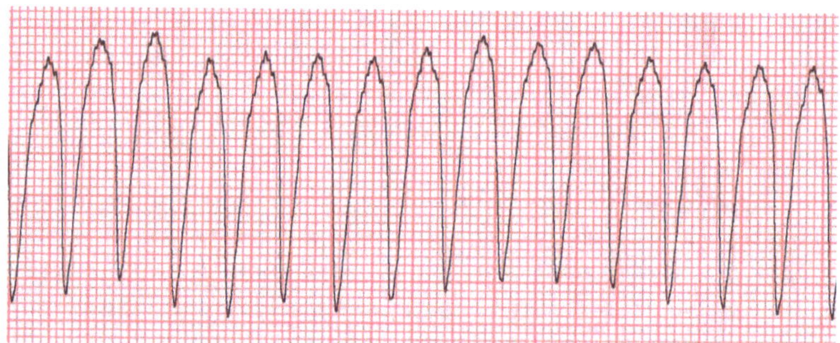

Abb. 3.6 Ventrikuläre Tachykardie (monomorph)

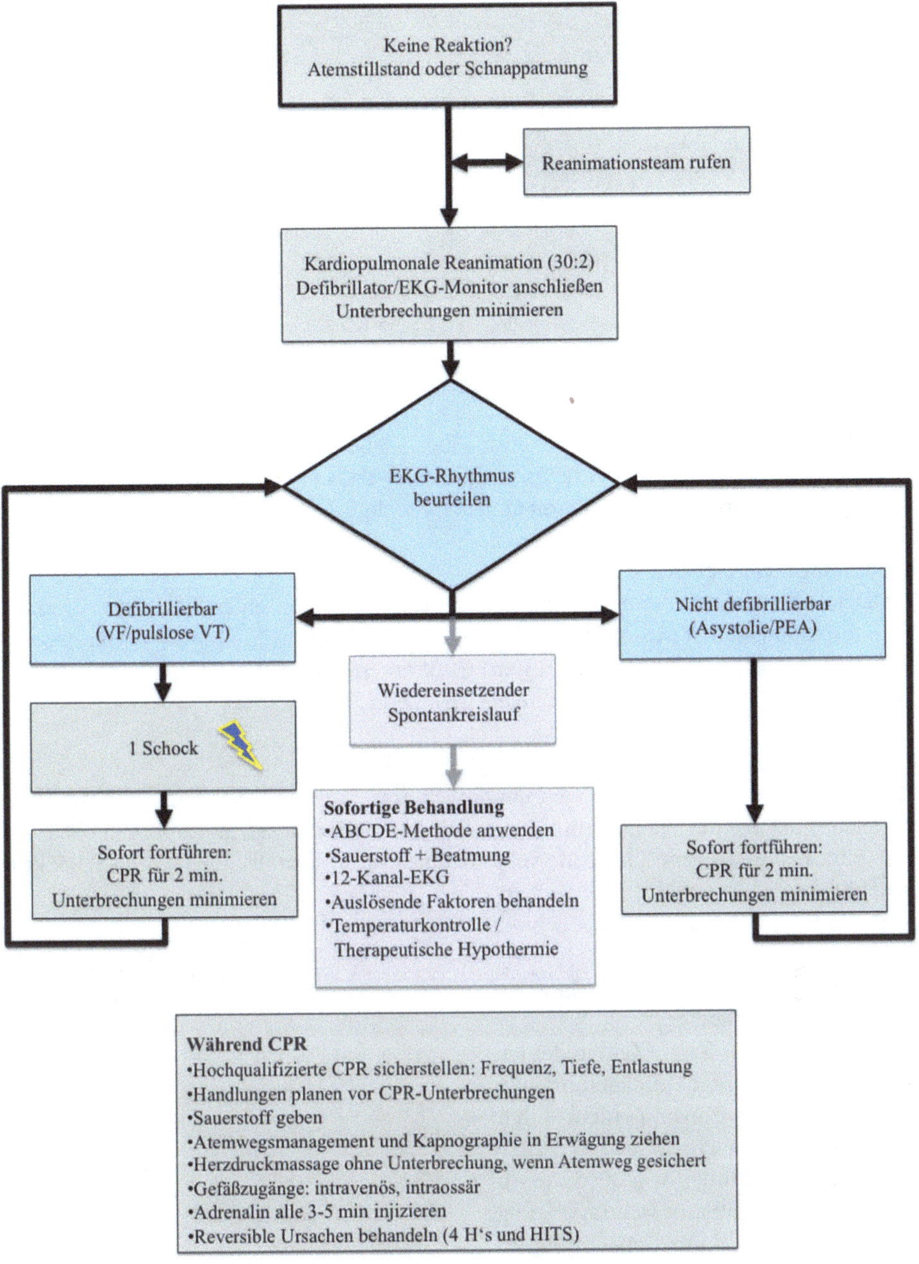

Abb. 3.7 Advanced Life Support Algorithm (modifiziert nach www.erc.edu)

3.1.4.3 Defibrillation

Bei der Defibrillation wird versucht, mit einem Stromstoß möglichst viele Herzmuskelfasern gleichzeitig zu depolarisieren (und damit auch gleichzeitig in eine Refraktärphase zu bringen). Dadurch können kreisende Erregungen (VF und VT) unterbrochen werden und die geordnete Kontraktion wird wieder möglich.

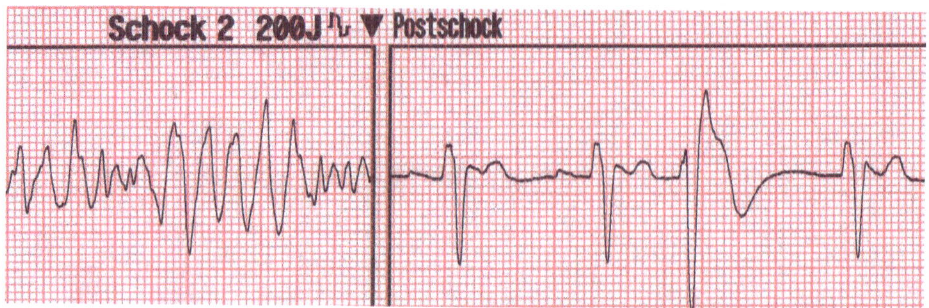

Abb. 3.8 Ein Patient mit Kammerflimmern erhält seinen 2. Schock (200 J, biphasisch) und erlangt dadurch einen Rhythmus der einen kardialen Auswurf ermöglicht (der 3. Komplex ist eine ventrikuläre Extrasystole). Der Patient beginnt wieder spontan zu atmen, Puls wird tastbar und er erlangt wieder das Bewusstsein.

Der Stromstoß wird bei der Reanimation über Klebe- oder Metallelektroden (bei Metallelektroden muss der Hautwiderstand durch Gel-Pads oder Elektroden-Gel verringert werden) an den Brustkorb und damit an das Herz abgegeben.

Monophasische und biphasische Defibrillation

Bei Defibrillatoren werden monophasische (Strom fließt von einer Elektrode zur anderen) von biphasischen (Strom fließt zwischen den Elektroden hin und her) Geräten unterschieden. Experimentelle Studien weisen auf einen Vorteil beim Einsatz biphasischer Defibrillatoren hin (gleiche Erfolgsrate bei geringerer Stromstärke).

Elektrodenposition

Damit die abgegebene Energie auch tatsächlich am Myokard ankommt, muss der Elektrodenkontakt auf der Haut optimal sein (keine Lufteinschlüsse, starke Brustbehaarung evtl. kurz rasieren). Eine Elektrode sollte parasternal **unterhalb der rechten Klavikula** platziert werden, die andere sollte im Bereich der **Herzspitze** (5. ICR, MCL, links) positioniert werden.

1-Schock- versus 3-Schock-Serie

Um die „Hands-off-Zeit“ (Zeit, in der keine Herzdruckmassage durchgeführt wird und daher der Organismus nicht durchblutet wird) möglichst kurz zu halten, wird seit den Leitlinien von 2005 die Abgabe eines Defibrillationsschocks gefolgt von 2 min Basisreanimation empfohlen. Die vor 2005 gängige 3-er-Serie an Defibrillationen (3 Schocks hintereinander ohne zwischenzeitliche Basisreanimation) hatte relativ lange „Hands-off-Zeiten“ zur Folge. Die Überlegenheit der 1-Schock-Abgabe gegenüber der 3-Schock-Serie ist allerdings nicht durch Studien abgesichert.

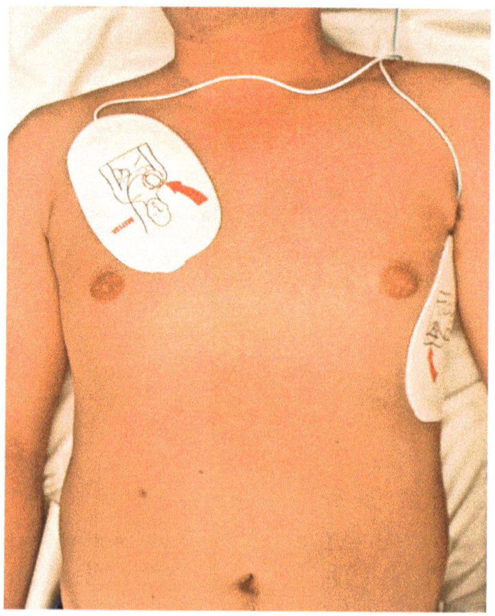

Abb. 3.9 Elektrodenposition zur Defibrillation

Im Herzkatheterlabor oder nach Thorakotomie können bei PatientInnen mit beobachtetem Kreislaufstillstand, die monitiert sind und initial einen schockbaren Rhythmus haben, noch vor der ersten Herzdruckmassage 3 Schocks hintereinander gegeben werden. Dies ist ebenfalls bei PatientInnen möglich, die monitiert sind (z. B. im Notarztwagen oder auf der Intensivstation), bei denen ein schockbarer Rhythmus vorliegt und ein Defibrillator bereits angeschlossen oder unmittelbar griffbereit ist.

Feinschlägiges Kammerflimmern oder Asystolie?

Sollte nicht sicher sein, ob eine Asystolie oder ein feinschlägiges Kammerflimmern vorliegt, so sollte nicht defibrilliert werden, sondern 2 min lang Herzdruckmassage und Beatmung durchgeführt werden. Die Wahrscheinlichkeit für eine erfolgreiche Defibrillation ist bei einem so feinschlägigen Kammerflimmern nämlich sehr gering.

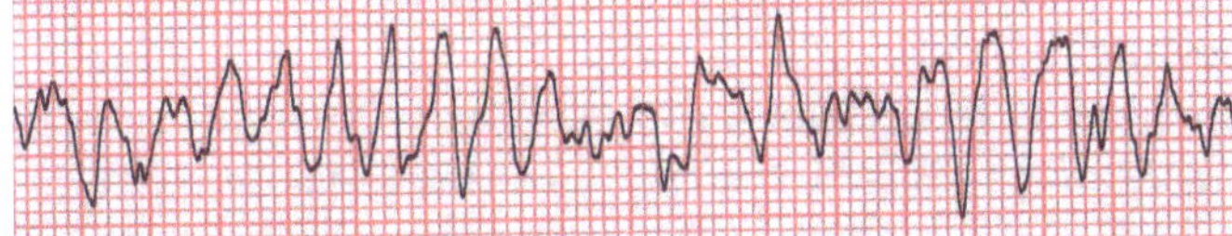

Abb. 3.10 grobes Kammerflimmern

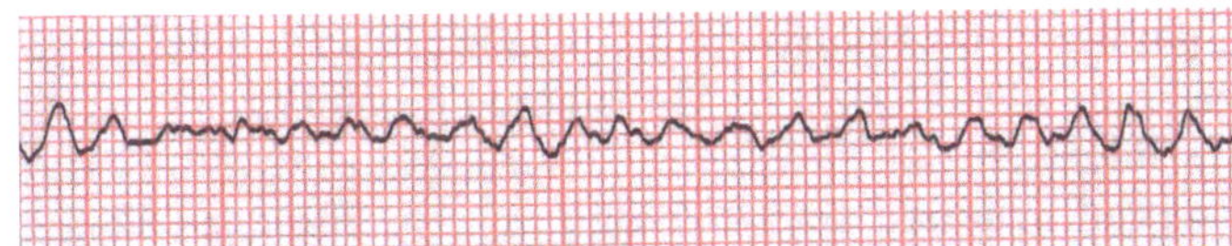

Abb. 3.11 feines Kammerflimmern

Sicherheit

Während der Defibrillation darf niemand leitend mit dem Patienten/der Patientin verbunden sein, da man sonst selbst einen Stromschlag (evtl. in der vulnerablen Phase mit folgendem Kammerflimmern) erhalten könnte. Der Brustkorb des Patienten/der Patientin sollte trocken sein und der/die PatientIn darf auf keiner leitenden Unterlage liegen. Die Paddels werden nur am Patienten/an der Patientin auf- und entladen!

Sauerstoff (aus dem Beatmungsbeutel oder dem Beatmungsgerät) sollte wegen der brandfördernden Wirkung (mögliche Funken bei der Defibrillation) mindestens 1 m vom Patienten/von der Patientin entfernt werden. Die Sicherheit des Ersthelfers hat hohe Priorität, aber es wurde auch festgestellt, dass das Defibrillationsrisiko für den Ersthelfer, insbesondere beim Tragen von Handschuhen eher gering ist. Die Guidelines weisen explizit darauf hin, dass die Defibrillation eine sehr sichere Maßnahme und bevorzugt mit Klebeelektroden durchzuführen ist. Der Fokus liegt hier auf einem sehr kurzen Sicherheitscheck („Alle weg vom Patienten!"), um die Pause für die Defibrillation nicht unnötig zu verlängern.

Die Herzdruckmassage sollte auch während der Aufladephase des Defibrillators fortgesetzt werden, die Sicherheit des Ersthelfers sollte trotzdem nicht gefährdet werden.

Halbautomatische Defibrillatoren (AED)

Mit halbautomatischen Defibrillatoren können auch nicht geschulte Personen effektiv und sicher Defibrillationen durchführen. Sobald das Gerät eingeschaltet wird, beginnt es alle Maßnahmen genau zu erklären. Der Benutzer wird also Schritt für Schritt angeleitet.

Über Klebeelektroden (auf denen beschrieben ist, wo sie platziert werden müssen) wird der Herzrhythmus des/der PatientIn vom Gerät analysiert (Frequenz, Anstiegsteilheit der Zacken, Regelmäßigkeit etc.). Die Sicherheit für eine korrekte Zuordnung in „schockbar" und „nicht schockbar" ist dabei mindestens genauso hoch wie bei der Analyse durch Fachpersonal. Bei Unsicherheiten in der Analyse gibt das Gerät keinen Schock ab. Es ist daher nicht möglich „lebende" PatientInnen mit normalem Herzrhythmus mit einem halbautomatischen Gerät zu defibrillieren, da das Gerät keinen Schock abgibt.
Moderne Geräte sind bei Analyse und Aufladung zur Schockabgabe bereits sehr rasch (wenige Sekunden) und vergleichbar mit der Geschwindigkeit bei manueller Defibrillation. Ein weiterer wesentlicher Vorteil bei Reanimation mit halb automatischen Geräten ist, dass von ihnen das Zeitmanagement übernommen wird (alle 2 min erneute Analyse) und das Reanimationsteam neben den ganzen anderen Tätigkeiten nicht auch noch auf die Uhr schauen muss.

3.1.4.4 Atemwegssicherung

Um die Herzmassage kontinuierlich durchführen zu können (keine Pause für die Beatmung mehr nötig), sollte der Atemweg des Patienten/der Patientin im Laufe der Reanimation gesichert werden. Dadurch ist es auch möglich den Patienten/die Patientin optimal zu oxygenieren und das Aspirationsrisiko vermindern zu können.
Goldstandard der Atemwegssicherung ist auch bei der Reanimation die endotracheale Intubation. Sie bietet den größten Aspirationsschutz und ermöglicht auch hohe Atemwegsdrücke (Herzdruckmassage). Allerdings stellen die aktuellen Reanimationsrichtlinien hohe Ansprüche an den Intubierenden. So soll der Intubationsvorgang nicht länger als 30 s dauern und während laufender Herzdruckmassage durchgeführt werden. Diesen Ansprüchen kann man nur mit regelmäßiger Übung und unter optimalen Bedingungen gerecht werden. Sollte die Intubation nicht funktionieren, muss eine Alternative dafür zur Verfügung stehen.

Der/die PatientIn stirbt nicht am fehlenden Tubus, sondern am fehlenden Sauerstoff!

Die Intubation während der Reanimation ist eine Notfallintubation. Da die PatientInnen durch die geringe zerebrale Durchblutung ohne Bewusstsein und ohne Schutzreflexe sind, werden dafür in der Regel keine Medikamente benötigt. Bis alle notwendigen Materialien vorbereitet sind (Laryngoskop, Tubus, Cuff-Spritze etc.), wird die Beatmung mit Maske und Beutel bei einer FiO_2 von 100 % durchgeführt. Das Einstellen des Kehlkopfeinganges soll während laufender Herzdruckmassage erfolgen. Für das Einführen des Tubus kann die Herzdruckmassage wenn nötig kurz unterbrochen werden.
Wenn die Atemwege gesichert sind, wird die Herzdruckmassage durchgehend durchgeführt. Die Frequenz der Herzmassage sollte dabei 100–120/min betragen. Unabhängig von den Herzmassagen wird der/die PatientIn mit einer Frequenz von 10/min beatmet (Atemzugvolumen 6 –7 ml/kg, ca. 500 ml bei 70 kg KG).
Die exakte Position des Tubus sollte mit einer Messung des Kohlendioxidgehalts der Ausatemluft ($etCO_2$) bestätigt werden. Die **Kapnographie/Kapnometrie** ist ebenfalls zur Evaluierung der HDM-Qualität geeignet. Bei hochwertiger HDM und korrekter Tubuslage können etwa physiologische Werte gemessen werden. Ebenso dient es als früher Indikator für ROSC und danach als Surrogatmarker für die Kreislauffunktion.

Atemwegsalternativen sind:

- **Maskenbeatmung:** Eine Möglichkeit zur Oxygenierung des Patienten/der Patientin ist die Maskenbeatmung. Sie bietet allerdings keinen Aspirationsschutz und die Atemwegsdrücke müssen niedrig gehalten werden. Die Herzdruckmassage kann daher nicht von der Beatmung entkoppelt werden. Um die Maskenbeatmung zu vereinfachen, kann ein Guedel- oder Wendel-Tubus verwendet werden. Der Beatmungsbeutel enthält ein Vielfaches des empfohlenen Beatmungsvolumens und darf daher nicht komplett ausgedrückt werden. **Cave:** Hyperventilation vermeiden
- **Larynxmaske, Larynxtubus, I-Gel, Kombitubus:** Diese Atemwegshilfen stellen einen mehr oder weniger guten Aspirationsschutz dar (besser als Maskenbeatmung, aber nicht so gut wie Endotrachealtubus). Die Atemwegsdrücke können ebenfalls höher gewählt werden, die Herzdruckmassage von der Beatmung also entkoppelt werden. Wenn eine Leckage hörbar ist, wird wieder die Beatmung an die HDM (30:2) gekoppelt. Ein wesentlicher Vorteil ist die einfache Handhabung (keine Laryngoskopie).
- **Koniotomie:** Sind die oberen Atemwege komplett verlegt und kann der/die PatientIn weder mit Maske beatmet noch mit Tubus oder Alternative versorgt werden, muss mit der Koniotomie ein Atemweg geschaffen werden.

3.1.4.5 Zugangswege

Um dem Patienten/der Patientin Medikamente verabreichen zu können, muss ein Zugang zu seinen Blutgefäßen geschaffen werden. Wenn Medikamente verabreicht werden, sollen diese auch tatsächlich den zentralen Kreislauf erreichen und nicht etwa in einer Vene am Handrücken liegen bleiben. Daher muss nach jeder Medikamentengabe mit mindestens 20 ml einer Infusionslösung nachgespült werden bzw. diese mit einer Dauerinfusion eingeschwemmt werden. Die betroffene Extremität wird angehoben, um die Schwerkraft für den Transport in den zentralen Kreislauf auszunützen.

- **Periphervenöser Zugang:** Der periphervenöse Zugang (Venflon) ist meist am einfachsten und schnellsten herzustellen. Im Notfall können alle Medikamente darüber gegeben werden. Dabei sollte dieser Zugang zumindest in der Cubita gelegt werden. Eine gute Möglichkeit ist die Punktion der V. jugularis externa, die neben der ausreichenden Größe auch den Vorteil der zentralen Lage aufweist.
- **Intraossärer Zugang:** Sollte ein periphervenöser Zugang nicht möglich sein (schlechte Venensituation, Zentralisation), so ist der intraossäre Zugang die nächste Wahl. Bei Kidern ist diese Zugangsart bereits lange etabliert; seit den Reanimationsleitlinien 2005 wird er auch beim Erwachsenen empfohlen. Es stehen verschiedene Systeme (z. B. Knochenbohrer EZ-IO, Bone Injection Gun) und Lokalisationen (Tibia, Sternum, Humerus) für die Durchführung zur Verfügung. Die Plasmakonzentrationen der intraossär verabreichten Medikamente sind mit denen bei intravenöser Gabe vergleichbar.
- **ZVK:** Zentralvenöse Zugänge sollten während laufender Reanimation nicht neu angelegt werden, da die Komplikationsraten dabei relativ hoch sind und alle für die Reanimation notwendigen Medikamente auch über andere Zugangswege verabreicht werden können.
- **Endotracheale Medikamentengabe:** Wird nicht mehr empfohlen.

3.1.4.6 Medikamente

Es gibt kein Medikament, für das gesichert ist, dass es das Langzeit-Outcome tatsächlich verbessert.

Adrenalin

Adrenalin (Epinephrin, Suprarenin) ist ein starker Vasopressor, der auf α- und β-Rezeptoren wirkt. Bei der Reanimation wird es bei Erwachsenen in der Dosierung von 1 mg i. v. bzw. i.o. verabreicht. Adrenalin führt zu einer peripheren Vasokonstriktion mit nachfolgender Erhöhung des diastolischen Aortendrucks, wodurch der zerebrale und koronare Blutfluss erhöht wird. Durch den verbesserten koronaren Blutfluss kommt es zu Veränderungen der Frequenz und Amplitude des Kammerflimmerns, was die Chancen auf eine erfolgreiche Defibrillation verbessern soll. Allerdings erhöht es auch den myokardialen O_2-Verbrauch sowie den pulmonalen Shunt und verschlechtert die endokardiale Durchblutung. Wie viel Adrenalin insgesamt verabreicht wird, hängt von der Dauer der Reanimation ab (alle 3–5 min 1 mg). In einer retrospektiven Untersuchung wurde gezeigt, dass die kumulative Adrenalindosis während der Reanimation ein unabhängiger Prädiktor für ein schlechtes neurologisches Ergebnis nach einer überlebten Reanimation war. Dies zeigte sich auch in einer prospektiv randomisierten Untersuchung (Medikamentengabe vs. keine Medikamentengabe), wo zwar die ROSC-Rate (Return of spontaneous Circulation = Wiedererlangung des Spontankreislaufs) erhöht, jedoch das Gesamt-Überleben nicht verbessert wurde. In Untergruppen (PEA) führte es zu einer Verbesserung des Überlebens.
Die Katecholamine Noradrenalin und Dopamin haben keine besseren Effekte als Adrenalin, sind nicht so gut erforscht und werden daher nicht empfohlen.

Bei schockbarem Rhythmus wird 1 mg Adrenalin i. v. nach dem 3. Schock verabreicht, sobald die HDM fortgesetzt wird. Bei nicht schockbarem Rhythmus wird 1 mg Adrenalin i. v. gegeben, sobald ein Zugang vorhanden ist. Nach der ersten Adrenalingabe wird es anschließend alle 3–5 min verabreicht, egal ob es sich um einen schockbaren oder nicht schockbaren Rhythmus handelt.

Vasopressin (Pitressin®)

Vasopressin wirkt ebenfalls vasokonstriktorisch, allerdings über andere Mechanismen (V_1- und V_2-Rezeptoren und Steigerung des intrazellulären Ca^{2+}) als Adrenalin. Es kann intravenös und intraossär verabreicht werden und führt experimentell zu einem besseren Blutfluss in Herz und Hirn als Adrenalin. Eine große klinisch randomisierte Studie fand keinen Unterschied in der Überlebensrate im Vergleich zur Gabe von Adrenalin. Die Datenlage reicht derzeit nicht aus, um Vasopressin als Alternative zu Adrenalin zu befürworten oder abzulehnen, außerdem ist es auch nicht allgemein verfügbar.

Amiodaron (Sedacoron®)

Amiodaron ist ein Antiarrhythmikum der Klasse 3, hat jedoch auch Effekte der Klasse 1. Es senkt die Fibrillationsschwelle ohne wesentliche Erhöhung der Defibrillationsschwelle. Im Vergleich mit Placebo führt es zu einer höheren Rate an ROSC bei therapierefraktärem Kammerflimmern, allerdings zu keiner Erhöhung der Krankenhausentlassungsrate. Amiodaron wird in einer einmaligen Dosis von 300 mg bei therapierefraktärem Kammerflimmern (nach dem 3. Schock) empfohlen. Bei refraktärem VF/VT kann eine weitere Dosis von 150 mg verabreicht werden, gefolgt von 900 mg über 24 h.

Lidocain

Lidocain ist ein Antiarrhythmikum der Klasse 1 b. Es vermindert die myokardiale Automatizität sowie Reentrymechanismen und erhöht die Fibrillationsschwelle. Es erhöht allerdings auch die Defibrillationsschwelle. In Kombination mit Adrenalin führt es relativ

häufig zur Asystolie nach der Defibrillation. Im direkten Vergleich mit Amiodaron ist die ROSC-Rate bei Einsatz von Lidocain geringer als mit Amiodaron.
Sollte kein Amiodaron zur Verfügung stehen, kann stattdessen Lidocain verabreicht werden. Es darf nicht mit Amiodaron kombiniert werden. Die Dosis beträgt dabei 1 mg/kg und kann bis zu 3-mal gegeben werden.

Atropin
Atropin ist ein Parasympathikolytikum. Laut ERC-Guidelines wird die Gabe bei Asystolie und bradykarder PEA (3 mg i. v.) **nicht mehr empfohlen**, da es keine Daten gibt, die belegen, dass der routinemäßige Einsatz von Atropin die Überlebensrate erhöht.

Puffer, Natriumbikarbonat
Die beste Methode, die Azidose im Rahmen eines Herz-Kreislauf-Stillstands zu therapieren, ist die Durchführung von optimaler Herzdruckmassage und Beatmung. Da die Puffersubstanzen teilweise schwere Nebenwirkungen haben und die intrazelluläre Azidose noch verstärken können, wird der routinemäßige Einsatz nicht empfohlen.
Indiziert ist die Gabe von Natriumbikarbonat allerdings bei Kreislaufstillstand aufgrund einer Vergiftung mit trizyklischen Antidepressiva und bei Kreislaufstillstand wegen Hyperkaliämie. Es werden dabei initial 50 mmol Natriumbikarbonat verabreicht.

3.1.4.7 Reversible Ursachen
Die reversiblen Ursachen eines Kreislaufstillstands beschreiben Umstände, die eine erfolgreiche Reanimation verhindern können. Diese reversiblen Ursachen kommen bei Reanimationen relativ häufig vor und sind einfach zu beheben. Wenn sich der Zustand trotz optimalen Reanimationsmaßnahmen nicht verbessert, sollten die reversiblen Ursachen systematisch ausgeschlossen oder behoben werden.

> ! Die Anfangsbuchstaben dieser Ursachen sind **4 × H** und **HITS** (im Englischen 4 × H und 4 × T).

- **Hypoxie:** Ist der/die PatientIn ausreichend mit Sauerstoff versorgt? → FiO_2 100 %? Tubuslage korrekt?
- **Hypovolämie:** Benötigt der/die PatientIn Volumen? Bestehen ein Polytrauma, eine starke Blutung oder Exsikkose? → Gabe von Flüssigkeit. 500 ml Infusionslösung führen im Rahmen der Reanimation meist nicht zum akuten Lungenödem!
- **Hypo-/Hyperkaliämie:** Liegt eine Elektrolyt- oder Stoffwechselentgleisung vor? → Therapie entsprechend der Stoffwechselentgleisung.
- **Hypothermie:** Ist der/die PatientIn schwer unterkühlt? Ein Kreislaufstillstand ist bei Temperaturen unter 30 °C möglich → Am besten Wiedererwärmung mit Herzlungenmaschine.
- **Herzbeuteltamponade:** seltene Komplikation, vor allem auf thoraxchirurgischen Abteilungen oder bei traumatologischen PatientInnen → Chirurgische Entlastung notwendig.
- **Intoxikation:** Deutet die Situation auf eine Vergiftung hin? Welches Gift wurde konsumiert? → Vergiftungsinformationszentrale Tel.: 01 406 43 43. Therapie entsprechend der Intoxikation.

Tab. 3.1 Reversible Ursachen

Reversible Ursachen	
Hypoxie	Herzbeuteltamponade
Hypovolämie	Intoxikation
Hypo-/Hyperkaliämie	Thrombembolie
Hypothermie	Spannungspneumothorax

- **Thrombembolie:** Herzinfarkt? Lungenembolie? → Wenn während der Reanimation eine Thrombolysetherapie eingesetzt wird, muss dem Medikament auch Zeit gegeben werden um zu wirken. Daher muss mindestens 60–90 min weiter reanimiert werden!
- **Spannungspneumothorax:** vor allem bei PatientInnen mit Status asthmaticus, nach Trauma und bei Reanimationen möglich (Rippenfrakturen, Überdruckbeatmung) → Thoraxdrainage anlegen.

3.1.4.8 Reanimation unter speziellen Umständen

Hypothermie

Hypothermie ist eine Körpertemperatur von unter 35 °C, die im Notfall am besten mittels eines tympanischen Thermometers gemessen wird. Die starke Unterkühlung kann die Hypoxietoleranz des Körpers extrem verlängern. Bis zu 10fache Überlebenszeit bei einer Körpertemperatur von 18 °C im Vergleich zu 37 °C sind beschrieben. *"No one is dead – until warm and dead"*.

Bei schwerer Hypothermie ist die Wirkung von Medikamenten und der Defibrillation nicht gesichert. Daher sollten bei einer Körperkerntemperatur < 30 °C keine Medikamente gegeben werden und maximal 3 Defibrillationsversuche unternommen werden. Über 30 °C kann Adrenalin in einer Dosierung von 1 mg alle 6–8 min gegeben werden, bis annähernd Normothermie erreicht ist. Herzdruckmassage und Beatmung werden normal weitergeführt und der/die PatientIn gleichzeitig auf etwa 33 °C erwärmt (Herz-Lungen-Maschine, warme Infusionen). Ein erwärmen über 33 °C sollte im Rahme der Reanimation (therapeutische Hypothermie) vermieden werden.

Ertrinken

Bei Ertrinken ist es essenziell, dass der Retter sich nicht auch in Gefahr bringt. Der/die PatientIn sollte möglichst schnell unter Beachtung des Selbstschutzes geborgen werden (**Cave:** mögliche HWS-Verletzung! – Häufigkeit 0,5 %). Die Reanimationsmaßnahmen (Beatmung) sollten nach Möglichkeit bereits im Wasser eingeleitet werden. Da die Ursache für den Kreislaufstillstand beim Ertrinken meist die Hypoxie ist und die Sauerstoffreserven komplett aufgebraucht sind, werden vor der Herzdruckmassage 5 initiale Beatmungen durchgeführt.

Vergiftungen

Manche Gifte (Organophosphate, Zyanide) können durch Haut und Schleimhaut aufgenommen werden und gefährden daher auch den Helfer (Mund-zu-Mund-Beatmung, Hände). Bei Verdacht auf eine derartige Vergiftung darf daher nur mit Beatmungsbeutel beatmet werden und es müssen Handschuhe getragen werden. Der/die PatientIn soll möglichst rasch dekontaminiert werden (Kleidung entfernen, mit Wasser und Seife abwaschen). Während laufender Reanimation sollte herausgefunden werden, um welches Gift es sich handelt, und entsprechende Maßnahmen getroffen werden (Antidote, Dialyse etc.).

Schwangerschaft

Ursachen für einen Kreislaufstillstand während einer Schwangerschaft sind Blutung, Pulmonalembolie, Plazentalösung und Eklampsie. GynäkologInnen und NeonatologInnen sollten frühzeitig beigezogen werden. Die Reanimation von Schwangeren unterscheidet sich nicht grundlegend von den anderen Patientinnen. Um den venösen Rückstrom zu verbessern, sollten die Patientinnen in leichte Linksseitenlage (15°) gebracht werden. Da bei Schwangeren ein extrem hohes Aspirationsrisiko besteht, sollten diese frühzeitig intubiert werden. Um die Überlebenschance für Mutter und Kind zu verbessern, sollte das Kind ab der 20. SSW so rasch als möglich entbunden werden (Notsectio unter laufender Reanimation). Defibrillationen werden normal durchgeführt. Das Risiko, beim Kind Kammerflimmern auszulösen, ist minimal; wenn die Mutter keinen Spontankreislauf entwickelt, stirbt auch das Kind.

Stromunfall

Nachdem der Strom ausgeschaltet ist (Selbstschutz), wird der/die PatientIn wie üblich reanimiert. Neben Herzrhythmusstörungen komplizieren vor allem bei Starkstromunfällen schwere (innere) Verbrennungen die Situation.

Anaphylaxie

Die Reanimation wird wie üblich durchgeführt und gleichzeitig die Anaphylaxie bekämpft (Adrenalin, viel Flüssigkeit, Antihistaminikum, Kortikosteroid). Die auslösende Substanz soll so früh wie möglich entfernt werden (z.B. Abhängen der Antibiotika-Infusion, wenn dies als auslösendes Agens vermutet wird). Das Anschwellen der Atemwege kann die Beatmung bzw. die Intubation erschweren.

Asthma

Während eines Asthmaanfalls werden für eine ausreichende Ventilation meist sehr hohe Beatmungsdrücke benötigt. Die PatientInnen müssen daher früh intubiert werden. Durch das Airtrapping werden die Lungen überbläht, wodurch eine effektive Herzdruckmassage oft erschwert ist. Ein Pneumothorax sollte ausgeschlossen werden.

Trauma

PatientInnen, die wegen eines Traumas einen Kreislaufstillstand erleiden, haben eine sehr schlechte Prognose. Eventuell kann die Thorakotomie und die Reanimation am offenen Herzen erwogen werden. Ein Spannungspneumothorax kommt bei traumatologischen PatientInnen häufig vor und muss entsprechend therapiert werden.

3.1.4.9 Behandlung nach dem Kreislaufstillstand (Post Resuscitation Care)

Ziel der Behandlung nach dem Herz-Kreislauf-Stillstand ist die Stabilisierung und Aufrechterhaltung der Vitalparameter und die Abklärung der Ursache des Herz-Kreislauf-Stillstandes. Zusätzlich sollte eine therapeutische Hypothermiebehandlung erfolgen. Ein besonderes Augenmerk gilt dem Blutzucker, da eine Hyperglykämie mit einem schlechteren Outcome einher geht. Ein Blutzucker über 180 mg/dl sollte mit Insulingabe gesenkt werden. Damit nichts „übersehen" wird, empfiehlt sich ein standardisiertes Vorgehen entsprechend dem **ABCDE-Schema**. Die Sedoanalgesie kann z. B. mit Fentanyl und Midazolam erfolgen.

Therapeutische Hypothermie

Jeder Mensch (Erwachsene und Kinder) der erfolgreich reanimiert wurde und komatös bleibt, soll gekühlt werden. Die Körpertemperatur soll aktiv zwischen 32 und 34 °C für 12–24 h gehalten werden. Diese milde therapeutische Hypothermie reduziert die zerebralen Stoffwechselvorgänge und führt zu einer Verbesserung des neurologischen Outcomes. Die „Number needed to treat" liegt für diese Therapie bei 6 (das bedeutet: Um ein Leben mit gutem neurologischen Outcome zu ermöglichen, müssen 6 PatientInnen mit therapeutischer Hypothermie nach ROSC behandelt werden)[1]. Damit es durch Muskelzittern nicht zu einer ungewollten Steigerung des Sauerstoffverbrauchs kommt, sollten die PatientInnen relaxiert werden.

Die Kühlung kann durch Kühlpads (z. B.: EMCOOLS FLEX.Pads, die Kühlpads senken die Körpertemperatur um 3,3 °C pro Stunde[2]), speziellen Geräten (z. B. ThermoGard XP), Eisbeutel oder kalte Infusionen (30 ml/kg KG einer 4 °C kalten Kochsalz- oder Voll-Elektrolyt-Lösung senkt die Körperkerntemperatur um 1,5 °C) erfolgen. Es soll wenn möglich bereits präklinisch mit der Therapie begonnen werden. Kühlmatten, wie sie z. B. die Wiener Rettung einsetzt, stellen eine Möglichkeit für den organisierten Rettungsdienst dar. Aber auch klinisch während einer PCI soll die Kühlung fortgeführt werden und stellt hierfür keine Kontraindikation dar.

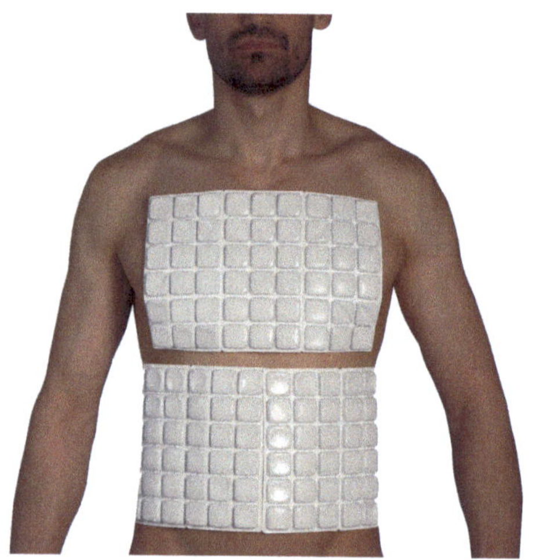

Abb. 3.12 Therapeutische Hypothermie mit EMCOOLS FLEX.Pads, EMCOOLS Medical Cooling Systems AG® www.emcools.com

Es sollte so früh wie möglich die Suche nach der Ursache für den Kreislaufstillstand anlaufen und mögliche Komplikationen frühzeitig erkannt werden. Es wird daher eine genaue Anamnese (Angehörige, Notarzt/Notärztin) erhoben und der/die PatientIn untersucht.

- komplettes Labor, Blutgasanalyse inklusive Laktat
- EKG (12 Ableitungen): bei Verdacht auf einen akuten Myokardinfarkt s. Kap. „Perkutane koronare Intervention"
- Lungenröntgen
- Echokardiographie

Eventuell sind noch weitere Untersuchungen notwendig (CT Schädel oder Thorax/Abdomen etc.).

1 Hypothermia after Cardiac Arrest Study Group (2002) Mild therapeutic hypothermia to improve the neurologic outcome after cardiac arrest. N Engl J Med 346: 549–556

2 Vray et al. Out of hospital surface casting to induce mild hypothermia in humans alter cardiac arrest. Resuscitation 2008

3.1.4.10 Reanimation bei Kindern

Da die Ursache für einen Kreislaufstillstand bei Kindern meist die respiratorische Insuffizienz mit nachfolgendem Ersticken ist, müssen Kinder initial 5-mal beatmet werden, um die Lungen mit Sauerstoff zu füllen. Ein Kind gilt so lange als Kind, bis es in die Pubertät kommt („Wenn man glaubt, da liegt ein Kind, wird es wie ein Kind reanimiert. Wenn man glaubt, da liegt ein Erwachsener, wird er wie ein Erwachsener reanimiert").
Der weitere Ablauf der Reanimation ist im Prinzip wie beim Erwachsenen.

Herzdruckmassage

Die Technik der Herzdruckmassage ist bei Kindern an die jeweilige Körpergröße anzupassen. Der Brustkorb sollte um ⅓ des Durchmessers zusammengedrückt werden. Je nachdem wie viel Kraft dazu notwendig ist, kann die Herzdruckmassage mit 2 Fingern, einer Hand oder beiden Händen durchgeführt werden. Bei Säuglingen und Neugeborenen kommt die sog. „Encircling-Technik" zum Einsatz. Dabei wird der Brustkorb des Kindes von vorne mit beiden Händen umfasst und das Brustbein mit beiden Daumen gegen die restlichen Finger als Widerlager komprimiert. Diese Technik sollte bei 2 Helfern eingesetzt werden.

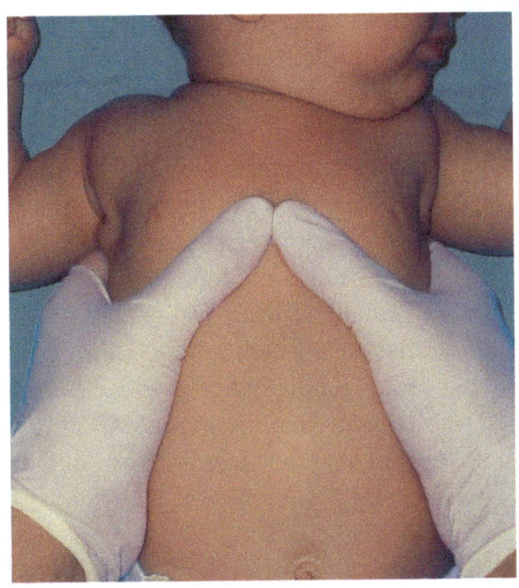

Abb. 3.13 Herzdruckmassage beim Säugling

Die Frequenz der Herzmassage beträgt wie beim Erwachsenen ebenfalls 100/min. Das Verhältnis von Herzdruckmassage zu Beatmung sollte bei 15 : 2 liegen. Ungeübte Helfer, die alleine reanimieren, können auch 30 : 2 verwenden. Bei Neugeborenen beträgt das Verhältnis 3 : 1.

Beatmung

Um die Atemwege frei zu halten, darf der Kopf von kleinen Kindern nicht zu stark überstreckt werden (Schnüffelstellung). Bei großen Kindern kann der Kopf fast wie bei Erwachsenen überstreckt werden. Der Körpergröße entsprechend muss das Atemzugvolumen ebenfalls reduziert werden. Es soll soviel beatmet werden, dass sich der Brustkorb sichtbar hebt.

Defibrillation

Die Defibrillation wird bei Kindern mit einer Energie von 4 J/kg durchgeführt. Die Elektrodengröße sollte an die Größe des Kindes angepasst werden (4,5 cm Durchmesser bei < 10 kg; 8 –12 cm Durchmesser bei > 10 kg). Halbautomatische Defibrillatoren für Erwachsene können bei Kindern über einem Jahr ebenfalls eingesetzt werden, wenn kein spezieller Kinderdefibrillator zur Verfügung steht. Allerdings ist Kammerflimmern als Rhythmus bei kindlichem Kreislaufstillstand relativ selten.

Medikamente

Die Dosierung der Medikamente ist vor allem bei sehr kleinen Kindern ein recht hoher rechnerischer Aufwand:

- Adrenalin: 10 µg/kg i. v. (Zeitpunkt wie bei Erwachsenen)
- Amiodaron: 5 mg/kg (nach dem 3. und 5. Schock).

ZUSAMMENFASSUNG

- Reanimationsmaßnahmen müssen unmittelbar bei Eintritt des Atem-Kreislauf-Stillstandes begonnen werden.
- Die wichtigsten Maßnahmen sind die Herzdruckmassage, die Beatmung und die Defibrillation.
- 30 Herzdruckmassagen werden im Wechsel zu 2 Beatmungen andauernd durchgeführt.
- Herzdruckmassage: Eindrucktiefe mindestens 5 cm, Frequenz 100–120/min, Thorax jedes Mal komplett entlasten.
- Nach Atemwegssicherung (Endotrachel-, Larynxtubus, Larynxmaske) ist die Beatmungsfrequenz 10/min.
- Lediglich für die Defibrillation bei Kammerflimmern und pulsloser VT darf die Basisreanimation max. 5 s unterbrochen werden.
- Eine qualitativ hochwertige Herzdruckmassage ist das Fundament einer erfolgreichen Reanimation.
- Im Laufe der Reanimation sollten parallel zu Herzdruckmassage und Beatmung
  - die Atemwege gesichert (Intubation, Kombitubus, Larynxmaske, Larynxtubus, Koniotomie),
  - ein Zugang gelegt (periphervenös, intraossär) und
  - reversible Ursachen (4 × H und HITS) behoben werden.
- Bei Kammerflimmern/VT wird Adrenalin 1 mg unmittelbar nach dem 3. Schock und anschließend alle 3–5 min verabreicht.
- Bei Asystolie und PEA wird Adrenalin 1 mg sofort gegeben.
- Amiodaron wird bei Kammerflimmern/VT nach dem 3. Schock verabreicht (300 mg i. v.).
- Nach ROSC sollen PatientInnen für 12–24 h auf 32–34 °C gekühlt werden und nach dem ABCDE-Schema untersucht/behandelt werden.
- Die Kapnographie/-metrie ist zur Verifizierung der korrekten Tubuslage, zur Evaluierung der HDM-Qualität und als früher Indikator für ROSC sowie zur indirekten Kreislaufüberwachung geeignet.

Fragen

Ein 67-jähriger Mann wird am Boden liegend vorgefunden. Sie stellen eine Schnappatmung fest. Wie gehen Sie weiter vor?

- a der Patient wird in die stabile Seitenlage gebracht, seine Atmung wird weiterhin kontrolliert
- b es wird 100 % Sauerstoff verabreicht und der Patient mit erhöhtem Oberkörper gelagert
- c es wird sofort mit den Wiederbelebungsmaßnahmen begonnen
- d er wird intubiert und dann sofort in ein Spital mit Überwachungseinheit gebracht

Bei einem Patienten mit Kreislaufstillstand wird vom halbautomatischen Defibrillator 1 Schock empfohlen. Welche Rhythmusstörung liegt vermutlich vor?

- a Asystolie
- b Sinustachykardie
- c Kammerflimmern
- d AV-Block III. Grades

Im Rahmen einer Reanimation wird eine 74-jährige Patientin intubiert. Wie verfahren sie fort?

- a Herzdruckmassage zu Beatmung im Verhältnis 30 : 2 weiter
- b durchgehende Herzdruckmassage mit einer Beatmungsfrequenz von 10/min
- c Weiterführen der Herzdruckmassage, keine Beatmung mehr notwendig
- d Herzdruckmassage zu Beatmung im Verhältnis 15 : 2 weiter

Bei einem 67-jährigen Patienten besteht nach dem 2. Schock weiterhin Kammerflimmern. Welche Medikamente verabreichen sie nach dem 3. Schock?

- a Adrenalin Lidocain
- b Adrenalin und Atropin
- c Adrenalin und Amiodaron
- d Adrenalin und S-Ketamin

Lösungen zu Fragen siehe Seite 393.

3.2 Thoraxschmerz

M. Krawany, W. Schreiber

Thoraxschmerzen zählen zu den häufigsten Symptomen, weswegen PatientInnen ärztlichen Rat suchen. Nur bei wenigen wird eine bedrohliche Ursache, wie z. B. ein Myokardinfarkt oder eine Pulmonalembolie, diagnostiziert.

► Ursachen

Die häufigsten Ursachen für Thoraxschmerzen sind:

- kardial (akutes Koronarsyndrom, Perikarditis)
- pulmonal (Pulmonalembolie, Pneumothorax, Pleuritis, Pneumonie)
- Aortendissektion
- gastrointestinal (Gastritis, Ösophagitis, Ulzera, Reflux, Pankreatitis)
- Bewegungsapparat (vertebrogener Thoraxschmerz, Rippen- oder Sternumfraktur, Interkostalneuralgie)
- psychiatrisch im Rahmen einer Panikattacke.

> ! Potenziell lebensbedrohlich sind akuter Myokardinfarkt, Aortendissektion und Pulmonalembolie.

► Diagnostik

Anamnese:

- Schmerzcharakter (brennend, stechend, drückend, Lokalisation, Ausstrahlung, Dauer, Bewegungs- oder Atemabhängigkeit, abhängig von der Nahrungsaufnahme)
- Dyspnoe (bei Belastung, Orthopnoe, Ruhedyspnoe, Sprechdyspnoe)
- Begleitsymptomatik (Atemnot, Fieber, Husten, Schwindel, Palpitationen, Synkopen, vegetative Symptomatik wie Übelkeit, Erbrechen)
- frühere Erkrankungen
- Risikofaktoren besonders für KHK, Pulmonalembolie und Aortendissektion (s. entsprechende Kapitel).

Physikalische Untersuchung:

- Vitalparameter wie Herzfrequenz, Temperatur, Sauerstoffsättigung, Atemfrequenz
- Auskultation von Herz und Lunge (Tachykardie, Herzgeräusche, Perikardreiben, Pleurareiben)
- Perkussion der Lunge.

Aus der Anamnese, der klinischen Untersuchung und der Erfahrung des Untersuchers muss sich eine Verdachtsdiagnose ergeben, die die weiteren Untersuchungen bestimmt.

Tab. 3.2 Diagnostische Möglichkeiten bei Thoraxschmerz

EKG	Rhythmus, Hinweise auf Ischämie
Echokardiographie	Wandbewegungsstörungen, Klappenstatus, Linksventrikelfunktion, Perikarderguss, Aortenwurzel
Thorax-Röntgen	Infiltrat, Pneumothorax, Erguss
CT	Aortendissektion, Pulmonalembolie, Infiltrat
Labor	Blutbild, CRP, CK, CK-MB, Troponin T, Troponin I, GOT, GPT, LDH, D-Dimer

► Therapie

Die Therapie richtet sich nach dem Ergebnis der diagnostischen Überlegungen (s. entsprechende Kapitel).

3.3 Akute Atemnot

D. Weidenauer, M. Röggla

Die akute Atemnot zählt zu den häufigsten Beschwerden, weswegen PatientInnen die Rettung rufen bzw. in die Notfallambulanz aufsuchen. Die Ursachen können pulmonal (z. B. Asthmaanfall), aber auch extrapulmonal (z. B. akute Herzinsuffizienz) sein.

► Ursachen

Die häufigsten Ursachen für akute Atemnot sind:

- Asthma bronchiale (eher jüngere Patienten)
- COPD-Exazerbation (meistens schwere Raucher)
- Lungenödem
  - Rückstauung bei akuter Linksherzinsuffizienz
  - im Rahmen hypertensiver Krisen
  - Überwässerung bei akutem Nierenversagen
  - Höhenkrankheit (ab einer Höhe 2500 m möglich)
  - toxisches Lungenödem (z. B. Inhalation von Reizgasen bei Brand)
- Pneumothorax
- Pleuraerguss (häufig bei malignen Erkrankungen)
- Infektionen: Pleuritis, Pneumonie, Bronchitis, Laryngitis
- Anaphylaxie: Atemwegsobstruktion der oberen und/oder unteren Atemwege
- Pulmonalembolie
- Verlegung der oberen Atemwege durch einen Fremdkörper (Schaukelatmung)
- akute Herzinsuffizienz (interstitielles/alveoläres Lungenödem)
- Serienrippentrümmer- oder Sternumfrakturen (paradoxe Atmung)
- Intoxikation, z. B. mit Opiaten, Benzodiazepinen (meist objektive resp. Insuffizienz, subjektiv keine Atemnot)
- psychiatrisch im Rahmen einer Panikattacke (Hyperventilation).

Potenziell lebensbedrohlich sind alle bis auf Panikattacken. Die Bedrohlichkeit hängt meist in erster Linie vom Ausmaß der respiratorischen Insuffizienz ab (klinischer Eindruck, dabei besonders auf resp. Erschöpfung achten, Atemfrequenz, SpO2).

► Diagnostik

Die Untersuchung soll entsprechend dem ABCDE-Schema erfolgen.

Anamnese:

- Schmerzcharakter (brennend, stechend, drückend, Lokalisation, Ausstrahlung, Dauer, Bewegungs- oder Atemabhängigkeit, abhängig von der Nahrungsaufnahme)
- Dyspnoe (bei Belastung, Orthopnoe, Ruhedyspnoe, Sprechdyspnoe)
- Begleitsymptomatik (Thoraxschmerz, Fieber, Husten, Schwindel, Beinödeme, Aszites, Palpitationen, Synkopen, vegetative Symptomatik wie Übelkeit und Erbrechen)
- frühere Erkrankungen
- Risiko für Thrombose und Lungenembolie
- Nikotin.

Physikalische Untersuchung:

- Atemparameter wie Atemfrequenz, Atemzugsvolumen, Sauerstoffsättigung
- Vitalparameter wie Herzfrequenz, Blutdruck, Temperatur

- Auskultation von Herz und Lunge (Tachykardie, Herzgeräusche, Perikardreiben, Pleurareiben)
- Perkussion der Lunge.

Aus der Anamnese, der klinischen Untersuchung und der Erfahrung des Untersuchers muss sich eine Verdachtsdiagnose ergeben, die die weiteren Untersuchungen bestimmt.

Tab. 3.3 Diagnostische Möglichkeiten bei akuter Atemnot

Auskultation	trockene oder feuchte Atemgeräusche
EKG	Rhythmus, Hinweise auf Ischämie
Echokardiographie	Wandbewegungsstörungen, Klappenstatus, Linksventrikelfunktion, Perikard-
Thorax-Röntgen	Infiltrat, Pneumothorax, Erguss
CT	Aortendissektion, Pulmonalembolie, Infiltrat
Labor	Blutbild, CRP, CK, CK-MB, Troponin T, Troponin I, GOT, GPT, LDH, D-Dimer

► Therapie

Die Therapie richtet sich nach dem Ergebnis der diagnostischen Überlegungen (s. entsprechende Kapitel).

Anaphylaxie	s. Kap. „Anaphylaxie“
Asthmaanfall	s. Kap. „Asthma Bronchiale
COPD-Exazerbation	s. Kap. „COPD-Exazerbation“
Pneumonie	s. Kap. „Infektionen auf Intensivstationen“
Akute Herzinsuffizienz	s. Kap. „Herzinsuffizienz“
Pulmonalembolie	s. Kap. „Pulmonale Notfälle“
Intoxikation	s. Kap. „Koma unklarer Genese“

3.4 Akutes Koronarsyndrom

D. Weidenauer, T. Hamp, W. Schreiber

FALLBESIPIEL

Eine 67-jähriger Mann ruft wegen starker thorakaler Schmerzen den Rettungsnotruf. Gegenüber der Notärztin gibt er an, seit etwa einer halben Stunde heftige Schmerzen hinter dem Brustbein zu haben. „Ich war mit meinem Hund im Freien. Ich hatte dabei schon öfters Brustschmerzen. Dieses Mal blieb der Schmerz in Ruhe bestehen und strahlt in den linken Arm. Es fühlt sich so an, als ob mir jemand meine Brust und meinen Hals zusammenschnürt. Mir ist richtig übel", klagt der Patient. Seine Haut ist blass und feucht. Es werden folgende Werte erhoben: SpO_2 = 96 %, RR = 150/90 mmHg, HF = 95. Im 12-Kanal-EKG ist eine ausgeprägte ST-Streckenhebung in den Brustwandableitungen V2 bis V4 zu erkennen. Der Patient erhält Morphium, ASS und Heparin, Ticagrelor und Nitroglycerin. Der Patient wird vorangekündigt in ein Spital mit der Möglichkeit zur Koronarintervention gebracht. Der interventionelle Kardiologe stellt im Rahmen der sofort durchgeführten Koronarangiographie einen Verschluss der LAD fest, welcher mittels Ballonkatheter und Implantation eines Stents beseitigt werden kann. Danach wird der Patient auf die Station zur weiteren Überwachung gebracht.

► Definitionen

Der Begriff „akutes Koronarsyndrom (ACS)" beschreibt einen kardialen Notfall, bedingt durch myokardiale Ischämie. Ein kompletter oder fast kompletter Verschluss einer Koronararterie aufgrund einer Plaqueruptur mit konsekutivem thrombotischen Geschehen ist die häufigste Ursache. Das Kardinalsymptom ist der Thoraxschmerz, der meist in umliegende Bereiche ausstrahlt.

Das ACS umfasst folgende akute Manifestationen der koronaren Herzkrankheit:

- **STE-ACS** (akutes Koronarsyndrom mit ST-Streckenhebungen) = **STEMI** (Myokardinfarkt **mit** ST-Streckenhebung)
- **NSTE-ACS** (akutes Koronarsyndrom ohne ST-Streckenhebungen)
  - **NSTEMI** (Myokardinfarkt **ohne** ST-Streckenhebung)
  - **IAP** (instabile Angina pectoris (engl. UAP))

(N) STEMI = (Non) ST-Segment Elevation-Myocardial-Infarction

Akuter Myokardinfarkt (AMI): Um einen akuten Myokardinfarkt handelt es sich, wenn ein Anstieg und Abfall eines kardialen Biomarkers (bevorzugt Troponin T/I) zusammen mit mindestens einem der folgenden Anzeichen einer Ischämie vorliegt:

- Symptome einer Ischämie (Leitsymptom Thoraxschmerz)
- ischämietypische EKG-Veränderungen (ST-T-Veränderungen oder neu aufgetretener Linksschenkelblock)
- Entwicklung eines pathologischen Q's (Pardée-Q)
- Nachweis des Verlustes von bisher vitalem Myokard oder neu aufgetretene Wandbewegungsstörungen mittels bildgebender Verfahren.

Vom **STEMI** wird gesprochen, wenn persistierende, ischämietypische ST-Streckenhebungen und gleichzeitig ischämiebedingte Symptomatik zu beobachten sind. In diesem Fall

wird das Ergebnis der Troponin-I/T-Laboruntersuchung nicht abgewartet. Eine rasche Revaskularisierung hat höchste Priorität.
Der **NSTEMI** ist dadurch gekennzeichnet, dass zwar keine ST-Streckenhebung erkennbar ist, aber neben ischämiebedingter Symptomatik im Labor ein Anstieg des Troponin I/T nachgewiesen wird.

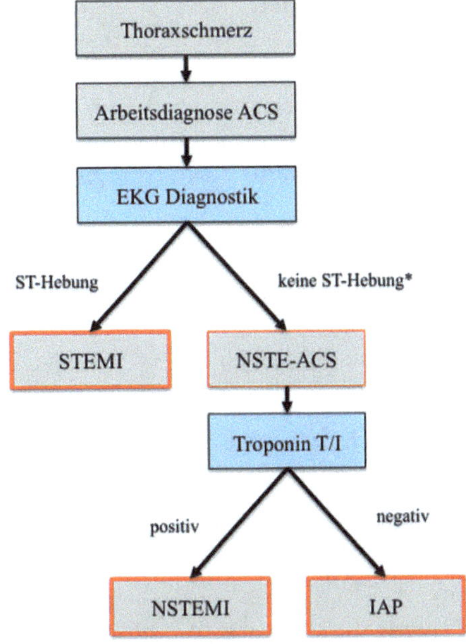

Abb. 3.14 Unterteilung des ACS

Instabile Angina pectoris (IAP):
Die IAP (engl. UAP) umfasst jede erstmalig aufgetretene Angina („New-Onset-Angina“ oder auch „De novo Angina“), die Crescendo-Angina (also die Zunahme von Anfallshäufigkeit, -intensität oder -dauer) sowie jede Ruheangina (spontan aufgetreten, ohne körperliche Belastung).

NSTE-ACS:
Die IAP und der AMI sind klinisch (ohne Laboruntersuchungen) nicht sicher voneinander abgrenzbar. Oft sind die Beschwerden bei Patienten mit einem AMI zwar deutlich ausgeprägter und sistieren nach Applikation von Nitroglycerin nicht (nitrorefraktär), aber nicht immer ist dies so. Bei fehlender ST-Streckenhebung im EKG heißt die **Arbeitsdiagnose NSTE-ACS**. Erst nach Bestimmung der Biomarker (im Krankenhaus) ist eine Unterscheidung von NSTEMI und IAP möglich. Aus diesen Gründen ist es u. a. für Notärzte/Notärztinnen nicht möglich, einen Myokardinfarkt aufgrund fehlender ST-Streckenhebungen und Schmerzabnahme durch Nitratgabe auszuschließen.
NSTE-ACS ist die häufigste Manifestation des ACS. Menschen mit NSTE-ACS repräsentieren die größte Gruppe, die sich einer PCI unterziehen. Die Mortalität und Morbidität am Ende des ersten Jahres nach Manifestation ist gleich hoch wie bei jenem Kollektiv mit STEMI.

► Klinik

Das Leitsymptom des ACS ist der **Thoraxschmerz**. Dieser wird als thorakaler Druck, thorakales Engegefühl oder Brennen empfunden. Beschreibungen, wie „als ob mir jemand meine Brust zusammenschnürt“ oder „als ob jemand auf meiner Brust sitzt“, sind häufig. Typisch, aber keineswegs immer vorhanden ist die Schmerzausstrahlung, wie z. B. in den linken Arm, in den Hals, linker Oberbauch, aber auch in den rechten Arm.
Bei Frauen, DiabetikerInnen, jungen (25–40) und sehr alten PatientInnen (>75) kann die Symptomatik atypisch sein bzw. auch fehlen („klinisch stumm“ verlaufen ca. 4 % aller AMI). Klinisch sind AMI und IAP nicht endgültig unterscheidbar, tendenziell sind die Symptome beim AMI aber länger anhaltend (>20 min) und stärker ausgeprägt.

Schmerzcharakter:
- tiefe, dumpfe, brennende, retrosternale/präkordiale Schmerzen
- Schmerzausstrahlung meist in die linke Schulter und/oder den linken Arm, den Hals, aber auch in den rechten Arm, Oberbauch, Rücken (interskapulär) möglich
- Schmerzzunahme bei Belastung/Kälte
- Schmerzabnahme durch Nitroglycerin.

Weitere Symptome:
- vegetative Symptomatik
- Todesangst, Unruhe, Vernichtungsgefühl
- Blasse, gräuliche Haut, Schweißausbruch, kalte Extremitäten
- Übelkeit, Erbrechen
- Dyspnoe.

Wenn auch der rechte Ventrikel von der Ischämie betroffen ist, kann dies zum **Rechtsherzversagen** mit folgenden Symptom-Trias führen:
- Halsvenenstau
- Leberstau
- Halsvenenpuls.

Risikofaktoren für das ACS sind:
- Diabetes mellitus
- Hyperlipidämie
- Nikotinabusus
- Hypertonie
- positive Familienanamnese bezüglich KHK
- Alter (männlich >35 J., weiblich >50 J.)
- körperliche Inaktivität
- Adipositas
- bereits bekannte KHK oder artheriosklerotische Gefäßveränderungen.

Tab. 3.4 Klinische Hinweise auf die Infarktlokalisation

anteriorer MI	inferiorer MI
„klassische" Beschwerden	eher epigastrische Beschwerden
evtl. kardiogener Schock	Hypotonie und Halsvenenstau
eher tachykard (Sinustachykardie, SVT)	eher bradykard (AV-Blöcke, AV-Rhythmus)
Rechtsschenkelblock	
Troponin höher (Nekrose größer)	Troponin niedriger (geringere Nekrose)
Prognose schlechter	Prognose besser
häufiger Herzwandaneurysma	selten Herzwandaneurysma
	evtl. Papillarmuskelabriss

► Diagnostik

Die Untersuchung erfolgt entsprechend dem ABCDE-Schema. Die Erstdiagnose „ACS" richtet sich primär nach der typischen Klinik des Patienten/der Patientin. Die Unterteilung der oben genannten akuten Formen erfolgt durch EKG- und Labordiagnostik. Diese Untersuchungen werden im Abstand von 4 bis 6 Stunden wiederholt, bis die Diagnose feststeht.

EKG: Das 12-Ableitungs-EKG erlaubt die für die Weiterbehandlung entscheidende Differenzierung in ein ACS **mit** ST-Streckenhebungen (= STE-ACS, STEMI) oder ein ACS **ohne** ST-Streckenhebungen (= NSTE-ACS). Erst nach der Labordiagnostik kann der NSTEMI von der IAP unterschieden werden.

Ein NSTE-ACS kann sich mit ST-Streckensenkungen, T-Welleninversionen, unspezifisch veränderten ST-Strecken, aber auch als unauffälliges EKG mit normaler ST-Strecke präsentieren.

Die Anzeichen einer akuten Ischämie sind Veränderungen der **ST-Strecke** und der **T-Welle**. Nach Ausbildung einer transmuralen Nekrose ist meist eine **Q-Zacke** zu sehen. Ein frisch aufgetretener Linksschenkelblock im Rahmen eines ACS ist als STEMI zu bewerten.

- **ST-Streckenhebung:** Die ST-Streckenhebung weist auf einen kompletten (in der Regel thrombotischen) Verschluss eines Koronargefäßes hin und ist das Kriterium für die Diagnose eines STEMI. Gemessen wird am J-Punkt, welcher der Übergang der R/S-Zacke zur ST-Strecke ist. Mindestens zwei benachbarte Ableitungen müssen eine Hebung von ≥ 0,1 mV (≥ 0,2 mV bei Männern, ≥ 0,15 mV bei Frauen in V2–V3) aufweisen, damit von einer ST-Streckenhebung gesprochen werden kann. Leider haben verschiedene Pathologien Einfluss auf die ST-Strecke und beeinflussen deren Beurteilung (s. Tab. 3.5).

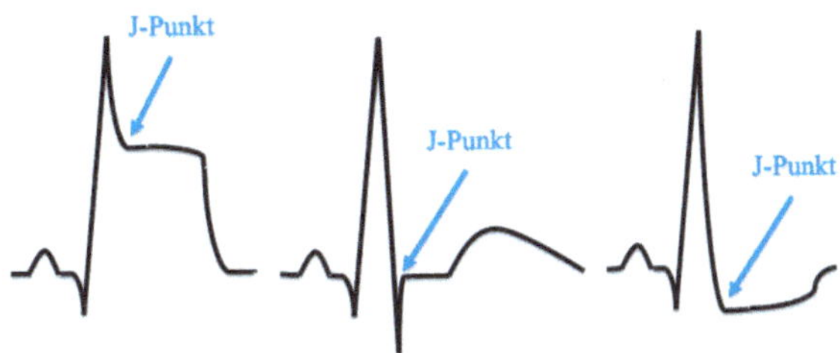

Abb. 3.15 EKG-Veränderungen und J-Punkt

- **Q-Zacke und R-Verlust:** Kommt es im Rahmen eines MI (meist beim STEMI) zu einer transmuralen (= alle Gewebsschichten betreffend) Nekrose, finden sich im EKG pathologische Q-Zacken (**Pardee-Q**) und man spricht vom **Q-wave-Infarkt** (auch als transmuraler Infarkt bezeichnet). Diese sind tiefer als ¼ der nachfolgenden R-Zacke und/oder breiter als 0,04 s. Analog dazu sind Non-Q-wave Infarkte nicht transmural bzw. subendokardial (meist beim NSTEMI). Der Verlust (kleiner werden oder Fehlen) der R-Zacke zeigt die Ausbildung einer Myokardnekrose/Narbe an.

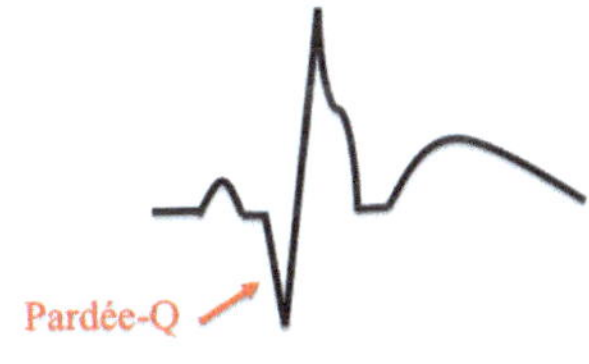

Abb. 3.16 Pardée-Q

- **ST-Streckensenkung:** Gemessen wird 80 ms nach dem J-Punkt. Deszendierende oder horizontale ST-Streckensenkungen ≥ 0,05 mV in mindestens zwei benachbarten Ableitungen weisen auf eine Ischämie der inneren (subendokardialen) Schichten des Myokards hin. Eine Senkung in V2 und V3 kann das Spiegelbild einer ST-Streckenhebung der posterioren Wand sein. In solchen Fällen empfiehlt es sich, die Ableitungen V7–V9 auf ST-Streckenhebungen zu überprüfen.

Tab. 3.5 Beispiele, die zur falschen Myokardinfarkt-Diagnose verleiten

falsch positiv	Linksschenkelblock, Präexzitation, Peri-/Myokarditis, Subarachnoidalblutung, Pulmonalembolie, benigne frühzeitige Repolarisation (v. a. bei jungen Männern), Cholezystitis
falsch negativ	Linksschenkelblock, Schrittmacherrhythmus, vorangegangener MI mit persistierendem Pardee-Q und/oder ST-Streckenhebung

- **T-Wellen Veränderung:**
  - Eine hohe, gleichschenkelige, spitze T-Welle kann in der Initialphase eines Myokardinfarkts sichtbar sein und wird als **Erstickungs-T** bezeichnet.
  - Spitz negative und terminal negative T-Wellen ≥ 0,1 mV in mindestens zwei benachbarten Ableitungen mit prominenten R's oder einer R/S-Ration >1 mV weisen auf eine Ischämie hin.
  - Der Begriff „**Spurious Improvement**" bezeichnet das „Positiv-Werden" einer zuvor negativen T-Welle während eines Angina-pectoris-Anfalls.

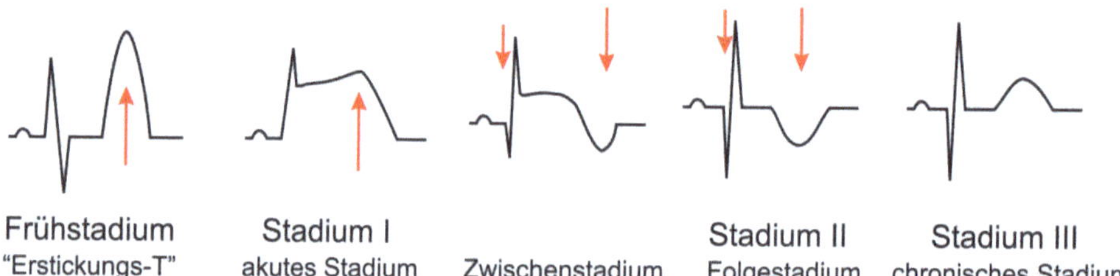

Abb.3.17 Stadien des Myokardinfarkts im EKG

EKG-Stadien des STEMI s. Tabelle 3.6.

Tab. 3.6 Stadien des STEMI

Stadium I (< 8h)	Erstickungs-T: hoch positives schmales gleichschenkeliges spitzes T (nur wenige Minuten zu sehen) konvexe ST-Hebung T-Welle nicht immer abgrenzbar
Stadium II (8–24h)	ST-Strecke senkt sich zur isoelektrischen Linie hin T-Negativierung mit präterminal negativer, dann spitz negativer T-Welle Pardée-Q-Bildung
Stadium III (> 24h)	pathologische Befunde des QRS-Komplexes (Q's, QS-Komplexe) sowie der T-Wellen

Infarktlokalisation im EKG: Je nachdem, welche Koronararterie verschlossen ist, sind unterschiedliche Bereiche des Herzens ischämisch (Vorderwand, Hinterwand, rechtes Herz etc.). Durch die EKG-Veränderungen lassen sich Rückschlüsse auf die betroffenen Myokardbezirke bzw. das okkludierte Gefäß (Culprit Lesion) ziehen. Der Begriff Hauptstammischämie bezeichnet eine Ischämie im gesamten Stromgebiet der linken Koronararterie. Sie kann daher bei Stenose der LM, bei kombinierter Stenose von LAD und CX und bei Verlegung des Ostiums der LM gefunden werden (z. B. bei Aortenklappenstenose, Aortendissektion).
Die Ableitungen nach Nehb (kleines Herzdreieck) können zur Bestimmung hochsitzender Hinterwandinfarkte hilfreich sein.
Zu einem **Rechtsherzinfarkt** kommt es bei bis zu 30 % aller inferioren MI (ST-Hebung in II, III, aVF). Deshalb empfiehlt sich die Überprüfung der rechtspräkordialen Ableitung (mind. Vr3–Vr4) bei jedem inferioren MI. Wenn die ST-Streckenhebung in Ableitung III stärker ausgeprägt ist als in Ableitung II, so ist eine Beteiligung des rechten Ventrikels wahrscheinlich.

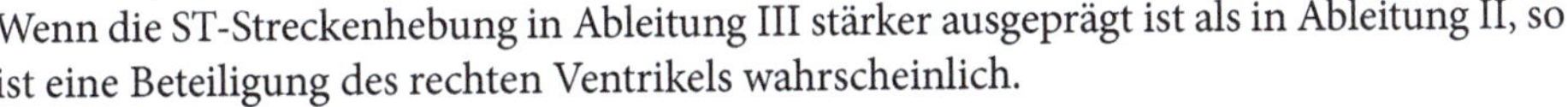

Abb. 3.18 Bild A zeigt bei einem Patienten mit ACS-Sypmtpomatik Erstickungs-Ts (abnorm hohe gleichschenkelige T-Wellen, V3 u. V4), Bild B zeigt eine Hebung der ST-Strecke, Zeitdifferenz zwischen den beiden EKGs 20 min

Labor: Das Absterben von Herzmuskelzellen geht mit einer Freisetzung von intrazellulären Enzymen einher, von denen manche myokardspezifisch sind. Im Falle einer Myokardnekrose können spezielle Labortests diese Biomarker im Blut nachweisen. Die Infarktparameter steigen bei erfolgreicher Wiedereröffnung eines verschlossenen Koronargefäßes rasch an und fallen wieder rasch ab.

Es gibt Myokardinfarkte ohne sichtbare EKG-Veränderungen, aber per Definition nicht ohne Auslenkung der spezifischen Laborparameter. Spezifische Marker für eine Herz-

Tab. 3.7 Infarktlokalisation mit EKG

Infarktlokalisation	ST-Hebung	Culprit Lesion
Vorderwandinfarkt	V1–V4	LAD
Seitenwandinfarkt	I, aVL, V4–V6	CX
inferiorer Infarkt (Diaphragmale Wand)	II, III, aVF	CX oder RCA
posteriorer Infarkt	V7–V9 (Senkung in V1–V3)	CX oder RCA
Rechtsherzinfarkt	Vr3, Vr4, Vr5, Vr6	CX oder RCA
Posterolateralinfarkt	II, III, aVF, V5, V6	CX oder RCA
Hauptstammischämie	V1, avR	LM

LM = left main = Left Coronary Artery; LAD = Left Anterior Descending Artery; CX = Circumflex Artery; RCA = Right Coronary Artery

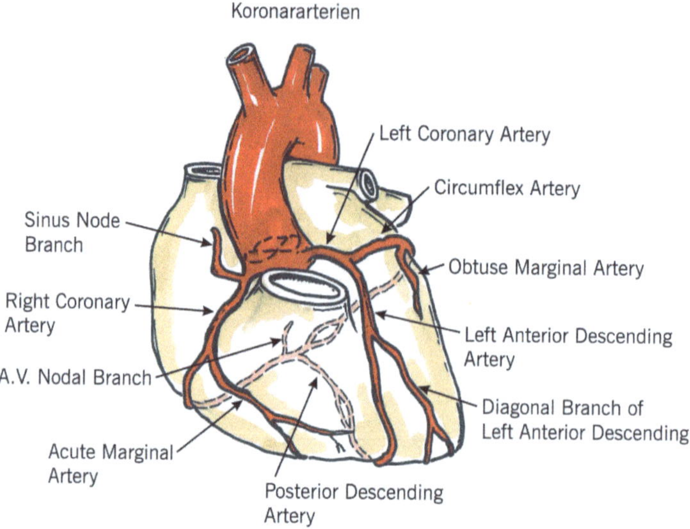

Abb. 3.19 Koronararterien

muskelschädigung sind nur die **Troponine T und I** sowie **CK-MB**. Die empfindlichsten Marker sind die beiden Troponine. Wichtig sind wiederholte Blutabnahmen („seriell") im Abstand von 4 bis 6 Stunden. Ein einzelner negativer Wert schließt ein Infarktgeschehen nicht aus.

- **Troponin T und I:** Der Troponinkomplex reguliert die elektromechanische Koppelung quergestreifter Muskelfasern. Er besteht aus den Untereinheiten T, I und C, wobei die Isoformen T und I nicht in der Skelettmuskulatur vorkommen. Troponine sind im peripheren Blut des Gesunden – wenn überhaupt – in äußerst geringen Konzentrationen nachweisbar. Es kommt bereits bei kleinsten Myokardzellschädigungen, bei denen ein Anstieg von CK und CK-MB noch ausbleibt, zu Troponinerhöhungen (minor myocardial damage). Nach etwa **2–4 h** sind beim akuten MI erhöhte Werte festzustellen. Der Toponinanstieg korreliert mit der Infarktgröße, der Letalität und den Ereignisraten. Weiters dient der Wert auch der Risikostratifizierung. Auch bei Herzmuskelschädigungen anderer Genese kommt es zu einem Anstieg der Troponine: z. B. akute Lungenembolie, Linksherzversagen, hypertensive Krise, Sepsis, Peri-/Myokarditis (toxisch oder infektiös), Thoraxtrauma, kardiopulmonale Reanimation, Tachykardie mit relativer Koronarinsuffizienz. Bei Patienten mit fortgeschrittener Niereninsuffizienz können sich erhöhte Troponin-T-Spiegel auch ohne myokardiale Schädigung finden.
- **High-Sensitivity-Troponin:** Dieser neue Test ist bei PatientInnen mit Myokardinfarkt früher und häufiger positiv als der „normale" Troponin-Test. Zum Zeitpunkt der Aufnahme hat der Test einen negativ prädiktiven Wert von 95 %. Ein weiteres negatives Ergebnis nach 3 Stunden schließt einen Infarkt auf Grund einer Sensitivität von 100 % aus. In Studien zeigte sich, dass auch häufiger gesunde PatientInnen ein positives Ergebnis haben. Nicht immer konnte die Ursache dafür geklärt werden. Gemeinsam war allen PatientInnen mit positiver Probe ein schlechteres Outcome. Der Grund hierfür ist noch nicht ausreichend geklärt und daher Gegenstand aktueller und zukünftiger Studien.

- **CK-MB** ist spezifisch für den Herzmuskel. Eine Erhöhung der CK-MB auf das Doppelte (normalerweise maximal 10 % der gesamt CK) ist als diagnostisch für einen MI zu werten. Die Auslenkung beginnt **2–4 h** nach dem Ereignis, die Normalisierung nach 4–6 Tagen.

Tab. 3.8 Unterscheidung des ACS nach EKG und Labor

	EKG	Troponin T/I
STEMI	ST-Elevation	positiv
NSTEMI	ST-Dynamik ohne Elevation	positiv
QAMI	Q-Zacken	positiv
NonQAMI	keine Q-Zacken	positiv
Innenschichtinfarkt	ST-Senkung	positiv
IAP	ST-Senkungen, STT-Dynamik	negativ

► Therapie

PatientInnen mit ACS werden mit erhöhtem Oberkörper gelagert und immobilisiert. Die Immobilistation soll zur Verminderung des Sauerstoffbedarfs beitragen. Die initiale Therapie besteht aus drei Säuen:

- Verbesserung des Sauerstoffangebots bei Notwendigkeit (Sauerstoffinsufflation)
- Verminderung des Sauerstoffbedarfs (Immobilisation, Analgosedierung, Nitrate, β-Blocker)
- Verbesserung rheologischer Parameter (Thrombozytenaggregationshemmer, Antithrombine).

Sauerstoff: Entgegen früheren Empfehlungen soll Sauerstoff nicht (mehr) bei allen PatientInnen mit ACS gegeben werden. Aktuelle wissenschaftliche Daten weisen darauf hin, dass eine hochdosierte Sauerstoffgabe bei Patienten ohne Hypoxämie schädlich sein kann. Aktuelle Richtlinien empfehlen daher eine O_2-Insufflation bei Hypoxämie, Lungenstauung (Ödem) bzw. ausgeprägter Dyspnoe. SpO_2-Werte 94–98 % sollen erreicht werden. Bei Personen mit erhöhter Gefahr einer CO_2-Retention (z. B. höhergradige COPD) werden auch Werte zwischen 88 und 92 % toleriert.

► Therapie – medikamentös

- **Morphium:** Die parenterale Analgesie erfolgt mit Morphium oder anderen Opiaten (z. B. Vendal® 10 mg bis ½ Ampulle i. v., die andere Hälfte s. c. verabreichen).
- **Nitrate:** Nitrate wirken sich hämodynamisch günstig aus, insbesondere bei gleichzeitiger Lungenstauung. Sie sind kontraindiziert bei einem syst. Blutdruck < 90 mmHg, bei inferiorem Infarkt sowie Beteiligung des rechten Ventrikels (z. B. Nitroglycerin 0,8 mg sublingual, **Cave:** Blutdruckabfall).
- **Acetylsalicylsäure (ASS)**: ASS (Aspirin®) zählt zu den Standardmedikamenten bei der ACS-Therapie. 165–325 mg ASS oral oder intravenös verabreicht reduziert aufgrund der Thrombozytenaggregationshemmung die Mortalität. Kontraindikation ist eine bekannte ASS-Allergie.

- **ADP-Rezeptor-Antagonisten:** Clopidogrel (600 mg), Prasugrel und Ticagrelor werden für PatientInnen empfohlen, bei denen eine primäre oder rasche PCI geplant ist. NSTE-ACS PatientInnen, die keine rasche PCI erhalten, werden 300 mg Clopidogrel verabreicht.
  - **Clopidogrel** war lange der Goldstandard zur Thrombozytenaggregationshemmung beim ACS. Es handelt sich um ein Prodrug, welches erst in der Leber zu einem aktiven Substrat metabolisiert werden muss. Eine wesentliche Rolle spielt hier das Enzym CYP2C19. Da bei diesem jedoch ein Polymorphismus vorliegt, liegt die Rate der Clopidogrel-Non-Responder bei einem Drittel.
  - Neuere Substanzen stehen nicht in dieser Abhängigkeit. Im Vergleich zu Clopidogrel konnte für **Prasugrel** (TRITON-TIMI-38 Studie) und **Ticagrelor** (PLATO Studie) in Kombination mit ASS eine Reduktion von Mortalität, Myokardinfarkt, Insult und Stentthrombose nachgewiesen werden. Beide Studien beziehen sich auf PatientInnen, die einer primären oder verzögerten PCI unterzogen wurden. Jenes ACS-Kollektiv mit STEMI bzw. Diabetes mellitus in der Anamnese, dürfte besonders vom Einsatz eines dieser potenteren Medikamente profitieren. Aufgrund einer erhöhten Blutungsneigung sollte Prasugrel nicht bei Menschen mit einem Körpergewicht <60 kg, Alter >75 Jahre sowie bei einem Insult/TIA in der Anamnese gegeben werden. Ticagrelor hat diese Einschränkungen nicht.

Tab. 3.9 ADP-Rezeptor-Antagonisten

Wirkstoff	Handelsname	Initialdosis	Erhaltungsdosis
Ticagrelor	Brilique®	180 mg	2 x 90 mg
Prasugrel	Efient®	60 mg	10 mg
Clopidogrel	Plavix®	300 / 600 mg	75 mg

- **Antithrombine:** Die antithrombotische Medikation ist ein wesentlicher Bestandteil der ACS-Therapie. Je nach Strategie und Kontraindikation bzw. Vorerkrankung stehen verschiedene Präparate zur Verfügung (s. Tab. 3.10). Prinzipiell gilt, dass man bei dem Präparat, mit dem die Therapie begonnen, wurde bleiben sollte.
  - **Niedermolekulares Heparin: Enoxaparin** (Lovenox®) wird initial ein 30 mg i.v.-Bolus verabreicht. Diesem folgen zweimal täglich 1 mg/kg s. c. Der Vorteil von niedermolekularen Heparinen liegt vor allem darin, dass ihre Wirkung bei s.c.-Applikation viel besser vorhersagbar ist und daher eine Dosisanpassung mit regelmäßiger Gerinnungskontrolle nicht notwendig ist. Bei PatientInnen >75 Jahre und/oder mit einem Körpergewicht <60 kg und/oder einer chronischen Niereninsuffizienz, muss die Dosis reduziert werden (kein i.v.-Bolus, 2 x 0,75 mg/kg KG pro Tag) und der Effekt durch Bestimmung des Faktor Anti-Xa kontrolliert werden.
  - **Unfraktioniertes Heparin (UFH):** Bolus mit 5000 IE und danach 1000 IE/h, mit dem Ziel einer aPTT vom 1,5–2fachen der Norm (50–70 s), wobei eine erste Kontrolle nach 6 h erfolgen sollte. Die Nachteile sind die wechselnde antithrombotische Wirkung durch die starke Plasmaproteinbindung, die fehlende Hemmung von Thrombin, das an einen Thrombus gebunden ist, die heparininduzierte Thrombozytenaktivierung und die Hemmbarkeit durch PF (Plättchenfaktor) 4.

  - In bestimmten Fällen ist auch eine Therapie mit dem weniger potenten **Fondaparinux** (Arixtra®) als selektiver Faktor-Xa-Hemmer oder mit **Bivalirudin** (Angiox®) als Thrombininhibitor möglich.
- **β-Blocker:** Entgegen früheren Guidelines sollen β-Blocker nicht routinemäßig eingesetzt werden. Ihr Einsatz empfiehlt sich bei Tachyarrhythmien und stark hypertonen Zuständen unter strenger Beachtung der Kontraindikationen (Asthma bronchiale, Lungenödem, AV-Block, kardiogener Schock, schwere Herzinsuffizienz etc). Kurzwirksame β-Blocker (z. B. Esmolol) sind langwirksamen (Metoprolol) vorzuziehen.

Tab. 3.10 Antithrombose bei verschiedenen Strategien

	STEMI		NSTE-ACS	
Bevorzugte Strategie	Lyse	PPCI	PCI <72 h	konservativ/verzögerte PCI
UFH	✓	✓	✓	✓
Enoxaparin	✓	✓	✓	(✓)
Fondaparinux	✓			✓
Bivalirudin		✓	✓	✓

✓ = Empfehlung laut ESC
(✓) = nicht empfohlen bei PatientenInnen mit erhöhter Blutungsneigung
PPCI = primäre perkutane koronare Intervention

Therapie bei Rechtsherzinfarkt:
- rasche Volumengabe (1–2 Liter)
- Einsatz von Vasodilatoren (z.B. Nitrate) oder Diuretika ist kontraindiziert
- Dobutamin bei Bedarf.

► Therapie – Revaskularisierung

Patienten mit **STEMI und einer Schmerzdauer <12 h** bedürfen einer raschen Revaskularisierung, die mittels Lyse-Therapie oder primärer PCI (PPCI) erreicht werden kann. In Gebieten mit dicht ausgeprägtem Spitalsnetz und 24 h-PCI-Bereitschaft, wie es z. B. in Wien der Fall ist, wird unter Einhaltung der Zeitgrenzen die PPCI bevorzugt angewendet.

Ob jemand mit **NSTE-ACS** eine PCI benötigt und wann die Revaskularisierung zu erfolgen hat, hängt von folgenden Faktoren ab:
- Klinik (persistierende AP, akute Herzinsuffizienz etc.)
- Beurteilung des individuellen Risikoprofils (z. B. GRACE-Score).

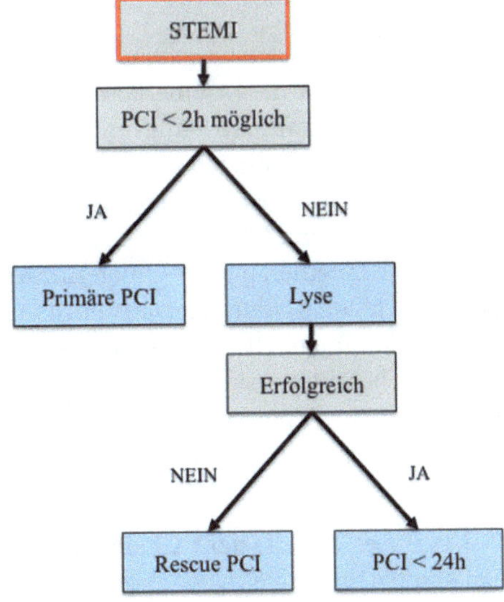

Abb. 3.20 Reperfusionsstrategie bei STEMI

Entsprechend dieser Faktoren kann es sein, dass eine PCI innerhalb von 24 oder 72 h anzustreben ist oder es bei einer konservativen Therapie (ohne PCI) bleibt. Manche PatientInnen mit (IAP und) einer Mehrgefäßerkrankung profitieren von einer konservativen Therapie und elektiver Aortokoronarer-Bypass-Operation.

Primäre PCI (PPCI): Die PPCI ist definiert als **primäre perkutane koronare Intervention** im Rahmen eines STEMI's ohne (vorangegangener oder gleichzeitiger) Lyse-Therapie. Bei der PPCI wird die verschlossene Koronararterie mechanisch wiedereröffnet. An der Spitze eines Katheters befindet sich ein Ballon mit dessen Hilfe das verschlossene Gefäß zunächst aufgedehnt und anschließend mit einem Stent versorgt wird. Eine weitere Möglichkeit ist, den in der Regel thrombotischen Verschluss primär abzusaugen. Weitere Informationen über die PCI finden Sie im Kapitel „Perkutane koronare Intervention".

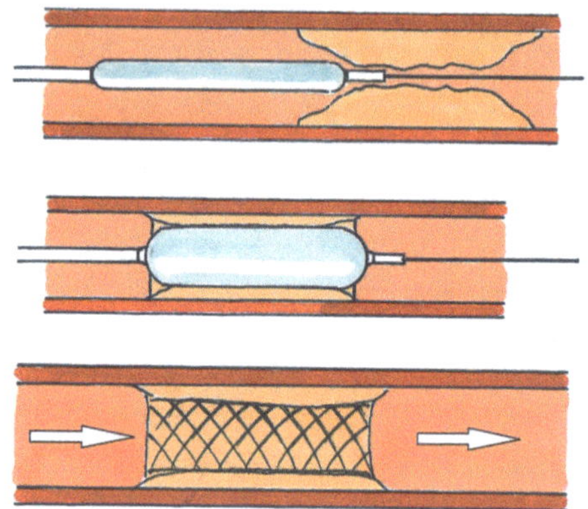

Abb. 3.21 PCI

Tab. 3.11 Lysetherapie

Wirkstoff	Handelsname	Verabreichung
Tenecteplase	Metalyse®	1 × Bolus innerhalb von 10 s verabreicht (100 IE/kg KG i. v.)
Reteplase	Rapilysin®	2 × Bolus mit je 10 IE im Abstand von 30 min
Alteplase	Actilyse®	15 mg Bolus, gefolgt von einer Infusion von 50 mg in den nächsten 30 min und anschließend 35 mg in 60 min

Lysetherapie: Für die Lysetherapie stehen mehrere Präparate zur Verfügung. Die **Tenecteplase** ist **Goldstandard**. Aufgrund der sehr hohen Fibrinspezifität sind die systemischen Fibrinolysekomplikationen gering. Das gewichtsbezogene Verabreichungsschema ist einfach. Je früher es eingesetzt wird, desto effektiver ist die Lysetherapie. Die Streptokinase findet in West- und Mitteleuropa praktisch keine Anwendung mehr.

Da bei der Lysetherapie alle Blutgerinnsel im Körper aufgelöst werden, kann es neben Zahnfleischbluten, Blutungen aus Einstichstellen etc. auch zu schweren Blutungskomplikationen kommen. Die absoluten und relativen **Kontraindikationen** (s. Tab. 3.12) müssen daher beachtet werden.

Kommt es durch die Lysetherapie zu keiner Wiedereröffnung des Infarktgefäßes, bleiben die Beschwerden und EKG-Veränderungen bestehen. In diesen Fällen sollte der Verschluss mechanisch wiedereröffnet werden (Rescue-PCI).

PCI vs. Lyse: Vorteile der PCI sind die geringere Rate an schweren Blutungskomplikationen und die im Vergleich zur Lyse höhere Wiedereröffnungsrate. Außerdem kann im Rahmen der PCI durch Implantation eines Stents das Koronargefäß definitiv saniert werden.

Wenn innerhalb von 120 min (bei weniger als 2 h symptomatischen PatientInnen innerhalb von 90 min) nach dem ersten Kontakt mit medizinischem Personal (Rettung) der erste Dilatationsballon durch einen erfahrenen interventionellen Kardiologen im verschlossenen Koronargefäß aufgeblasen werden kann, überwiegen die Vorteile der primären PCI.
Die Wirkung des Fibrinolytikums ist bei frisch gebildeten Thromben am effektivsten. Mit zunehmender Bestehensdauer des Thrombus nimmt der Therapieerfolg der Lyse bei gleich bleibenden Nebenwirkungen ab. Daher überwiegen die Vorteile der primären PCI insbesondere bei PatientInnen mit länger bestehenden Beschwerden.
Nachteile der PCI sind der große logistische Aufwand, der notwendig ist, um eine optimale Versorgung zu ermöglichen (Zusammenarbeit mit Rettungsorganisation, Personal aufwendig, Krankenhaus mit hoher Rate an „geplanten PCI“ nötig) und die regional sehr unterschiedliche Verfügbarkeit.

Tab. 3.12 Kontraindikationen zur Fibrinolyse (entsprechend den Leitlinien der ESC)

absolute Kontraindikationen	relative Kontraindikationen
hämorrhagischer Insult oder Insult unklarer Genese in der Anamnese	transiente ischämische Attacke (TIA) innerhalb der letzten 6 Monate
ischämischer Insult in den letzten 6 Monaten	orale Antikoagulation
ZNS-Trauma oder -Tumoren	fortgeschrittene Lebererkrankung
Trauma, Operationen, Kopfverletzungen in den letzten 3 Monaten	therapierefraktäre Hypertension (syst. > 180 mmHg und/oder dist. > 110 mmHg)
gastrointestinale Blutungen innerhalb des letzten Monats	Schwangerschaft oder binnen erster Woche post partum
bekannte Gerinnungsstörung	aktives Magenulkus
Aortendissektion	infektiöse Endokarditis
nichtkomprimierbare Punktionsstellen (z. B. nach Leberbiopsie, Lumbalpunktion)	traumatische Wiederbelebung

► Komplikationen

Pro Jahr sterben etwa 6000 Menschen am akuten MI. Obwohl die Krankenhausmortalität in den letzten Jahren stark gesenkt werden konnte, bleibt die Frühmortalität aufgrund von malignen Herzrhythmusstörungen immer noch sehr hoch.
Zu den Komplikationen des akuten Myokardinfarkts zählen:

- **Herzrhythmusstörungen:** Beim Herzinfarkt treten häufig Herzrhythmusstörungen auf. Es können supraventrikuläre und ventrikuläre Tachykardien, wie Kammerflimmern, Vorhofflimmern, Bradykardien mit AV-Blockierungen auftreten. Besonders gefährlich sind Kammerflimmern und andere ventrikuläre Tachykardien, die für die noch immer hohe Frühmortalität des akuten Myokardinfarkts von bis zu 30 % verantwortlich sind. Zur Therapie der Herzrhythmusstörungen s. Kap. „Herzrhythmusstörungen“.
- **Pumpversagen und akute Herzinsuffizienz:** Sterben große Areale von Herzmuskelzellen ab, so kann das Herz nicht mehr kräftig genug schlagen. Dies kann sowohl zu einem Vorwärtsversagen als auch einem Rückwärtsversagen führen.

  - Zeichen des **Vorwärtsversagens:** Blutdruckabfall, kardiogener Schock (s. Kapitel „Akute Herzinsuffizienz und Kardiogener Schock")
  - Zeichen des **Rückwärtsversagens:** Atemnot, Lungenödem
- **Mechanische Komplikationen:** Durch die Ischämie des Herzens kann es meist nach mehreren Tagen zur Ruptur von Herzmuskulatur kommen, wodurch sich schwere Komplikationen (Ruptur der meist lateralen freien Herzwand, Abriss eines Papillarmuskels, VSD) ausbilden können, die meist von einem Herzchirurgen versorgt werden müssen. Am schnellsten und einfachsten können diese mittels Echokardiographie erkannt werden.
  - **Herzbeuteltamponade:** Durch Einblutungen in den Herzbeutel (z.B.: Ruptur der freien Myokardwand, eines Herzwandaneurysmas etc.) kommt es zu einer Füllungs- und Auswurfbehinderung des Herzens und rasch zum kardiogenen Schock. Symptome:
    - Blutdruckabfall /kardiogener Schock
    - Halsvenenstauung (Einflussstörung)
    - Pulsus paradoxus
    - Niedervoltage im EKG
    - Flüssigkeit im Perikard bei der Ultraschalluntersuchung
  - **Papillarmuskelabriss:** Durch Nekrose eines Papillarmuskels kommt es zur plötzlichen Mitralinsuffizienz. Symptome:
    - Blutdruckabfall/kardiogener Schock
    - akutes Lungenödem
    - neu aufgetretenes systolisches Herzgeräusch
    - Mitralinsuffizienz bei der Ultraschalluntersuchung
  - **Ventrikelseptumdefekt:** Durch Ischämie im Bereich des Kammerseptums kann es zur Ausbildung eines Defekts im Septum kommen, wodurch ein Links-Rechts-Shunt entsteht. Symptome:
    - Blutdruckabfall
    - neu aufgetretenes systolisches Herzgeräusch
    - Septumdefekt bei der Ultraschalluntersuchung.

► Prognose

Die Gesamtletalität des akuten Myokardinfarktes ist nicht genau bekannt, da die präklinischen Todesfälle häufig nicht erfasst werden können. Sie dürfte allerdings bei ca. 30 % liegen. Die innerklinische Mortalität beträgt etwa 4–10 %.
Beträgt die Nekrose des linken Ventrikels mehr als 40 %, so kommt es in der Regel zum kardiogenen Schock mit einer Letalität von bis zu 90 %.

ZUSAMMENFASSUNG

- Zum ACS zählen die IAP und der akute MI (STEMI und NSTEMI).
- Die Diagnose des ACS stützt sich auf: klinischen Befund, EKG, Enzymdiagnostik.
- IAP und MI sind in Symptomatik ähnlich.
- Typische Symptome beim ACS sind Thoraxschmerz, Schmerzausstrahlung in linken Arm, Übelkeit, Erbrechen, Kollapsneigung.
- Auch atypische Symptome wie Oberbauch oder Schmerzfreiheit sind möglich (**Cave:** spezielle Patientengruppen wie z.B. Diabetiker, Frauen, sehr junge oder alte Menschen).
- Eine Reduktion oder ein Stopp der myokardialen Durchblutung führt zum typischen Ischämieschmerz, zu EKG-Veränderungen und in weiterer Folge (ab ca. 20min. Ischämie) zu Nekrosen des Myokards.
- IAP und MI werden aufgrund der Biomarker (Troponine, CK-MB) unterschieden.
- Fehlende ST-Hebungen schließen einen MI nicht aus.
- Beim MI sterben im Gegensatz zur IAP tatsächlich Herzmuskelzellen ab, deshalb kommt es nur beim MI zum Anstieg der mykardialen Biomarker.
- Die Basistherapie beim ACS besteht aus O_2-Gabe, körperlicher Ruhigstellung, Analgosedierung, Nitroglycerin, Thrombozytenaggregationshemmer (ASS und ADP-Rezeptor-Blocker) und Antithrombinen.
- Die Sauerstofftherapie sollte sich wenn möglich nach dem Wert der Sauerstoffsättigung richten: 94–98 % bzw. 88–92 % bei COPD-PatientInnen.
- Bei Rechtsherzbeteiligung sind Nitrate und Diuretika kontraindiziert, rasche Volumengabe ist wichtig und Dobutamin eventuell notwendig.
- Eine Rekanalisationstherapie (primäre PCI oder Lyse) ist beim STEMI indiziert.
- Komplikationen beim MI: Rhythmusstörungen (z. B. Kammerflimmern, AV-Bock), Pumpversagen und mechanische Komplikationen wie z. B. Papillarmuskelabriss.

Fragen

Ein 48 Jahre alter Mann mit akutem Thoraxschmerz kommt zu Ihnen in die Notaufnahme. Im EKG zeigen sich ST-Hebungen in V2 bis V4, aber keine pathologischen Q's. Wie gehen Sie weiter vor?

a Bestimmung des Troponin T/I. Bei negativem Ergebnis ist ein akuter Myokardinfarkt auszuschließen
b sofortige PPCI wenn möglich, ansonsten Lyse-Therapie nach Ausschluss von Kontraindikationen.
c Thorax-Röntgen und Auskultation
d der Patient wird überwacht und erhält ein Analgetikum; eine serielle Troponin T/I-Bestimmung soll einen Myokardinfarkt ausschließen

Eine 76 Jahre alte und 54 kg schwere Frau hat seit 4 Stunden Thoraxschmerzen. Im EKG zeigt sich eine ST-Hebung in I und aVL. Wie gehen Sie vor?

a die Patientin erhält ASS und Prasugrel
b die Patientin erhält ASS, Ticagrelor-Lösung und eine PPCI
c die Patientin erhält Prasugrel und wird lysiert
d die Patientin erhält Prasugrel und eine PPCI

Welches Medikament verhindert die Thrombozytenaggregation nicht?

a Ticagrelor
b Clopidogrel
c Prasugrel
d Bivalirudin

ST-Hebungen in II, III, aVF weisen auf einen …

a ausgeprägten Vorderwandinfarkt
b STEMI mit Beteiligung der hohen Seitenwand
c NSTEMI
d Iinferioren STEMI

Welche Aussage zum akuten Myokardinfarkt ist falsch?

a Sauerstoff soll immer hochdosiert (10–15 Liter pro Minute) verabreicht werden
b Acetylsalicylsäure (ASS) kann auch oral verabreicht werden
c Troponin T/S ist myokardspezifisch
d eine gefürchtete Komplikation ist das Kammerflimmern

Lösungen zu Fragen siehe Seite 393.

3.5 Perkutane koronare Intervention (PCI)

D. Weidenauer, C. Wolf, T. Neunteufl., G. Delle-Karth

FALLBESIPIEL

Das Notarztteam wird um 16:20 Uhr von einer 79-jährigen Frau wegen akuter Thoraxschmerzen gerufen. Der Ehemann öffnet die Tür und führt das Team ins Wohnzimmer zur Patientin. Die Frau sitzt auf der Couch und atmet sichtlich angestrengt. Ihre Haut ist blass und schweißig. Sie gibt ein unangenehmes Druckgefühl an und deutet dabei auf das Epigastrium. Der Schmerz strahlt von dort in den Rücken und in den linken Arm aus. Entgegen früherer Schmerzen, hat er dieses mal in Ruhe begonnen und besteht schon seit 40 Minuten.
Folgende Vitalparameter werden erhoben: Blutdruck 140/80 mmHg, Sauerstoffsättigung 90 % unter Raumluft, Atemfrequenz 18/min, die Herzfrequenz ist rhythmisch bei 60/min. Im EKG zeigen sich ST-Hebungen in den Ableitungen II, III, aVF und V6 sowie spiegelbildliche ST-Senkungen in I, aVL und V1–V4.

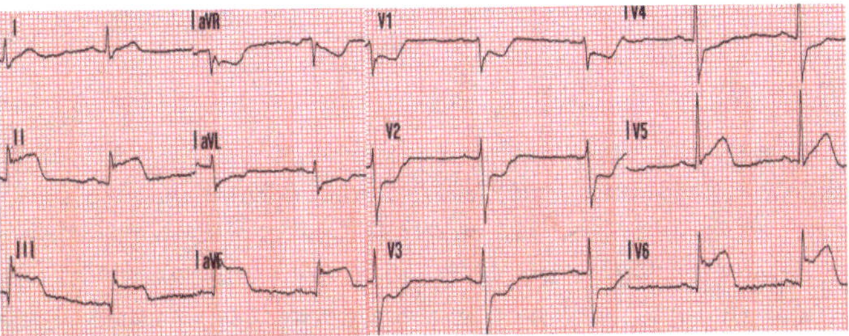

Abb. 3.22 ST-Streckenhebungen in II, III, aVF und V6

Die Notärztin verabreicht 4 000 IE unfraktioniertes Heparin, 250 mg ASS i. v., 10 mg Morphium (5 mg i. v., 5 mg s. c), 4 l O_2/min per Nasenbrille (Ziel: SpO_2 94–98 %) sowie 2 Hub Nitroglyzerin sublingual.
Die Patientin wird mit dem Notarzthubschrauber in das 12 Minuten entfernte Krankenhaus mit Akut-PCI-Dienst geflogen. Im Krankenhaus angekommen erhält sie um 17:20 Uhr 180 mg Ticagrelor und wird gleich weiter in das Herzkatheterlabor gebracht. Es werden Blute abgenommen und die Activating Clotting Time (ACT = 161 s, 17:30 Uhr) bestimmt. Die Patientin erhält einen gewichtsadaptierten und an die Nierenfunktion angepassten Bivalirudin-Bolus von 16,5 mg und dann kontinuierlich 19,6 mg/h über einen Perfusor.
Der interventionelle Kardiologe stellt angiographisch einen proximalen Verschluss der RCA fest. Nach dem Absaugen thrombotischer Partikel mittels Absaugkatheter, wird die Stenose mit einem Ballon dilatiert. Unmittelbar danach tritt eine Reperfusionsarrhythmie im Sinne einer schweren Bradykardie (HF = 22/min) auf, die aber durch die Gabe von 1 mg Atropin erfolgreich beseitigt werden kann. In das wiedereröffnete Gefäß wird ein Drug Eluting Stent (DES) eingesetzt.
Zur Nachsorge wird die Patientin auf die Überwachungsstation der Kardiologie gebracht. Sie erhält weiterhin Sauerstoff.

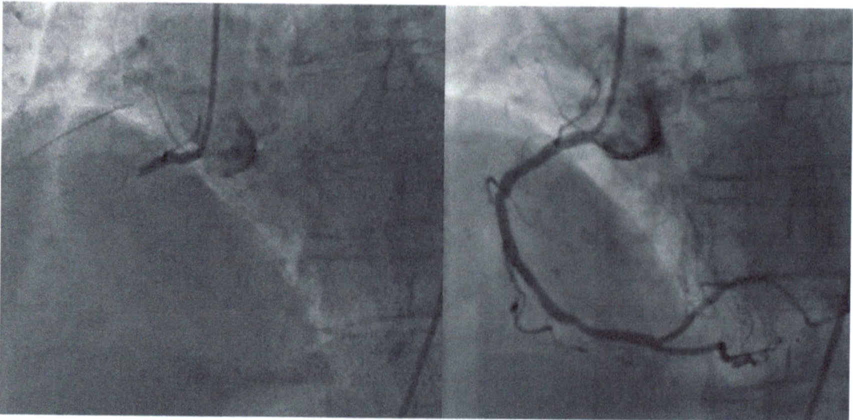

Abb. 3.23 Totaler Verschluss der proximalen RCA (links). Ergebnis der Intervention (rechts).

3.5.1 Einführung

Die Koronarangiographie ist eine invasive Untersuchungsmethode mit sehr hoher Sensitivität und Spezifität, welche von interventionellen KardiologInnen durchgeführt wird. Wenn während einer Angiographie der Koronargefäße eine Stenose diagnostiziert wird und die Indikation zur Intervention besteht (z. B. bei hämodynamischer Wirksamkeit), folgt eine mechanische Dilatation. Dieser Vorgang wird **perkutane transluminale koronare Angioplastie (PTCA)** genannt. In den ersten Jahren erfolgte die Angioplastie ausschließlich durch Ballone. Erst Jahre später kamen die ersten Stents zum Einsatz. Den vom Gefäß ausgehenden Rückstellkräften wird durch ein komplexes „Maschendraht-ähnliches" Metallgerüst entgegengewirkt. Eine akute Restenosierung („Recoil") wird dadurch verhindert und ein konsekutiv guter Blutfluss kann garantiert werden. Die Rate an Restenosen konnte durch den Einsatz von Stents gesenkt werden.
Seit einiger Zeit gibt es neben den klassischen Metallstents (Bare Metall Stents = BMS) auch die mit Medikamenten (z. B. Zotarolimus, Everolimus, Biolimus A9) beschichteten Stents, sog. Drug Eluting Stents (= DES). Den DES konnte im Vergleich mit BMS eine signifikante Reduktion der Mortalität nachgewiesen werden.

3.5.2 Ablauf einer PCI

Der Patient liegt während der PCI auf einem leicht verschiebbaren Untersuchungstisch, welcher von allen Seiten zugänglichen ist. Mit einer modernen biplanen Anlage werden zeitgleich zwei unterschiedliche Projektionen der Koronararterien auf je einem Monitor dargestellt. Die Vorteile sind Zeit- und Kontrastmittelersparnis. Neben den beiden Monitoren, die das aktuelle Geschehen zeigen, sind meist zwei weitere Monitore zur Referenzierung („roadmapping") sowie einer zur Darstellung von hämodynamischen Parametern vorhanden.
Die Arbeit von interventionellen KardiologInnen wird von mindestens einer diplomierten Pflegekraft (Assistenzleistung, Material zureichen) sowie von einer radiologisch technischer Assistenz (MTA) unterstützt. Die Anzahl und die Art des Personals variiert von Spital zu Spital. In manchen Ländern sind zwei KardiologInnen direkt am Tisch tätig.

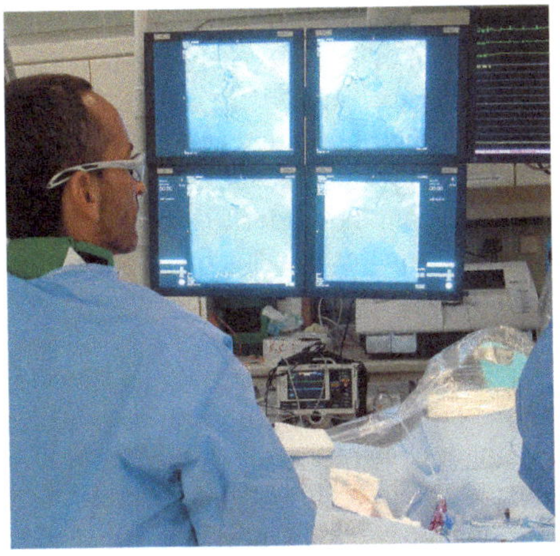

Abb. 3.24 Interventioneller Kardiologe mit Blick auf seine Monitore

Je nach gewählter Punktionsstelle (A. femoralis communis, A. radialis) wird die Extremität entsprechend gelagert. PatientInnen werden bis auf die sterile Punktionsstelle und das Gesicht abgedeckt. Nach einer Lokalanästhesie wird die Arterie punktiert, das umliegende Gewebe leicht dilatiert und dann eine arterielle Schleuse eingeführt. Die Schleuse ermöglicht ein gewebeschonendes Einführen bzw. einfaches Wechseln von Kathetern und Drähten. Mithilfe eines Führungsdrahtes wird ein Katheter unter Monitorkontrolle retrograd bis zur Aortenwurzel (ca. Höhe der bifurkatio tracheae) vorgeschoben. Nach Intubation des linken Koronarostiums wird ein Kontrastmittel appliziert. Eine anhaltende tiefe Inspiration während der Kontrastmittelapplikation sorgt für einen tiefen Zwerchfellstand und bessere Bilder. Der Vorgang der Kontrastmittelapplikation wird digital als Film gespeichert. Die linken Koronargefäße (Left Main, LAD, CX) werden evaluiert. Die Katheter haben eine an die anatomischen Strukturen angepasste Form. Deshalb erfolgt vor der Sondierung des rechten Koronarostiums und der Angiographie der rechten Koronararterie (RCA) ein Katheterwechsel. Bis zum jetzigen Zeitpunkt hat sich die akute Angiographie kaum von einer selektiven Angiographie unterschieden.

Die **Akut Versorgung** zeichnet sich vor allem dadurch aus, dass nur das für die akute Ischämie verantwortliche Gefäß (= Culprit Lesion) wiedereröffnet wird. Dabei wird der Thrombus oft primär mit einem speziellen Katheter abgesaugt. Als nächstes platziert man einen Katheter mit einem entlüfteten Ballon an der Spitze im Bereich der Stenose. Das Aufblasen des Ballons dilatiert die Stenose. Bis zu selbiger Stelle wird ein an einem Katheter aufgebrachter Stent geschoben. Eine Druckspritze wird an den Stent-Katheter angeschlossen. Der durch die Spritze erzeugte Druck entfaltet den Stent. Eine dem Stent mitgelieferte Produktinformation enthält eine Tabelle, der entnommen werden kann, bei welchem Druck der Stent welche Größe annimmt. Im optimalen Fall liegt der Stent direkt an der Gefäßwand an. Die mit der Druckspritze erzeugten Inflationsdrücken können Drücke bis 24 atm erzeugen. Andere stenosierte Gefäße, die nicht für die akute Ischämie in Frage kommen, werden zu einem späteren Zeitpunkt (innerhalb einer Woche) versorgt. Eine Ausnahme ist der kardiogene Schock, der die Indikation zur Eröffnung aller Gefäße darstellt.
Nicht routinemäßig, sondern nur bei Bedarf werden zur Unterstützung der antithrombotischen Therapie entsprechend den Rahmenbedingungen (STEMI, NSTEMI, Vormedikation etc.) periprozedural direkte Thrombininhibitoren (Bivalirudin, Angiox®) oder Glykoprotein-IIb/IIIa-Rezeptor-Antagonisten (Abciximab, ReoPro) verabreicht.

3.5.3 PCI beim ACS

Beim **STEMI** und **kardiogenem Schock** ist die primäre PCI (PPCI) die Therapie der Wahl (s. Kap. „Akutes Koronarsyndrom"). Sie ist definiert als primäre perkutane koronare Intervention im Rahmen eines STEMI's ohne vorangegangener oder gleichzeitiger Lyse-

Therapie. Zwischen ersten medizinischem Kontakt und Wiedereröffnung des Gefäßes sollen nicht mehr als 2 h liegen. Bei jungen Patienten mit großem Vorderwandinfarkt und einer Schmerzdauer < 2 h, soll die Intervention sogar innerhalb von 90 min erfolgen. Ist es nicht möglich die zeitlichen Grenzen einzuhalten, besteht die Indikation zur Lyse. Der Erfolg der Lysetherapie ist erkennbar als klinische Besserung und/oder einer mindestens 50 %igen-Reduktion der ST-Streckenhebung 60–90 min nach Lysetherapie. Bei Lyseversagen ist eine Rescue-PCI zur Wiedereröffnung des Gefäßes indiziert.

Beim **NSTE-ACS** hängt der Zeitpunkt der PCI von verschiedenen Faktoren ab, wie z. B. Troponinanstieg, persistierende/rezidivierende Thoraxschmezen trotz Medikation, akute Herzinsuffizienz und Beurteilung des individuellen Risikoprofils (z. B. GRACE-Score). Eine erhöhte Neigung zu Blutungen bei NSTE-ACS und PCI geht mit einer schlechteren Prognose einher. Es wird empfohlen das Blutungsrisiko in die Entscheidungsfindung mit einzubeziehen (z. B. CRUSADE bleeding risc score). Entsprechend dieser Faktoren kann es sein, dass eine PCI innerhalb von 2 h, 24 h, 72 h anzustreben ist oder es bei einer konservativen Therapie bleibt. So profitieren z. B. PatientInnen mit (IAP und) einer Mehrgefäßerkrankung bzw. betroffenem Hauptstamm meist von einer konservativen Therapie und elektiver Aortokoronarer-Bypass-Operation.

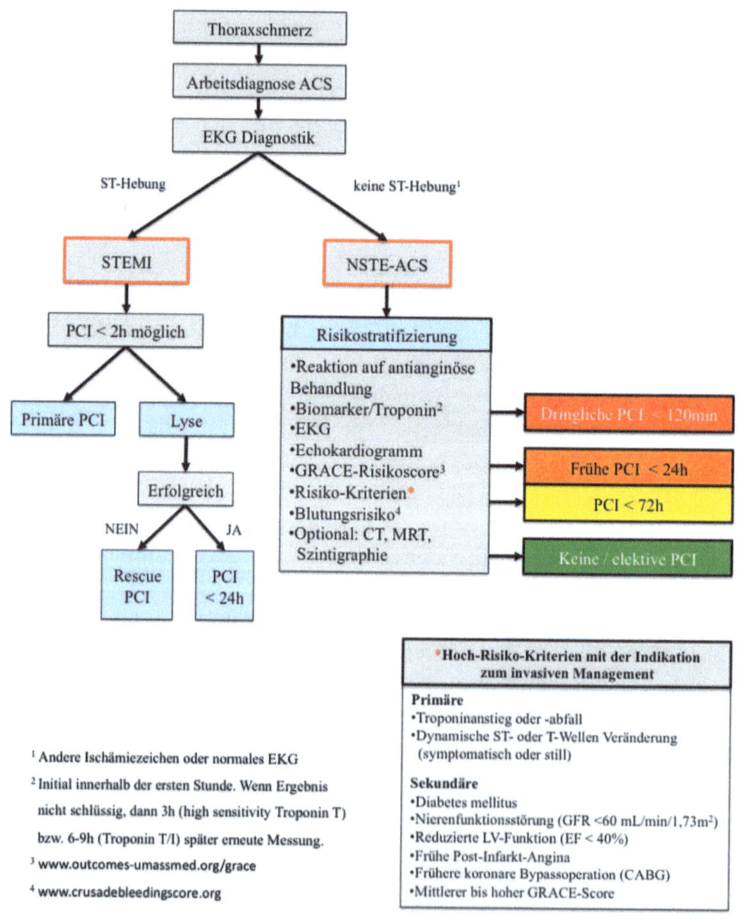

Abb 3.25 PCI-Algorithmus (adaptiert nach den NSTE-ACS-Guidelines 2011 der ESC)

3.5.4 PCI nach Reanimation

Bei ca. 10 % aller KHK-PatientInnen ist die Erstmanifestation der plötzliche Herztod. Dieser ist die häufigste Ursache in Europa für den prähospitalen Kreislaufstillstand (etwa 15 000 Tote pro Jahr in Österreich). Meist führen ischämiegetriggerte Rhythmusstörungen (Kammerflimmmern, ventrikuläre Tachykardie) zum Tod. Nur durch rasche Erste Hilfe (Laienreanimation und Früh-Defibrillation) sowie einen professionellen Rettungsdienst ist eine Lebensrettung möglich.

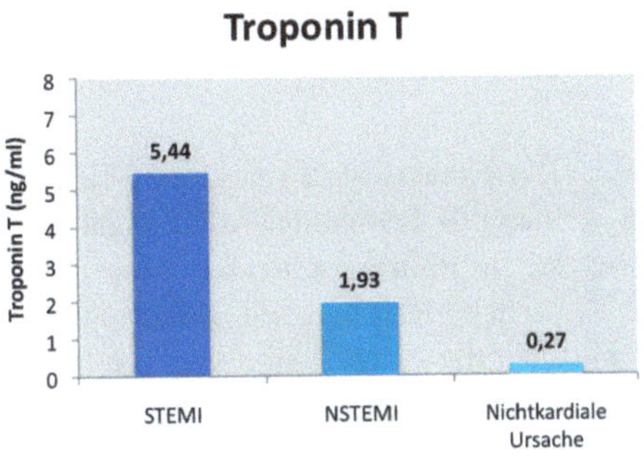

Abb. 3.26 Medianer Troponin-T-Wert bei Patienten nach Reanimation, 12 h seit ROSC (adaptiert nach Müllner M, Hirschl MM, Herkner H et al (1996) Creatine kinase-mb fraction and cardiac troponin T to diagnose acute myocardial infarction after cardiopulmonary resuscitation. J Am Coll Cardiol 28:1220–1225)

Nach Wiedererlangen des Kreislaufs und bei Verdacht auf einen Myokardinfarkt als Ursache (12-Ableitungs-EKG, Fremdanamnese) sollte ein Zentrum mit der Möglichkeit zur Akut-PCI vorrangig gewählt werden. Die sofortige Behandlung der Ursache, also des Koronarverschlusses, sollte bei PatientInnen mit STEMI oder frisch aufgetretenem Linksschenkelblock mittels PCI oder Lyse durchgeführt werden.

Aufgrund der Häufigkeit von Koronarverschlüssen, sollte auch in jenen Fällen, wo das EKG und die Echokardiographie („Myocardial Stunning") keine eindeutigen Befunde zulassen, die Angiographie fixer Bestandteil der Nachsorge von Reanimierten sein.

Der Zeitpunkt der Angiographie für dieses Patientenkollektiv ist in den aktuellen Guidelines nicht eindeutig geregelt. Es empfiehlt sich ein ähnliches Vorgehen wie nach den Kriterien beim NSTE-ACS (s. Algorithmus oben).

Die milde therapeutische Hypothermie bei ROSC (s. Kap. „Herzstillstand und Reanimation") trägt wesentlich zu mehr Überleben mit gutem neurologischen Outcome bei. Die Kühlung lässt sich auch während einer PCI fortführen und stellt hierfür keine Kontraindikation dar.

> **!** PatientInnen mit ROSC und geringer Wahrscheinlichkeit für ein primär kardiales Geschehen, sollen weiter mittels Herzenzymen (Troponinanstieg), EKG (Ischämiezeichen) und Echokardiographie (regionale Wandbewegungsstörungen) überwacht werden.

Literatur

- Guidelines for NSTE-ACS 2011 der European Society of Cardioology (www.escardio.org)
- Guidelines for Revascularization 2010 der European Society of Cardioology (www.escardio.org)
- Leitlinien zur Reanimation 2010 des European Resuscitation Council (www.erc.edu)
- GRACE-Score für NSTE-ACS (www.outcomes-umassmed.org/grace)
- CRUSADE Bleedings-Score (www.crusadebleedingscore.org)

3.6 Akute Herzrhythmusstörungen

J. Holfeld, D. Weidenauer, H. Domanovits

FALLBESIPIEL

Der Notarzt wird zu einer 55-jährigen Frau gerufen, die seit einem Tag über rezidivierende Schwindelanfälle klagt. Der Lebensgefährte hat die Rettung gerufen, weil sie im Rahmen einer kurzdauernden Bewusstlosigkeit gestürzt ist, sich dabei aber nicht verletzt hat. Die Patientin wird nach dem ABCDE Schema untersucht; im EKG sieht der Notarzt eine kurz dauernde, selbst limitierende Episode von polymorpher Breitkomplextachykardie vom Typ Torsade de pointes (TdP), bei der die Patientin keine Symptome angibt. Die weitere Anamnese ergibt, dass die Frau schon seit längerem Sotalol (1 × 80 mg/d) aufgrund paroxysmalen Vorhofflimmerns einnimmt. Vor 3 Tagen verordnete ihr der Hausarzt wegen des Verdachts auf eine Bronchopneumonie ein Makrolidantibiotikum. Sonst sei sie immer gesund gewesen.
Da der Zustand der Patientin nun klinisch stabil ist, aber die Ursache ihrer Synkope geklärt werden soll, bringt der Notarzt sie unter Monitoring (EKG, RR, SpO_2) an eine interne Notfallaufnahme. Vorsorglich hat er auch einen venösen Zugang gelegt und Volumen verabreicht.
Im Krankenhaus äußern die Notfallmediziner den Verdacht auf ein medikamentös induziertes Long-QT-Syndrom, als sie von der Medikation der Patientin erfahren. Das 12-Ableitungs-EKG bei Aufnahme zeigt einen normofrequenten Sinusrhythmus. Die berechnete QTc ergibt mit 540 ms eine deutliche Verlängerung. Die Körpertemperatur zeigt 38,6 °C, die Blutgasanalyse ergibt ein Serum-Kalium von 3,3 mmol/l. Als initiale Maßnahme werden die „angeschuldigte“ Medikation mit Sotalol und Makrolidantibiotikum pausiert und per infusionem 40 mval Kaliumchlorid sowie 2 g Magnesium verabreicht. Unter diesem Regime treten keine weiteren TdP-Episoden auf. Bei Transfer auf die Normalstation beträgt die QTc 420 ms.

Schwerpunktmäßig soll ein kurzer Überblick über die notfallmäßige Behandlung akuter Herzrhythmusstörungen gegeben werden. Zum Detailstudium von Herzrhythmusstörungen sei auf Fachbücher der Rhythmologie und EKG-Diagnostik verwiesen.
Sämtliche Behandlungsstrategien (Algorithmen) sind in Anlehnung an die aktuellen Guidelines der großen internationalen Fachgesellschaften erstellt (European Society of Cardiology, European Resuscitation Council, American College of Cardiology, American Heart Association).

! Eine erfolgreiche Therapie orientiert sich an den Ursachen: Vereinfachend können kardiale von extrakardialen Ursachen unterschieden werden.

► Häufigkeit, Ursachen und Mechanismen

Der Anteil von PatientInnen mit Herzrhythmusstörung als Hauptdiagnose variiert beträchtlich (Kardiologie, Intensivstation, Rettungsdienst etc.) und kann in Notaufnahmen bis zu 1 % betragen. **Vorhofflimmern** ist die **häufigste Rhythmusstörung**, jeder 4. Erwachsene wird während seiner Lebenszeit davon betroffen sein.

Tab. 3.13 Kardiale und extrakardiale Ursachen

ischämisch/hypoxisch	Myokardinfarkt, koronare Herzkrankheit, Kardiomyopathie
hämodynamisch	angeborene und erworbene Vitien
mechanisch	Herzoperationen, Irritation durch Sonden, Katheter, Überdehnung
entzündlich	Peri-/Myokarditis
metabolisch	Elektrolytstörung, Hyperthyreose
toxisch	Medikamente, Alkohol, Drogen
medikamentös	Antiarrhythmika, Katecholamine
genetisch	Prädisposition (z. B. WPW-, Long-QT-, Short-QT-, Brugada-Syndrom)
funktionell	Leitungsverzögerung, -beschleunigung, Degeneration, Störung des Vegetativums

Bei Vorliegen eines pathologischen Substrates (s. u.) kann ein Trigger (z. B. Elektrolytstörung, Störung des Vegetativums, Medikamente) durch eine isolierte oder kombinierte Störung der Erregungsbildung, -leitung und -rückbildung eine Arrhythmie auslösen. Wiedereintrittsphänomene (Reentry), Steigerung der Automatie und Nachdepolarisationen sind bei tachykarden Rhythmusstörungen die häufigsten Mechanismen.

► Symptomatik

Die Symptome von Herzrhythmusstörungen sind mannigfaltig. Sie reichen von mit Angst- und Beklemmungsgefühl begleiteten Palpitationen, über Synkopen, kardiogenem Schock bis zum plötzlichen Herztod. Manchmal wird eine Herzrhythmusstörung als Zufallsbefund entdeckt.

Die Symptome und die hämodynamischen Folgen der Arrhythmie (= hämodynamische Wirksamkeit) bestimmen Art und Dringlichkeit der Maßnahmen:

- Bewusstseinstrübung, pektanginösen Beschwerden, Hypotonie oder Zeichen eines Links- bzw. Rechtsherzversagens verlangen eine rasche, sichere und effektive Behandlung mit elektrischem Strom (Kardioversion, Defibrillation, Schrittmachertherapie).
- Bei hämodynamisch stabilen PatientInnen können vorerst physikalische Manöver und Medikamente zur Anwendung kommen. Manchmal wird eine Akuttherapie ganz ausbleiben können.

► Diagnostik

Die PatientInnen werden nach dem **ABCDE-Schema** untersucht.

In der Herzrhythmusdiagnostik hat das EKG einen zentralen Platz. Wenn es Zeit und Umstände erlauben, sollte **immer ein 12-Ableitungs-EKG** registriert werden. Oft liegt leider nur eine Ableitung, ein sog. „Rhythmusstreifen“ zur Beurteilung vor. Expertenhilfe soll bei Unklarheit der Diagnose bzw.des optimalen therapeutischen Vorgehens in Anspruch genommen werden.

Für die akute Rhythmusdiagnostik hat sich folgendes Vorgehen bewährt:

1. Besteht eine elektrische Aktivität? Artefakte erkennen bzw. ausschließen.
2. QRS-Komplexe **tachykard** (> 100/min), normofrequent oder **bradykard** (< 60/min)?
3. QRS-Komplexe **regelmäßig** oder **unregelmäßig**?

4. QRS-Komplexe **schmal** (< 0,12 s) oder **breit** (≥ 0,12 s)?
5. Sind P-Wellen vorhanden?
6. In welchem Verhältnis stehen die P-Wellen zu den Kammerkomplexen?

Daraus resultieren folgende relevante Behandlungsindikationen:
- **Bradykardie** (Kammerfrequenz **< 60/min**), s. S. 148
- **Tachykardie** (Kammerfrequenz **> 100/min**), s. S. 148
  - Schmalkomplextachykardie (rhythmisch – arrhythmisch)
  - Breitkomplextachykardie (rhythmisch – arrhythmisch)
- **ausgewählte, spezielle Rhythmusstörungen**, s. S. 151
  - Vorhofflimmern/Vorhofflattern
  - Kammerflimmern/Kammerflattern, pulslose Kammertachykardie
  - pulslose elektrische Aktivität
  - Torsades des pointes
  - Sick-Sinus-Syndrom
  - elektrischer Sturm (electrical storm).

► Therapie (allgemein)

Allgemeiner Standard sind Monitoring (EKG, Blutdruck, Pulsoxymetrie), intravenöser Zugang und bei Bedarf Sauerstoffgabe (Zielwert SpO_2 94–98 %, bei COPD 88–92 %). Eine Herzrhythmusstörung kann im günstigsten Falle selbst limitierend sein und keine Akuttherapie verlangen oder aber anhaltend sein und je nach Symptomatik sofortige lebensrettende Maßnahmen erfordern. Ein vordringliches Behandlungsziel ist, die auslösende Ursache (z. B. Ischämie, Elektrolytstörung, Medikamente) zu beheben. Häufig ist dies nicht sofort möglich, dann orientiert sich die Therapie oft an einer formalen Analyse des EKG und der **Klassifikation der Arrhythmie nach 3 Kriterien der QRS-Komplexe:**
- bradykard – tachykard
- regelmäßig – unregelmäßig
- QRS < 0,12 s – QRS ≥ 0,12 s.

Mit unterschiedlichen Interventionen (physikalische Manöver, Medikamente, „elektrische" Therapie, s. u.) wird eine Behandlung bzw. Terminierung der Arrhythmie versucht. Wenn der Mechanismus der Rhythmusstörung klar erkennbar ist, sollte dies bei der Therapiewahl berücksichtigt werden.

> **!** Versuche immer nach entsprechender Aufklärung das Einverständnis des Patienten/der Patientin für die Behandlung einzuholen. Etabliere ein Monitoring von EKG, RR, SpO2, einen i. v.-Zugang und verabreiche nach Erfordernis Sauerstoff über Nasenbrille oder Maske.

Prinzipiell kann die Behandlung einer Herzrhythmusstörung prophylaktisch, elektiv oder notfallmäßig (Akuttherapie) erfolgen. Eine Akuttherapie wird spätestens dann erforderlich, wenn beim Patienten **Symptome der hämodynamischen Instabilität** vorhanden sind:
- Bewusstseinseinschränkung
- Hypotonie (RR < 90 mmHg systolisch)
- Zeichen der Herzinsuffizienz (Linksherzversagen, Rechtsherzversagen)
- Angina pectoris (koronare Minderperfusion).

> **!** Eine zu hohe (> 150/min) oder zu niedrige (< 40/min) Kammerfrequenz kann ebenfalls ein Grund für eine hämodynamische Instabilität sein. Die angegebenen Zahlenwerte sind nur orientierende Angaben, die Komorbidität des Patienten/der Patientin und die aktuelle Pumpfunktion des Herzens sind mitentscheidend.

Bei Zeichen der **hämodynamischen Instabilität** ist eine „elektrische" Behandlung der Arrhythmie (Defibrillation, Kardioversion, Schrittmacher-PM) effizienter und sicherer, daher Mittel der 1. Wahl. Bei der Antiarrhythmika-Gabe ist die intravenöse Applikation zu bevorzugen.
Ist der/die PatientIn **hämodynamisch stabil**, werden die näheren Umstände wie Ort (außerhalb des Krankenhauses, Notfallaufnahme, Intensivstation, Normalstation, Ambulanz), vorhandene Ausrüstung, Kenntnis, Erfahrung und Anzahl der behandelnden Personen das weitere Vorgehen bestimmen: Von abwartender Observanz über Medikamentengabe bis zur elektrischen Therapie reicht das Spektrum.

Vor Einleitung einer spezifischen Therapie sind folgende **Fragen** unbedingt zu klären:

1. **Ist die beobachtete Herzrhythmusstörung per se für die akute Symptomatik des Patienten/der Patientin verantwortlich?**
   Physischer und psychischer Stress, erhöhter Sympathikotonus, Fieber, Anämie und Hypovolämie können z. B. Ursache für eine Sinustachykardie sein (Erfordernistachykardie!) und bedürfen einer kausalen, nicht einer antiarrhythmischen Therapie.
2. **Hat der/die PatientIn Medikamente eingenommen, die für die Arrhythmie verantwortlich sein könnten?**
   Viele Substanzen, aber im Besonderen Antiarrhythmika selbst, können zu Veränderungen des EKG (QT-Zeit, AV-Blockierungen etc.) und zu Arrhythmien führen.
3. **Gibt es Abweichungen im Säure-Basen-Haushalt oder Elektrolytverschiebungen?**
   Veränderungen des Säure-Basen-Haushaltes und der Elektrolyte Kalium, Kalzium, Magnesium und Natrium sind häufige Ursache für Arrhythmien. Die Wiederherstellung von Werten im Normbereich soll daher so früh wie möglich vor der Anwendung anderer Maßnahmen, speziell von AAR erfolgen.

► Therapie: medikamentös

> **!** Je instabiler sich ein/e PatientIn mit Arrhythmie präsentiert, umso mehr tritt die Verabreichung von Antiarrhythmika als erste Maßnahme in den Hintergrund.

Zur Unterstützung einer primär „elektrischen" Therapie kann eine Kombination mit Antiarrhythmika sinnvoll sein. Wenn AAR als Akuttherapie verabreicht werden, ist die intravenöse Gabe wegen der besseren Steuerbarkeit und des rascheren Wirkeintritts gegenüber der oralen Verabreichung zu bevorzugen.

Tab. 3.14 Einteilung der Antiarrhythmika (AAR) in Anlehnung an Vaughan Williams

Klasse	Wirkung	Indikation	Wirkstoffe
I	Natriumkanalblocker	**Ia:** Kardioversion und Rezidivprophylaxe bei VHF, VT **Ib:** VT, Phenytoin bei Digitalis-Intoxikation **Ic:** SVT bei Präexzitationssyndrom	**Ia:** Chinidin, Ajmalin, Prajmalin, Disopyramid **Ib:** Lidocain, Mexiletin, Phenytoin **Ic:** Propafenon, Flecainid
II	Betablocker	tachykardes VHF, PSVT	Metoprolol, Atenolol, Propranolol, Nebivolol
III	Kaliumkanalblocker	therapierefraktäres VF/pulslose VT, VT, SVT bei niedriger Ejektionsfraktion Kardioversion von tachykardem VHF	Amiodaron Ibutilid, Vernakalant (vorhofselektiv)
IV	Kalziumkanalblocker	tachykardes VHF, PSVT	Verapamil, Diltiazem
Digitalis	Hemmung der Na^{+}/K^{+}-ATPase	tachykardes VHF, PSVT	Digoxin, Digitoxin
Adenosin	Blockade von A1-Rezeptoren	PSVT, Demaskierung bei Breitkomplextachykardien unklarer Genese	Adenosin

► Therapie: Kardioversion

Unter Kardioversion versteht man bei Rhythmusstörungen das Wiederherstellen eines Sinusrhythmus (Konversion). Die Kardioversion kann entweder

- **medikamentös**
- **elektrisch** mit einem Defibrillator durch QRS-synchrone (QRS-getriggerte) Schockabgabe oder durch
- **Overdrive-Stimulation** versucht werden.

Für die **medikamentöse Kardioversion** sind Klasse I und III AAR geeignet. Insgesamt ist die Erfolgsrate dabei geringer (35–90 %) als bei der elektrischen Kardioversion.

Indikationen für eine **elektrische Kardioversion** sind VT, auf Medikamente therapieresistente supraventrikuläre Tachykardien bzw. Vorhofflimmern/Vorhofflattern. Der Erfolg eines Kardioversionsversuches hängt von der Art und Dauer der Rhythmusstörung, aber auch von der gewählten Methode ab. Die Effizienz kann durch Vorbehandlung mit AAR (Klasse III oder I) noch erhöht werden. Die elektrische Kardioversion kann von extern oder intern erfolgen:

- **extern** transthorakal (Elektroden in anterior/apikaler, anterior/posteriorer oder biaxillärer Position) mit Energien (je nach Art der Rhythmusstörung und Größe des Patienten/der Patientin) beginnend ab 70 Joule (J) biphasisch.
- **intern** über transvenöse Elektroden eines eingebauten ICD oder selten über notfallmäßig eingebrachte Elektrodenkatheter mit deutlich geringerer Energie (meist bis maximal 34 J).

Bei Misserfolg des 1. Schocks werden üblicherweise bis zu 3, selten mehr Wiederholungen mit steigender Energie und/oder Positionswechsel der Elektroden durchgeführt. Wegen der höheren Erfolgsrate bereits beim 1. Schock sollten Geräte, die biphasische Schocks abgeben, im Vergleich zu anderen (älteren) mit monophasischen Entladungsformen, bevorzugt werden. Bei der internen Kardioversion ist die Erfolgsrate sehr hoch, sie erfordert aber, wie auch ein Behandlungsversuch mit Überstimulation (Overdrive-Stimulation = „overdrive pacing") eine entsprechende Expertise des Behandelnden.
Als Akutmaßnahme wird die elektrische Kardioversion dann durchgeführt, wenn eine deutliche hämodynamische Beeinträchtigung des Patienten/der Patientin (Absinken des Herzzeitvolumens mit entsprechenden klinischen Zeichen) vorliegt oder die medikamentöse Therapie einer tachykarden Rhythmusstörung nicht wirksam ist; sie kann aber auch elektiv bei hämodynamisch stabilen PatientInnen durchgeführt werden. Stets muss zuvor eine behandelbare Störung (z. B. Hyperthyreose bei Vorhofflimmern, Elektrolytentgleisung) beseitigt worden sein.

> **!** Die elektrische Kardioversion muss immer in Sedoanalgesie, QRS-synchron und unter Reanimationsbereitschaft erfolgen.

Reanimationsbereitschaft bedeutet: Bereitstellung eines entsprechenden Equipments und ausreichende Erfahrung des durchführenden Personals im Management möglicher Komplikationen inkl. Reanimation. Zum Erreichen einer ausreichenden Sedoanalgesie stehen mehrere Substanzen mit unterschiedlichen Effekten auf Hämodynamik und Atmung sowie unterschiedlicher Wirkdauer zur Verfügung: Hypnotika wie Etomidat, Midazolam, Propofol oft in Kombination mit Opiaten wie Fentanyl, Morphium oder Piritramid. Bei der Auswahl soll nicht zuletzt auch die Erfahrenheit des Anwenders mit der jeweiligen Substanz eine Rolle spielen.

► Therapie: antibradykard – „Schrittmachertherapie"

- **Faustschlagstimulation:** Noch vor einer intravenösen Medikation mit Atropin oder Sympathomimetika oder wenn diese nicht wirkt und ein transkutaner Schrittmacher noch nicht zur Verfügung steht, kann versucht werden, das Herz des Patienten/der Patientin durch präkordiale Faustschläge zu stimulieren: Schlagen Sie rhythmisch mit der geschlossenen Faust auf die linke untere Ecke des Sternums, um das Herz mit einer physiologischen Frequenz von 50 –70/min zu stimulieren.
- **Transkutane Stimulation:** Viele Defibrillatoren der neuen Bauart sind auch mit einer Pacing-Einheit zur transkutanen Stimulation ausgestattet. Dabei können die elektrischen Impulse über dieselben großen Selbstklebe-Elektroden in gleichbleibender Position verabreicht werden, über welche defibrilliert oder kardiovertiert wird. Üblicherweise kann die Frequenz (Start mit 80/min) und die Impulsstärke (Start mit 80 mA) vorgewählt werden. Die kontinuierliche EKG-Registrierung dient der Erfolgskontrolle, elektrischer Impuls [Spike] gefolgt von einem verbreiterten Kammerkomplex. Entscheidend ist aber, dass die QRS-Komplexe auch eine hämodynamische Antwort in Form eines tastbaren Pulses zur Folge haben. Sollte dies nicht der Fall sein, kann eine Faustschlagstimulation versucht werden oder es sollte unverzüglich mit einer Herzdruckmassage begonnen werden. Die transkutane Stimulation wird vor allem außerhalb eines Krankenhauses, gelegentlich auch innerhalb eines Krankenhauses, als Überbrückung zum Einsatz kommen.

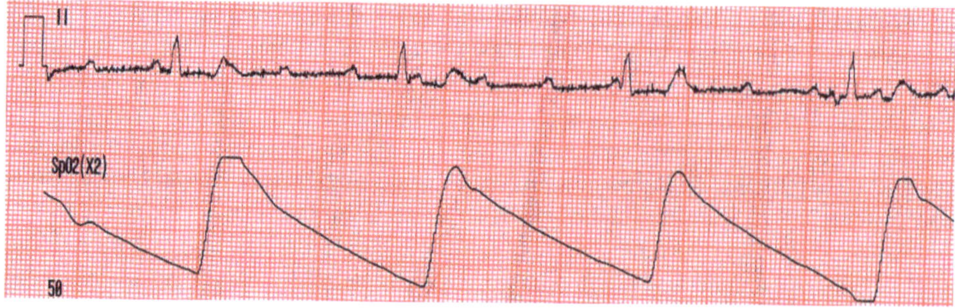

Abb. 3.27 AV-Block III (die Pulsoxymetriekurve zeigt Exkursionen nur bei QRS-Komplexen)

- **Transvenöse, temporäre Stimulation:** Eine stabile Stimulation im rechten Vorhof oder Ventrikel wird im Krankenhaus das Pacing über eine, meist unter Röntgenkontrolle, „einschwemmte" passagere Schrittmacherelektrode, erlauben. Neben der entsprechenden Ausrüstung ist auch die Erfahrung der behandelnden Person für den Erfolg entscheidend.

Die spezielle Akutbehandlung wird nachfolgend erläutert.

3.6.1 Bradykardie

Ein/e PatientIn mit asymptomatischer Bradykardie bedarf primär keiner akuten Therapie!

Eine kausal orientierte Therapie wird z. B. bei Myokardinfarkt, medikamentös/toxischen Einflüssen oder Hypothyreose erforderlich. Als **Mechanismen** für eine Bradykardie kommen Sinusstillstand, Sinusbradykardie, sinuatrialer Block und AV-Block mit oder ohne Ersatzrhythmus aus sekundären oder tertiären Zentren infrage.

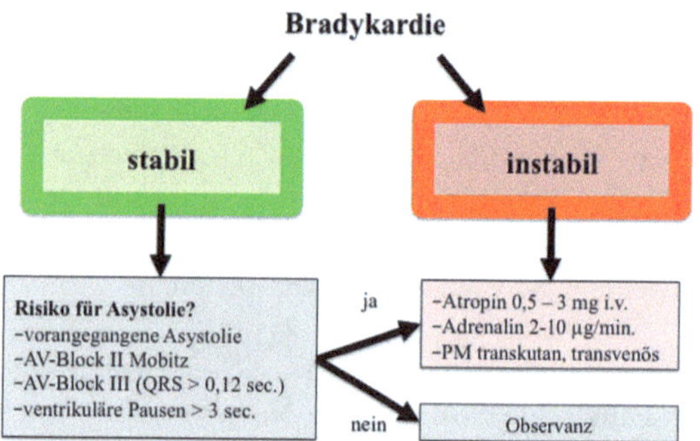

Abb. 3.28 Algorithmus: Therapie einer Bradykardie (modifiziert nach ESC 2007 Guidelines for cardiac pacing and resynchronisation therapy. EHJ 2007;28: 2256–2295 und in Anlehnung an Advanced life support, Resuscitation 2005;67: 213–247)

► Therapie

1. Absetzen bradykardisierender Medikamente.
2. **Parasympatholytika** (Atropin; initiale Dosis mind. 0,5 mg, Steigerung bis zur kumulativen Tagesmaximaldosis von 3 mg) und/oder **Sympathomimetika** (z. B. Adrenalin, Dobutamin, Dopamin) bis zur Etablierung einer elektrischen Schrittmachertherapie eingesetzt werden.

3.6.2 Tachykardie

Stufenschema der Therapie rhythmischer tachykarder Rhythmusstörungen

1. **Vagusstimulation** – entweder durch ein Valsalva-Manöver, durch Karotissinusmassage (nie beide Seiten gleichzeitig!) oder Trinken kalter Flüssigkeit – führt zu einer Ver-

zögerung der Reizbildung und Reizleitung an Sinusknoten, Vorhöfen und AV-Knoten. Sollte dieser initiale Versuch einer Terminierung der Tachykardie nicht zum Erfolg führen, kann bei rhythmischen Schmalkomplextachykardien und bei rhythmischen Breitkomplextachykardien, wenn Gewissheit über den supraventrikulären Ursprung besteht, Adenosin als intravenöse Bolusinjektion gefolgt von einem Flush von Volumen als erstes Medikament verabreicht werden.

2. Beginnend mit 6 mg soll die Dosis für **Adenosin** bei Erfolglosigkeit im Abstand von etwa 3 min auf 12 mg erhöht werden; eine weitere Wiederholung mit 12 mg ist möglich. Bei Verabreichung über einen zentralvenösen Zugang soll die initiale Dosis 1,5 oder 3 mg betragen. Adenosin bewirkt durch eine kurzfristige Blockade des AV-Knotens in Abhängigkeit vom Mechanismus der zugrunde liegenden Tachykardie entweder ein Umspringen in Sinusrhythmus, eine Demaskierung der supraventrikulären Genese der Arrhythmie (wie z. B. bei Vorhofflattern) oder keinen Effekt, wie bei ventrikulärer Tachykardie.
3. **konventionelle Antiarrhythmika** (Klassen II, IV, III, I) bei Unwirksamkeit der Stufen 1. und 2.

Rhythmische Schmalkomplextachykardie

Eine rhythmische Schmalkomplextachykardie (supraventrikuläre Tachykardie) tritt oft paroxysmal (anfallsweise) auf und wird daher **paroxysmale supraventrikuläre Tachykardie** (PSVT) genannt. Auch die Terminierung einer PSVT erfolgt, wie auch der Name andeutet, abrupt.

Als **Mechanismen** kommen angeborene Störungen des Reizleitungssystems mit den Formen Sinusknoten-Reentry-Tachykardie, atriale ektope oder Reentry-Tachykardie, AV-Knoten-Reentry-Tachykardie und AV-Reentry-Tachykardie bei Präexzitation (Wolff-Parkinson-White-Syndrom, WPW) infrage. Die Position der P-Welle zwischen den QRS-Komplexen erlaubt meist eine Zuordnung zu den Formen.

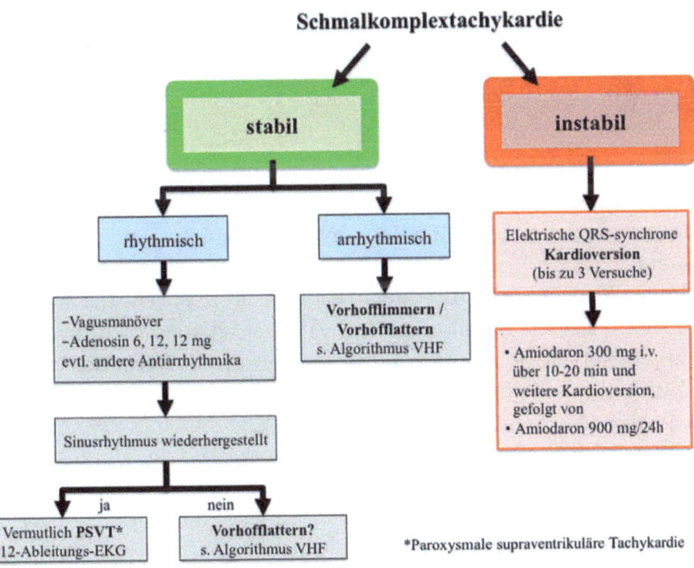

Abb. 3.29 Algorithmus: Therapie einer Schmalkomplextachykardie (modifiziert nach EHJ 2003;24: 1857–1897 und in Anlehnung an Advanced life support, Resuscitation 2005;67: 213–247)

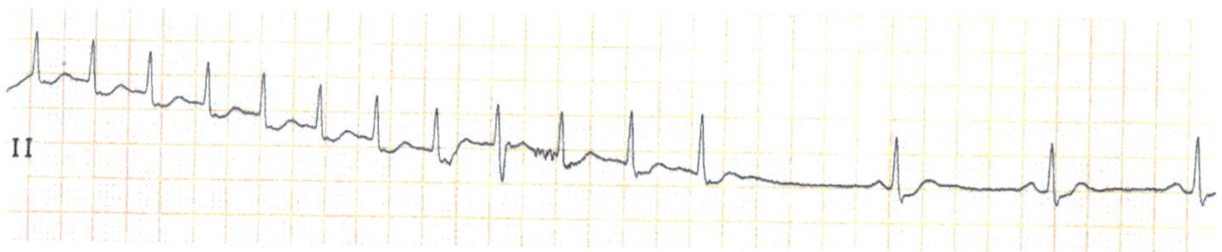

Abb. 3.30 Terminierung einer PSVT mit einem Bolus von 6 mg Adenosin

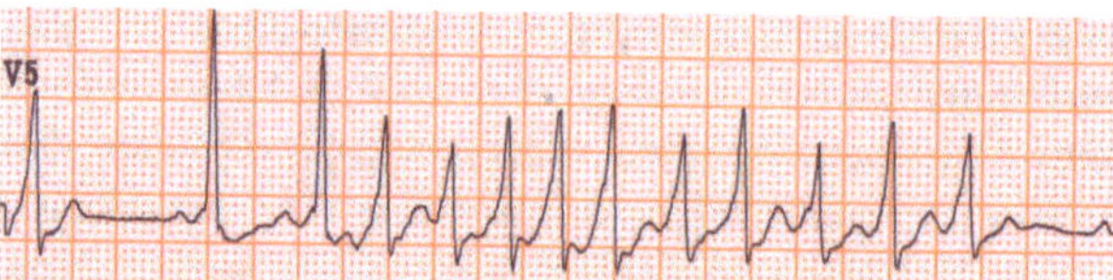

Abb. 3.31 Vorhofflimmern bei einem Patienten mit WPW-Syndrom (FBI – man beachte die unterschiedliche Breite der QRS-Komplexe)

► Therapie

Die Therapie erfolgt nach dem Stufenschema bzw.dem Algorithmus „Therapie einer Schmalkomplextachykardie". Bei häufigen symptomatischen Rezidiven ist als kurative Maßnahme eine Katheterablation der zugrunde liegenden „Fehlbildung" des Reizleitungssystems indiziert.

> **!** Beim WPW-Syndrom können regelmäßige Tachykardien mit schmalen Kammerkomplexen (orthodrome WPW-Tachykardie) oder mit breiten Kammerkomplexen (antidrome WPW-Tachykardie) auftreten. Das Auftreten von Vorhofflimmern bei PatientInnen mit einem WPW-Syndrom bedingt im EKG als besonderes Merkmal unterschiedlich breite Kammerkomplexe (FBI-Tachykardie; fast, broad, irregulär). Bei der Behandlung steht eine elektrische Kardioversion bzw. Behandlung mit Klasse-I-AAR (z. B. Ajmalin, Propafenon, Flecainid) und Klasse-III-AAR (Amiodaron, Ibutilid, Sotalol) zur Wahl; kontraindiziert sind Adenosin, Digitalis, Klasse-II- und -IV-AAR sowie Lidocain.

Rhythmische Breitkomplextachykardie

Die Kammerkomplexe bei Breitkomplextachykardien können im Aussehen monomorph oder polymorph sein.

Breitkomplextachykardien können ihren Ursprung in der Kammer haben (eigentliche Kammertachykardie oder **ventrikuläre** Tachykardie) oder aber **supraventrikulären** Ursprungs sein. Bei supraventrikulärem Ursprung kommt die Verbreiterung des Kammerkomplexes durch einen der folgenden **Mechanismen** zustande:

- vorbestehender oder funktioneller Schenkelblock
- eine aberrante Leitung
- Vorhandensein einer akzessorischen Leitungsbahn.

► Therapie

Sollte der supraventrikuläre Ursprung eindeutig sein, erfolgt die Behandlung nach dem Stufenschema bzw. Algorithmus „Therapie einer Schmalkomplextachykardie".

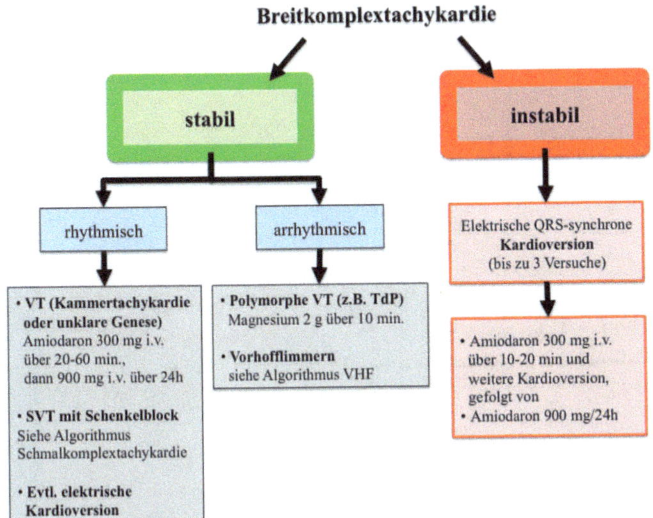

Abb. 3.32 Algorithmus: Therapie einer Breitkomplextachykardie (modifiziert nach Guidelines for the management of patients with ventricular arrhythmias and the prevention of sudden cardiac death. EHJ 2006;27: 2099–2140 in Anlehnung an Advanced life support, Resuscitation 2005;67: 213–247)

In allen anderen Fällen, Kammertachykardie oder Breitkomplextachykardie unbekannten Ursprungs, erfolgt die Behandlung entsprechend dem Algorithmus „Therapie einer Breitkomplextachykardie" mittels elektrischer Kardioversion oder mit Amiodaron intravenös. Amiodaron 300 mg (verdünnt in 100 ml 5 % Glukose oder 0,9 % NaCl) intravenös als Kurzinfusion über 20–60 min ist bei VT, aber auch als „Reservemedikament" (nicht 1. Wahl) bei anderen Tachykardien anwendbar. Als Vorteil erweist sich die im Vergleich zu anderen Substanzen gering ausgeprägte negative Inotropie und geringe Proarrhythmie von Amiodaron. Im deutschsprachigen Raum ist die Anwendung von Ajmalin in der gleichen Indikation ebenfalls gut etabliert. Bei ischämiegetriggerter VT kann ein Behandlungsversuch mit Lidocain oder Betablockern erwogen werden.

3.6.3 Spezielle Rhythmusstörungen

Vorhofflimmern, Vorhofflattern (VHF)

Vorhofflimmern ist im EKG durch Fehlen von typischen P-Wellen und wechselnde Intervalle zwischen den QRS-Komplexen („Tachyarrhythmia absoluta") gekennzeichnet. Anstatt der P-Wellen finden sich unterschiedlich geformte, in der Amplitude wechselnde hochfrequente (>300/min) Flimmerwellen. Gleichförmige Wellen mit einer Frequenz von 250–400/min werden als atypisches oder typisches Flattern („Sägezahnmuster" in den Ableitungen II, III, aVF) bezeichnet. Unabhängig von der Vorhoffrequenz kann die Kammerfrequenz bradykard, normofrequent oder tachykard sein. Häufige subjektive Symptome sind Luftnot, Thoraxschmerz oder das Gefühl von Herzrasen begleitet von wechselnder Pulsqualität.

► Therapie

Primäre Ziele der Behandlung von Vorhofflimmern/Vorhofflattern sind die Prävention von Komplikationen, insbesondere thromboembolischer Natur, und eine Normalisierung

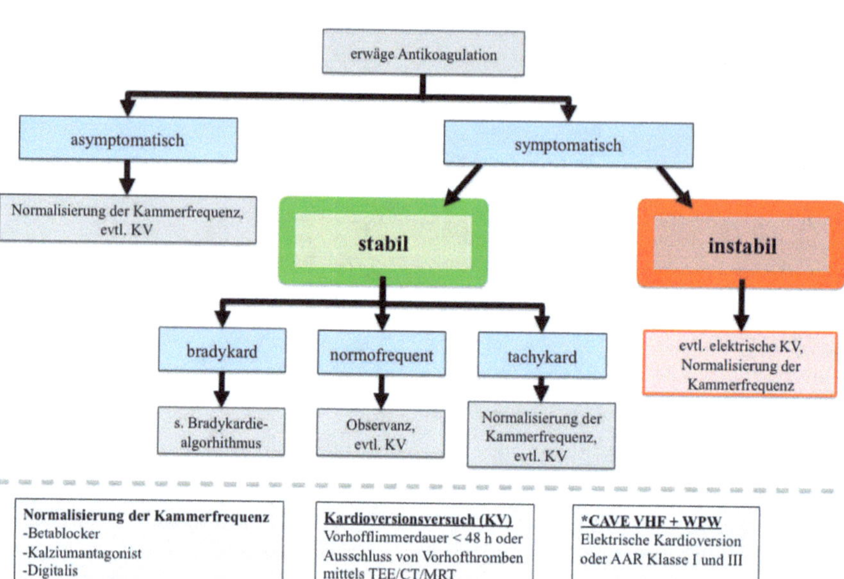

Abb. 3.33 Algorithmus: Therapie von Vorhofflimmern (modifiziert nach Guidelines for the management of patients with atrial fibrillation. EHJ 2006;27:1979–2030 und in Anlehnung an Advanced life support, Resuscitation 2005;67: 213–247)

der Kammerfrequenz (bei **tachykardem** Vorhofflimmern meist mit einer Kombination von Betablockern oder Kalziumantagonisten mit Digitalis, bei **bradykardem** Vorhofflimmern evtl. mit Atropin).

Die Wiederherstellung des Sinusrhythmus ist selten eine Akutmaßnahme. Zu einem Notfall kann Vorhofflattern bei 1 : 1-Überleitung auf die Kammern werden, häufig besteht dabei ein funktioneller (tachykardiebedingter) Schenkelblock, sodass im EKG eine Breitkomplextachykardie imponiert. Bei daraus resultierender hämodynamischer Instabilität ist eine sofortige elektrische Kardioversion indiziert.

In der Akutphase ist die Antikoagulation mit niedermolekularem oder unfraktioniertem Heparin, anschließend eine orale Therapie mit Vitamin-K-Antagonisten oder Thrombin- bzw. Faktor-Xa-Inhibitoren entsprechend dem Risikoprofil (ChadsVasc Score) zur Prävention der Bildung von Thromben einzuleiten.

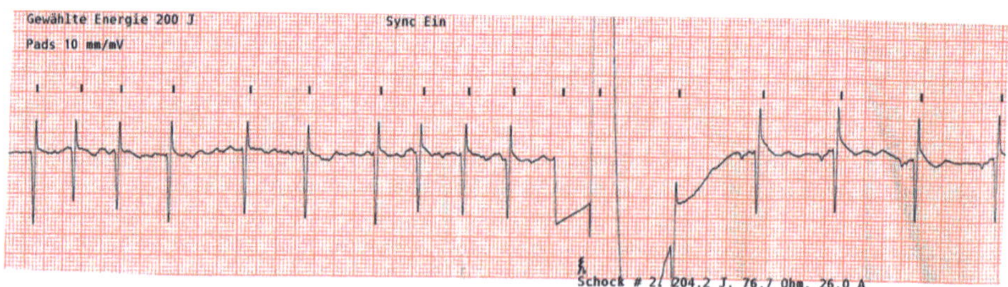

Abb. 3.34 Erfolgreiche QRS-synchrone externe elektrische Kardioversion von tachykardem Vorhofflimmern

Kammerflimmern/Kammerflattern, pulslose ventrikuläre Tachykardie (pVT)
Es ist keine Herzauswurfleistung mehr vorhanden, es handelt sich um einen Kreislaufstillstand!

► Therapie
Sofortige Defibrillation ist die Therapie der Wahl (s. Kap. „Herzstillstand und Reanimation“). Ist ein Defibrillator nicht unmittelbar verfügbar, der Kreislaufstillstand aber beobachtet und ein EKG-Monitoring vorhanden, soll sofort ein „präkordialer Faustschlag“ auf die untere Sternumhälfte aus etwa 20 cm Höhe als Terminierungsversuch der Arrhythmie abgegeben werden. Unmittelbar anschließend werden Herzdruckmassage und Beatmung begonnen bzw. fortgesetzt.

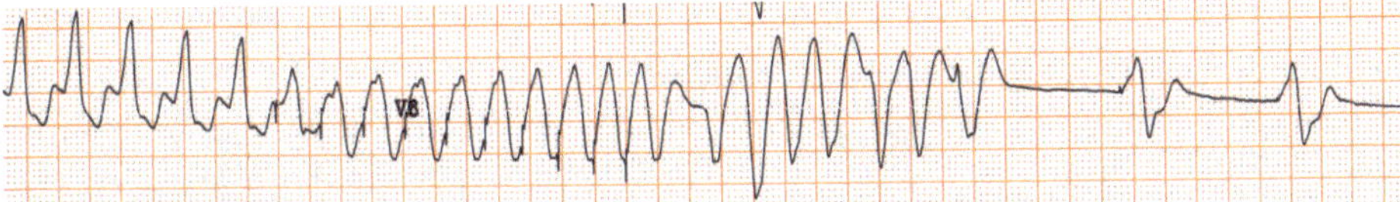

Abb. 3.35 Terminierung einer VT durch Overdrive-Stimulation mittels implantiertem Defibrillator

Pulslose elektrische Aktivität (PEA)
Erregungsbildung und -leitung des Herzens sind vorhanden, das EKG zeigt eine elektrische Aktivität (beliebiger Rhythmus, auch Sinusrhythmus möglich), aber es findet sich kein tastbarer Puls. Die häufigsten Ursachen werden als „4 × H und HITS“ zusammengefasst (s. Kap. „Herzstillstand und Reanimation“).

► Therapie
Reanimation (= Herzdruckmassage und Beatmung); von entscheidender Bedeutung ist das Erkennen der zugrunde liegenden Ursache, um rasch eine kausale Therapie einleiten zu können.

Torsade de pointes (TdP) = Spitzenumkehrtachykardie

Die Torsade-de-pointes-Tachykardie ist eine Sonderform der ventrikulären Tachykardie (polymorphe Kammertachykardie). Sie ist im EKG durch wellenförmiges An- und Abschwellen der Amplitude und wechselndes Aussehen der Kammerkomplexe (Polymorphie) gekennzeichnet und verläuft oftmals selbst limitierend. Wegen der Möglichkeit des raschen Übergangs in ein Kammerflimmern ist die Torsade-de-pointes-Tachykardie allerdings akut lebensbedrohlich.
Bei PatientInnen mit TdP findet sich im EKG die QT-Zeit häufig verlängert (>440 ms). Dies kann im Rahmen einer angeborenen Störung (kongenitales Long-QT-Syndrom, LQTS) oder als Folge verschiedener Medikamente (Antiarrhythmika, Antibiotika, Anti-

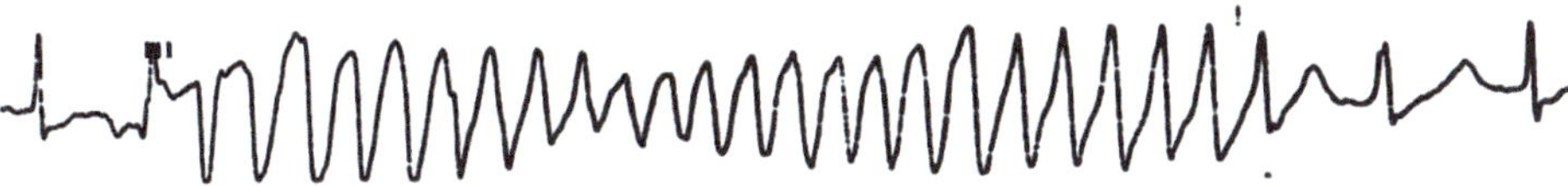

Abb. 3.36 Torsade de pointes bei Long-QT-Syndrom

histaminika etc.) der Fall sein. Auch eine Verkürzung der QT-Zeit (Short-QT-Zeit, SQTS) kann zu malignen ventrikulären Rhythmusstörungen führen.

► Therapie

Bei einer medikamentös induzierten Torsade-de-pointes-Tachykardie (Antiarrhythmika, Antidepressiva) ist sofortiges Absetzen des auslösenden Pharmakons die erste Maßnahme. Magnesium ist das Mittel der Wahl um das Auftreten von Torsaden zu unterdrücken; zusätzlich ist eine Kaliumsubstitution empfohlen, da den Torsaden oft eine kombinierte Elektrolytstörung (Hypomagnesiämie, Hypokaliämie) zugrunde liegt. Bei hämodynamischer Instabilität soll sofort kardiovertiert oder ggf.defibrilliert werden.
Auch eine Bradykardie kann durch relative QT-Zeit-Verlängerung zu TdP führen. In diesem Fall ist ein Anheben der Kammerfrequenz (PM, Medikamente) die Therapie der Wahl.

Sick-Sinus-Syndrom (Syndrom des kranken Sinusknotens)

Neben der Beeinträchtigung der Sinusknotenfunktion (Sinusbradykardie, intermittierender Sinusknotenstillstand, chronotrope Inkompetenz des Sinusknotens, sinuatriale Blockierungen) sind häufig auch die Vorhöfe (Vorhoftachykardien, Vorhofflimmern, Vorhofflattern) mitbetroffen (Bradykardie-Tachykardie-Syndrom). Manchmal ist von der Erkrankung auch der AV-Knoten betroffen, meist ist aber eine gute AV-Überleitung erhalten.

► Therapie

Diese richtet sich akut nach der klinisch im Vordergrund stehenden Störung. Besondere Vorsicht ist bei der Behandlung der tachykarden Episoden geboten: Eine Normalisierung der Kammerfrequenz oder Terminierung der tachykarden Episoden elektrisch oder mit Medikamenten (Betablocker, Kalziumantagonisten, Digitalis, Amiodaron) ist eventuell nur unter „Schrittmacherschutz" sicher durchführbar.

Elektrischer Sturm („electrical storm")

Zumindest 2-mal innerhalb von 24 h wiederkehrende Episoden ventrikulärer Tachykardie/Kammerflimmern, die eine hämodynamische Instabilität verursachen.
Bei diesem seltenen, aber lebensbedrohlichen Krankheitsbild kommt es meist auf Basis eines schwer vorgeschädigten Herzens (ischämische, dilatative Kardiomyopathie, fortgeschrittene Herzinsuffizienz, kongenitale Syndrome) durch neuerliche Ischämie, proarrhythmogene Medikamentenwirkung, metabolische Störung und Stress zu rezidivierenden malignen Kammerarrhythmien. Die Therapie ist wie auch bei einer permanenten („incessant") Form einer Tachykardie ähnlich problematisch.

► Therapie

Dieser Notfall ist sehr schwierig zu beherrschen, neben Kardioversion und Defibrillation werden als Antiarrhythmika Betablocker und Amiodaron (evtl. in Kombination) eingesetzt. Oft mündet der elektrische Sturm in eine Reanimation. PatientInnen mit diesem Krankheitsbild haben oft einen ICD und/oder PM eingebaut; bei der externen Kardioversion/Defibrillation ist auf einen ausreichenden Sicherheitsabstand der Defibrillatorelektroden (Paddles oder Pads) von Generator und Sonde (12 –15 cm) zu achten; die Funktion des implantierten Aggregats muss in der Folge überprüft werden. Ultima Ratio zur Beherrschung der Arrhythmie kann ein akuter Ablationsversuch, die passagere Etablierung einer extrakorporalen Zirkulation oder lokale Sympathikusblockade (linkes Ganglion stellatum) sein.

ZUSAMMENFASSUNG

- Die Art und Dringlichkeit der Therapie einer akuten Herzrhythmusstörung orientiert sich an der aktuellen Hämodynamik: Ist der/die PatientIn stabil oder instabil?
- Symptome der hämodynamischen Instabilität sind:
  - Bewusstseinstrübung
  - Hypotonie (systolischer RR < 90 mmHg)
  - akute Herzinsuffizienz
  - Angina pectoris
- Monitoring (EKG, RR, SpO_2), i. v.-Zugang, Sauerstoff und Reanimationsbereitschaft sind obligatorisch.
- Vor Einleitung einer spezifischen Therapie sind folgende Fragen unbedingt zu klären:
  - Ist die beobachtete Herzrhythmusstörung per se für die akute Symptomatik des Patienten verantwortlich? (kausale, nicht antiarrhythmische Therapie entscheidend)
  - Hat der/die PatientIn Medikamente eingenommen, die für die Arrhythmie verantwortlich sein könnten? (Medikamente absetzen, Antidot überlegen)
  - Gibt es Abweichungen im Säure-Basen-Haushalt oder Elektrolytverschiebungen? (Wiederherstellen von Werten im Normbereich)
- Bei hämodynamisch instabilen PatientInnen wird die elektrische Therapie (Kardioversion bei Tachykardie und Pacemaker [PM] bei Bradykardie) empfohlen.
  - Tachykardie: Elektrische Kardioversion (bis 3 ×), Amiodaron (300 mg i. v. über 10–20 min)
  - Bradykardie: PM (transkutan, transvenös), Atropin (0,5–3 mg), Adrenalin (2–10 µg/kg KG Infusion)
- Bei hämodynamisch stabilen PatientInnen können vorerst physikalische Manöver und Medikamente zur Anwendung kommen.

Fragen

Welche der folgenden Aussagen über Breitkomplextachykardien ist falsch?

a der QRS ist ≥120 ms
b sie haben ihren Ursprung immer im Ventrikel
c sie können rhythmisch oder arrhythmisch sein
d bei instabilen PatientInnen ist eine elektrische Kardioversion indiziert

Zur Behandlung einer Breitkomplextachykardie unklarer Genese entscheiden Sie sich für

a Metoprolol
b Atropin
c Digitalis
d Amiodaron

Welche der folgenden Aussagen ist richtig?

a Amiodaron ist Medikament der 1. Wahl bei brady- und auch tachykarden Rhythmusstörungen
b bei in Folge akuter Rhythmusstörungen „instabilen" PatientInnen ist die elektrische Therapie der rein medikamentösen Therapie vorzuziehen
c TdP ist eine monomorphe Form des Kammerflimmerns
d zur Behandlung einer Schmalkomplextachykardie entscheiden Sie sich für Lidocain

Welche der angeführten Rhythmusstörungen gehört nicht zur Gruppe der paroxysmal auftretenden supraventrikulären Tachykardien?

a Sinusknoten-Reentry-Tachykardie
b atriale ektope oder Reentry-Tachykardie
c AV-Blockierung Typ Wenckebach
d AV-Reentry-Tachykardie mit Präexzitation

Lösungen zu Fragen siehe Seite 393.

3.7 Hypertensiver Notfall

D. Weidenauer, W. Schreiber

FALLBESIPIEL

Ein 67 Jahre alter Patient wird von seiner Frau mit dem privaten PKW aufgrund unstillbarem Nasenbluten und starken Kopfschmerzen in die Notaufnahme gebracht. Als eine Krankenschwester den Mann mit rotem Kopf sieht, sorgt sie dafür, dass sich dieser sofort auf die Untersuchungsliege der Triage legt. Er wird mit leicht erhöhtem Oberkörper gelagert. Die zuständige Oberärztin der Notaufnahme statuiert den Patienten. Dieser ist wach, orientiert, aber antwortet leicht verzögert. Er klagt über Kopf- und Brustschmerzen sowie über allgemeines Unwohlsein. Anamnestisch werden eine transitorisch-ischämische Attacke (2008), eine koronare Herzkrankheit und Diabetes mellitus Typ 2 (beides seit 2001) festgestellt. „Einen hohen Blutdruck habe ich schon lange. Da mir aber in letzter Zeit oft sehr schwindlich war, habe ich das Blutdruckmedikament (Blopress plus®) vor kurzem selbst abgesetzt."
Folgendes wird erhoben: Atemfrequenz 22, RR 240/110 mmHg, SpO_2 92 %, Puls kräftig, rhythmisch, seitengleich und Herzfrequenz 90/min. Die Atemgeräusche sind unauffällig. Das 12-Ableitungs-EKG zeigt einen Sinusrhythmus bei überdrehtem Linkstyp und vermutlich linksventrikulärer Hypertrophie. Der Konsiliar-Neurologe findet keine Auffälligkeiten im neurologischen Status. Die Konsiliar-HNO-Ärtin hat die Nasenblutung untersucht und versorgt.
Nach der Blutabnahme wird ein Urapidil-Perfusor angeschlossen. Initial erhält der Patient einen 10 mg i.v.-Bolus. Weiters bekommt er 3 l O_2/min per Nasenbrille.
Das Cor/Pulmo-Röntgen zeigt, abgesehen vom vergrößerten linken Ventrikel, keine Auffälligkeiten. Das Blutbild inklusive Herzenzyme ist unauffällig. Im Herzecho zeigen sich keine Wandbewegungsstörungen, aber eine vergrößerter linker Ventrikel.
Nach 4 h Urapidil-Therapie und ständiger RR-Kontrolle im Überwachungsbereich ist der Patient vollkommen beschwerdefrei. Die Herzenzyme waren nicht erhöht. Die arterielle Blutdruckmessung wird beenden und der Patienten auf eine Normalstation transferiert.

► Definitionen

Hypertensive Krise (Hypertensive Urgency): Es liegt eine Erhöhung des Blutdruckwertes (systolisch >120 mmHg) vor. Eine Organmanifestation besteht nicht. Es sind allgemeine Symptome wie Unwohlsein und Kopfschmerzen vorhanden.

Hypertensiver Notfall (Hypertensive Emergency): Neben einer Erhöhung des systolischen Wertes >220 mmHg und/oder des diastolischen Wertes >120 mmHg liegt eine bedrohliche **Organmanifestation** vor.

► Ursachen

- **inadäquate Therapie** einer essenziellen Hypertonie
- **psychische Belastung:** präoperativ, Familienstreit, Stress
- **akute Schmerzen:** akutes Abdomen, Trauma, ACS, peri- und postoperativ
- **Nierenerkrankung:** Nierenarterienstenose, akute Glomerulonephritis, thrombembolischer Verschluss einer Nierenarterie, reninproduzierende Tumoren

- **Medikamente:** Katecholamine, trizyklische Antidepressiva, MAO-Hemmern (tyraminhaltige Nahrung); abruptes Absetzen von Sympathikolytika (Clonidin, Methyldopa, Betablocker)
- **Drogen:** Kokain, Amphetamine, Ecstasy, LSD
- **Schwangerschaft:** Eklampsie, Präeklampsie
- **endokrine Störung:** Phäochromozytom, Cushing-Syndrom, Conn-Syndrom (primärer Hyperaldosteronismus)
- **Störung des ZNS:** Insult, Schädel-Hirn-Trauma.

► Klinik

Blutdruckerhöhungen werden von den Menschen unterschiedlich wahrgenommen. So kommt es vor, dass jene, die eher zu niederen Blutdruckwerten neigen bzw. gut mit antihypertensiven Medikamenten eingestellt sind, oftmals schon bei Werten ab die 160/100 mmHg über starkes Unwohlsein klagen. Manch andere, die eher zu höheren Werte neigen, sind in einigen Fällen auch bei Werten weit über 200 mmHg systolisch subjektiv beschwerdefrei.

Allgemeine Symptome bei erhöhtem Blutdruck sind allgemeines Unwohlsein, Kopfschmerzen, Palpitationen und Abgeschlagenheit.

> **!** Der Blutdruck muss immer gemeinsam mit der Klinik des Patienten bewertet werden!

Eine gefürchtete **Komplikation** der Blutdruckerhöhung ist die **Organmanifestation**. Bei dieser handelt es sich um eine bedrohliche Funktionsstörung eines Organs, aufgrund einer Autoregulationsstörung. Diese kann reversibel, aber auch irreversibel sein. Folgende Organe bzw. Strukturen können betroffen sein:

- **Augen:** retinale Blutungen, Verschluss der A. centralis retinae
- **Herz:** akute Linksherzinsuffizienz mit Lungenödem, akutes Koronarsyndrom
- **Gehirn:** ischämischer/hämorrhagischer Insult, Subarachnoidalblutung, Enzephalopathie
- **Aorta:** Aortendissektion
- **Niere:** akutes Nierenversagen
- **HNO-Bereich:** Epistaxis.

► Diagnostik

Neben der Blutdruckmessung und dem allgemeinen Status sollten mögliche Organmanifestationen ausgeschlossen werden.

- Augen: ophtalmologischer Konsiliardienst
- Herz: EKG, Herzenzyme, Echo (s. Kapitel ACS und Akute Herzinsuffizienz)
- Gehirn: CCT
- Aorta: CT, Echo
- Niere (s. Kap. „Akutes Nierenversagen“).

Zur Therapieüberwachung empfiehlt sich eine invasive arterielle Blutdruckmessung (IABP), EKG-Monitoring, sowie die Pulsoxymetrie.

► Therapie

Bei einer akuten Blutdruckerhöhung gilt es zunächst zwischen hypertensiven Notfall oder Krise zu unterscheiden. Dies ist für die Therapie von immenser Bedeutung. Auf keinen Fall darf der Blutdruck abrupt gesenkt werden.

Hypertensiver Krise: Es besteht kein Anlass für eine rasche Blutdrucksenkung. Es reicht den Blutdruck nach 30 min Ruhe zu kontrollieren und innerhalb von 24 h zu senken. Der Blutdruck darf nicht massiv und abrupt gesenkt werden, insbesondere bei Patienten mit zerebrovaskulären Erkrankungen. Bei akutem Schlaganfall ist der Blutdruck bei 50 % der Fälle reaktiv erhöht und normalisiert sich bei ⅔ der Patienten innerhalb von 24–48 h. Eine Indikation zur vorsichtigen Blutdrucksenkung besteht nur bei wiederholten erhöhten Blutdruckwerten. Ziel ist der Ausgangswert vor der Krise. Oft reicht eine orale oder sublinguale Therapie aus, sie kann aber auch intravenös erfolgen.

Hypertensiver Notfall: Bei Organmanifestation besteht potenziell Lebensgefahr. Die Therapie sollte bereits von dem Notarzt/der Notärztin Vorort bzw. von dem Arzt/der Ärztin im Spital möglichst rasch und effektiv begonnen werden. Der Patient wird intensivmedizinisch überwacht.
Ziel ist die Senkung des Blutdruckwerts um (maximal) 25–30 % vom Ausgangswert innerhalb von 30–60 Minuten. Die intravenöse Applikation ist aufgrund der besseren Steuerbarkeit und rascheren Wirkeintritt zu bevorzugen.
In den meisten Fällen ist Urapidil (Ebrantil®) das Arzneimittel erster Wahl. Aufgrund seiner peripheren und zentralen Wirkung ist es äußerst potent und eine Reflextachykardie bleibt aus.
Mögliche weitere Medikamente, die zum Einsatz gebracht werden können, sind Nitroglyzerin, Nitroprussid, Esmolol (Brevibloc®), Labetalol, Enalaprilat.
Methyldopa und Magnesium werden bei der Behandlung im Rahmen einer Eklampsie bevorzugt.

ZUSAMMENFASSUNG

- Die Unterscheidung zwischen hypertensiven Notfall und hypertensiver Krise ist für die Therapie essenziell.
- Der hypertensive Notfall ist im Gegensatz zur hypertensiven Krise durch eine Organmanifestation gekennzeichnet.
- Bei der Organmanifestation handelt es sich um eine Dysfunktion eines Organs aufgrund einer gestörten Durchblutung, da sich der Blutdruck außerhalb des Autoregulationsbereichs des Organs befindet.
- Die Organmanifestation kann sich u. a. als Nasenbluten, ACS, zerebrale Ischämie/neurlogisches Defizit, Lunenödem, retinale Blutungen und Aortendissektion präsentieren.
- Der/die PatientIn mit einem hypertensiven Notfall bedarf einer sofortigen Blutdrucksenkung (z. B. mit Urapidil), intensivmedizinischer Überwachung sowie einer Abklärung der betroffenen Organe.
- Bei einem Patienten/einer Patientin mit hypertensiver Krise reicht es, wenn der Blutdruck innerhalb von 24 h den Ausgangswert erreicht. Rasches Senken des Blutdrucks kann zu schweren Nebenwirkungen führen. Eine orale Therapie ist meist ausreichend.

Fragen

Eine 54 Jahre alte Frau wird zu Ihnen in die Notfall-Ambulanz gebracht. Sie klagt über ein allgemeines Krankheitsgefühl. Sie schwitzt stark und wirkt unruhig. Das EKG zeigt eine Sinustachykardie mit einer Herzfrequenz von 103. Der Blutdruck liegt bei 185/100 mmHg. Die Körpertemperatur beträgt 36,5 °C.

Welche der folgenden Aussagen ist richtig?

- a der Blutdruck muss rasch gesenkt werden; maximal tolerierbarer systolischer Wert ist 130
- b die Patientin erhält gleich eine Kurzinfusion Amiodaron, Herzfrequenz und Blutdruck werden sich dann wieder normalisieren
- c die Patientin benötigt keine rasche medikamentöse Therapie
- d Dobutamin mit dem Perfusor verabreicht soll die Herzfunktion unterstützen

3.8 Akut dekompensierte Herzinsuffizienz

D. Weidenauer, M. Hülsmann

FALLBESIPIEL

Eine Pensionistin ruft die Rettung, weil ihr 68-jähriger Mann seit wenigen Stunden unter zunehmender Atemnot leidet. Als die Rettung eintrifft, findet das Team einen Mann aufrecht im Bett sitzend vor. Dem Herrn ist die Anstrengung vom Atmen anzusehen. Obwohl das Brodeln schon beim Betreten des Zimmers zu hören war, greift die Notärztin nach ihrem Stethoskop um Herz und Lunge des Patienten abzuhören. Währenddessen ermitteln die Sanitäter folgende Vitalparameter: RR 95/70, HF 105. Die Frau berichtet von einer seit etwa einem Jahr bestehenden Herzinsuffizienz ihres Gatten. Er hatte noch nie so eine schwere Atemnot gehabt. Auf die Frage der Notärztin, welche Medikamente er nehme, ergänzte die Frau: „Viele, aber in der letzten Zeit habe er sie wegen Übelkeit nicht regelmäßig eingenommen." Die Notärztin stellt die Notfalldiagnose: akute Dekompensation der chronischen Herzinsuffizienz mit Lungenödem. Dem Patienten wird per Nasenbrille Sauerstoff, Morphin und Lasix intravenös sowie zwei Hübe Nitro sublingual verabreicht. Nach wenigen Minuten tritt langsam eine Zustandsbesserung ein.
Im Spital erhält der Patient eine Levosimendan-Infusion über 24 h. Der Patient wird nach mehrtätigem Aufenthalt, nachdem sich sein proBNP-Wert von 3000 auf 1200 pg/ml gesenkt hat, entlassen.

► Definition

Als akut dekompensierte Herzinsuffizienz bezeichnet man eine rasch (innerhalb weniger Stunden) aufgetretene Verschlechterung der klinischen Leistungsfähigkeit, basierend auf einer eingeschränkten Ventrikelfunktion. Diese Verschlechterung kann als Erstmanifestation einer Herzinsuffizienz oder bei bereits bestehender Herzinsuffizienz (HI) auftreten. Letzteres ist eindeutig häufiger.

► Ätiologie

Die chronische Herzinsuffizienz betrifft meist PatientInnen nach Myokardinfarkt, mit Diabetes oder Hypertonie. Bei jüngeren Patienten ist immer an die Myokarditis zu denken. Akute Dekompensationen, die oftmals einer stationären Behandlung bedürfen, sind charakteristisch für die chronische Herzinsuffizienz.

Ursachen für eine Exazerbation sind:

- hypertensive Krise
- Volumenüberlastung/Überwässerung
- Volumenmangel
- fehlende/mangelnde Medikamentencompliance
- Rhythmusstörungen (v.a. tachykardes VHF)
- akutes Nierenversagen
- Infektion
- Schilddrüsenfunktionsstörung
- Stress
- dekompensiertes Vitium.

► Kompensationsmechanismen

Bei erhöhter Anforderung versucht der Organismus, mithilfe mehrerer Kompensationsmechanismen das Herzzeitvolumen konstant zu halten. Es lassen sich die neurohumoralen von den morphologischen Kompensationsmechanismen unterscheiden.

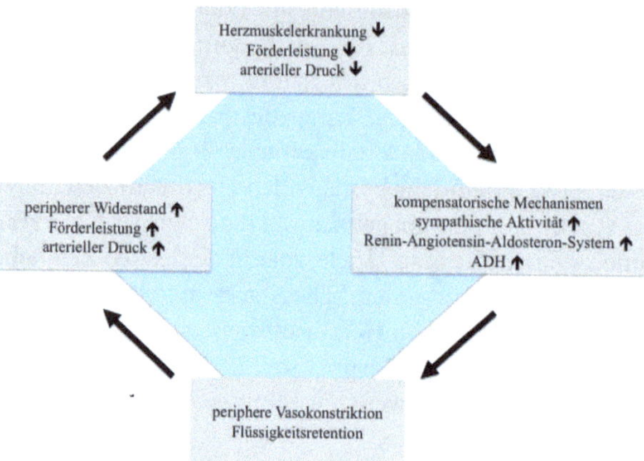

Abb. 3.37 Kompensationsmechanismen

Neurohumorale Kompensation: Zu den neurohumoralen Kompensationsmechanismen zählen:

- Sympathikusaktivierung und Katecholaminausschüttung
- Aktivierung des Renin-Angiotensin-Aldosteron-Systems
- Freisetzung natriuretischer Peptide (ANP, BNP).

ANP (atrial natriuretic peptide) wird durch Dehnung der Vorhöfe, **BNP/NTproBNP** (B-type natriuretic peptide) durch Dehnung der Ventrikel freigesetzt. Beide Hormone wirken direkt und auch durch Hemmung des Renin-Angiotensin-Aldosteron-Systems natriuretisch, diuretisch und vasodilatatorisch.

Da das BNP/NTproBNP einen sehr hohen Stellenwert im Bereich der Diagnostik, Verlaufskontrolle und Prognostik hat, befassen wir uns etwas genauer mit diesem Peptid. Eine erhöhte ventrikuläre Druck-Volumen-Belastung führt zur Spaltung von proBNP in den Herzmuskelzellen. BNP und das biologisch unwirksame, stabilere NT-proBNP werden sezerniert und lassen sich im Blut nachweisen. Da sie die höchste Vortestwahrscheinlichkeit (negative Prädikativität) unter den Screening-Parametern haben, wird ein NT-proBNP/BNP-Test zum Ausschluss einer Herzinsuffizienz bzw. zur Differenzialdiagnose der Atemnot von der European Society of Cardiology empfohlen.

Tab. 3.15

NT-proBNP Wert	akut dekompensierte chronische HI
< 400 pg/ml	kann ausgeschlossen werden
400–2000 pg/ml	unsichere Diagnose
> 2000 pg/ml	sehr wahrscheinlich

Zu beachten ist, dass eine eingeschränkte Nierenfunktion ebenfalls Ursache für einen erhöhten NT-proBNP/BNP-Wert sein kann. Bei fortgeschrittener Niereneinschränkung (GFR < 30) ist daher der diagnostische Wert limitiert.
(Anmerkung: Früher bezeichnete man das BNP auch als „brain natriuretic peptide“, da es zuerst im Gehirn von Schweinen entdeckt wurde.)

Morphologische Kompensation: Auf eine chronische Druck-Volumen-Belastung oder eine kardiale regionale Funktionsstörung (z. B. Myokardnekrose bei MC) reagiert der Organismus mit Umbauprozessen, welche als Remodeling bezeichnet werden. Durch starke Organvergrößerung wird die Vorlast gesenkt, der Sauerstoffverbrauch steigt. Dies ist jedoch nur bei einer Exazerbation einer chronischen Herzinsuffizienz zu beobachten. Bei einer plötzlich aufgetretenen, akuten Herzinsuffizienz (z. B. durch einen Myokardinfarkt) fehlt es dem Organismus an Zeit, um die Mehrbelastung morphologisch zu kompensieren.

► Klinik

Dyspnoe ist das Leitsymptom der exazerbierten HI.

- Dyspnoe, Orthopnoe, Tachypnoe
- Lungenödem
- Stauungszeichen
- blasse, kaltschweißige Haut
- Bewusstseinsstörung, Agitiertheit
- Tachykardie
- Galopprhythmus (3. Herzton)
- Pulsus alternans
- Oligurie/Anurie bedingt durch akutes Nierenversagen (Stundenharnmenge < 0,5 ml/kg KG).

► Diagnostik

Neben dem klinischen Erscheinungsbild des Patienten/der Patientin sind vor allem EKG, NT-proBNP-Wert und Echokardiographie von zentraler Bedeutung:

- Anamnese
- Klinik
- Auskultation von Herz und Lunge
- EKG (Rhythmusstörungen, Ischämiezeichen)
- Labor (BNP, Blutbild, Serum-Elektrolyte, Transaminasen, CK, Troponin, Glukose, Kreatinin, Entzündungsparameter, Schilddrüsenhormone)
- Echokardiographie (Ventrikelgröße/-funktion, Klappenfehler, Wandhypertrophie, Perikarderguss, Shuntvitien, Thromben)
- Röntgen-Thorax (Herzgröße, Stauungszeichen, Pleuraergüsse, Infiltrate).

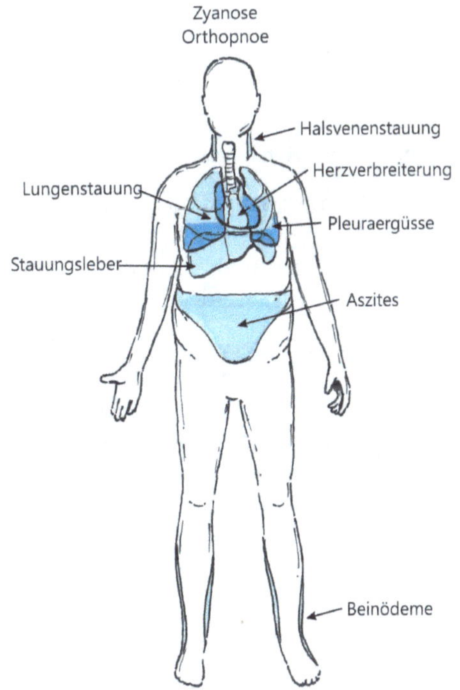

Abb. 3.38 Stauungszeichen

> **!** Eine HI ist unwahrscheinlich bei normalem EKG.
> - NT-proBNP <400 pg/ml schließt eine dekompensierte HI aus.
> - Herzecho gilt als (nichtinvasive) Methode der Wahl zur Diagnostizierung einer kardialen Dysfunktion.
> - Hohe Signifikanz hat die linksventrikuläre Ejektionfraktion:
>   - <50 %, LVEF reduziert (Grenzwert)
>   - <35 %, hochgradig reduzierte LVEF
> - Immer auch an die diastolische Herzinsuffizienz denken (LVEF >50, aber restriktives Muster im Herzecho).

Vor der Therapieeinleitung sollten immer zwei Grundfragen geklärt werden.

1. Ist der/die PatientIn **warm oder kalt**?
   Der/die kalte PatientIn ist in der Regel zentralisiert und profitiert von einer Vasodilatation (relativ unabhängig vom Blutdruck).
2. Ist der/die PatientIn **feucht oder trocken**?
   Beides führt klinisch zur Dekompensation. Nur der/die feuchte PatientIn bedarf einer diuretischen Therapie, während der trockene – je nach Ausmaß – von Volumen profitiert.

► Therapie

Die Therapie stützt sich auf mehrere Säulen, wobei die hämodynamische Stabilisierung eine zentrale Rolle spielt. Den PatientInnen sollten Anstrengung und Angst, die diese akute Situation mit sich bringt, genommen werden. Für Letzteres empfiehlt sich der Einsatz von Morphinen, da sie die Atemarbeit reduzieren und anxiolytisch wirken.

- Oberkörper hoch lagern
- adäquate Oxygenierung
- hämodynamische Stabilisierung
- Morphine verabreichen
- Suche nach der Ursache und Beseitigung.

Vor dem Einsatz von hämodynamisch wirksamen Medikamenten sollte der/die PatientIn monitiert (mind. HF, RR, SpO_2, strenge Flüssigkeitsbilanz) und ein Flüssigkeitsdefizit ausgeschlossen werden.

Flüssigkeitsoptimierung: Der Hydratationszustand ist die wichtigste Komponente in der Akutversorgung. Die Verifizierung kann sowohl klinisch (Lungenödem, periphere Ödeme) als auch anhand des pulmonalkapillären Verschlussdrucks (PCWP, s. Kap. „Kardiogener Schock") erfolgen.
Nur ein gewisser Anteil der Patienten hat eine Flüssigkeitsretention im Sinne einer absoluten Gewichtszunahme, welche aktiv abgefragt werden sollte. Nur diese PatientInnen profitieren von einer diuretischen Therapie.

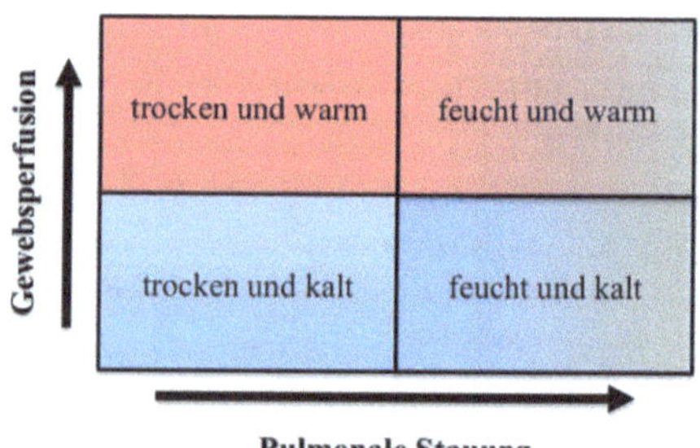

Abb.3.39 Klinische Klassifikationen: Vor der Therapieeinleitung wird die Klinik evaluiert. (Modifiziert nach ESC Guidelines fort the diagnosis and treatment of acute and chronic heart failure 2008)

Die meisten Patienten sind relativ euhydriert. Ein Lungenödem ist unter diesen Bedingungen nicht systemischen sondern eher lokalen Ursprungs. Hier ist mit einer diuretischen Therapie nur ein limitierter Erfolg zu erwarten.
Ein beträchtlicher Anteil der PatientInnen mit akuter Herzinsuffizienz sind klinisch trocken (exsikkiert). Bei diesem Kollektiv kann eine diuretische Therapie in das Nierenversagen führen. Therapie der Wahl ist die Volumengabe, welche durchaus beträchtliche Ausmaße annehmen kann (hilfreich ist hier radiologisch eine oft fehlende höhergradige Stauung).

> **!** Diuretika bei feuchten warmen und kalten PatientInnen.

Vasodilatoren: Diese finden ihren Einsatz beim hypertensiven Lungenödem und beim trockenen, kalten dekompensierten Patienten. Selbst bei einer normalen Blutdrucksituation ist hier bei der Verwendung von Vasodilatoren nur von einem bedingten Blutdruckabfall auszugehen.

- **Nitrate:** Diese führen zu einer Vasodilatation des gesamten Gefäßsystems, mit einer leichten Betonung der venösen Strohmbahn. Dies kann einen positiven Einfluss auf die Nierenfunktion haben.
- **Prostaglandin E1 (PGE1):** PGE1 wirkt balanciert vasodilatorisch im arteriellen, pulmonalen sowie im venösen Gefäßsystem und führt zu einer Verbesserung der Hämodynamik. Dieses Pharmakon unterscheidet sich von Levosimendan dadurch, dass es dosisabhängig das Herzzeitvolumen weniger stark steigert, dafür aber das BNP anhaltend reduziert.

> **!** Vasodilatoren bei feuchten und trockenen kalten PatientInnen.

Inodilatoren: Sie vermitteln am Herzen eine positive Inotropie und an den Gefäßen eine Dilatation (auch der pulmonale Widerstand wird gesenkt). Prominente Vertreter sind Levosimendan, Milrinone und Enoximone.

- Levosimendan ist ein **Kalzium-Sensitizer**. Es steigert die myokardiale Kontraktilität, ohne aber im Gegensatz zu Dobutamin (Katecholamine s. Kap. „Kardiogener Schock") den myokardialen Sauerstoffverbrauch zu erhöhen. Dieses Pharmakon hat auch eine diuretische Eigenschaft. Seine Verwendung sollte nicht 24 Stunden überschreiten, da seine Metaboliten bis zu einer Woche wirksam sind.

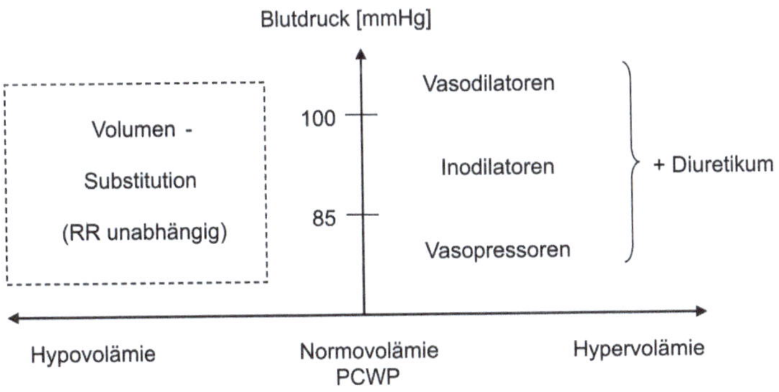

Abb. 3.40 Therapieschema (modifiziert nach Forrester. Am J Cardiol 1977; 39: 137)

Tab. 3.16 Therapieschema bei akut dekompensierter chronischer HI (nach Ausschluss eines Volumenmangels)

syst. RR	Therapie bei Normo- bis Hypervolämie
> 100 mmHg	Diuretika + Vasodilatoren
85 –100 mmHg	Diuretika + Inodilatoren
< 85 mmHg	Diuretika + Vasopressoren

- Milrinone und Enoximone sind **Phosphodiesterase(PDE)-III-Inhibitoren**. Ihre positiv inotrope Wirkung beruht auf der intrazellulären Zunahme von cAMP und konsekutiv verstärktem Kalzium-Einstrom und sollte in der akuten Herzinsuffizienz ohne Schockzeichen nur äußerst selektiv angewendet werden.

Positiv inotrope Substanzen (wie Dobutamin oder andere Katecholamine) sollten nur bei einer kritischen Organperfusion verwendet werden. Bester Parameter ist hier die kritische Stundenharnmenge (< 0,5 ml/kg KG).

► **Komplikationen**
- Herzrhythmusstörungen
- Lungenödem
- kardiogener Schock
- akutes Nierenversagen.

Tab. 3.17 Vergleich inotroper Substanzen

	Levosimendan	PDE-III-Inhibitor	Dobutamin
↑ cAMP	nein	ja	ja
↑ myokardialer O_2-Verbrauch	nein	nein	ja
Antagonismus mit β-Blocker	nein	nein	ja
Tachyphylaxie	nein	nein	ja

↑ = Anstieg

ZUSAMMENFASSUNG

- Eine plötzliche Mehrbelastung des Herzens bei chronischer HI kann zu einer Dekompensation führen.
- Ursachen sind Rhythmusstörung, Volumenüberlastung, hypertensive Krise, Infektion, Medikamente, Stress.
- Leitsymptom der akuten HI ist die Dyspnoe.
- Stauungszeichen, wie Lungenödem und Stauung der Vena jugularis, sind typisch.
- Das NT-proBNP soll zur Kompensation beitragen. Den Anstieg im Plasmaspiegel macht man sich diagnostisch zunutze. Grenzwert: >400 pg/ml.
- Ist der NT-proBNP Wert unter 400 pg/ml, ist eine Dekompensation auszuschließen.
- Fehlen pathologische Veränderungen im EKG ist eine HI unwahrscheinlich.
- Zur Diagnostizierung einer kardialen Dysfunktion (insbesondere Linksventrikelfunktion) wird die Echokardiographie als nichtinvasive Methode bevorzugt.
- Die Therapie orientiert sich vor allem am Volumenstatus.
- Bei Hypovolämie erfolgt eine Volumensubstitution.
- Bei eher hypervolämischen Zuständen werden blutdruckabhängig Vasodilatoren, Inodilatoren oder Vasopressoren mit einem Schleifendiuretikum kombiniert verabreicht.
- Morphine und Sauerstoff werden stets gegeben.

Fragen

Welche Aussage über das BNP trifft nicht zu?

a ein NT-proBNP-Wert von 400 pg/ml ist ein altersunabhängiger Grenzwert
b der NT-proBNP-Wert hat eine sehr hohe positive Prädikativität
c ein erhöhter NT-proBNP-Wert kann, neben der HI, auch andere Ursachen haben (z. B. Niereninsuffizienz)
d der NT-proBNP-Wert kann zur Verlaufskontrolle herangezogen werden

Welche Aussage über die akut dekompensierte HI trifft nicht zu?

a ein intravasales Flüssigkeitsdefizit kann nicht ausgeschlossen werden
b eine Bluttransfusion kann eine Exazerbation hervorrufen
c ein akutes Nierenversagen kann Auslöser und Folge sein
d die Basismedikation wird während der Therapie bedingungslos beibehalten

Welche Aussage trifft zu? Levosimendan . . .

a wirkt positiv inotrop und vasodilatatorisch
b wirkt positiv inotrop und vasokonstriktorisch
c wirkt vasokonstriktorisch
d wirkt positiv inotrop und steigert daher den myokardialen Sauerstoffverbrauch

Lösungen zu Fragen siehe Seite 393.

3.9 Kardiogener Schock

D. Weidenauer, M. Hülsmann

► Definition

Als kardiogenen Schock bezeichnet man eine rasch auftretende und potenziell letale Manifestation der akuten Herzinsuffizienz mit defizitärer Sauerstoffversorgung der Gewebe. Diese schwere Kreislaufstörung ist auf ein progredientes Pumpversagen und konsekutiv vermindertes Herzzeitvolumen zurückzuführen.

Akute Herzinsuffizienz versus kardiogener Schock: Der kardiogene Schock ist die klinische Endstrecke der akuten Herzinsuffizienz. Der Schock ist das (klinische) Resultat der persistierenden Gewebsminderperfusion, die eine unzureichende Oxygenierung als Folge hat. Aber nicht jede akute Herzinsuffizienz endet im Schock! In diesem Sinne besteht zwischen der akuten Herzinsuffizienz und dem kardiogenen Schock ein quantitativer und kein qualitativer Unterschied. Steht die chronische Herzinsuffizienz bei der akuten HI im Vordergrund, so steht sie hinsichtlich der Prävalenz beim kardiogenen Schock im Hintergrund. Beim kardiogenen Schock ist vorrangig an einen Myokardinfarkt und eine rhythmologische Ursachen zu denken.

Tab. 3.18 Beispiel für Parameter bei akuter HI und kardiogenem Schock

	akute HI	kardiogener Schock
zentralvenöser Druck	↑	↑
Herzzeitvolumenindex	↓	↓
Gewebsoxygenierung	↔	↓

► Ätiologie

Verschiedenste **kardiale** und **extrakardiale** Ursachen können als Manifestation einer akuten Herzinsuffizienz zum kardiogenen Schock führen.
Häufige **Ursachen** sind:

- Myokardinfarkt
- Klappendysfunktion
- akuter Ventrikelseptumdefekt (VSR)
- Pulmonalembolie (Cor pulmonale akut)
- tachykarde und bradykarde Rhythmusstörungen
- Myokarditis, endstage CMP
- Perikardtamponade
- akut dekompensierte chronische Herzinsuffizienz.

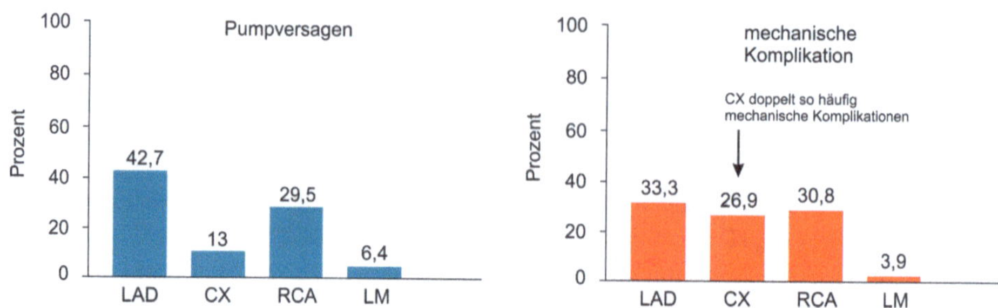

Abb. 3.41 Schuldiges Gefäß versus Ätiologie (modifiziert nach JACC 2000;36, suppl A: 1077)

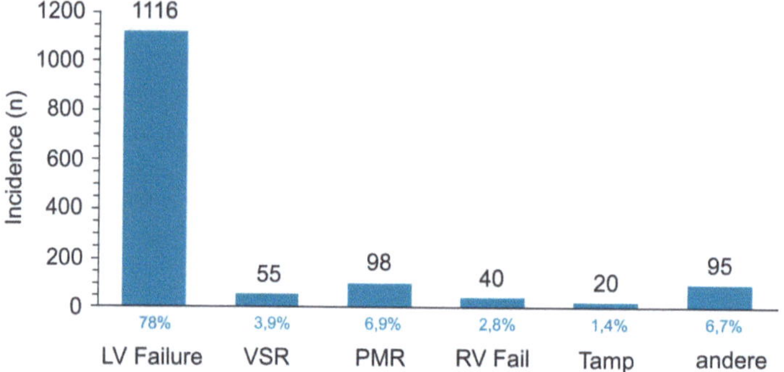

Abb. 3.42 Inzidenz in Abhängigkeit der Ätiologie (modifiziert nach JACC 2000;36, suppl A: 1063)

Der **Myokardinfarkt** (MI) ist die häufigste Ursache. Bei etwa 7 % aller PatientInnen mit einem MI kommt es zum Schockgeschehen. Wenn mehr als 40 % der linksventrikulären Herzmuskelmasse ischämiebedingt zu Schaden kommen, ist mit einem Schock zu rechnen. Auch bei relativ geringem Myokardfunktionsverlust (< 40 %), können als Folge mechanischer Komplikationen (z. B. Mitralinsuffizienz durch Papillarmuskelabriss) schwere Kreislaufstörungen auftreten.

Als prominenteste extrakardiale Ursache ist die **fulminante Pulmonalembolie** zu nennen. Dabei führt ein massiver Anstieg in der A. pulmonalis (pulmonaler Hochdruck) zu einer akuten Druckbelastung des rechten Ventrikels, welche zum Rechtsherzversagen führt. Mittels Echokardiographie können signifikante Vergrößerungen des rechten Ventrikels und Atriums (Cor pulmonale) sowie paradoxe Septumbewegungen (→ Pulsus paradoxus) dargestellt werden. Die reduzierte Füllung des linken Ventrikels wird durch eine Verkleinerung des linken Herzens repräsentiert.

Nach 3–6 % aller Herzoperationen kommt es zur postoperativen Blutung, die zum **Perikarderguss** und manchmal zur **Tamponade** führt. Tritt diese gemeinsam mit Fieber und einer Leukozytose auf, spricht man vom Dressler-Syndrom. Nach einem akuten Myokardinfarkt kann es ebenfalls zur Entstehung dieses Syndroms kommen.

▸ Klinik

Einen erniedrigten systolischen Blutdruck (< 90 mmHg), bedingt durch das verminderte Herzzeitvolumen, versucht der Körper mittels Tachykardie zu kompensieren.

Das Erscheinungsbild der PatientInnen im kardiogenen Schock wird von Minderperfusions- und Stauungszeichen geprägt sowie von der zum Schock führenden Ursache.

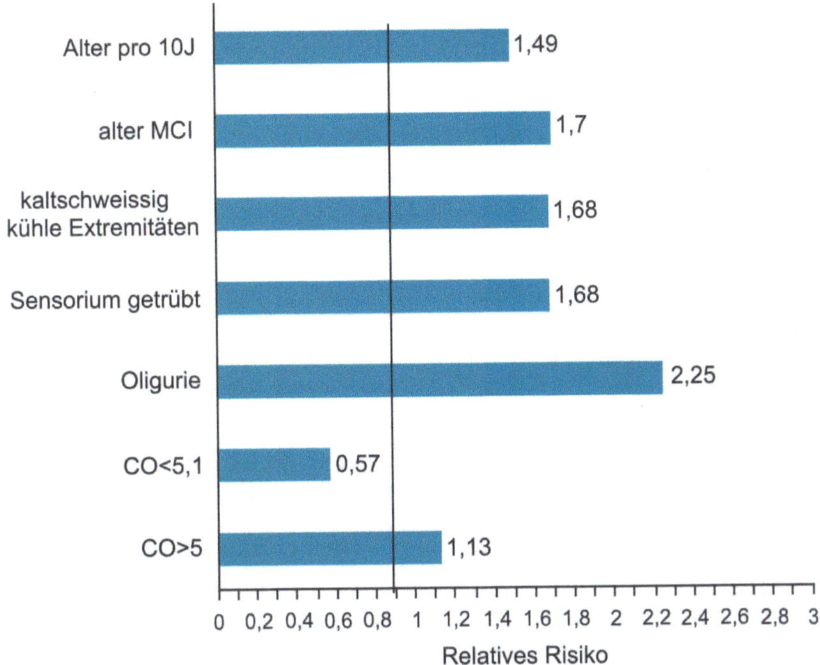

Abb. 3.43 Multivariate Risikofaktoren (30 d Mortalität, modifiziert nach GUSTO-I Studie; Am Heart J 1999;138 : 21–31)

- Hypotonie
- Tachykardie
- Pulsus paradoxus bei Perikardtamponade oder Pulmonalembolie (inspiratorischer Abfall des syst. RR > 10 mmHg)
- Galopprhythmus (3. Herzton)
- kühle, blasse Extremitäten
- Atemnot, Lungenödem
- zyanotisches Hautkolorit
- gestaute Halsvenen
- Bewusstseinsstörung, Unruhe
- Anurie.

► Diagnostik

Eine schnellstmögliche Klärung der Ursache ist anzustreben.

Essenzielle Monitoring-Parameter: Herzfrequenz, arterieller Blutdruck, Oxymetrie, ZVD

Auskultation von Herz und Lunge: Galopprhythmus und/oder Rasselgeräusche vorhanden?

Labor:

- Blutgase, pH-Wert, Laktat
- Gerinnung (D-Dimer), BNP, CK, CK-MB, TNT (TNI)
- LDH, GOT, GPT (hoch bei „Schockleber").

12-Kanal-EKG: Ischämiezeichen und/oder Rhythmusstörung vorhanden?

Echokardiographie (TTE/TEE): Sind mechanische Ursachen bzw. paradoxe Strukturen oder Bewegungen zu erkennen?
- Perikardtamponade, Perikarderguss
- Ventrikelseptumruptur
- Klappenversagen (Insuffizienz, Stenose)
- Cor pulmonale
- Wandbewegungsstörungen.

Thorax-Röntgen:
- Herzgröße normal?
- Ist eine Lungenstauung zu erkennen?
- Besteht ein Pneumothorax?

Monitoring: Ein/e PatientIn mit akutem Herzversagen befindet sich in einer lebensbedrohlichen Situation und muss daher ein adäquates (aufwendigeres) Monitoring erhalten. Mittels folgender Parameter lassen sich gut hämodynamische Veränderungen beobachten:
- arterielle Blutdruckmessung
- Sauerstoffsättigung/venöse Sättigung
- EKG
- PCWP („Wedge-Druck“)
- Cardiac Index (CI)
- ZVD.

PCWP steht für pulmonalkapillärer Verschlussdruck. Der Cardiac Index (CI) bzw. Herzvolumenindex (HZVI) wird errechnet (HZV: KOF = CI). PCWP und HZV werden mittels Pulmonaliskatheter gemessen (s. Kap. „Zugangswege und Monitoring“).

Bei PatientInnen mit akutem (Links-)Herzversagen steigt in der 1. Phase der PCWP. Die restlichen Parameter bleiben noch relativ konstant. In der 2. Phase kommt es zu einem signifikanten Abfall des Schlagvolumens (SV), welches aber mit einer massiven Herzfrequenzzunahme kompensiert werden kann. Daher bleibt der Cardiac Index noch konstant. Erst in der 3. Phase hat das SV einen kritischen Wert erreicht, bei dem selbst die noch immer leicht steigende HF den Abfall des CI nicht verhindern kann.

Tab. 3.19 Verlauf bei akutem Linksherzversagen

Phase	PCWP	HF	SV	CI
1	↑↑	↔	↔	↔
2	↔	↑↑	↓	↔
3	↑	↑	↓↓	↓↓

► Therapie

1. Sofortige hämodynamische Stabilisierung
2. Schnellstmögliche kausale Therapie.

Eine assistierte oder vollmaschinelle Beatmung und Sedierung (Morphine, Dormicum) sollte in Betracht gezogen werden.

Tab. 3.20

Parameter	Zielgrößen
Herzfrequenz	< 100/min
Blutdruck (MAP)	> 70 mmHg
Atemfrequenz	< 100/min
Diurese	> 0,5 ml/kg KG
PCWP	< 15 mmHg
Laktat	< 2 mmol/L
SvO_2	> 65 %

1. Hämodynamische Stabilisierung: Anhand der Zielgrößen und der klinischen Zeichen der PatientInnen erfolgt die hämodynamische Therapie. Dabei sollten die Füllungsdrücke optimiert werden, um eine adäquate Organ- und Gewebsperfusion wieder herzustellen. Diese Optimierung erfolgt durch Volumengabe und hämodynamisch wirksamen Pharmaka.
Es gibt eine Vielzahl von hämodynamisch wirksamen **Medikamenten**, die zur Aufrechterhaltung des Kreislaufs eingesetzt werden können. Im Mittelpunkt stehen die **Katecholamine**. Jedoch sollten diejenigen mit vasopressorischer Wirkung der Ausnahme (z. B. persistierender, lebensbedrohlicher Hypotonie) vorbehalten sein. Dobutamin ist meistens Mittel der Wahl bei akutem Herzversagen mit beginnendem Schock. Man sollte sich auch dessen bewusst sein, dass Katecholamine den myokardialen Sauerstoffverbrauch erhöhen und bei längerer Anwendung an Wirkung verlieren (Rezeptor-Down-Regulierung). Die Dosis sollte daher individuell an die Parameter angepasst werden und kann von PatientIn zu PatientIn unterschiedlich sein. Ältere Personen benötigen meistens höhere Dosen als jüngere. Bei fehlendem Ansprechen der Katecholamine (insbesondere Dobutamin) werden **Phosphodiesterase(PDE)-III-Inhibitoren** ergänzend oder alternativ verwendet. Zu beachten ist, dass PDE-III-Inhibitoren eine wesentlich längere Halbwertszeit als Katecholamine haben.

Tab. 3.21 Hämodynamisch wirksame Pharmaka

Pharmaka	Wirkung
Katecholamine	
Dobutamin	+ inotrop
Dopamin	+ inotrop, vasopressorisch
Adrenalin	+ inotrop, vasopressorisch
Noradrenalin	vasopressorisch
PDE-III-Inhibitoren	
Milrinone	+ inotrop, leicht vasodilatorisch
Enoximone	+ inotrop, leicht vasodilatorisch

Ist eine Kreislaufstabilisierung nur schwer möglich oder ist die Zeit bis zur kausalen Therapie noch lange, können **maschinelle Unterstützungssysteme** hilfreich sein.

- intraaortale Ballonpumpe (IABP)
- extrakorporale Membranoxygenation (ECMO)
- Ventrikelunterstützungspumpe (V. A. Device).

Die **IABP** ist ein Katheter mit einem zylindrisch geformten Kunststoffballon am proximalen Ende, welcher (im unaufgeblasenen Zustand) über die A. femoralis in die Aorta eingeführt wird. Der Ballon soll so positioniert werden, dass sich sein proximales Ende direkt unterhalb der A. subclavia sinistra befindet. EKG-getriggert wird der Ballon von einer externen Quelle während der Diastole mit Helium aufgeblasen (Inflation) und zu Beginn der Systole gelehrt (Deflation). Dies unterstützt die Windkesselfunktion der Aorta und bewirkt eine bessere Myokarddurchblutung sowie eine Reduktion der Nachlast. Zusammenfassend kann daher gesagt werden, dass sich durch den Einsatz der IABP eine Verbesserung der myokardialen Energiebilanz ergibt.

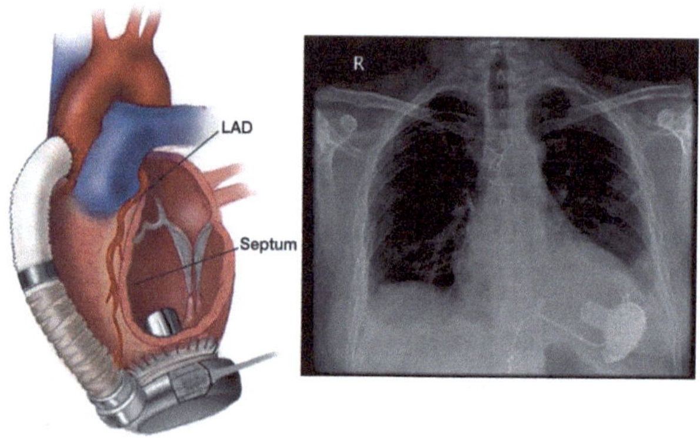

Abb. 3.44 Herzpumpe HVADTM, © Heartware Ltd.

1. Ballon-Inflation

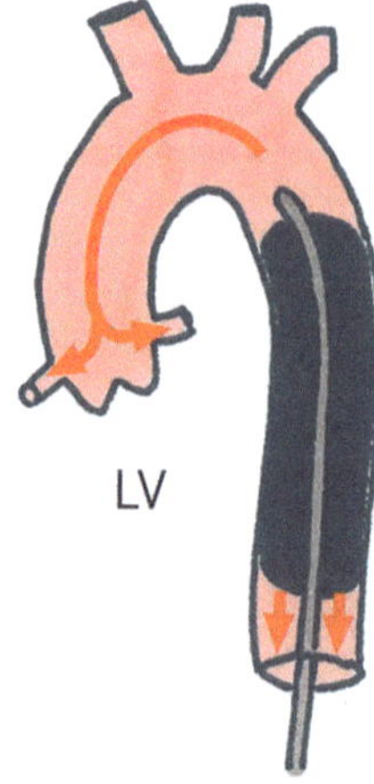

2. Ballon-Deflation

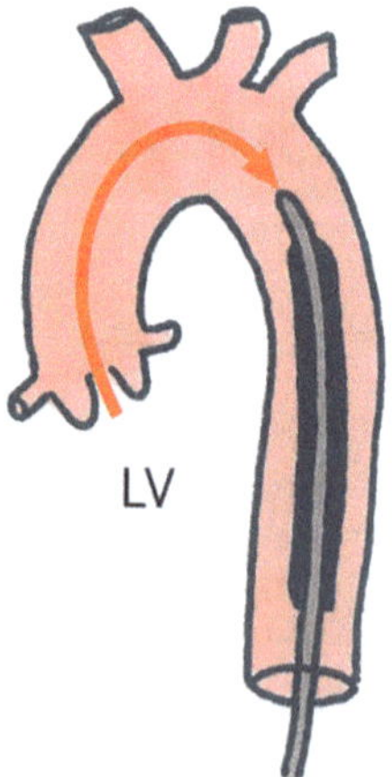

Abb. 3.45 Intraaortale Ballonpumpe

Tab. 3.22 Indikationen und Kontraindikationen der IABP

Indikationen	Kontraindikationen
myokardiales Pumpversagen	Aortenaneurysma
Ventrikelseptumruptur	Aortendissektion
akute Mitralinsuffizienz	Aortenklappeninsuffizienz

2. Kausale Therapie

Tab. 3.23

Ursache	kausale Therapie
Myokardinfarkt	Akut-PTCA (s. Kap. „Akutes Koronarsyndrom")
Pulmonalembolie	Lyse (s. Kap. „Pulmonalembolie")
Perikardtamponade	Druckentlastung durch Punktion. Ist die Ursache eine Blutung, traumatisch oder postoperativ bedingt, ist eine operative Wundversorgung unausweichlich.
mechanische Komplikationen (z. B. Septumruptur)	Notfall-OP
Rhythmusstörungen	adäquate Therapie der Rhythmusstörung (z. B. Kardioversion, Antiarrhythmikum, PM; s. Kap. „Akute Herzrhythmusstörungen")

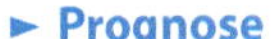

► Prognose

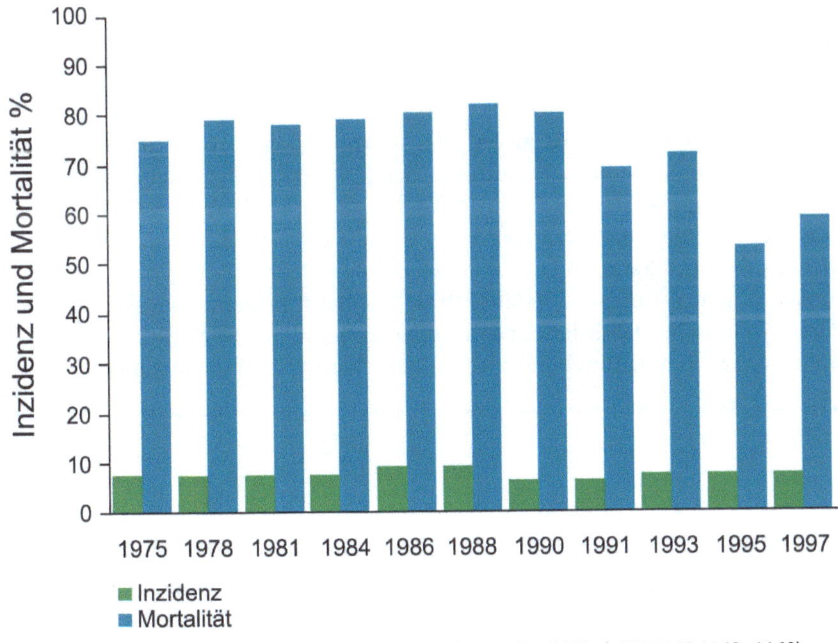

Abb. 3.46 Inzidenz und Mortalität (modifiziert nach New Engl J Med 1999;340:1162–1168)

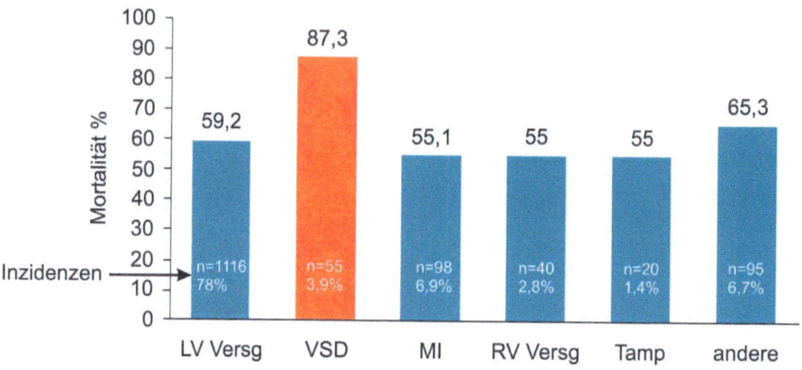

Abb. 3.47 Mortalität nach Ätiologie (modifiziert nach JACC 2000;36, suppl A: 1063)

Bei relativ konstanter Inzidenz ist die Mortalitätsrate rückläufig. Dies lässt sich u. a. mit dem steigenden Einsatz von hochwertigen Monitoringsystemen begründen, welche zur frühzeitigen Erkennung von hämodynamischen Problemen beitragen.
Eine herausragend schlechte Prognose hat die Ventrikelseptumruptur. Grund dafür ist die Kombination aus stark hämodynamisch wirksamen, mechanischen Komplikationen und chirurgisch aufwendigen, kausalen Therapien.

ZUSAMMENFASSUNG

- Der kardiogene Schock ist das klinische Resultat der anhaltenden Gewebsminderperfusion einer akuten HI und konsekutiver Gewebshypoxie.
- Nicht jede akute HI endet im kardiogenen Schock.
- Ohne Therapie endet der Schock letal.
- Häufige Ursachen: Myokardinfarkt, Pulmonalembolie, Klappendysfunktion, Hypertonie, Rhythmusstörungen, Perikardtamponade, Ventrikelseptumdefekt, Myokarditis, endstage CMP.
- Der Myokardinfarkt ist die häufigste Ursache. 7 % aller Patienten mit AMI erleiden einen Schock.
- Klinik: Hypotonie (syst. < 90 mmHg), Tachykardie, kühle-blasse Extremitäten (Zentralisierung), Atemnot, Stauungszeichen (Lungenödem, gestaute Halsvenen), Zyanose, Bewustseinsstörung.
- Essenzielle Monitoring-Parameter: HF, art. Blutdruck, Oxymetrie, ZVD, PCWP.
- Diagnostik: Auskultation, EKG, Labor, Herz-Echo, Thorax-Röntgen.
- Therapie: hämodynamische Stabilisierung + schnellstmögliche kausale Therapie.
- Hämodynamische Stabilisierung anhand der Zielgrößen erfolgt mittels Medikamente (v.a. Katecholamine) und evtl. maschineller Unterstützungssysteme.

Fragen

Welche der folgenden Aussagen stimmt nicht? Der kardiogene Schock ...

a kann aufgrund einer Lungenembolie entstehen
b hat eine hohe Mortalitätsrate
c ist die Folge eines Pumpversagens des Herzens
d ist immer Folge eines chronischen Herzversagens

Welchem der folgenden Pharmaka wird keine positive inotrope Wirkung zugesprochen?

a Adrenalin
b Noradrenalin
c Levosimendan
d Dobutamin

Welche der folgenden Aussagen über Katecholamine stimmt nicht?

a sie steigern den myokardialen Sauerstoffverbrauch
b alle Katecholamine haben die gleiche Wirkung
c bei längeren Therapien sind meistens Dosiserhöhungen notwendig
d ältere PatientInnen benötigen oftmals höhere Dosen als jüngere

Welche der folgenden Aussagen über die Therapie des kardiogenen Schocks ist falsch?

a die IABP verbessert die kardiale Energiebilanz
b Levosimendan ist dem Noradrenalin bei lebensbedrohlicher Hypotonie vorzuziehen
c es gilt, die Füllungsdrücke zu optimieren
d eine schnelle kausale Therapie hat einen hohen Stellenwert

Lösungen zu Fragen siehe Seite 393.

3.10 Aortendissektion (Aneurysma dissecans)

R. Gottardi, J. Holfeld, M. Czerny

FALLBESIPIEL

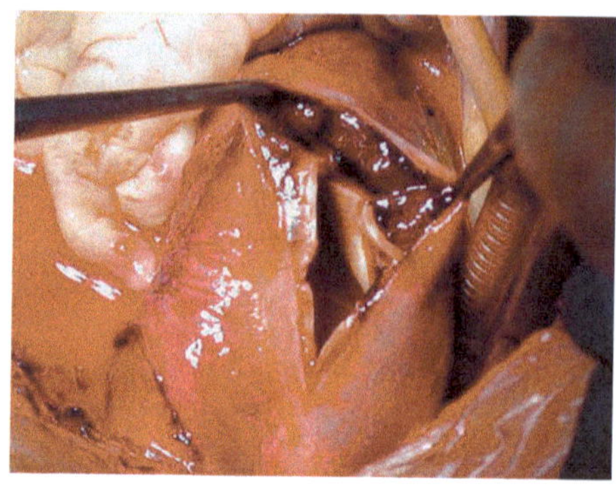

Abb. 3.48

Ein 67-jähriger Mann ruft wegen starker thorakaler Schmerzen den Rettungsnotruf. Dem Notarzt erklärt er, seit etwa einer halben Stunde an heftigen Schmerzen hinter dem Brustbein zu leiden, die auch in die linke Schulter und den Rücken ausstrahlen. Der Blutdruck beträgt 170/95 mmHg, die Herzfrequenz ist rhythmisch bei 95/min. Im EKG zeigt sich ein normaler Sinusrhythmus. Nach der ersten Versorgung am Notfallort wird der Patient zur weiteren Diagnostik und Therapie ins Krankenhaus gebracht. Dort wird ein Lungenröntgen gemacht, welches bis auf ein leicht verbreitertes Mediastinum keine Auffälligkeiten zeigt. Im ebenfalls durchgeführten transthorakalen Herzecho zeigt sich das Herz hypertrophiert sowie ein leichter Perikarderguss. Auffällig ist jedoch eine flottierende Struktur in der Aorta ascendens. In der daraufhin durchgeführten CT-Angiographie zeigt sich eine Aortendissektion vom Typ Stanford A. Der Patient wird sofort an ein Spital mit Herzchirurgie transferiert, wo die Aorta ascendens durch eine Gefäßprothese ersetzt wird. Der Patient erholt sich vom durchgeführten Eingriff sehr gut und kann nach 2 Wochen das Spital verlassen.

► Definition

Die **akute Aortendissektion** ist eine lebensbedrohliche Erkrankung. Nur etwa die Hälfte der PatientInnen mit einer Dissektion der Aorta ascendens überleben die ersten 48 h nach dem initialen Ereignis. Nach 2 Wochen leben nur noch 20 % und nach 3 Monaten nur noch 10 %.

Eine Aortendissektion entsteht, wenn es zu einem Einriss der Gefäßintima kommt und Blut in die Gefäßmedia eintritt. Ausgangspunkt ist hierbei in 65 % der Fälle die Aorta ascendens knapp oberhalb der Aortenklappe und in ca. 20 % die Aorta descendens knapp distal des Abgangs der A. subclavia im Bereich des Lig. ductus botalli. Durch den hohen Druck kommt es über weite Strecken zu einer longitudinalen Aufspaltung der Aorta zwischen Media und Adventitia. Dieser Mechanismus ist für etwa 80–85 % der Fälle verantwortlich. In 10 –15 % der Fälle ist eine Blutung im Bereich der Vasa vasorum der Aorta mit Bildung eines intramuralen Hämatoms und sekundärem Intimaeinriss der Grund für eine Aortendissektion. Weiters kann ein **Dezelerationstrauma** (Autounfall) zu einer traumatischen Aortendissektion führen. Hier findet sich der primäre Einriss typischerweise im Bereich des distalen Aortenbogens nach Abgang der A. subclavia sin.

Bei der Dissektion entstehen funktionell zwei Gefäßlumina: ein „**wahres**" Lumen, das von der normalen Gefäßintima begrenzt wird, und ein „**falsches**" Lumen, das von der Media und der Adventitia begrenzt wird. Die Stelle, an der die Intima ursprünglich eingerissen ist, bezeichnet man als „**Entry**". Über dieses Entry strömt das Blut zunächst in das falsche Lumen ein und kann zur Verdrängung oder vollständigen Verlegung des wahren Lumens führen. Meistens hält der Intimaschlauch dem Druck im falschen Lumen nicht stand und es kommt zu weiteren Einrissen distal des Entrys, durch die das Blut aus dem falschen Lumen wieder in das wahre Lumen übertritt („**Re-Entry**").

► Einteilung

Die Einteilung der Aortendissektion erfolgt nach der DeBakey-Klassifikation oder der Stanford-Klassifikation:

- **DeBakey-Klassifikation:**
  - **Typ I:** Beginn der Dissektion in der Aorta ascendens und Ausdehnung bis in die Aorta descendens
  - **Typ II:** Dissektion mit Beschränkung auf die Aorta ascendens
  - **Typ III:** Beginn der Dissektion im proximalen Teil der Aorta ascendens und distale Ausdehnung der Dissektion.
- **Stanford-Klassifikation:**
  - **Typ A** (proximale Dissektion): Beginn der Dissektion in der Aorta ascendens
  - **Typ B** (distale Dissektion): Beginn der Dissektion in der Aorta descendens.

Die Klassifikation nach dem Stanford-Schema ist die gebräuchlichere, da die Unterscheidung in Typ-A- und Typ-B-Dissektionen vor allem aus chirurgischer Sicht wesentlich ist. Typ-A-Dissektionen sind grundsätzlich operativ zu sanieren, während bei Typ-B-Dissektionen eher eine abwartende, konservative Haltung empfohlen wird. Ausnahmen sind Situationen mit den klinischen Zeichen einer beginnenden Ruptur oder Ischämie von Viszeralorganen oder der unteren Extremitäten.

► Klinik

Typische klinische Zeichen der Aortendissektion gibt es nicht; diese ergeben sich erst aus den möglichen Folgen. Charakteristisch ist ein stechender, in die Schulterblätter ausstrahlender Schmerz („wie mit einem Dolch durchstoßen"). Je nach Lokalisation und Ausbreitung der Dissektion ergeben sich unterschiedliche Symptome und Komplikationen:

- Kommt es durch die Dissektion zu einer Perikardtamponade oder Aortenklappeninsuffizienz, präsentiert sich der/die PatientIn im kardiogenen Schock.
- Werden durch die Dissektion die Koronararterien verlegt, kommt es zu myokardialer Ischämie mit ST-Veränderungen und zum Herzinfarkt.
- Wenn der Truncus brachiocephalicus, die A. carotis oder die A. subclavia betroffen sind, kommt es zur Ischämie eines oder beider Arme bzw. zum zerebralen Insult.
- Bei Verlegung der Nierenarterien kommt es zum akuten Nierenversagen,

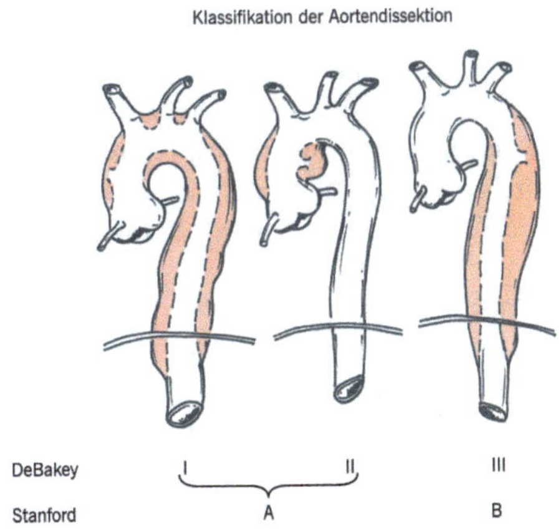

Abb. 3.49 Einteilung der Aortendissektion

bei Verlegung der Rückenmarksarterien zur akuten Querschnittlähmung und bei Verlegung der Viszeralarterien zum akuten Abdomen bzw. zur enteralen Ischämie.
- Eine komplette Verlegung des wahren Lumens der distalen Aorta vor der Bifurkation durch das falsche Lumen führt zum Leriche-Syndrom (blassgraue Marmorierung der gesamten unteren Körperhälfte).

Risikofaktoren für einen Aortendissektion sind:
- Hypertonie
- höheres Lebensalter
- zystische Medianekrose
- Marfan-Syndrom
- traumatisch (Dezelerationstrauma)
- Turner-Syndrom
- bikuspide Aortenklappe
- Coarctatio aortae
- Kokain-Abusus.

Wichtige **Differenzialdiagnosen** der Aortendissektion sind:
- akuter Myokardinfarkt
- Lungenembolie
- Spontanpneumothorax
- symptomatisches Aortenaneurysma
- Mesenterialembolie
- Ösophagusruptur.

> ! Bei über 40-jährigen PatientInnen mit unklarem, nichtkardialen Kreislaufschock muss an die Ruptur eines Aneurysmas bzw. eine Aortendissektion gedacht werden!

► Diagnostik

Die klinische Untersuchung ist für die Diagnostik bzw. für den Ausschluss einer Aortendissektion absolut unzureichend. Diagnostische Hilfsmittel wie EKG und Thorax-Röntgen sind nicht aussagekräftig. Beide können völlig unauffällig sein oder lediglich unspezifische Veränderungen, wie ein verbreitertes Mediastinum oder unspezifische ST-Streckenveränderungen, zeigen. In vielen Fällen ist ein erhöhtes D-Dimer im Labor (DD: Pulmonalembolie) zu beobachten.
Die Diagnose einer Aortendissektion kann nur mittels Computertomographie (CT), transösophagealer Echokardiographie (TEE) oder Magnetresonanztomographie (MR) mit Sicherheit gestellt oder ausgeschlossen werden. Die beste Diagnostik ist hierbei diejenige, die am schnellsten durchführbar ist.

► Therapie

Erstes Ziel ist eine sofortige, aggressive **Blutdrucksenkung** mit einem Zielwert von 100 –120 mmHg systolisch sowie eine **Absenkung der Herzfrequenz** zur Reduktion von intraaortalem Druck und Pulsatilität.

Standardtherapie bei PatientInnen mit einer akuten **Typ-A-Dissektion** ist der **sofortige operative** Ersatz der Aorta ascendens mit einer Gefäßprothese. Bei Mitbeteiligung der Aortenklappe und bei PatientInnen mit einer angeborenen Bindegewebserkrankung (z. B. Marfan-Syndrom) wird auch die Aortenklappe entfernt und eine Gefäßprothese mit integrierter Klappenprothese (sog. klappentragendes Conduit oder Composite-Prothese) verwendet, an die auch die Koronargefäße implantiert werden. Die 30-Tage-Sterblichkeit nach einer Operation bei Typ-A-Dissektion beträgt 15–30 %.

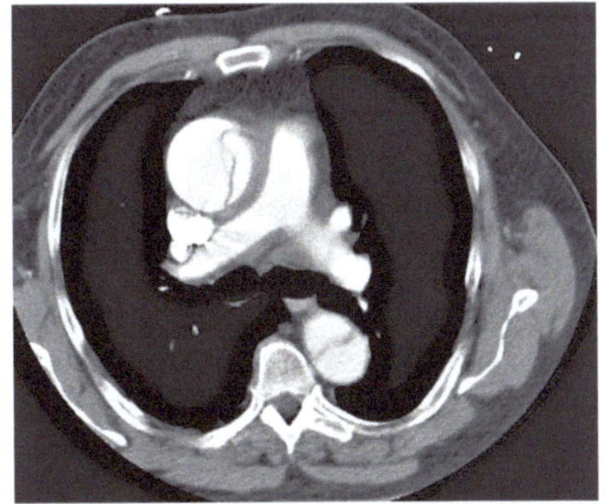

Abb. 3.50 Typ-A-Dissektion

Die **Typ-B-Dissektion** ist ein **zunächst konservativ** zu behandelndes Krankheitsbild, da die 30-Tage-Sterblichkeit nach operativer Therapie mit etwa 30 % deutlich höher liegt als bei rein medikamentöser Therapie mit weniger als 10 % Mortalität.

Im Falle von Komplikationen – wie drohende oder stattgehabte Perforation, eine rasche Zunahme des Aortendurchmessers, anhaltende Schmerzen und Malperfusion von Viszeralorganen, Rückenmark oder der unteren Extremität – sollte jedoch der rasche operative Ersatz der Aorta descendens durch eine Gefäßprothese durchgeführt werden.

Eine relativ neue Therapieoption ist die interventionelle Implantation von Stent-Grafts mit dem Ziel des Verschlusses des primären Intimaeinrisses. Gleichzeitig können hierbei auch verschlossene oder stenosierte Seitenäste der Aorta wiedereröffnet oder aufgedehnt werden.

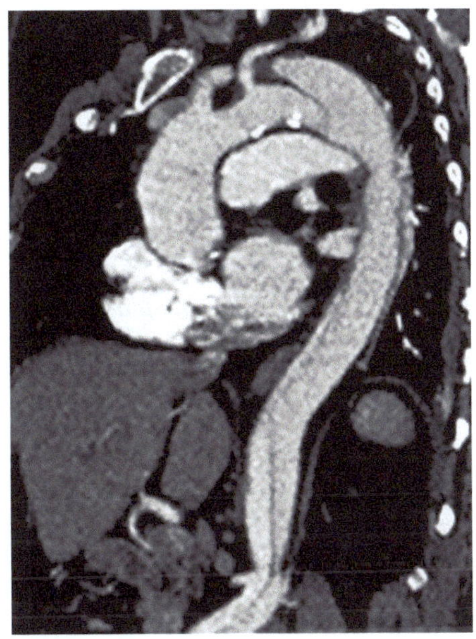

Abb. 3.51 Typ-B-Dissektion

ZUSAMMENFASSUNG

- Das dissezierende Aortenaneurysma entsteht meist durch einen Einriss der Intima, wodurch es zu einer Wühlblutung mit Ausbildung eines 2. Lumens kommt.
- Die Symptome sind unspezifisch (Thorax-, Rücken-, Abdominalschmerz, ST-Veränderungen, neurologische Ausfälle, Schock).
- Die Diagnose wird mit CT, TEE oder MR gesichert.
- Therapie ist die sofortige Blutdruck- und Herzfrequenz-Senkung und bei Typ-A-Dissektion (Aorta ascendens) die chirurgische Sanierung.

Fragen

Ein 62-jähriger Patient kommt mit heftigen Rückenschmerzen in die Ambulanz. Die Wirbelsäule ist nicht klopfempfindlich. Der Schmerz bleibt trotz Gabe von 100 mg Diclofenac bestehen. Da der Patient sich zunehmend verschlechtert, wird eine CT bei Verdacht auf Aortenaneurysma durchgeführt. Es zeigt sich ein dissezierendes Aneurysma Typ Stanford A. Wie verfahren Sie?

a sofortige Blutdrucksenkung und Verlegung in ein Thoraxchirurgisches Zentrum
b Verabreichung von Noradrenalin, um den Blutdruck anzuheben
c bevor der Patient verlegt wird, muss noch eine Sonographie des Abdomens durchgeführt werden, um das Ausmaß des Aneurysmas festzustellen
d Patient wird auf die Intensivstation verlegt und erhält Piritramid zur Schmerzbekämpfung

Beim dissezierenden Aortenaneurysma kommt es zur Ausbildung eines falschen Lumens zwischen ...

a Media und Adventitia
b A. carotis und V. jugularis
c abdominaler Aorta und V. cava inferior
d es bildet sich kein falsches Lumen aus, sondern eine Ausbuchtung aller Gefäßschichten

Die Aortendissektion Typ Stanford B sollte ...

a sofort chirurgisch saniert werden
b konservativ behandelt werden, nur bei weiterer Verschlechterung chirurgisch
c muss nicht behandelt werden
d wie die Typ-A-Dissektion therapiert werden

Ein Patient kommt mit starken thorakalen und abdominellen Schmerzen in die Ambulanz. Das EKG ist unauffällig, das C/P-Röntgen zeigt eine leichte Verbreiterung des Mediastinums. Wie kann ein Aortenaneurysma diagnostiziert oder ausgeschlossen werden?

a klinische Untersuchung
b serielle Bestimmung von Troponin und CK-MB
c CT
d Abdomen-Röntgen in Linksseitenlage

Lösungen zu Fragen siehe Seite 393.

3.11 Pulmonalembolie (PE)

M. Krawany, W. Schreiber

FALLBEISPIEL

Ein 65-jähriger Patient klagt über massive Atemnot. Anamnestisch ist ein seit Jahren bestehendes permanentes Vorhofflimmern bekannt; der Mann steht deswegen unter Therapie mit Marcumar®. Bei genauerem Hinterfragen gibt der Patient an, die Medikamente für die orale Antikoagulation nicht regelmäßig einzunehmen. Die Gerinnungskontrolle ergibt eine INR von 1,2 und ein D-Dimer von 2,3. Das daraufhin angefertigte Spiral-CT zeigt eine zentrale Lungenembolie. Auf der Intensivstation verschlechtert sich der Zustand des Patienten. Zur Kreislaufunterstützung werden Katecholamine benötigt und wegen zunehmender respiratorischer Insuffizienz muss der Patient intubiert werden. Aufgrund des schweren Verlaufs der Pulmonalembolie wird mittels Lysetherapie versucht, den Embolus aufzulösen. Schließlich bessert sich der Zustand des Patienten; Kreislaufunterstützung und Beatmung können reduziert werden.

► Definition

Unter einer Lungenembolie versteht man die Verlegung der Arteria pulmonalis oder einer ihrer Äste durch mit dem Blut verschlepptes Fremdmaterial. Meistens handelt es sich dabei um Thromben, besonders aus den Bein- und Beckenvenen, andere Beispiele sind Luft, Fremdkörper oder Fett.

► Risikofaktoren

Hyperkoagulabilität:

- Antithrombin-III-, Protein-C-, Protein-S-, Faktor-XII -Mangel; Protein-C-Resistenz
- Dysfibrinogenämie
- Dysplasminogenämie
- erhöhter PAI-1
- erhöhter Faktor VIII/von-Willebrand-Faktor.

Allgemeine Risikofaktoren:

- tiefe Beinvenenthrombose
- Operationen (besonders Hüft- und Kniegelenksoperationen)
- Immobilisation (Bettlägerigkeit, lange Flugreisen, Gipsverbände etc.)
- Schwangerschaft
- Kontrazeptiva, Hormontherapie
- Adipositas
- maligne Tumore
- Nikotinabusus
- zentrale Venenkatheter
- chronische Veneninsuffizienz
- Lupusantikoagulanz
- Herzinsuffizienz.

► Pathophysiologie

Durch die Verlegung des pulmonalen Gefäßbettes kommt es zu einer akuten Widerstandserhöhung – Dilatation und Druckbelastung – im rechten Ventrikel (erhöhte rechtsventrikuläre Nachlast wegen des Rückstaus zum rechten Ventrikel, akutes Cor pulmonale). In weiterer Folge sinkt die Vorlast, die Füllung des linken Ventrikels nimmt ab, die Ventrikelgeometrie ändert sich – es kommt zur Verschiebung des Ventrikelseptums nach links. Diese Vorgänge bewirken eine Abnahme des Herzzeitvolumens, der Blutdruck sinkt. Das wirkt sich wiederum auf die Perfusion des rechten Herzens aus und kann zur Dekompensation bis kardiogenen Schock führen. Die in die Lungenstrombahn eingeschwemmten Thromben führen zur Freisetzung von vasoaktiven Substanzen und damit zur Vasokonstriktion, woraus eine Erhöhung des pulmonalen Gefäßwiderstandes und eine Hypoxie resultieren. Wegen der großen Gefäßkapazitätsreserve, kommt es erst, wenn über 50 % der Lungenstrombahn verlegt sind, durch Reduktion der Diffusionskapazität zu Veränderungen in der Blutgasanalyse (arterielle Hypoxämie und Hypokapnie).

► Klinik

Klinisch imponiert die Pulmonalembolie mit folgenden, eher unspezifischen Symptomen:
- Dyspnoe
- Tachypnoe
- Angst und Beklemmungsgefühl
- Hustenreiz
- Synkopen, Kollaps
- Schock
- Thoraxschmerz
- Hämoptysen.

Je ausgeprägter die pulmonale Strombahn behindert ist, umso symptomatischer präsentiert sich der/die PatientIn – von unspezifischen (Bagatell-)Symptomen bis hin zum Schock bzw. Kreislaufstillstand.

► Diagnose

- **physikalische Krankenuntersuchung:** Objektivierbar sind Zeichen wie Tachypnoe, Tachykardie, Fieber, Zeichen einer Beinvenenthrombose, betonter gespaltener 2. Herzton.
- **Blutgasanalyse:** Typisch ist eine arterielle Hypoxämie, eine Hyperventilation, die sich in einem erniedrigten CO_2-Wert ausdrückt, sowie eine respiratorische Alkalose. Allerdings ist die Blutgasanalyse oft genug auch nicht pathologisch verändert, sodass sie nicht als sicheres Diagnosekriterium herangezogen werden kann.
- **EKG:** Sinustachykardie, S1/QIII-Typ, P-pulmonale, Rechtsschenkelblock, T-Negativierung in V1 bis V4 (anterior ischemic pattern), Rechtstyp.
- **Thorax-Röntgen:** Hampton's Hump: Darunter versteht man ein Infiltrat, das sich von der Spitze her wie ein Eisberg auflöst. Das Westermark Sign ist eine Gefäßengstellung distal des Thrombus und imponiert als erhöhte Strahlentransparenz (Hilusamputation).
- **Echokardiographie:** Druckbelastung, Dilatation des rechten Ventrikels, paradoxe Septumbewegungen.
- **Spiral-CT:** sehr sensitive Methode, heute „Goldstandard"
- **Ventilations/Perfusions-Szintigraphie**
- Angiographie der A. pulmonalis und der Rechtsherzkatheter kommen heute nur noch selten zur Anwendung.

- **Labor:** Parameter wie das **D-Dimer** haben vor allem einen negativ prädiktiven Wert; es ist unter anderem auch bei Nierenfunktionsstörungen, arteriellen Thrombosen, Malignomen, Wundheilungsreaktionen und dergleichen erhöht. Bei negativem D-Dimer kann eine Pulmonalembolie eher ausgeschlossen werden. **BNP** und **Troponin** werden als Prognoseparameter herangezogen.

Differenzialdiagnose zur Lungenembolie:
- akuter Myokardinfarkt
- akute Herzinsuffizienz
- Pleuritis, Perikarditis
- Aortendissektion, Pulmonalarteriendissektion
- Viruspneumonie
- Bronchitis
- Asthma
- Lungenödem
- Perikardtamponade
- Rippenfraktur
- Pneumothorax.

► Therapie
- symptomatisch
  - der/die PatientIn soll halb sitzend gelagert werden
  - Sauerstoffgabe
  - Schmerzbekämpfung mit Morphinen
- Antikoagulanzien
- unfraktioniertes Heparin 5000 IE als Bolus anschließend 1000 IE pro Stunde, Ziel ist eine Verlängerung der aPTT um das 1,5 bis 2fache
- niedermolekulares Heparine
- Marcumar® bei erstmaligem Auftreten für 6 Monate, bei rezidivierenden Pulmonalembolien lebenslang.
- Thrombolyse bei klinisch massiver Lungenembolie (Tachykardie, Hypotonie, Hypoxie) mit hämodynamischer Instabilität z. B. rtPA 100 mg in 120 min oder rtPA Boluslyse 1 mg/kg KG in 10 min
- Embolektomie bei fulminanten Ereignissen, die medikamentös nicht beherrscht werden können. Die Letalität beträgt bei diesem Eingriff bis zu 50 %.

ZUSAMMENFASSUNG

- Die Diagnose Pulmonalembolie ist nicht leicht zu stellen.
- Wichtigster Hinweis ist die Klinik des Patienten/der Patientin; gibt es z. B. Zeichen einer Beinvenenthrombose, von Herzrhythmusstörungen etc.
- Klinische, Labor- und Befunde von bildgebenden Verfahren sind selten alleine für sich diagnostisch und müssen im Kontext gesehen werden.
- Viele Pulmonalembolien bleiben unbemerkt, oft werden die PatientInnen erst entdeckt, wenn gravierende Komplikationen auftreten.
- Der Schwerpunkt der Therapie liegt in der Antikoagulation (niedermolekulares Heparin, unfraktioniertes Heparin, Vitamin-K-Antagonisten).
- Bei schweren Pulmonalembolien kommt die Lysetherapie zum Einsatz.

Fragen

Kein Risikofaktor für eine Pulmonalembolie ist …

a APC-Resistenz
b Schwangerschaft
c Rauchen
d Alter < 10 Jahre

Eine 15-jährige Patientin möchte die Pille verschrieben haben. Anamnestisch zeigt sich, dass es zahlreiche Fälle von thrombembolischen Geschehen in der Familie gab (Großmutter, Tante). Wie gehen sie vor?

a Die Pille erhöht nicht das Risiko einer Pulmonalembolie, sie bekommt das Rezept.
b Ich veranlasse weitere Laboruntersuchungen, bevor ich das Rezept ausstelle.
c Zusätzlich zur Pille verschreibe ich Marcumar®.
d Ich veranlasse eine Spiral-CT.

Eine Pulmonalembolie wird meist nachgewiesen mittels …

a C/P-Röntgen
b Ultraschall
c Spiral-CT
d Auskultation

Zur Therapie der Pulmonalembolie wird nicht eingesetzt:

a unfraktioniertes Heparin
b niedermolekulares Heparin
c Vitamin-K-Antagonisten
d Konakion® (Vitamin K)

Lösungen zu Fragen siehe Seite 393.

3.12 Obstruktive Lungenerkrankungen

M. Krawany, T. Staudinger

3.12.1 Asthmaanfall

FALLBESIPIEL

Ein 54-jähriger Patient, der seit Jahrzehnten unter Asthma leidet, bekommt plötzlich schwerste Atemnot. Die Behandlung mit β_2-Sympathomimetika und Kortikosteroiden i. v. durch den Notarzt bringt keine wesentliche Verbesserung. Bei seiner stationären Aufnahme präsentiert sich der Patient mit einer Atemfrequenz von 27/min, einem deutlich verlängerten Exspirium, einer Herzfrequenz von 119/min sowie mit trockenen Rasselgeräuschen über beiden Lungenflügeln. Da der Patient auch auf weitere konservative Therapie nicht anspricht und sich zunehmend verschlechtert, wird er auf die Intensivstation transferiert und nichtinvasiv beatmet, wodurch er im weiteren Verlauf stabilisiert werden kann.

► Ätiologie

Auslösende Faktoren eines Asthmaanfalls sind:

- Allergene
- chemische und physikalische Noxe
- belastungsinduziert „Anstrengungsasthma"
- pharmakologisch – „Analgetikaasthma", β-Rezeptorantagonisten
- Infektionen
- psychische Faktoren.

Begünstigend für das Auftreten eines asthmabedingten Kreislaustillstandes sind:

- ein bereits früher aufgetretener bedrohlicher Asthmaanfall mit Intubationspflichtigkeit und mechanischer Beatmung
- notfallmäßige Behandlung oder Spitalsaufenthalt wegen eines Asthmaanfalls in den vergangenen 12 Monaten
- keine oder unzureichende Therapie mit Glukokortikoiden
- zunehmender Bedarf an β_2-Mimetika
- schlechte Compliance in Kombination mit Angstzuständen oder depressiver Stimmung.

Ein Kreislaufstillstand kann letztlich die Folge eines Asthmaanfalls sein bzw. ein solcher Anfall kann in einem kardiopulmonalen Versagen enden. Er kann aber auch spontan auftreten. Ursächlich für die Asphyxie sind am häufigsten eine schwere Bronchospastik und Verschleimung.

Arrythmien werden durch die Hypoxie, Elektrolytverschiebungen, aber auch gerade durch Medikamente wie β_2-Sympathomimetika oder Theophyllin selbst begünstigt.

Bei invasiv beatmeten Asthmapatienten kann es zum Auftreten des sog. Auto-PEEP Phänomens kommen, also zu einer dynamischen Überblähung mit einem sich selbst verstärkenden positiv endexpiratorischen Druck. Dadurch steigt der intrathorakale Druck,

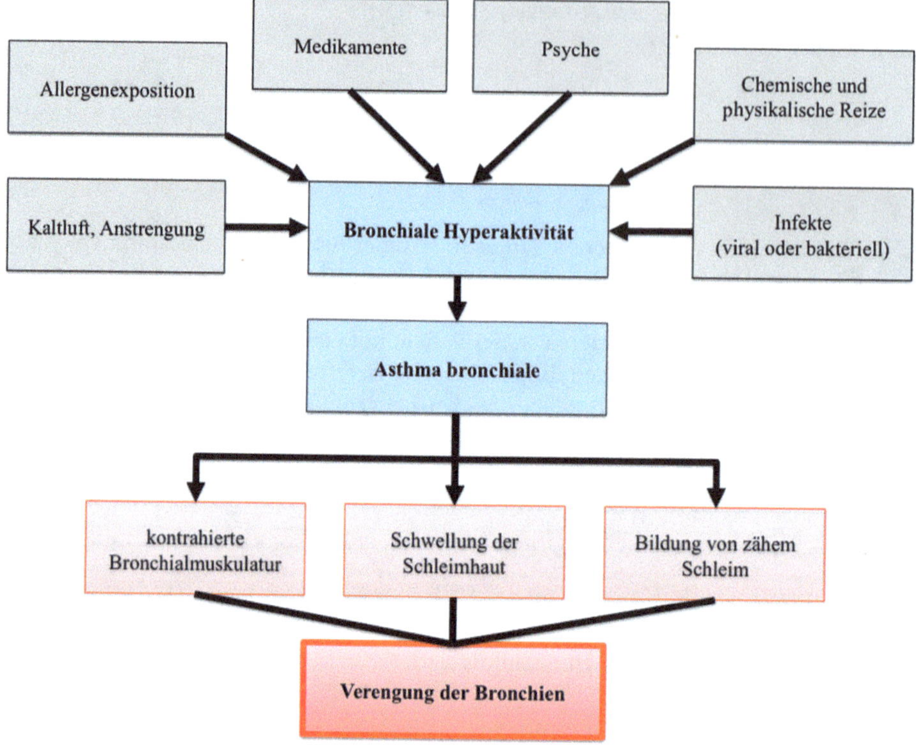

Auswirkung auf die Lungenfunktion
→Erhöhter Atemwegswiderstand
→Störung in der Atemluft
→Behinderung der Ausatmung

Abb. 3.52 Pathophysiologie des Asthma

wodurch Blutfluss und Blutdruck reduziert werden. Darüber hinaus kann ein Spannungspneumothorax Ursache eines Kreislaufstillstandes sein.

► Klinik

Leitsymptome sind in wechselnder Kombination anfallsartig auftretende Dyspnoe, Husten und zäher glasiger Auswurf. Typisch sind nächtliche Anfälle.

► Diagnose

- Anamnese (Familienanamnese, Art der Beschwerden, Auslöser der Beschwerden, Reversibilität)
- physikalische Untersuchung (auskultatorisch Giemen, Pfeifen, verlängertes Exspirium, erhöhte Atem- und Herzfrequenz)
- Lungenfunktionstest inkl. Spasmolysetest mit einem β_2-Sympathomimetikum
- Röntgen-Thorax
- Labor, insbesondere Blutgasanalyse.

3.12.2 Status asthmaticus

► Definition

Der Status asthmaticus ist ein über Stunden andauernder, (auf β-Sympathomimetika) therapierefraktärer schwerer Asthmaanfall. In Österreich ist diese schwere Form der Erkrankung durch die verbesserte Basistherapie selten geworden.

Begünstigend für die Entwicklung eines Status asthmaticus sind:

- ein hoher Bedarf an β-Sympathomimetika
- eine lang andauernde Symptomatik
- Absetzen der Kortisontherapie
- Medikamente wie β-Rezeptorantagonisten
- psychische Belastung
- Bewusstseinseintrübung
- Status nach schwerem Asthmaanfall mit maschineller Beatmung.

► Stufenplan der Therapie

- Sauerstoff: Es soll ein FiO_2 gewählt werden, womit eine Sauerstoffsättigung von 94–98 % erreicht wird.
- $β_2$-Sympathomimetika zuerst (hoch dosiert!) inhalativ, vernebelt (z. B. Salbutamol), dann zusätzlich subkutan und intravenös
- Glukokortikoide inhalativ und i. v.
- Ipratropiumbromid vernebelt soll bei fehlendem Ansprechen auf β-Sympathomimetika zu einer Bronchodilatation führen.
- Isotonische Magnesiumsulfatlösung vernebelt. Aufgrund der geringen Nebenwirkungen wie Benommenheit oder Hautrötung kann bei ausbleibender Wirkung der inhalativen Therapie eine i.v.-Gabe versucht werden.
- Adrenalin und Terbutalin dürfen im schweren Asthmaanfall subkutan verabreicht werden und haben sich besonders in der Behandlung von Kindern als sehr wirksam erwiesen.
- Volumen- und Elektrolytlösungen wirken der durch einen schweren Asthmaanfall ausgelösten Dehydratation und Hypovolämie entgegen. Ebenso können β-Mimetika und Kortison zu einer Hypokaliämie führen, die kompensiert werden soll.
- Aussagen über den Erfolg von Leukotrienantagonisten wie Montelukast sind derzeit noch Gegenstand klinischer Studien.
- Thoraxdrainage bei wahrscheinlichem Pneumothorax.
- Nichtinvasive Beatmung ist in jeder Behandlungsphase angezeigt, wenn eine repiratorische Erschöpfung droht. Letztere zeigt sich durch zunehmende Dyspnoe, einen massiven Einsatz der Atemhilfsmuskulatur; in der Blutgasanalyse findet man eine zunehmende respiratorische Azidose und Hypoxie.
- Invasive Beatmung als ultima ratio.

ZUSAMMENFASSUNG

- Beim Asthma kommt es zur anfallsweisen reversiblen Verengung der Bronchien (Schleimhautschwellung, Schleimsekretion, Spasmus der Bronchialmuskulatur).
- Symptome sind Dyspnoe, exspiratorisches Giemen und verminderte FVC1.
- Zur Therapie werden vor allem β-Mimetika, Glukokortikoide inhalativ oder intravenös verabreicht.
- Bei fortgeschrittener respiratorischer Insuffizienz müssen die PatientInnen nichtinvasiv oder invasiv beatmet werden.

3.12.3 COPD-Exazerbation

► Definition

COPD-Exazerbationen sind durch eine akute Aggravierung der bestehenden Symptomatik, die länger als 24 h andauert, und einen vermehrten Bedarf an medikamentöser Therapie charakterisiert.
Prädisponierend für das Auftreten einer COPD-Exazerbation sind Faktoren wie fortgeschrittenes Lebensalter, notwendiger stationärerer Aufenthalt aufgrund von COPD im letzten Jahr, produktiver Husten, Therapie mit Theophyllin, Refluxkrankheit, Diabetes mellitus, KHK, Herzinsuffizienz.

► Ätiologie und Klinik

Auslösend sind am häufigsten **virale** und **bakterielle Infektionen**, daneben auch eine Belastung durch exogene bronchiale Reizung durch z. B. Stäube, Aerosole oder Rauch. Weitere Auslöser sind Herzinsuffizienz, Myokardischämie, Lungenembolie oder Aspiration
Atemwegswiderstand und Atemarbeit nehmen zu, während die Atempumpleistung sinkt, wodurch es zu einem Anstieg des Kohlendioxidpartialdrucks und mit der zunehmenden Störung des Gasaustausches zu einer Verminderung des Sauerstoffpartialdrucks kommt.
Charakteristisch sind folgende Punkte:

- progrediente Dyspnoe
- Zunahme der Sputummenge und evtl. Verfärbung des Sputums
- Zunahme der Häufigkeit und der Schwere des Hustens sowie des Auswurfes
- Abnahme der Lungenfunktion (Absinken der Einsekundenkapazität und der Vitalkapazität)
- gesteigerte Atemfrequenz.

► Diagnostik

Wichtige Parameter für die Diagnose und zur Abschätzung des Risikos sind:

- Anamnese: produktiver Husten, Atemnot, Nikotinanamnese
- physikalische Untersuchung: auskultatorisch Pfeifen, Brummen, abgeschwächtes „substanzarmes" Atemgeräusch, verlängertes Exspirium; Perkussion (hypersonorer Klopfschall); Fassthorax
- Sputumuntersuchung: Farbe, Bakteriologie
- Lungenfunktionsprüfung: Nachweis einer Atemwegsobstruktion mit Verminderung der Einsekundenkapazität, FEV1; bei Emphysem Erhöhung des Residualvolumens und des intrathorakalen Gasvolumens

- Blutgasanalyse: unverändert, respiratorische Partial- oder Globalinsuffizienz
- EKG
- Röntgen-Thorax: Ausschluss oder Nachweis einer dekompensierten Herzinsuffizienz, Pleuraergüsse, Pneumonie, Atelektasen, Tumoren.

► Therapie

1. Bronchodilatatoren wie inhalative β_2-Sympathomimetika in Kombination mit Parasympatholytika wie Ipratropiumbromid oder Tiopropiumbromid. Dabei die Dosis bzw. auch die Intervalle der bestehenden Therapie steigern.
2. Glukokortikoide inhalativ und systemisch wie Methylprednisolon 6 –125 mg alle 6 h
3. Nichtinvasive Beatmung
4. Antibiotika bei Verdacht auf eine bakterielle Infektion.

ZUSAMMENFASSUNG

- Unter COPD-Exazerbation versteht man die akute Verschlechterung der ohnehin bestehenden Symptomatik, also „ mehr Husten, mehr Sputum, mehr Dyspnoe".
- Die akute Exazerbation wird wie ein Asthmaanfall behandelt.
- Bei Verdacht auf eine bakterielle Infektion werden Antibiotika verabreicht.
- Invasive Beatmung sollte nach Möglichkeit vermieden werden.

3.12.4 Nichtinvasive Beatmung

FALLBESIPIEL

Ein 56-jähriger Patient wird mit der Rettung wegen akuter Atemnot in ein Spital gebracht. Die Blutgasanalyse ergibt einen Sauerstoffpartialdruck von 51 mmHg, einen Kohlendioxidpartialdruck von 132 mmHg, einen pH-Wert von 7,13, ein Bikarbonat von 37,4, einen Base Excess von 9,1, ein Laktat von 0,6. Klinisch ist der Patient somnolent, bietet eine Atemfrequenz von 34/min und einen Blutdruck von 190/110 mmHg bei einer Herzfrequenz von 126/min. Da eine COPD bekannt ist und keine Kontraindikationen vorliegen, wird der Patient auf die Intensivstation transferiert und nichtinvasiv beatmet. Nach 2 h hat sich der pCO_2 auf 68 mmHg gesenkt, die Oxygenierung hat sich auf 88 mmHg pO_2 verbessert, der pH-Wert ist auf 7,38 gestiegen. Nach wenigen Tagen kann der Patient stabilisiert und auf die Normalstation transferiert werden.

Nichtinvasive Beatmung, also **maschinelle Beatmung ohne Anwendung eines endotrachealen Tubus**, ist bei akuter respiratorischer Insuffizienz, besonders im Rahmen einer COPD, eines Lungenödemes oder auch nach Extubation zur Vermeidung einer Reintubation etabliert.

► Vorteile

Nichtinvasive Beatmung ermöglicht es, potenzielle Komplikationen, die durch eine Intubation verursacht werden (wie z. B. Stimmbandverletzungen, Tubusfehllage, Tracheotomiekomplikationen) zu vermeiden. Weitere Vorteile sind, dass bei weitgehendem Verzicht auf Sedierung die Atemschutzreflexe wie Husten oder Schlucken erhalten bleiben und das Risiko nosokomialer Infektionen (ventilatorassoziierte Pneumonie!) niedriger ist. Ein Beginn oder eine Unterbrechung der Beatmung ist jederzeit ohne In- oder Extubation möglich, eventuell kann sogar die orale Nahrungsaufnahme fortgeführt werden. Da die PatientInnen durch Vermeidung einer Intubation und möglichst auch einer Analgosedierung kommunizieren können, kommt es zu keiner sozialen Isolierung des Beatmeten. Neben einer niedrigeren Komplikationsrate ist die Beatmungsdauer üblicherweise geringer als bei intubierten PatientInnen, womit auch ein kürzerer Krankenhausaufenthalt und damit weniger Kosten verbunden sind. Darüber hinaus wird die Mortalität gesenkt und der Langzeitverlauf positiv beeinflusst.

► Nachteile

Nachteilig sind das Aspirationsrisiko, die Möglichkeit einer passiven Magenüberblähung oder der Bildung von Drucknekrosen im Gesicht sowie die Abhängigkeit von der PatientInnen-Compliance. Weitere Nebenwirkungen können Irritationen der Augen oder die Austrocknung von Schleimhäuten sein.

► Kontraindikationen

Kontraindikationen für den Einsatz von nichtinvasiver Beatmung sind Zustände wie Koma, Delir oder starke Verwirrtheit, Atemstillstand, fehlende Schutzreflexe (wie Husten oder Schluckreflex), hämodynamische Instabilität (z. B. bei akutem Myokardinfarkt, Rhythmusstörungen, Hypotonie oder Schock), große Mengen an Tracheobronchialsekret, das nicht abgehustet werden kann, Erbrechen, obere gastrointestinale Blutung,

Ileus, Verlegung der oberen Atemwege, Gesichtsschädeltrauma, aber auch mangelnde Compliance.

► Durchführung

Prinzipiell muss nichtinvasive Beatmung auf einer Intensivstation, mit der Möglichkeit einer schnellen Intubation und damit invasiver Beatmung durchgeführt werden. Letzteres ist wichtig, um beim Auftreten von Komplikationen jederzeit die Beatmungsstrategie ändern zu können.

Primäres Ziel ist die Normalisierung des pH-Wertes, die Verbesserung der Oxygenierung sowie eine Reduktion des Kohlendioxidpartialdrucks. Anhand regelmäßiger Kontrollen sollten die Beatmungsdrücke möglichst niedrig eingestellt werden, da die Beatmung dann besser toleriert wird.
Wesentliche Parameter, die überwacht werden müssen, sind die Sauerstoffsättigung mittels Pulsoxymetrie, Blutdruck, Atemfrequenz, EKG, Veränderungen in der Blutgasanalyse sowie die Vigilanz.

Am Beginn steht die Auswahl der geeigneten Maske: zur Verfügung stehen Nasenmasken, Nasen-Mund-Masken sowie spezielle Helme. Anfangs ist häufig eine Nasen-Mund-Maske notwendig, da PatientInnen mit akuter respiratorischer Insuffizienz nur schwer den Mund geschlossen halten können.
Der Kopf des Patienten/der Patientin sollte im Nacken überstreckt, der Oberkörper um 30–45° hochgelagert werden, um den abdominellen Druck gegen das Zwerchfell zu verringern.
Unter den Beatmungsformen werden CPAP und Pressure Support Ventilation besonders gut toleriert, da das Atemmuster bei diesen Flow-gesteuerten Beatmungsmodi durch die Atemmuskulatur angepasst werden kann (Atemfrequenz, Atemzugvolumen, In- und Exspirationszeit).
Wichtig ist es, besonders zu Beginn (nach 2–4 h) ein Versagen der nichtinvasiven Beatmung (steigendes CO_2, steigende Atemfrequenz, keine Oxygenierungsverbesserung) schnell zu erkennen, da diese PatientInnen für die Intubation zu qualifizieren sind. Ein Zuwarten verschlechtert die Prognose.
Später kann auf eine andere Maske (z. B. Nasenmaske) gewechselt werden, die angeneh mer für die PatientInnen zu tragen ist.
Darüber hinaus sollte man bei gutem Ansprechen unter strenger klinischer Kontrolle Beatmungspausen bzw. Pausen während der Nahrungsaufnahme und zum Abhusten von Schleim oder Tracheobronchialsekret einlegen.

3.12.5 Invasive Beatmung von obstruktiven PatientInnen

Muss ein/e PatientIn mit Status asthmaticus oder exazerbierter COPD intubiert werden, ist primär keinesfalls das Ziel der Beatmung, die erhöhten CO_2-Werte und die respiratorische Azidose zu normalisieren, da es dadurch zu hohen Beatmungsdrücken und konsekutiver Überblähung und Schädigung der Lunge kommt. Es genügt, die Atemmuskulatur zu entlasten (PEEP, Sedoanalgesie) und den Patienten/die Patientin adäquat zu oxygenieren, bis die bronchospasmolytische Therapie erfolgreich ist. Dementsprechend sollten niedrige Atemfrequenzen (langes Exspirium!) und möglichst niedrige Beatmungsdrücke angewendet werden. Als Sedoanalgesie bietet sich das bronchospasmolytisch wirksame Ketamin (+ Midazolam oder Propofol) an.

ZUSAMMENFASSUNG

- Nichtinvasive Beatmung hat vor allem durch möglichst gänzliche Vermeidung von Analgosedierung große Vorteile für die PatientInnen.
- Nichtsdestotrotz muss die Möglichkeit einer invasiven Beatmung vorhanden sein.
- Wichtig ist eine genaue Evaluierung der PatientInnen auf Kontraindikationen und Komplikationen.
- Die häufigsten Ursachen für ein Therapieversagen sind Asynchronität mit dem Respirator und Apnoen ausgelöst durch eine posthyperkapnische Alkalose.
- Die kritische Phase in der ein Therapieerfolg/-versagen absehbar wird, ist in den ersten 2 h, weshalb Anwesenheit des pflegerischen und ärztlichen Personals gerade während dieser Zeit unbedingt erforderlich ist.
- Besonders wichtig ist laufendes Monitoring und Überwachung in Bezug auf die Schutzreflexe und das Aspirationsrisiko.

Fragen

Zeichen eines akuten Asthma-/COPD-Anfalls sind ausgenommen:

a feuchte Rasselgeräusche
b trockene Rasselgeräusche
c Husten
d Dyspnoe

Ein Patient mit bekannter chronisch-obstruktiver Lungenerkrankung (COPD) hat eine infektassoziierte Exazerbation (ohne Hinweis auf eine Pneumonie) mit zunehmenden Zeichen der respiratorischen Erschöpfung (hohe Atemfrequenz, flache und paradoxe Atmung, Schweißausbruch, Tachykardie), in der arteriellen Blutgasanalyse beträgt der paO_2 65 mmHg, der $paCO_2$ 78 mmHg und der pH 7,22. Welche Therapiemaßnahme verbessert die Überlebensrate?

a Sauerstoff-Langzeittherapie
b nichtinvasive Beatmung über eine Gesichtsmaske
c Intubation und maschinelle Beatmung
d Verabreichung von Antibiotika

Lösungen zu Fragen siehe Seite 393.

3.13 ARDS und ALI

M. Krawany, T. Staudinger

FALLBESIPIEL

Ein 23-jähriger Patient wird nach einem Verkehrsunfall vom Notarzt präklinisch intubiert, wobei der Patient aspiriert. Bei der Schockraumversorgung zeigen sich massive Lungenkontusionen beidseits, ein Hämatopneumothorax links und eine Beckenringfraktur. Auf der Intensivstation wird der Patient bronchoskopiert und Teile des aspirierten Mageninhaltes können entfernt werden. In den nächsten Tagen verschlechtert sich die respiratorische Situation, die FiO_2 muss auf 0,85 erhöht werden und trotz optimaler Respiratoreinstellung kann das CO_2 nicht ausreichend entfernt werden. Der Patient wird daraufhin ins Schwenkbett gelegt, einer kinetischen Therapie unterzogen und erhält NO per inhalationem. Im Laufe der nächsten Woche verbessert sich die pulmonale Situation langsam und der Beatmungsaufwand kann langsam reduziert werden. Nach mehreren Wochen Intensivaufenthalt wird der Patient schließlich auf die Normalstation transferiert.

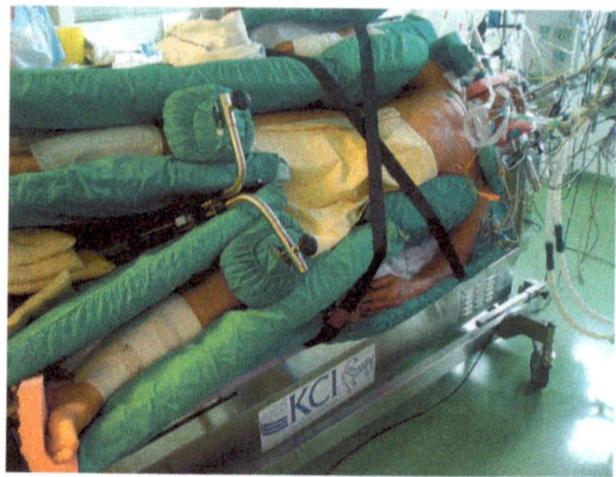

Abb. 3.53

► Definition

Das akute Lungenversagen wird nach dem Schweregrad der Oxygenierungsstörung unterteilt in **Acute Lung Injury** (**ALI**) und **Adult Respiratory Distress Syndrome** (**ARDS**). Es handelt sich um ein schweres entzündliches Geschehen in der Lunge, hervorgerufen durch Einwirkung unterschiedlicher Noxen oder sekundär infolge anderer Erkrankungen und geht mit einem nichtkardiogenen Lungenödem (Permeabilitätsödem) einher.

Weltweit sind ungefähr 5 Mio. PatientInnen pro Jahr betroffen. Die Mortalitätsrate liegt derzeit trotz moderner Intensivmedizin immer noch bei 40–50 %.

► Ursachen

Das Syndrom akutes Lungenversagen kann durch eine direkte Schädigung der Lunge (**primäres**, **pulmonales** ARDS) oder durch indirekte Auswirkungen anderer Faktoren (**sekundäres**, **extrapulmonales** ARDS) ausgelöst werden.

Tab. 3.24 Ursachen für ARDS und ALI

direkte Schädigung der Lunge	indirekte Schädigung der Lunge
Pneumonie	Sepsis
Aspiration	extrakorporale Zirkulation
Beatmung mit hohem Paw, hohem V_T	Schock
Operationen	Polytrauma
Thoraxtrauma	(mehrfach) Bluttransfusionen
Inhalation von toxischen Gasen bzw. Dämpfen	Verbrennung
Inhalation von Rauch, NO_X, HCl, SO_2	akute Pankreatitis

► Stadieneinteilung und Pathophysiologie

- **Frühe exsudative Phase (1.–5. Tag):** Hier kommt es zu einer Zerstörung der Alveolarepithelzellen vom Typ I mit einer inflammatorischen Schädigung der alveolokapillären Membran und damit zu einer Permeabilitätsstörung (capillary leackage) sowie zur Bildung eines interstitiellen bzw. alveolären Lungenödems. Das Exsudat – bestehend aus den ausgetretenen Plasmaproteinen, Blutzellen und Fibrin – bildet die sog. hyalinen Membranen und inaktiviert das Surfactant. Diese entzündlichen Vorgänge führen zur Bildung von Atelektasen und beidseitigen fleckförmigen konfluierenden Verschattungen im anterior-posterioren (a. p.) Thorax-Röntgen.
- **Fibroproliferative Phase (6.–11. Tag):** Bei weiterem Fortschreiten kommt es zu einer Proliferation des Alveolarepithels und zur Einlagerung von Ödemflüssigkeit und Fibrinfasern in das Interstitium. Durch die gesteigerte Fibroblastenaktivierung entsteht eine zunehmende Fibrosierung der Lunge. In diesem Stadium ist noch eine Vollremission möglich.
- **Fibrose (ab 12. Tag):** Mit der fortschreitenden Bindegewebsproliferation bildet sich eine generalisierte irreversible Lungenfibrose und damit durch Verlängerung der Gasaustauschstrecke eine Diffusionsstörung. Hauptursache für die schwere Oxygenierungsstörung ist das Ventilations-/Perfusions-Mismatch, also die vermehrte Perfusion von minderbelüfteten Arealen.

► Klinik

Vorherrschend sind Beschwerden, die durch die Ursache des akuten Lungenversagens ausgelöst werden. Mit dem Beginn des ARDS korrelieren Symptome wie Dyspnoe, Tachypnoe und evtl. Zyanose. Auskultatorisch findet man feuchte Rasselgeräusche über beiden Lungenflügeln. Bei zerebraler Hypoxie können Verwirrtheitszustände und Somnolenz hinzukommen.

Das klinische Bild ist gekennzeichnet durch:

- nichtkardiogenes Lungenödem
- schwere Beeinträchtigung des intrapulmonalen Gasaustausches
- arterielle Hypoxämie
- Verringerung der Lungencompliance
- pulmonale Hypertension
- erhöhter intrapulmonaler Rechts-Links-Shunt.

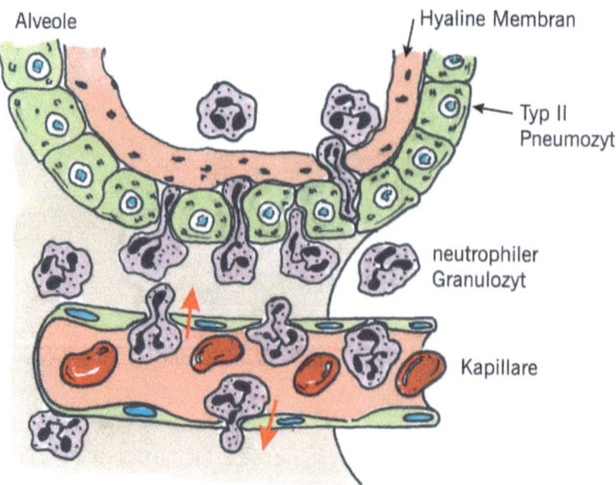

Abb. 3.54 Pathophysiologie des ARDS (modifiziert nach NEJM 2000, 342 :1334–1349)

► **Diagnose**

- physikalische Untersuchung (Dyspnoe, Tachypnoe, Zyanose, feuchte Rasselgeräusche beidseits)
- arterielle Blutgasanalyse (schnell zunehmende respiratorische Partial-, später Globalinsuffizienz)
- Röntgen-Thorax (bilaterale alveoläre – interstitielle Infiltrate)
- CT-Thorax (zur Erfassung der Ausdehnung und möglicher Komplikationen wie Pneumonie, Pleuraergüsse, Pneumomediastinum, Infiltrate der abhängigen Lungenanteile, Wechsel zwischen Infiltrat und Überblähung)
- Labor (unspezifisch).

► **Therapie**

Lungenprotektive Beatmung: Maschinelle Beatmung mit niedrigen Tidalvolumina und adäquat hohen PEEP-Werten haben, auch wenn man dabei erhöhte CO_2-Partialdrücke akzeptieren muss (permissive Hyperkapnie), eine bessere Überlebensrate gezeigt.
Empfohlen werden Tidalvolumina von 6 ml/kg KG bezogen auf das Idealgewicht. Der inspiratorische Spitzendruck sollte nicht höher als 35 mbar sein. Neuere Daten weisen auf einen Trend zu noch niedrigeren Tidalvolumina hin. Adäquat hoher PEEP verhindert einen Kollaps der Alveolaen endexpiratorisch bzw. führt zur Wiedereröffnung und zum Offenhalten primär atelektatischer Lungenbezirke („Recruitment"). Eine Richtlinie zur

Tab. 3.25 Diagnosekriterien von ARDS und ALI

ALI	ARDS
akuter Beginn	akuter Beginn
bilaterale Infiltrate im Thorax-Röntgen	bilaterale Infiltrate im Thorax-Röntgen
PCWP ≤ 18 mmHg	PCWP ≤ 18 mmHg
$paO_2/FiO_2 \leq 300$ mmHg	$paO_2/FiO_2 \leq 200$ mmHg

Tab. 3.26 Empfohlene FiO_2-PEEP-Kombinationen (ARDS Net, NEJM 2001)

FiO_2	0,3	0,4	0,5	0,6	0,7	0,8	0,9	1,0
PEEP (mbar)	5	5–8	8–10	10	10–14	14	14–18	20–24

Auswahl des PEEP-Niveaus orientiert sich an der nötigen FiO2 und ist in Tabelle 3.26 wieder gegeben:

Adjuvante Therapieformen:

- Volumenmanagement (knappe Bilanz unter engmaschiger Kontrolle der Kreislauf- und Nierenfunktion)
- Lagerungstherapie:
  - Bauchlagerung verbessert die Oxygenierung oft sehr rasch durch: eine verbesserte Sekretolyse, einen verminderten abdominellen Druck, die Optimierung des transalveolären Druckgradienten, Veränderung der Compliance sowie eine Perfusionsumverteilung. Bei sehr schwerem Lungenversagen konnte ein Überlebensvorteil durch Anwendung der Bauchlagerung gezeigt werden.
  - Die kontinuierliche laterale Rotationstherapie in axial rotierenden Betten verbessert die Oxygenierung mittelfristig, wahrscheinlich durch Reduktion des Lungenödems und verbesserte Sekretolyse.
- Inhalative Vasodilatatoren wie NO. Eine Beimischung von NO zum Atemgemisch senkt den Druck in der A. pulmonalis; der pulmonale Shunt und das Ventilations-/Perfusions-Verhältnis wird verbessert, indem der Blutfluss von minderbelüfteten Lungenbezirken zugunsten von regelrecht ventilierten umverteilt wird. Auch Prostaglandine kommen hier zum Einsatz, allerdings werden diese systemisch resorbiert und können auch blutdrucksenkend wirken.
- Surfactant-Instillation (verbessert laut letzten Ergebnissen das Outcome nicht)
- Extrakorporale Membranoxygenierung bei lebensbedrohlicher, therapiefrefraktärer Hypoxie. Zuletzt konnte eine Renaissance extrakorporaler Gasaustauschverfahren verzeichnet werden, die Erfolgsrate ist in erfahrenen Zentren und aufgrund neuer technischer Entwicklungen deutlich gestiegen und ermöglicht Überlebensraten zwischen 50 und 60 %.
- Eine Therapie mit Glukokortikoiden kann in der Frühphase (< 14 Tage nach Krankheitsbeginn) des ARDS Sinn machen, andere pharmakologische Therapien haben keinen bewiesenen Nutzen.

ZUSAMMENFASSUNG

- Lebensbedrohliches Syndrom, das mit einem nichtkardiogenen Lungenödem einhergeht.
- Akute pulmonale Entzündungsreaktion:
  - Bildung eines Permeabilitätsödems
  - Atelektasebildung
  - arterielle Hypoxämie
  - pulmonale Hypertension
  - schwere Beeinträchtigung des Gasaustausches
  - Verminderung der Lungencompliance
- Therapie:
  - Behandlung der Grunderkrankung
  - protektive Beatmung mit niedrigen Tidalvolumina und adäquaten PEEP-Werten
  - adjuvante Therapien (Bauchlagerung, kinetische Therapie, Dehydrierung, extrakorporale Methoden = ECMO)
  - Eine zielführende medikamentöse Therapie konnte bisher nicht etabliert werden.

Fragen

Eine 45-jährige Patientin mit ARDS wird an Ihre Intensivstation transferiert. Das Lungenversagen wurde vor 7 Tagen durch die Aspiration von Mageninhalt ausgelöst. In welchem Stadium des ARDS befindet sich Ihre Patientin?

a frühe exsudative Phase
b fibroproliferative Phase
c im Stadium der Fibrose
d ein ARDS dauert nur 3 Tage

Ein 68-jähriger Patient mit ARDS als Folge einer Pneumokokken-Pneumonie kommt zu Ihnen auf die Intensivstation. Er muss maschinell beatmet werden und benötigt einen FiO_2 (= inspir. Sauerstoffpartialdruck) von 80 %. Welchen PEEP (Positive End-Expiratory Pressure) würden Sie am Beatmungsgerät einstellen?

a 0 mbar
b 5 mbar
c 10 mbar
d 14 mbar

Lösungen zu Fragen siehe Seite 393.

3.14 Koma unklarer Genese

D. Weidenauer, A. Laggner

FALLBESIPIEL

An einem Samstagnachmittag wird die Rettung zu einem erkrankten Fahrgast in eine U-Bahn-Station gerufen. Das Notarztteam findet einen ca. 30-jährigen, komatösen Patienten vor. Der Patient atmet normal, die Haut ist blass und schweißig. Laut anwesender Fahrgäste hat der Patient gekrampft. Der Patient wird zur Sicherung der Atemwege in die stabile Seitenlage gebracht und weiter nach dem ABCDE-Schema untersucht. Folgende Parameter können erhoben werden: Herzfrequenz 105, Blutdruck 135/85. Der Patient erhält einen venösen Zugang, der Blutzucker wird gemessen (29 mg/dl) und eine Glukoselösung (i. v.) verabreicht. Nach wenigen Minuten erlangt der Patient mehr und mehr ein normales Bewusstsein. Anfangs noch desorientiert, kann er etwas später mitteilen, dass er Diabetiker (IDDM) ist und heute wegen Übelkeit und Erbrechens noch wenig gegessen hat. Der Patient wird zur weiteren Überwachung (Blutglukose!) und Abklärung seiner abdominellen Beschwerden ins Spital gebracht.

3.14.1 Allgemeine Aspekte

3.14.1.1 Definition

Unter einem Koma unklarer Genese (**Coma of unknown origin, CUO**) versteht man jegliche Beeinträchtigung des Bewusstseins, wobei die Ursache (zumindest anfangs) unklar ist.

3.14.1.2 Klinik

In einer Notfallaufnahme für nicht traumatisierte PatientInnen ist auf der Basis von Literaturangaben zu erwarten, dass bei komatösen PatientInnen das Koma zu je ⅓ auf neurologische, internistische und toxikologische Ursachen zurückzuführen ist. Aufgrund der ätiologischen Vielfalt für Koma ist die Klinik der PatientInnen sehr unterschiedlich.

3.14.1.3 Allgemeine Maßnahmen, ABCDE-Schema

PatientInnen, deren Bewusstseinslage nicht der Norm entspricht, sind als akute NotfallpatientInnen anzusehen, weil es sich beim Koma – einerseits wegen der fehlenden Schutzreflexe und andererseits wegen der zu Grunde liegenden Störung – um eine lebensbedrohliche Situation handelt! Es bedarf einer raschen Abklärung, damit entsprechende therapeutische Schritte eingeleitet werden können. Für die initiale Abklärung und Therapie empfiehlt sich die strukturierte Vorgangsweise nach dem ABCDE-Schema (s. Kap. „Strukturierte Patientenuntersuchung und initiale Stabilisierung“).

Dabei sollten folgende Ergänzungen zum ABCDE-Schema im Zusammenhang mit CUO bedacht werden:

B – Breathing

Die Atemfrequenz sowie die verschiedenen Atemformen können bereits Hinweise für die Ursache des Komas liefern.

C – Circulation

Zur Beurteilung der Kreislaufsituation werden Herzfrequenz und Blutdruck monitiert und nach Erfordernissen sofort korrigiert (Koma Hyper- und Hypotonie, Koma bei tachykarden und bradykarden Herzrhythmusstörungen).
Das Anfertigen eines **12-Ableitungs-EKG mit Rhythmusstreifen** dient der Beurteilung der Kreislaufsituation bei PatientInnen mit CUO und kann Hinweise auf die Ursache des Komas liefern:

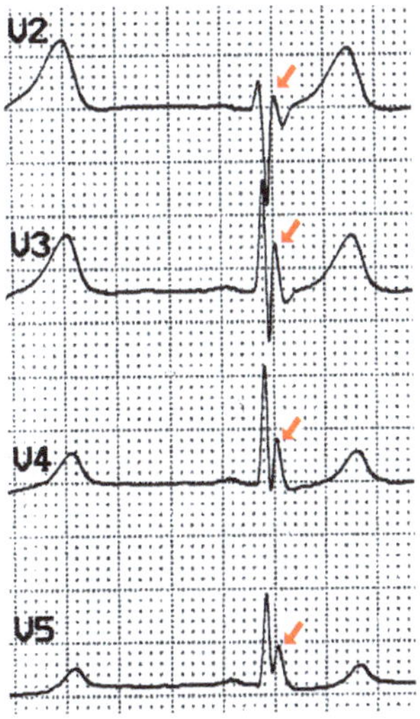

- **bedrohliche Herzrhythmusstörungen**, die durchaus zu zumindest temporärem Bewusstseinsverlust (Adam-Stokes-Anfall) führen können (z. B. ventrikuläre Tachykardie, totaler AV-Block)
- **verlängerte QT-Zeit** (bei Vergiftungen mit Antidepressiva, Neuroleptika und Antiarrhythmika bzw. bei Hypokaliämie und Hypokalzämie)
- **verkürzte QT-Zeit** (Hyperkalzämie)
- **höchst abnorme Kurvenbilder** (J- bzw. Osborne-Wave bei Hypothermie, „muldenförmige" ST-Veränderungen bei Digitalisvergiftung, QRS-Verbreiterung bei Hyperkaliämie bzw. Antiarrhythmikavergiftung).

Abb. 3.55 EKG mit J- bzw. Osborne-Waves

D – Disability

Je nach Reaktion des Patienten/der Patientin auf lautes Ansprechen bzw. Zufügen eines Schmerzes wird folgende Grobeinschätzung der Komatiefe vorgenommen (zunehmende Komatiefe):

- Patient is **A**lert
- responds to **V**ocal stimuli
- responds to **P**ainful stimuli
- is **U**nresponsive

Weitere Begriffe zur Quantifizierung der Bewusstseinsstörung sind

- **Somnolenz:** PatientIn auf (Schmerz-)Reize weckbar, reagiert adäquat, schläfrig
- **Sopor:** PatientIn auf (Schmerz-)Reize weckbar, reagiert inadäquat, öffnet Augen
- **Koma:** PatientIn auf stärkste (Schmerz-)Reize nicht weckbar

sowie die GCS, die allerdings für PatientInnen mit Schädel-Hirn-Trauma und nicht für PatientInnen mit internistischen bzw. toxikologischen Komaursachen validiert wurde (s. Kap. „Scores in der Intensivmedizin").

Eine grobe **neurologische Basisdiagnostik** zum Nachweis von Halbseitenzeichen (Hemiplegie, Pupillendifferenz bei Läsionen im Karotisstromgebiet bzw. in der vorderen Schädelgrube) und **Meningismus** (Nackensteifigkeit bei Meningitis bzw. Subarachnoidalblutung) kann unmittelbar hilfreich sein.
Die **Messung der Blutglukose** (hypoglykämisches Koma, hyperglykämisches Koma) soll bei jedem Patienten/jeder Patientin mit eingeschränktem Bewusstsein erfolgen.

E – Exposure

Eine Erhöhung (> **40,5 °C**, Hitzschlag, maligne Hyperthermie) bzw. Erniedrigung (< **32 °C**, Hypothermie-Koma) der Körperkerntemperatur kommt ebenfalls als Ursache für das Koma in Betracht. Durch Berühren der Haut kann bereits eine gravierende Abweichung der Körperkerntemperatur vom Normalzustand vermutet werden. Auf die tatsächliche Körperkerntemperatur kann durch Messung der Tympanontemperatur (Ohrthermometer), Blasentemperatur (spezieller Katheter) bzw. Ösophagustemperatur (Sonde) rückgeschlossen werden. Ab 30 °C ist im EKG mit dem Auftreten von J- bzw. Osborne-Waves zu rechnen.

Bei der strukturierten SAMPLE-Notfallanamnese ist folgendes zu beachten:

- Symptome → Anhand der klinischen Symptome der PatientInnen mit CUO kann bereits auf die **Komaursache** rückgeschlossen werden (Toxidrome, Hautveränderungen und Gerüche, s. Kap. „Leitsymptome und Toxidrome", Medikamentenschachteln bzw. Giftbehälter in PatientInnenumgebung).
- Allergien?
- Medikamente → Welche Medikamente nimmt der/die PatientIn?
  Antidota zur Differenzialdiagnose:
  - **Naloxon** (Narcanti®) 0,4 mg, Antidot bei Opiatvergiftung
  - **Flumazenil** (Anexate®) 1 mg, Antidot bei Benzodiazepinvergiftung, Leberkoma und Alkoholintoxikation
    Cave: Die Antidote haben eine kürzere Halbwertszeit als die zu bekämpfende Droge, daher kann es zum neuerlichen Auftreten der Symptome kommen! Um akute Entzugserscheinungen zu vermeiden, sollte das Antidot langsam titrierend verabreicht werden.
- Patientengeschichte → Endokrine oder neurologische Vorerkrankungen? Drogen- oder Alkoholabusus?
- Letzte Nahrungsaufnahme? Lebensmittelvergiftung?
- Ereignis → In welchem Zusammenhang haben die Beschwerden begonnen?

Laboruntersuchungen:

- **Blutgasanalyse** mit Oxymetrie:
  - pCO_2 (Hyperkapnie, CO_2-Narkose)
  - pO_2 (hypoxämisches Koma)
  - pH, Laktat (metabolische Azidose mit Hyperlaktatämie z. B. bei diabetischer Ketoazidose, Zyanidvergiftung)
  - COHb (Kohlenmonoxidvergiftung)
  - MetHb (Methämoglobinämie)
- **Äthanol** (Alkoholrausch)
- **Osmo-Gap** und **Anion-Gap** (gem. mit Harnsediment zur Differenzialdiagnose der Alkoholvergiftungen)
- **BUN, Kreatinin** (Coma uraemicum)
- **NH_3, Bilirubin, GOT, GPT, LDH** (Diagnose und Differenzialdiagnose von Leberausfall bzw. Leberzerfall)
- **Cholesterin** (Hypocholesterinämie bei Kachexie, Leberinsuffizienz und Hyperthyreose und Hypercholesterinämie bei Hypothyreose)
- **Natrium** (Hyponatriämie-Koma, Hyponatriämie mit Hyperkaliämie bei Morbus Addison, Hypernatriämie-Koma)

- **Kalzium** (Tetanie, Hypokalzämie-Koma, Hyperkalzämie-Koma)
- **Cholinesterase** (ChE, vermindert bzw. nicht nachweisbar bei Alkylphosphat-Intoxikation)
- **Tox-Lab:** Harn-Schnelltest für den Nachweis von Vergiftungen; z. B. DRUGLAB der Fa. DIPRO Amphetamin, Barbiturat, Benzodiazepin, Buprenorphin, Kokain, Marihuana, Methadon, Metamphetamin, Methylendioxymethamphetamin (MDMA), Morphin, Opiat, Phenzyklidin (PCP), trizyklische Antidepressiva bzw. gezielte Anforderung von Medikamentenspiegeln im Akutlabor für Salicylate, Paracetamol, Theophyllin, Antiepileptika (Phenytoin, Carbamazepin, Valproinsäure, Lamotrigin), Lithium.

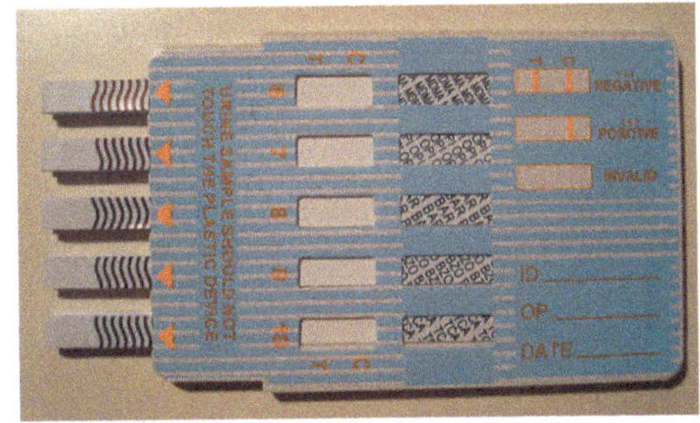

Abb. 3.56 Multiscreen, ungebraucht

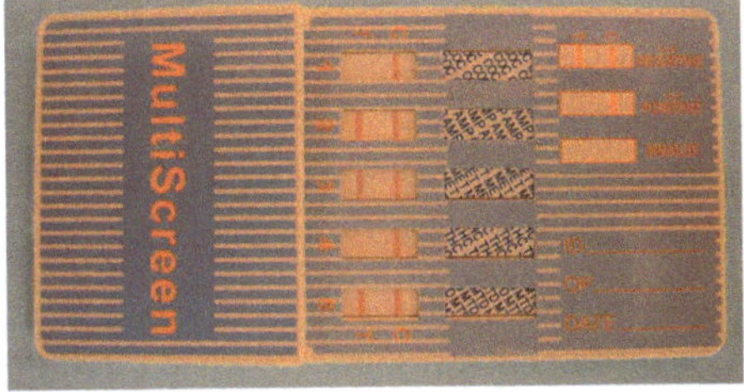

Abb. 3.57 Multiscreen: Kokain (COC, 1) und THC (THC, 4) positiv getestet

Erweiterte Diagnostik:

- **Bildgebung:** kraniale CT bzw. MR zum Nachweis einer zerebralen Ischämie bzw. intrakraniellen Blutung (intrazerebrale Blutung, Subarachnoidalblutung, sub- bzw. epidurales Hämatom)
- **Lumbalpunktion** (blutig bzw. Erythrozytennachweis bei Subarachnoidalblutung, entzündlich bei Meningoenzephalitis).

3.14.1.4 Anionenlücke (Anion-Gap)

Als Anionenlücke (Anion-Gap) wird die Differenz von den im Plasma vorhandenen Anionen und Kationen bezeichnet. Die Kenntnis über die Größe der Anionenlücke dient zur Differenzierung metabolischer Azidosen und kann auch Hinweise auf die Vergiftungsursache geben.

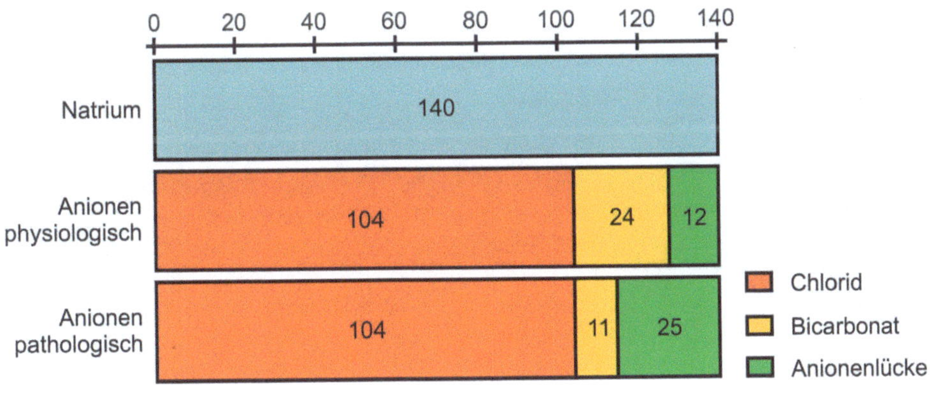

Abb. 3.58 Anion-Gap

Formel zur Berechnung: **Anionenlücke = Natrium – (Chlorid + Bikarbonat)**

Werte von 8 –15 mmol/l sind physiologisch. Mit einer **vergrößerten Anionenlücke** ist bei Ketoazidose (β-HBS, Acetessigsäure, Aceton), Urämie, Rhabdomyolyse, laktatbedingter Azidose, Alkoholismus und Vergiftungen mit Äthylenglykol, Methanol, Valproinsäure, Paraldehyd und Salicylaten (z. B. Aspirin) zu rechnen.
Cave: Die Na-Konzentration ist falsch niedrig bei Hyperproteinämie, Hyperglykämie und Hypercholesterinämie (Verdrängung durch Lösungsmittel)!

3.14.1.5 Osmotische Lücke (Osmo-Gap)

Als osmotische Lücke bezeichnet man die Differenz zwischen der gemessenen und der errechneten Osmolalität. Die Kenntnis über die osmotische Lücke kann Hinweise für die Ursache eines Komas liefern.

- normal: < 10 mosmol/l (bedingt durch Ca, Lipide, Proteine)
- Osolalität (berechnet) = Blutglukose/18 + 2 × Na + BUN/2,8
- Osmolalität (gemessen) = mit Osmometer (Gefrierpunktserniedrigung).

Die Osmolalität gibt die Menge der gelösten Teilchen in mol/l Lösungsmittel (z. B. Wasser) an. Werte von 280–295 osmol/l sind physiologisch. Mit einer **vergrößerten osmotischen Lücke** ist bei Coma hepaticum (pathologische Aminosäuren), Mannit, Abweichungen im freien H_2O-Bestand (Na-Bestimmung falsch niedrig bei Hyperproteinämie, Hyperlipidämie, Hyperglykämie), Vergiftungen mit Alkohol, Äthylenglykol und Methanol zu rechnen.

3.14.2 Mögliche Koma-Ursachen

3.14.2.1 Vergiftungen

Tab. 3.27 Typische Leitsymptome bei Vergiftungen

Leitsymptom	Substanz
Hautblasen	Barbiturat
Knoblauchgeruch	Alkylphosphat
Bronchialsekretion	Alkylphosphat
Rhythmusstörungen	Trizyklika, Kohlenwasserstoff
Mydriasis	Anticholinergika
Miosis	Opiate, Alkyphosphat

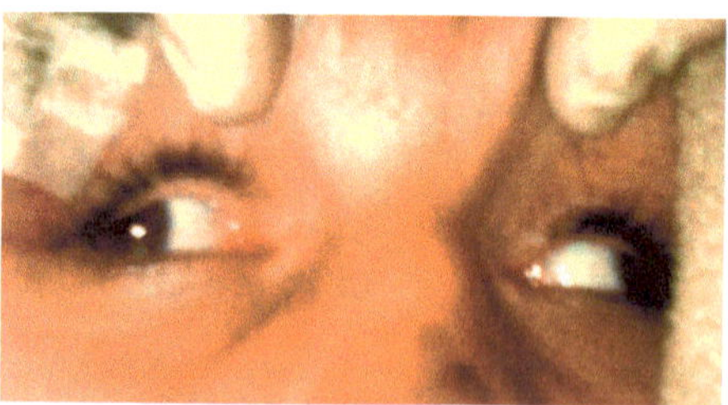

Abb. 3.59 Miosis mit Bulbusdivergenz bei Heroin-Intoxikation

Tab. 3.28 Toxidrome

	Cholinergika Alkylphosphate	Anticholinergika trizyklische Antidepressiva, Atropin	Opiate	Hypnotika Barbiturate	Stimulantien Amphetamine
ZNS	gedämpft	agitiert (gedämpft)	gedämpft	gedämpft	agitiert
ZNS-Krämpfe	++	++		–	+++
Atemfrequenz	↓	↑	↓↓↓	↓↓	↑↑
Herzfrequenz	↓	↑	↑↓	↑↓	↑↓
RR	(↓)	↑	↓	↓	↑↑
Pupillen	eng	weit	eng	?	?
Schleimhäute	feucht, Sekretion ↑, Konjuntivtis, Rhinitis	trocken, Sekretion ↓			
Haut		hypertherm, Erythem	(Erythem)	hypotherm, Blasen	
Darmmotorik	↑↑	↓↓	↓↓	↓	

Tab. 3.29 Differenzialdiagnose von Vergiftungen mit Alkoholen

Alkohol	Osmo-Gap	Anion-Gap	Ketose	Symptome
Äthanol	+	–	–	Rausch
Methanol	+	–	–	Rausch, Koma, Sehstörungen
Äthylenglykol	+	–	–	Nierenversagen, Hypokalzämie, Kalziumoxalate im Harn
Isopropanolol	+	–	–	häm. Gastritis und Tracheobronchitis

Äthanol-Vergiftung

Üblicherweise riecht man den Alkohl (Ausnahme: Wodka) bzw. lässt der Zustand des Patienten/der Patientin oder seiner Umgebung auf einen Alkoholexzess schließen.

► **Klinik**

- Alkoholgeruch
- Bewusstseinseintrübung
- Unruhe, Reizbarkeit, Aggressivität, Stimmungsaufhellung (je nach Stadium)
- Stadien: Exzitationsstadium (0,1–1‰), hypnotisches Stadium (1–2‰), narkotisches Stadium (2–3‰), asphyktisches Stadium (>3‰).

► **Diagnostik**
- Blutalkoholspiegel
- Blutglukose evtl. erniedrigt (< 50 mg/dl)
- Osmo-Gap erhöht.

► **Komplikationen**
- Hypoglykämie (akute Störung der Glukoneogenese)
- alkoholische Ketoazidose.

► **Therapie**
- Emesis (**Cave:** Aspiration!)
- Glukosezufuhr (500 ml 5 % Glukose mit Multivitaminpräparatzusatz zur Verhinderung einer Spontanhypoglykämie bzw. Verhinderung der Exazerbation eines Thiamin-Mangels; bei chronischen AlkoholikerInnen keine 0,9 % NaCl-Zufuhr, weil bei ihnen bereits Hyperaldosteronismus existiert)
- Hämodialyse bei Atemdepression und extremen Alkoholspiegeln (z. B. über 400 mg/dl).

Methanol-Vergiftung

Methanol (= Methylalkohol) kommt in Treibstoffen, Spiritus, Frostschutz- und Vergällungsmitteln vor. Beim Metabolismus entsteht Formaldehyd und dann Ameisensäure (lange HWZ!). Letztere führt zur schweren metabolischen Azidose und zur Sehnervenschädigung. Die Alkoholdehydrogenase spielt beim Methanol-Abbau eine zentrale Rolle, daneben wird Methanol aber auch im MEOS (mitochondrial ethanol oxydating system) abgebaut. Durch die Hemmung der Alkoholdehydrogenase alleine kann die schädliche Wirkung der Methanol-Abbauprodukte daher nicht ganz verhindert werden.

► **Klinik**
- initial keine Symptome
- Bewusstseinsstörungen, Rausch
- Hyperventilation
- Darmkrämpfe
- Sehstörungen, Blindheit (Optikusatrophie als Spätfolge).

► **Diagnostik**
- Osmo-Gap ↑
- Anion-Gap-Azidose.

► **Therapie**
- Alkohol: Verabreichen von ⅛ Cognac, Rum oder Schnaps oder 50 % Alkohol-Ampulle (Alkohol Leopold®) als Dauertropf i. v. Alkoholspiegel soll konstant auf 1‰ gehalten werden.
- evtl. Alkoholdehydrogenase mit 4-Methylpryrazol (Fomepizol, Antizol®) blockieren
- Folsäure (Leukovorin® 2 × 500 mg) beschleunigt Elimination der Ameisensäure
- Die effektivste Therapie ist die Elimination von Methanol und Formaldehyd durch Hämodialyse!

Glykol-Vergiftung

Glykole (z. B. Äthylenglykol) befinden sich in Frostschutz- und Lösungsmitteln. Ihre Toxizität ist auf den Metabolismus im Körper bzw. die Metabolite zurückzuführen, wobei die Alkoholdehydrogenase eine wichtige Rolle spielt.
Metabolismus: Äthylenglykol → Glykolaldehyd → Glykolsäure → Glyoxalat → Oxalat.

► **Klinik**

- Erbrechen
- Bewusstseinsstörungen, Ataxie
- akutes Nierenversagen (Tubulusschädigung durch Kalziumoxalatkristalle)
- hypokalzämiebedingte Tetanie.

► **Diagnostik**

- Hypokalzämie (Oxalat bindet Kalzium)
- schwere Anion-Gap-Azidose bei Osmo-Gap
- hypokalzämiebedingte EKG-Veränderungen (QT-Verlängerung)
- Harn: Dihydrat- (Octahedralform) und Monohydrat- (Hantelform) Kalziumoxalatkristalle
- Blut: Leukozytose mit Linksverschiebung.

► **Therapie**

- Hämodialyse: effektive Elimination von Äthylenglykol und seinen Metaboliten, Nierenersatztherapie bei bereits eingetretener Tubulusnekrose
- Alkoholdehydrogenase mit 4-Methylpryrazol (Fomepizol, Antizol®) oder Alkohol blockieren (→ verzögerter Metabolismus)
- Pyridoxin 4 × 50 mg/d i. m. für 2 Tage; födert den Abbau von Glyoxalat zu Glyzin
- Thiamin 4 × 100 mg/d i. m. für 2 Tage; fördert den Abbau von Glyoxalat zu α-OH-b-Ketoadipat.

Alkylphosphat-Vergiftung

Alkylphosphate, wie z. B. Parathion, E 605, Fenthion, Diazinon, Malathion, werden als Insektizide eingesetzt. Das Gift kann über Kontakt mit der Haut (hohe Lipidlöslichkeit), inhalativ über die Lunge oder bei Verschlucken über den Magen-Darm-Trakt aufgenommen werden. Eine ähnliche Wirkung haben Carbamate (z. B. Carbaryl, Isolan → reversible Hemmung) und neurotoxische Kampfstoffe (z. B. Sarin, VX, Soman). Die irreversible Hemmung der Acetylcholinesterase führt zu einem massiven Anstieg von Acetylcholin (endogene Vergiftung, Toxidrom der cholinergen Vergiftung).

► **Klinik**

- Miosis 85 % *(muskarinartig)*
- Sekretfluss 58 % (Speichel, Tränen, Bronchialsystem) *(muskarinartig)*
- Bronchospasmus 48 % *(muskarinartig)*
- Darmkoliken und Durchfall *(muskarinartig)*
- Muskelzuckungen und Lähmung 40 % *(nikotinartig)*
- Hypertonie, Tachykardie 20 % *(nikotinartig)*
- Ateminsuffizienz (zentral und peripher) *(nikotinartig)*.

Tab. 3.30 Medikamentöse Therapie der Alkylphosphat-Vergiftung

Schweregrade	ChE	Atropin	Obidoxim
latente Vergiftung	> 50 %		
milde Vergiftung	20–50 %	1 mg	250 mg
mäßige Vergiftung	10–20 %	1–2 mg alle 15 min	250 mg
schwere Vergiftung	< 10 %	5 mg alle 5 min	3 × 250 mg

► Diagnostik

Die Pseudo-Cholinesterase im Plasma ist partiell bzw. komplett blockiert.

► Therapie

- **Cave:** Auf den Selbstschutz und eine sorgfältige Dekontamination ist zu achten!
- Bei Alkylphosphaten Handschuhe verwenden! Räume lüften, sonst Eigenvergiftung!
- Kleidung entfernen, Körper mit Wasser und Seife waschen, keine Mund-zu-Mund-Beatmung, Magenspülung und Aktivkohle.
- Medikament der Wahl ist Atropin (blockiert die muskarinartige ACh-Wirkung). Die Dosis hängt von der Schwere der Vergiftung ab. Die Therapie wird bis zum Sistieren der parasympathischen Symptomatik (verminderte Speichelsektration) durchgeführt.
- Obidoxim reaktiviert die Cholinesterase (nicht erforderlich bei Carbamaten und Dimethoat). Ein chemischer Prozess zwischen Hemmstoff und Cholinesterase führt zur Strukturveränderung (= Alterung) der Cholinesterase und somit zum Verlust der Reaktivierungsfähigkeit. Je länger dieser Komplex besteht, desto geringer ist die Chance auf Therapieerfolg. Wie schnell die Alterung eintritt, ist wesentlich für die Therapie und hängt vom jeweiligen Hemmstoff ab.

Zyanid-Vergiftung

Kaliumzyanid ist das Kaliumsalz der Blausäure (HCN). Die Zyanid-Dämpfe entstehen vor allem bei Wohnungs- und Autobränden sowie bei der Verbrennung von synthetischen Stoffen (z. B. Styropor).
Zyanid blockiert die Atmung auf zellulärer Ebene durch Hemmung der Cytochromoxidase in der Atmungskette. Als Folge sistiert die aerobe Glykolyse (ATP-Mangel!). Da nur noch über den Weg der anaeroben Glykolyse Energie gewonnen werden kann, entwickelt sich – bedingt durch den Laktatanstieg – eine metabolische Azidose.

► Klinik

- mandelartiger Geruch
- Kratzen im Nasen- und Rachenbereich
- Atemnot
- Kopfschmerzen
- Krämpfe
- Bewusstseinsstörungen.

► Diagnostik

- Arterielle und venöse Blutgase sind gleich (durch die Hemmung der Atmungskette können die Zellen kein O_2 verbrauchen).
- Der/die PatientIn weist eine metabolische Azidose und einen hohen Laktatwert auf.
- Wegen des Versuchs der respiratorischen Kompensation der Azidose ist der pO_2 erhöht und der pCO_2 vermindert.

► Therapie

4-DMAP wird zur Bildung von Met-Hämoglobin verabreicht. 3-wertiges Eisen bindet Zyanidionen und fängt sie damit vor Erreichen der Cytochromoxidase ab. Bei der physiologisch stattfindenden Reduktion vom 3-wertigen zum 2-wertigen Eisen wird Zyanid wieder langsam freigesetzt, welches dann über den Rhodanidmechansimus (s. Therapie mit Na-Thiosulfat) eliminiert wird.
Therapien, die zur Umwandlung in eine atoxische Substanz führen:

- Zyanid plus Thiosulfat ergibt atoxisches Rhodanid, welches mit Stuhl und Harn ausgeschieden wird.
- Hydroxycobalamin (ProVit. B12, Handelsname Cyanokit®) reagiert mit Zyanid zu atoxischem Cyanocobalamin (Vit. B12), welches mit dem Harn ausgeschieden wird.
- Co-EDTA liefert Kobalt zur Bildung von Kobalt-Zyanid-Komplexen, die mit dem Harn ausgeschieden werden.

Met-Hämoglobinämie

Durch perorale oder sonstige Aufnahme von Nitraten, Nitriten, Chromaten, Nitrobenzol, Dapsone, intravenöse Verabreichung von Nitroprussid, Verbrennung mancher Kunststoffe etc. kommt es zur Oxidation des 2-wertigen Eisen des Hämoglobins zu 3-wertigem Eisen. Dies führt zum Funktionsverlust des Hämoglobins und damit zur Senkung der Sauerstofftransportkapazität der Erythrozyten.

► Klinik

- Zyanose trotz anscheinend ausreichender Sauerstoffzufuhr
- **leichte Zyanose** (MetHb 15–30 %): venöses Blut schokoladenfarben („braune" Lippen)
- **schwere Zyanose** (MetHb >40 %): milde Dyspnoe, Tachykardie, Tachypnoe, Kopfschmerz
- **schwere Intoxikation** (MetHb >50 %): Blaufärbung, Bewusstseinsbeeinträchtigung, Krämpfe, Azidose etc.
- Eine vasodilatorische Wirkung oder Hämolyse kann durch Met-Hb-Bildner hervorgerufen werden.

► Diagnostik

Nachweis von Met-Hämoglobin (MetHb) im Blut.

► Therapie

Toluidinblau in einer Dosierung von 2–4 mg/KG (d. h. 3 –7 ml der 300 mg/10 ml Amp.). Toluidinblau beschleunigt die Reduktion von MetHb zu Hb durch die körpereigene Met-Hb-Reduktase.

Cave: Durch die Farbe wird der Eindruck der Zyanose verstärkt.
In dieser Dosierung sind keine NW zu erwarten, bei angeborenem G6PD-Mangel oder anderem Enzymmangel bleibt die Wirkung jedoch aus. Eine Hämolyse ist nicht zu erwarten.

Kohlenmonoxid-Vergiftung

Kohlenmonoxid (CO) ist ein farb- und geruchloses Gas, welches vor allem bei unvollständiger Verbrennung entsteht. Bei Bränden, Autoabgasen (Suizid), defekten Öfen und Durchlauferhitzern kann es durch das Einatmen von CO zur Kohlenmonoxid-Vergiftung kommen.
Kohlenmonoxid hat im Vergleich zu Sauerstoff eine etwa 300-mal stärkere Affinität zu Hämoglobin. Es verdrängt den Sauerstoff von seiner Position und erhöht gleichzeitig die Sauerstoff-Affinität. Dies führt nicht nur zu einer verringerten O_2-Transportkapazität, sondern erschwert auch dessen Abgabe ans Gewebe. Die intrazelluläre Sauerstoffnutzung wird durch Beeinflussung der Cytochrom-C-Oxidase ebenfalls beeinträchtigt. Als Folge tritt eine systemische Hypoxie ein.

► Klinik

Die Klinik hängt vor allem von Expositionsdauer und -menge ab.

Tab. 3.31 Klinik der Kohlenmonoxid-Vergiftung

	CO-Hb Gehalt
Normalbereich	0,3–0,7 %
bei starken Rauern (pathologisch)	bis 10 %
Verwirrung, Kopfschmerz	10–20 %
Müdigkeit, Übelkeit, Sehstörungen	20–40 %
Krämpfe, Koma, Schock	40–60 %
Mortalität 50 %	> 60 %
Mortalität 100 %	> 70 %

► Diagnostik

Präklinisch wird die Diagnose vor allem aus dem Zusammenhang von Auffindesituation und dem klinischen Zustandsbild des Patienten/der Patientin heraus gestellt.
Im Spital wird die CO-Vergiftung durch Bestimmung des CO-Hb-Gehalts mittels Oxymetrie bestätigt.

► Therapie

- Unter Berücksichtigung des Selbstschutzes sollte der/die PatientIn sofort aus der Gefahrenzone geborgen werden.
- Insufflation von 100 % Sauerstoff mittels Sauerstoffmaske, Tubus oder CPAP-Maske
- In schweren Fällen, u. a. bei persistierender neurologischer Symptomatik, empfiehlt sich eine hyperbare Sauerstofftherapie (je höher der Sauerstoffpartialdruck im Blut, desto schneller wird CO vom Hämoglobin verdrängt).

Kohlendioxid-Vergiftung (CO_2-Narkose)

Kohlendioxid ist ein Gas, das schwerer als Luft ist und somit „Seen" am Boden bildet. CO_2 kommt vor allem in Weinkellern und Silos vor. Eine CO_2-Intoxikation kann einerseits durch die **Inspiration von CO_2** erfolgen, andererseits führt auch eine **Hypoventilation** zum gleichen Ergebnis: Anstieg des pCO_2. In hohen Maßen wirkt CO_2 narkotisch.
Ursachen für eine Hypoventilation sind u. a. COPD bzw. schwere Asthmaanfälle, Beeinträchtigung der Atemmuskulatur und des Atemzentrums (z. B. Benzodiazepine, Opiate, Myasthenia gravis, Tetanus, Myopathien etc.).

► **Klinik**

- Bewusstlosigkeit ab 100 mmHg CO_2 (= CO_2-Narkose)
- evtl. insuffiziente Spontanatmung sichtbar
- Blutgasanalyse: pCO_2 erhöht und pH erniedrigt (respiatorische Azidose).

► **Diagnostik**

Erhöhter pCO_2 (> 100 mmHg).

► **Therapie**

- Unter Berücksichtigung des Selbstschutzes sollte der/die PatientIn sofort aus der Gefahrenzone geborgen werden.
- Insufflation von Sauerstoff mittels Sauerstoffmaske
- in schwereren Fällen: kontrollierte Beatmung mit Normoventilation zur verbesserten CO_2-Abatmung
- Antidota
- mechanische Beatmung zur Herstellung einer Normoventilation (**Cave:** Beatmungdrücke bei Brochospasmus durch COPD bzw. Asthma – daher hier maschinelle Hypoventilation mit permissiver Hyperkapnie).

3.14.2.2 Endokrine Notfälle

Hypoglykämisches Koma

Betrifft meist insulinpflichtige Diabetiker (IDDM). Falsche (Insulin-) Dosierungen oder „vergessene" Mahlzeiten führen zur Hypoglykämie.
Differenzialdiagnose: alkoholisches Delir, epileptischer Anfall, „Schock" (Vasokonstriktion auch beim kardiogenen Schock und Volumenmangel-Schock), Insult.

► **Klinik**

- Bewusstseinseintrübung
- Somnolenz, Sopor, Koma, Streckkrämpfe, gen. Krämpfe (Substratverlust bedingt)
- Tremor, Schweiß, Angst, Blässe, Tachykardie (Aktivierung von Sympathikus und NNR)
- Erregtheit.

► **Diagnostik**

- Blutglukose < 3 mmol/l (= 54 mg/dl)
- gleichzeitig Blutabnahme zur Bestimmung von Insulin, Proinsulin und C-Peptid

- Befunde:
  - **Insulin vermindert bzw. nicht nachweisbar** → Es handelt sich um die physiologische Reaktion auf eine Hypoglykämie. Mögliche Ursache: verminderte Glukoseproduktion bei Leberzellschäden und Alkohol.
  - **Insulin, Proinsulin und C-Peptid erhöht** → Mögliche Ursache: Insulinom oder Antidiabetika (Sulfonylharnstoffe, bei Mord- bzw. Selbstmordversuch).
  - **Insulin erhöht, Proinsulin und C-Peptid nicht nachweisbar** → Mögliche Ursache: Insulininjektion (bei Mord- oder Selbstmordversuch).

► Therapie

Intravenöse Verabreichung von Glukose. **Cave:** Orale Verabreichung nur, wenn keine Aspirationsgefahr besteht.

Coma diabeticum

Das Coma diabeticum wird durch absoluten oder relativen Insulinmangel hervorgerufen. Je nachdem, ob noch eine Insulinrestwirkung besteht (bei relativem Insulinmangel) oder gar kein Insulin vorhanden ist (absoluter Insulinmangel), kommt es infolge einer Hyperglykämie zu einem **ketoazidotischen** und/oder **hyperosmolaren** diabetisches Koma.

Ketoazidotisches diabetisches Koma (KADC)

Bei einer Hyperglykämie als Folge eines **absoluten Insulinmangels** kommt es durch die antiinsulinären Hormone (Katecholamine, STH, Kortisol, Glukagon) zur gesteigerten Lipolyse. Die Anhäufung von Fettsäuren und Ketonkörpern (Aceton, Acetessigsäure, β-Hydroxybuttersäure) im Plasma führt zur metabolischen Azidose. Die durch Glukosurie (ab BZ > 180 mg/dl) bedingte Dehydratation führt zu einer Zunahme der Insulinresistenz, weshalb die Blutglukosekonzentration weiter ansteigt. Der Flüssigkeitsverlust kann 6–8 Liter betragen.
Mögliche Ursachen für eine KADC sind Infektion, Alkohol und Pankreatitis.

► Klinik

- Unruhe und Bewusstseinseintrübung
- Polyurie (Glukoseausscheidung), später Oligo-Anurie
- Dyspnoe, Hyperventilation (Kussmaulatmung)
- Acetongeruch in der Ausatemluft
- Hypothermie (Hyperventilation)
- Exsikkosezeichen
- Bauchkrämpfe, abdominelle Abwehrspannung (Pseudoperitonitis diabeticorum).

► Diagnostik

- Blutglukose: erhöht (> 250 mg/dl)
- Harn: Ketonkörpernachweis im Streifentest
- metabolische Azidose (Anion-Gap, SBC = Standardbikarbonat < 15 mval/l, pH < 7,3), evtl. auch Non-Anion-Gap-Azidose (Abfall des Natriumspiegels, weil Natriumsalz der β-Hydroxybuttersäure renal ausgeschieden wird)
- Leukozytose ohne Infektion
- Hyperamylasämie (je nach Nierenfunktionsbeeinträchtigung und Hydratationszustand)

- Natriumausscheidung im Harn vermindert (osmotische Diurese bedingt Hypovolämie, dadurch sekundärer Hyperaldosteronismus)
- Effekt auf Gesamt-Körperwasser (TBW), interstitiellen Flüssigkeitsgehalt (ICF), extrazellulären Flüssigkeitsgehalt (ECF), Plasma-Natrium (Na) und Blutglukose (BG).

Tab. 3.32 Interpretation des Harnstreifens

Zustandsbild	Aceton	Glukose
KADC	+++	+++
HODC	–	++++
Hunger	++	–

► Therapie

- Rehydratation, Elektrolytersatz (NaCl gefolgt von KADC)
- niedrig dosierte kontinuierliche Insulinzufuhr
- Pufferung mit Bikarbonat erst bei einem pH <7,0 und nur unter kontinuierlicher BGA Kontrolle.

Tab. 3.33 Flüssigkeits- und Elektrolythaushalt beim KADC

	TBW	ICF	ECF	Na	BG
	l	l	L	mval/l	mg/dl
Normal	42	28	14	140	100
KADC	42	26	16	125	1100
KADC + Diurese	36	24	12	135	1100
Therapie:					
KADC-Lösung + Insulin	36	25	11	140	500
KADC-Lösung + 2 l NaCl 0,9 %	38	24	14	140	1000
KADC-Lösung + 2 l NaCl 0,45 %	38	24,6	13,4	137	1100
KADC-Lösung + 2 l NaCl 0,45 % + Insulin	38	26,1	11,9	140	500

Rehydratation, Elektrolytersatz: Initial werden 1000–2000 ml NaCl 0,9 % (Infusionsgeschwindigkeit 1000 ml/h) zur Kreislaufstabilisierung (Auffüllung des ECF) und danach hypotone Lösungen (KACD* oder NaCl 0,45 % + Elektrolytsubstitution) zur langsamen Auffüllung (250–500 ml/h) des ICF verabreicht. Bei der Rehydratation besteht die Gefahr, dass Komplikationen auftreten. Die Mortalität liegt unter 10 %. Überwässerung, kardiale Dekompensation, hypoonkotischer Druck sowie eine Permeabilitätsstörung fördern die Entstehung eines Lungen- und Hirnödems. Als mögliche Elektrolytentgleisung sind Hypokaliämie und Hypophosphatämie zu erwähnen.

*KADC (Na 90, K 25, Cl 65, PO_4 10, Mg 1,5, Malat 23, Ca 1 mmol/l, Osmolalität 236 mosmol/l)

Insulintherapie: niedrig dosierte kontinuierliche Insulinzufuhr; eine hoch dosierte Insulinzufuhr ist heute obsolet. Altinsulin-Bolus 8 –16 E i. v., danach kontinuierlich 3–6 E/h bzw. präklinisch 8 –16 E s. c.
Cave: Hypokaliämie; eher weniger Insulin bei niedrigem Kalium!
Cave: Hypoglykämiegefahr, wenn BG <250 mg/dl, dann z. B. Zufuhr von Glukose 5 %, 5–10 g/h.

Hyperosmolares Koma

Die Hyperglykämie wird durch (**relativen!**) **Insulinmangel** hervorgerufen. Das noch vorhandene Insulin hemmt die Lipolyse, weshalb keine Acetyl-CoA-Metaboliten (z. B. Aceton) entstehen können und eine Ketoazidose ausbleibt. Die osmotische Diurese und der gestörte Durstreflex bewirken ein akutes Nierenversagen. Volumenersatz und Insulin stellen auch hier die Therapie dar. Prädisponiert sind Altersdiabetiker (oft NIDDM) mit zerebralen Affektionen und Infektionen (Mortalität 8–24 %).
Eine Bewusstseinsstörung tritt ein, wenn die Osmolalität im Plasma >360 mosmol/l ist. Wird dieser Wert erreicht, ist die Glukosekonzentration im Blut doppelt so hoch wie im Liquor. Bei steigender Blutglukose muss Natrium von der Ganglienzelle bereitgestellt werden, damit die Osmolalität von Liquor und Blut konstant bleibt. Der Natriumverlust der Ganglienzellen bewirkt ein Absinken des Membranpotenzials, wodurch die Bewusstseinsstörung auftritt.

► Klinik

- Exsikkose
- Somnolenz, Sopor.

► Diagnostik

- Blutglukose >1000 mg/dl
- Osmol >360
- Natrium, BUN und Kreatinin erhöht.

► Therapie

- Flüssigkeitsersatz (**Cave:** Hypervolämie bei gestörter Nierenfunktion, Kalium!)
- Insulintherapie: Blutzucker langsam senken (50–100 mg/dl/h). Altinsulin: initial Bolus von 6–8 E, dann Perfusor mit 3–6 E/h.

Addison-Krise

Als Addison-Krise bezeichnet man eine akute Nebenniereninsuffizienz mit akutem Mangel an Kortisol und Aldosteron. Als Ursache können eine akute Zustandsverschlechterung, zu geringe Kortisonsubstitution oder Stress bei bekanntem Morbus Addison sowie auch plötzliches Ende einer Kortisontherapie und das Waterhouse-Friderichsen-Syndrom (durch schwere bakterielle Infektionen wie z. B. Meningokokkensepsis und DIC) genannt werden.

► Klinik

- Übelkeit, Erbrechen
- Hypoglykämie (Insulinempfindlichkeit steigt bei Kortisolmangel)
- Pseudoperitonitis
- Oligurie, Durchfall
- Bewusstseinstörung
- Hypotonie, Tachykardie
- Pigmentierung der Haut an belichteten Stellen und Hautfalten (Braunfärbung, wenn Morbus Addison schon länger vorhanden).

► Diagnostik

- Kortisol und Aldosteron sind nicht nachweisbar, ACTH ist jedoch stark erhöht
- Elektrolyte: Hyponatriämie mit Hyperkaliämie (!)
- BUN und Kreatinin erhöht
- metabolische Azidose
- Lymphozytose.

► Therapie

- Kortison-Therapie: Initial 100 mg Hydrocortison als Bolus und dann über die ersten 24 h 200–300 mg. Die Dosis wird mit fortlaufender Therapiedauer reduziert.
- Aldosteron-Therapie beginnen, wenn die Hydrocortison-Dosis < 100 mg/d ist.
- Volumen- + Kreislauftherapie.

Thyreotoxische Krise (Basedow-Koma)

Als thyreotoxische Krise bezeichnet man ein schweres Krankheitsbild, bedingt durch eine akute Überfunktion der Schilddrüse. Diese lebensbedrohliche Hormonvergiftung kann bei bereits bekanntem oder bevorstehendem Morbus Basedow durch starke Jodexposition (z. B. Röntgenkontrastmittel, Amiodaron), Infekt oder Operation hervorgerufen werden. Eine Überdosierung an Schilddrüsenhormonen bei Hypothyreose kann ebenfalls dazu führen. Dieser endokrine Notfall weist eine hohe Letalität auf und bedarf intensivmedizinischer Behandlung.

► Klinik

- Struma
- Exophthalmus
- Tachykardie
- psychomotorische Erregung
- Fieber bis 40 °C, Schwitzen, Muskelschwäche, Exsikkose
- Tachyarrhythmie, die zur Herzinsuffizienz führen kann, Angina Pectoris bzw. Myokardinfarkt
- Bewusstseinsstörungen
- Erbrechen, Durchfall
- Halluzinationen, Verwirrtheit.

> **!** Struma + Exophthalmus + Tachykardie = Merseburger-Trias.

► **Diagnostik**
- Hormonstatus: T3 und T4 sind erhöht, TSH ist vermindert
- evtl. Elektrolytveränderungen: Hyperkalzämie wegen „Knochenabbau", Hypokaliämie und -natriämie
- Konzentrationen von MCV, VLDL, LDL und Cholesterin sind verringert
- evtl. Bewertung der Klinik durch Burch-Wartofsky-Score.

► **Therapie**
- Unterbrechung der Schilddrüsenhormonbildung durch Thyreostatika
- Hemmung der Schilddrüsenhormonfreisetzung mittels Jod-Therapie (Endojodin)
- Hemmung der Umwandlung von T4 zum wirksameren T3 mittels Hydrocortison
- Symptomatische Therapie: Volumenersatz, Elekrolytausgleich, β-Blocker und Antipyretika wie z. B. Paracetamol, aber kein ASS (löst T4 vom Albumin!)
- Plasmapherese: zur Elimination von freiem und gebundenem T4.

Myxödem-Koma

Als Myxödem bezeichnet man eine ödemhafte Veränderung der Haut, die durch eine akute Hypothyreose hervorgerufen wird. Entwickelt der/die PatientIn auch noch eine Hypothermie mit Bewusstseinstrübung, spricht man von einem Myxödem-Koma. Als Ursachen können Schilddrüsenvorerkrankung (bei älterne Menschen), Kälteexposition, Infektion, Trauma und Sedativa genannt werden.

► **Klinik**
- kühle, teigige, trockene Haut, aufgedunsenes Gesicht, prätibiale Ödeme
- ödematöse Erscheinung
- Hypothermie
- Hypoventilation
- Bradykardie, Hypotonie, reduziertes Herzzeitvolumen
- Bewusstseinsstörungen
- EKG: Bradykardie, Niedervoltage, T-Zacken Inversion.

► **Diagnostik**
- Hormonstatus: T3 und T4 sind vermindert
- Hyperkapnie
- Hypercholesterinämie, Hyponatriämie, Leberwerte erhöht

► **Therapie**
- Schilddrüsenhormonsubstitution: L-Thyroxin 100 mcg/24 h i. v. oder 3 Tabl. Thyrex® 0,1 mg in die Magensonde
- Beatmung (bei Bedarf)
- Erwärmen der PatientInnen, Elektrolytausgleich, Volumen- und Katecholamingabe.

3.14.2.3 Coma hepaticum

Siehe Kap. „Leberversagen".

3.14.2.4 Coma uraemicum

Beim akuten oder chronischen Nierenversagen kann es zu einem akuten Anstieg harnpflichtiger Stoffe (Harnstoff, Kalium, Kreatinin) kommen („Harnvergiftung"). Diese Stoffe führen zur metabolischen Azidose und Beeinträchtigung des ZNS (Enzephalopathie möglich). Prädisponiert sind PatientInnen mit einer renalen Vorschädigung (vaskulär, postinflammatorisch, medikamentös), die sich einer weiteren ärztlichen Kontrolle entziehen.

► Klinik

- Übelkeit, Erbrechen
- gelbe bis leicht bräunliche Haut
- harnartiger Geruch (Foetor uraemicus)
- Verwahrlosung, Verwirrung, Verlangsamung, Appetitlosigkeit
- Bewusstseinstörung
- Hypertonie
- Hypervolämie
- Hyperventilation
- abdominelle Abwehrspannung (urämische Pseudoperitonitis)
- perikarditisches Reiben
- Kristalle
- Kratzeffekte, feuchte feinblasige RGs.

► Diagnostik

- Labor: massiver Anstieg harnpflichitger Stoffe (Harnstoff, Kreatinin, Kalium etc.)
- metabolische Azidose.

► Therapie

- Beseitigung der Hypervolämie (Nierenersatzverfahren; s. entsprechendes Kapitel)
- Beseitigung harnpflichtiger Stoffe (Nierenersatzverfahren)
- Beseitigung der Hyperkaliämie (Nierenersatzverfahren, Glukose 100 ml 33 % + 20 E Actrapid, Austauscherharz Resonium)
- Behandlung der metabolischen Azidose mit Natriumbikarbonat
- Behandlung der renalen Anämie.

3.14.2.5 Akute Elektrolytstörungen

Hypernatriämie-Koma

Eine Hypernatriämie entsteht infolge eines Missverhältnisses von Natrium und Wasser im Extrazellularvolumen.

> **!** 1 Liter Wasserdefizit bewirkt Anstieg der Na-Konzentration um 5 mval/l (10 mosmol/l).

Tab. 3.34 Hilfe zur Bestimmung der Hypernatriämieform

Na	H_2O	Typ der Hypernatriämie
↑	↓↓	hypovolämisch
↔	↓	hypo-(eu)volämisch
↑	↔	euvolämisch
↑↑	↑	hypervolämisch

► **Ursachen**

- **Verluste freien Wassers:** Der Verlust von freiem Wasser kann renal oder extrarenal erfolgen. Über **renalem** Weg handelt es sich um eine euvolämische Hypernatriämie, solange der Flüssigkeitsverlust über sekundären Hyperaldosteronismus kompensiert wird. Beispiel: zentral oder nephrogen bedingter Diabetes insipidus. **Extrarenal** kann der Verlust über den Respirationstrakt (Hyperventilation, Tracheostomie), die Haut (vermehrtes Schwitzen bei Fieber oder hoher Außentemperatur) oder den Magen-Darm-Trakt (Diarrhoe) entstehen.
  - Urin: Na >20 mmol/l, Osm <300 mosm/l (renaler Verlust)
  - Urin: Na <10 mmol/l, Osm >400 mosm/l (extrarenaler Verlust)
- **Ungenügende Zufuhr freien Wassers:**
  - PatientIn will nicht trinken: Hypodipsie (essenzielle Hypernatriämie)
  - PatientIn kann nicht trinken: Bettlägrigkeit, Koma
  - PatientIn darf nicht trinken: iatrogener Entzug freien Wassers
- **Zufuhr von hypertoner Na-haltiger Lösungen** (Maggi®, Natriumbikarbonat)
- **Mineralkortikoid-Überschuss** (Conn-/Cushing-Syndrom).

► **Klinik**

- Bewusstseinstörung
- Hypovolämie (Exsikkose), Normvolämie bzw. Hypervolämie
- bei Hypervolämie: Ödeme, fluid lung, Gewichtszunahme.

Tab. 3.35 Klinik in Abhängigkeit vom osmotischen Druck

Osmo 350–375 mosmo/l	Unruhe, Reizbarkeit
Osmo 375–400 mosmol/l	Ataxie, Zittern
Osmo > 400 mosmol/l	tonisch-klonische Krämpfe
Osmo > 430 mosmol	letal

Spätfolgen: Bei Kindern mit Natriumkonzentrationen von 160 –165 mval/l tritt ein neurologisches Defizit auf. Weiters können Hirnblutungen durch neuronale Dehydratation mit konsekutivem Einreißen der Gefäße entstehen (bei azidotischen Neugeborenen die hohe Bikarbonatmengen erhielten). Bei langsamer Entwicklung der Hypernatriämie wird die zelluläre Dehydratation durch „idiogene osmotische Substanzen" (Aminosäuren, bes. Taurin) kompensiert.

► Diagnostik

Natriumkonzentration erhöht: > 150 mmol/l.

► Therapie

- Volumenstatus normalisieren
- Beseitigung der Hypernatriämie:
  - bei Hypovolämie: 0,45 % NaCl oder Ringer-Laktat (→ sanfter Ausgleich)
  - bei Hypervolämie: Saluretika
  - bei Diabetes insipidus: Pitressin®/Por 8®
  - (Peritoneal)-Dialyse
  - Aqua-bidest (nur zentral-venös; **Cave:** Hämolyse bei Infusionsgeschwindigkeit > 200 ml/h!)

Die Normalisierung der Natriumkonzentration soll im besten Fall so rasch wie die Entstehung der Hypernatriämie erfolgen. Bei zu rascher Normalisierung besteht die Gefahr, dass sich Krämpfe durch Neuronenschwellung oder evtl. eine pontine Myelinolyse entwickeln. Sollte die Entwicklungszeit der Hypernatriämie unklar sein, empfiehlt sich eine initiale rasche Korrektur (bis 155 mval/l) und danach eine langsamere Senkung.

Berechnung des **Wasser-Defizits:** H_2O-Defizit = TBW (= 60 % des Gewichts) × $(1 - Na_{soll} / Na_{ist})$

Hyponatriämie-Koma

Ursachen einer (echten) Hyponatriämie sind übermäßige Zufuhr freien Wassers, Schwitzen, Erbrechen, Diarrhoe, Verlust in den „3. Raum" (Verbrennung, Aszites, Pleuraerguss), Diuretika (inkl. Osmodiuretika), Aldosteronmangel (Morbus Addison, Spironolaktone-Therapie), Ketonurie (bei diabetischer Ketoazidose: Na-Salz der β-HBS wird renal eliminiert), Salzverlustniere, renal tubuläre Azidose (RTA) und polyurische Phase des Nierenversagens.
Eine weitere relativ häufige Ursache ist das Syndrom der inadäquaten ADH-Produktion (SIADH) mit erhöhten ADH-Spiegeln. SIADH tritt infolge von Erkrankungen und auch als Nebenwirkung unterschiedlicher Medikamente auf:

- Neoplasien
- pulmonale Erkrankungen: z. B. Tuberkulose, Aspergillose, Abszesse, Pneumonien anderer Genese
- zerebrale Erkrankungen: posttraumatisch, Blutungen, Meningitis, Enzephalitis
- Medikamente: z. B. Oxytocin, Diuretika, Vincristin, Cyclophosphamid, Chlorpropamid, NSAR, SSRI.

> **!** Der Na-Wert sagt nichts über den Natriumbestand aus. Eine **Pseudo-Hyponatriämie** tritt bei Hyperglykämie (Glukose bindet Wasser, Glukoseanstieg um 100 mg/dl bewirkt Natriumabfall um 1,6 mmol/l), Hyperlipidämie und Hyperproteinämie (Na-Verdrängung durch verändertes Lösungsmittel) auf. Eine Pseudo-Hyponatriämie hat ein pathologisches Osmo-Gap.

> ! Die Ursache einer Hyponatriämie bei Herz- und Leberinsuffizienz ist der **Hyperaldosteronismus.** Dieser hält Natrium zurück und sorgt dabei für eine überproportionale Retention freien Wassers (Hyponatriämie und UNa <20 mmol/l). Symptome sind Ödeme, fluid lung, Gewichtszunahme, Aszites. Therapie durch Kochsalz- und Flüssigkeitsrestriktion!

► Klinik

Bei einem (raschen) Natriumabfall (<120 mval) in 12–24 h:

- ZNS: Somnolenz, Apathie, Agitation, Sopor, Krämpfe, Koma
- Die Störung des ZNS ist bedingt durch einen Wasser-Shift in die Neuronen, bei gleichzeitig langsamem Auftreten von Kompensationsmechanismen (Kalium- und Osmol-Shift nach extrazellulär, damit die intrazelluläre Osmolalität sinkt).
- Herz-Kreislauf: Schock durch Flüssigkeitsverlust nach intrazellulär führt zur ADH-Freisetzung (Volumenstimulation überwiegt gegenüber Osmo-Stimulation), wodurch die Hyponatriämie weiter zunimmt.
- Muskulatur: Krämpfe
- Niere: Hyponatriämie bewirkt Na-Retention (Harn: Na <10 mval/l); falls jedoch Natrium im Harn über 20 mval/l ist, sind Tubulusschädigung, Hypervolämie bzw. Saluretika als Ursache anzusehen.

► Diagnostik

Na-Konzentration vermindert: <130 mmol/l.

► Therapie

- Wasserrestriktion (falls ursächlich)
- NaCl-Substitution (NaCl 3 %, 0,9 %) mit Vorsicht.

Die Normalisierung der Natriumkonzentration soll im besten Fall so rasch bzw. (bevorzugt) langsam wie die Entstehung der Hyponatriämie erfolgen. Die Normalisierung muss wegen einer Neuronenzelldehydratation mit Vorsicht erfolgen, da diese durch den Kalium- und Osmo-Verlust im Rahmen der Kompensation besonders gefährdet sind. Als mögliche Komplikation muss die pontine Myelinolyse erwähnt werden.

Berechnung des **Natrium-Defizits:** Na-Defizit = TBW x ($Na_{soll} - Na_{ist}$)
(TBW = KG × 0.6 bei Hypovolämie, 0,2 bei Hypervolämie)

Langsame Entstehung der Hyponatriämie: Na-Konzentration anheben mit 0,5 mval/h
Rasches Entstehen der Hyponatriämie: Na-Konzentration anheben mit 1,0 mval/h

> ! Na-Substitution ist mit Flüssigkeitsbelastung verbunden, daher mit Diuretikum kombinieren!

Hyperkaliämie

Ursachen einer Hyperkaliämie sind: Schock, Azidose, Zellnekrose, Hämolyse, Nierenversagen, Niereninsuffizienz, Morbus Addison, Verbrennungen (Rhabdomyolyse), kaliumsparende Diuretika (Spironolacton, Amilorid), Muskelrelaxanzien (z. B. Lysthenon®), Digitalisintoxikation (Hemmung der Na/K-Pumpe), Zufuhr (Obst, kaliumhaltige Infusionen).

► Klinik

- ZNS: Bewusstseinsbeeinträchtigung durch Grunderkrankung
- kardiovaskulär: Hypotonie-Schock, EKG (Bradykardie, hohe spitze T-Zacken, Verschwinden der P-Zacken, Knotenrhythmus, Verbreiterung der QRS-Komplexe, Verschwinden der T-Zacken, ventrikuläre Tachykardie, Kammerflimmern, Asystolie)
- neuromuskulär: Parästhesien (Zunge, Finger), Muskel (Schwäche, Reflexe verzögert).

► Diagnostik

Serum-Kalium >5,0 mmol/l.

► Therapie

- Kalzium (bei bedrohlichen kardialen Rhythmusstörungen 1 Amp. Kalzium-Glukonat 10 %® i. v.)
- 100 ml Glukose 33 % + 20 E Insulin (Actrapid®)
- Austauschharze (Resonium®) über Magensonde oder Einlauf
- Dialyse
- NaBic (50 mmol i.v.) ist die schnellste Methode zur Senkung des Kaliumspiegels
- Elimination von Kaliumquellen (alimentäre Zufuhr, kaliumhaltige Infusionen)
- Bei Reanimation: NaBic (nicht über gleichen Zugang wie Andrenalin!) + Kalzium.

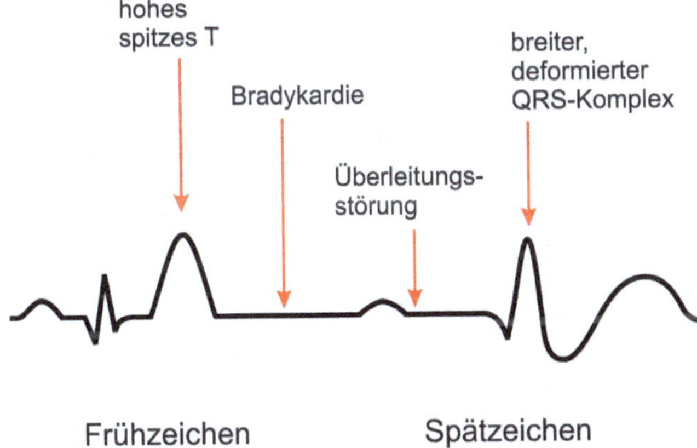

Abb. 3.60 EKG bei Hyperkaliämie (modifiziert nach Kretz F, Schäffer J, Anästhesie Intensivmedizin Notfallmedizin Schmerztherapie. 4. Aufl, Springer Verlag, Heidelberg, 2006)

Hypokaliämie

Ursachen einer Hypokaliämie sind: Polyurie (renal, ADH-Mangel), Diuretika, intestinal (Durchfälle, Laxanzien z. B. zur OP-Vorbereitung), Insulintherapie, Adrenalin, Anorexia nervosa, Hyperthyreose.

► Klinik

- ZNS: Bewusstseinsbeeinträchtigung durch Grunderkrankung
- kardiovaskulär: EKG (QT-Verlängerung im Sinne von T-U-Verschmelzungswellen, ventrikuläre und supraventrikuläre Extrasystolen, ventrikuläre Tachykardie, Kammerflimmern)
- muskulär: Muskelschwäche
- Darm: Atonie, Ileus.

Cave: Digitalistoxizität steigt bei Hypokaliämie!

► Diagnostik

- Serum-Kalium < 3,5 mmol/l
- hypokaliämische Alkalose
- Anion-Gap.

► Therapie

- Falls eine Alkalose vorliegt, erst Beseitigung der Alkalose. Falls eine Azidose vorliegt, erst Beseitigung der Hypokaliämie.
- Kalium (als Malat, Bikarbonat, Chlorid):
  - peripher venös: nie unverdünnt (schmerzhafte Infusion, Hämolyse)
  - zentral venös: 20 mmol/h.

Hyperkalzämie-Koma

Ursachen sind: Knochenmetastasen, Malignome ohne Knochenmetastasen, Hyperparathyreoidismus, Morbus Boeck, Morbus Addison, Hyperthyreose, Vitamin-D-Intoxikation.

► Klinik

- zerebral: Cephalea, Depression, Verwirrtheit, Halluzinationen, Paranoia (hyperkalzämische Enzephalopathie)
- kardiovaskulär: Hypertonie, schwache Kontraktion; EKG: verkürzte QT-Dauer, fatale Rhythmusstörungen
- muskulär: Muskelschwäche, Reflexabschwächung, Adynamie, Tetraplegie
- gastrointestinal: Erbrechen, Obstipation, Ulzera, Atonie, Ileus
- renal: Polyurie, Exsikkose, Nierenversagen (hyperkalzämische Nephropathie).

Cave: Digitalistoxizität steigt bei Hyperkalzämie!

► Diagnostik

- Serum-Kalzium > 2,75 mmol/l
- hyperkalzämische Krise > 3,7 mmol/l.

► Therapie

- Erhöhung der renalen Ca-Exkretion: Kristalloide (NaCl 0,9 %, Glukose 5 %, + Kaliumersatz) 250 ml/h + Diuretika (Furosemid 10–20 mg/h)

- extrakorporale Ca-Elimination: Dialyse mit Ca-freiem Dialysat bei Nierenfunktionsstörung
- Verminderung der enteralen Ca-Resorption: Prednisolon 100 mg/d i. v.
- Hemmung der ossären Ca-Freisetzung: Calcitonin, Diphosphonat
- Phosphat (senkt Ca-Spiegel, führt aber zu metastat. Verkalkungen) obsolet!
- Prostaglandinsyntheseinhibition mit Indometacin 75–200 mg/d.

Hypokalzämie-Koma

Zu den Ursachen zählen: Pankreatitis, akutes Nierenversagen, Polytransfusion (Citrat in Transfusion), verminderte Resorption (Vit.-D-Mangel, Malabsorption); Hypoparathyreoidismus (Parathyreoidektomie im Rahmen einer Strumektomie), Hypalbuminämie (Kalzium liegt zu 50 % albumingebunden vor, bei Abfall des Albuminspiegels sinkt der Kalziumgehalt, obwohl der klinisch relevante ionisierte Anteil konstant bleibt).
Differenzialdiagnose: Hyperventilationstetanie; bedingt durch respiratorische Alkalose, die zum Anstieg des SBC und György-Quotienten führt: $(K \times SBC \times HPO_4)/(Ca \times Mg \times H)$.

► Klinik

- zentralnervös: Apathie, Vergesslichkeit, Epilepsie, Halluzinationen
- neuromuskulär: Spasmophilie (tetanische Anfälle, karpopedale Spasmen, Karpfenmaul, Chvostek-Zeichen (Beklopfen des N. facialis bedingt Kiefersperre), Trousseau-Zeichen (Karpalspasmus nach Stau innerhalb 3 min)
- kardiovaskulär: EKG (verlängerte QT-Dauer).

► Diagnostik

Serum-Kalzium < 2,15 mmol/l.

► Therapie

1 Amp. Kalzium-Glukonat 10 %® i. v.

ZUSAMMENFASSUNG

- Das Koma ist als prinzipiell lebensbedrohliche Situation anzusehen, die einer intensivmedizinischen Behandlung bedarf.
- Die Ursachen für ein Koma beim nicht traumatisierten Patienten können sehr vielfältig sein:
  - **Vergiftungen** durch Pflanzen (Knollenblätterpilz, Tollkirsche), verdorbene Speisen, Medikamente (Schlaftabletten, Antidepressiva), Drogen, Rauch- bzw. Reizgase oder andere Chemikalien (z. B. bei Arbeitsunfall)
  - **endokrine Störungen** (Hypoglykämie, Diabetes, Nebennieren- und Schilddrüsenerkrankungen), **Leber-** und **Nierenversagen** sowie **Elektrolytstörungen** (Natrium, Kalium, Kalzium)
  - **neurologische** (Ischämie, Blutung, Entzündung, Epilepsie)
- Bei der Erstversorgung von PatientInnen steht der Erhalt der Vitalfunktionen an erster Stelle (ABC-Schema). Sicherung der Atemwege durch Intubation oder die stabile Seitenlage haben gegenüber diagnostischen Maßnahmen Vorrang.
  - Vor allem bei Vergiftungen ist auf den Selbstschutz zu achten.

Fragen

Sie nehmen in Gegenwart eines leicht bewusstseinsgetrübten Patienten, der gerade von der Rettung zu Ihnen ins Spital gebracht wurde, einen knoblauchartigen Geruch war. Der Mann klagt über kolikartige Schmerzen und Atemnot. Als Sie dann auch noch seine engen Pupillen bemerkten, schließen Sie auf eine Vergiftung mit:

a Zyanid
b trizyklischen Antidepressiva
c Alkylphosphat
d Bärlauch

Opiate werden antagonisiert durch:

a Flumazenil
b Naloxon
c Urapidil
d können nicht antagonisiert werden

Ein Patient ist sehr schläfrig und kann nur durch Schmerzreize kurz erweckt werden.

a er hat eine normale Bewusstseinslage
b er ist soporös
c er ist somnolent
d er ist komatös

Was kann dazu führen, dass arterielle und venöse Blutgase gleich sind?

a Opiat-Intoxikation
b Zyanid-Vergiftung
c Hyperventilation
d Myxödem-Koma

Lösungen zu Fragen siehe Seite 393.

3.15 Akutes Nierenversagen

D. Weidenauer, C. Sitzwohl

FALLBESIPIEL

Ein 67 Jahre alter Mann wird wegen starker Schmerzen am linken Unterschenkel und Fieber von der Rettung ins Spital gebracht. Bereits bekannt sind Nikotinabusus, Diabetes mellitus Typ 2 und fortgeschrittene pAVK. Nach der Untersuchung zeigt sich folgendes Bild: pAVK Stadium IV und Osteomyelitis am schmerzenden Bein. Laborchemisch weisen ein stark erhöhtes CRP und eine Leukozytose auf eine akute Infektion hin. Kreatinin von über 8 mg/dl (bei letzter Untersuchung 1,6 mg/dl), BUN von 120 mg/dl lassen auf ein akutes Nierenversagen schließen. Der Zustand des Patienten verschlechtert sich zunehmend (Bewusstsein eingetrübt) und er wird intubiert.

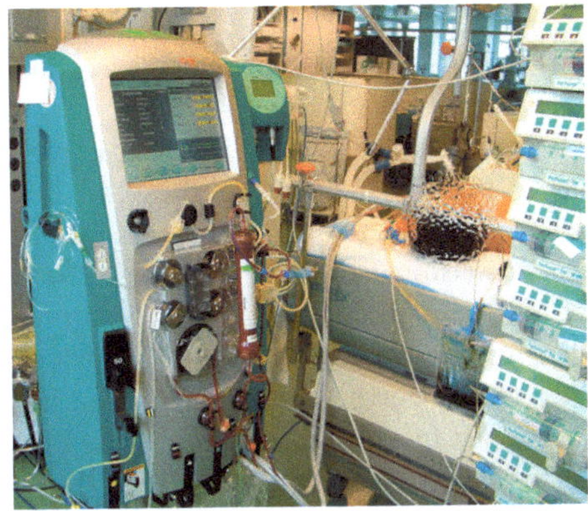

Abb. 3.61

Der Patient erhält einen HF-Katheter und wird an das Hämodiafiltrationsgerät angeschlossen. Der betroffene Unterschenkel muss amputiert werden (Sepsisquelle!). Postoperativ kommt es zu einer deutlichen klinischen Besserung (CRP-Rückgang und gesteigerte Harnmengen). Der Patient wird mit Antibiotika therapiert.

► Physiologische Grundlagen

Die Niere ist ein sehr wichtiges Stoffwechsel- und Ausscheidungsorgan. Sie besteht aus etwa 600 000–1,2 Mio. Nephronen. Jedes einzelne Nephron (Glomerulus + Tubuli) repräsentiert die Funktionen der Niere und wird deshalb als Arbeits- bzw. Funktionseinheit bezeichnet.

Funktionen der Niere:

- Regulation des Wasser- und Elektrolythaushalts
- Regulation des Säure-Basen-Haushalts
- Exkretion von Stoffwechselendprodukten (auch von Pharmaka)
- endokrine und metabolische Funktion:
  - Erythropoetinbildung
  - Renin-Angiotensin-Aldosteron-System
  - Calcitriol
  - Prostaglandin-Stoffwechsel
  - Abbau von Peptidhormonen (z. B. Insulin, Glukagon, Parathormon)
  - Argininbildung.

Glomuläre Filtrationsrate (GFR): Im Glomerulus wird durch Filterung des Blutes der Primärharn erzeugt (täglich ca. 180 l = GFR). Um die GFR konstant hoch zu halten, bedarf es einer adäquaten Nierendurchblutung (1,2 l/min = 20–25 % des HZV = renaler

Blutfluss = RBF), die vor allem vom Blutfluss abhängt. Im Blutdruckbereich von 80–180 mmHg (= Autoregulationsbereich) kann die Niere über Vasokonstriktion bzw. Dilatation von Vas afferens bzw. Vas efferens den Blutfluss und damit die GFR regulieren.
Die adäquate Nierendurchblutung ist vor allem für die marknahen Bereiche der Niere, in denen der Großteil der Konzentrationsleistung erfolgt, essenziell. Diese Bereiche sind zur Aufrechterhaltung des osmotischen Gradienten in der Niere grenzwertig perfundiert. Eine Hypoperfusion führt hier daher leicht zu einer Unterversorgung und in Folge zu einer Dysfunktion der Zellen.
Neben prolongierter Hypotonie kann die GFR auch durch andere Faktoren wie durch eine verminderte Filtrationsfläche, Senkung des hydrostatischen Drucks in der Bowman-Kapsel oder in den Glomeruluskapillaren und eine herabgesetzte Kapillarpermeabilität reduziert werden.

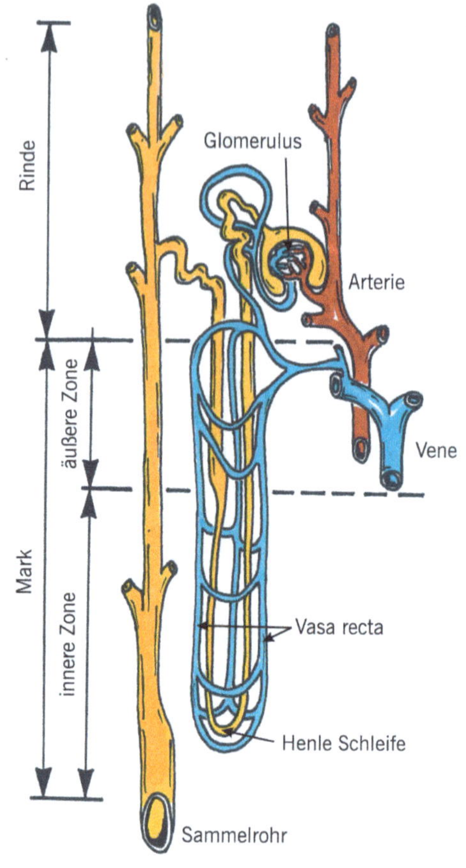

Abb. 3.62 Nephron

► Definition

Als akutes Nierenversagen (ANV) bezeichnet man eine prinzipiell reversible Verschlechterung der exkretorischen Nierenfunktion, welche innerhalb von wenigen Stunden bis Tagen auftreten kann. Kennzeichnend sind eine verringerte glomuläre Filtrationsrate (GFR) und eine eingeschränkte Diurese, die zu einem Anstieg harnpflichtiger Substanzen (u. a. Kreatinin und Harnstoff) führen.

► Epidemiologie

- ca. 50 Fälle pro 1 Mio. Einwohner pro Jahr
- 25 % aller Fälle treten im Rahmen eines Multiorganversagens auf
- 5 –10 % aller Intensivstation (ICU)-PatientInnen sind betroffen
- Mortalität ca. 60 %; wenn ein ANV auftritt, steigt die Mortalität um das 3–4fache an.

► Ursachen und Risikofaktoren

Eine Vielzahl verschiedener Störungen kann zu einem ANV führen. Im intensivmedizinischen Bereich wird das akute Nierenversagen vor allem durch Sepsis bzw. septischen Schock (ca. 45 %) und ischämische renale Schädigung (z. B. durch eine lange Aortenklemmzeit bei einer Aortenaneurysmaoperation) hervorgerufen. Die gemeinsame Endstrecke, die letztlich häufig zur Nierenschädigung führt, ist die ausgeprägte Hypotension, die vor allem zur Unterversorgung der schon erwähnten sehr stoffwechselaktiven, mark-

nahen Gebiete führt. Oft ist die Ursache für das ANV auch multifaktoriell bedingt. Die Summierung von beispielsweise Hypovolämie, Infektionen, Beatmung mit PEEP (reduziert den venösen Rückstrom) und Nephrotoxinen kann die Nierenfunktion additiv reduzieren.
Auf Intensivstationen entwickelt sich das ANV häufig auf dem Boden chronischer Erkrankungen und wird letztlich durch das Zusammentreffen akuter und chronischer Risikofaktoren ausgelöst.

Chronische Risikofaktoren:
- chronische Hypertonie
- chronische Nierenerkrankung
- Herzinsuffizienz
- Diabetes mellitus
- generalisierte Arteriosklerose
- höheres Lebensalter.

Akute Risikofaktoren:
- Hypovolämie
- ausgeprägte Hypotension
- Infektionen, Sepsis
- akute Pankreatitis
- Hämolyse (→ Crush-Niere)
- Rhabdomyolyse (→ Crush-Niere)
- aktivierte intravasale Gerinnung
- akutes Leberversagen (→ hepatorenales Syndrom)
- Aortenaneurysma-/Herz-OP, lange Aortenklemmzeit
- Einsatz von Pharmaka mit nephrotoxischer Nebenwirkung, z. B. Kontrastmittel, Aminoglykoside (Antibiotikagruppe), NSAR, Amphotericin, ACE-Hemmer, Angiotensin-II-Rezeptorantagonisten
- hämolytisch-urämisches Syndrom (HUS)
- thrombotisch-thrombozytopenische Purpura (TTP)
- HELLP-Syndrom
- Hantavirus-Infektion.

► Formen

Die Ursachen des ANV werden klassisch in 3 Gruppen eingeteilt: prä-, intra- und postrenales Nierenversagen:
- **prärenales ANV:** Es entsteht durch eine Minderperfusion der Niere (z. B. Herzinsuffizienz mit vermindertem Herzzeitvolumen). Damit es nicht zu einer ischämischen Nierenschädigung kommt, ist eine frühestmögliche Optimierung der systemischen Hämodynamik wichtig. Sofern es noch zu keiner Zellschädigung gekommen ist, handelt es sich bei entsprechender Therapie um einen reversiblen Prozess. Anteil am ANV an einer Intensivstation: 60–80 %.
- **intrarenales ANV:** Es tritt bei starker Nierenschädigung auf. Diese kann zum einen „alleine", also durch eine primär renale Erkrankung entstehen (z. B. Glomerulonephritis), zum anderen das Resultat eines systemisch pathologischen Prozesses sein (z. B. Ischämie der Nierenzellen bei prolongierter renaler Minderperfusion im Schock), oder durch toxische Schäden an den Nierenzellen (z. B. Aminoglykosidantibiotika) ausge-

löst werden. Auf mikroskopischer Ebene kommt es meist (80 %) zu einer akuten tubulären Nekrose. Anteil am ANV: 10–40 %.

- **postrenales ANV:** Es ist im intensivmedizinischen Bereich sehr selten. Zugrunde liegt eine Obstruktion, welche in den Bereichen der ableitenden Harnwege (Tumoren), der Harnblase (neurogene Blasenentleerungsstörungen) oder auch distal der Harnblase (Blasenhalsobstruktion bedingt durch Prostatahypertrophie) lokalisiert sein kann. Anteil am ANV: höchstens 10 %.

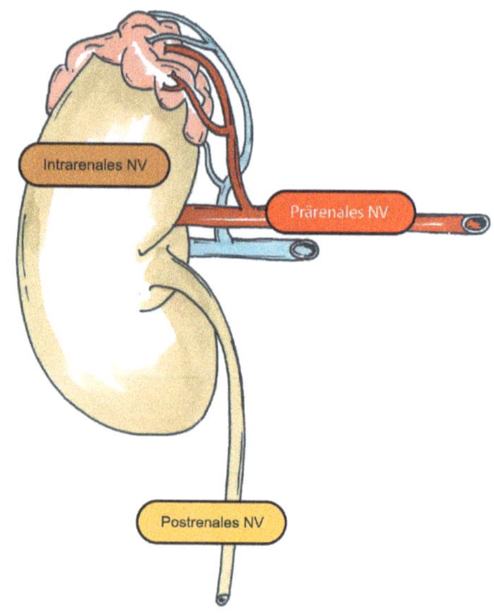

Abb. 3.63 Formen des akuten Nierenversagens

► Diagnostik

Die Diagnose des ANV stützt sich auf:

- Anamnese
- Klinik
- Labor
- Sonographie
- Nierenbiopsie.

Anamnese: Eine sorgfältig durchgeführte Anamnese gibt meist Hinweise auf die Ursache eines ANV. Insbesondere zu klären ist, ob chronische und/oder akute Risikofaktoren bestehen, ob Phasen der Hypotension/Minderperfusion bestanden oder nephrotoxische Substanzen dem/der PatientIn verabreicht wurden.

Klinik: Leitsymptom des akuten Nierenversagens ist die verminderte Harnausscheidung (Oligurie, Anurie), welche in der Erholungsphase in eine Polyurie übergehen kann. In einigen Fällen kann die Harnproduktion aber auch normal (Normourie) oder von Beginn an gesteigert (Polyurie) sein. Die Ausprägung der Symptome hängt stark von der Ätiologie ab.

- **Oligurie** (< 500 ml/24 h) bzw. **Anurie** (< 100 ml/24 h)
- **Polyurie:** bis 8000 ml/24 h (seltener).

Labor: Beim ANV kommt es zum Anstieg von harnpflichtigen Substanzen. Zur Früherkennung und Überwachung sind folgende Laborparameter geeignet:

- Serum-Kreatinin (Steigerung um 50 % des Ausgangswerts)
- Kreatinin-Clearance
- Harn-Osmolalität
- Harn-Natrium
- fraktionelle Natriumexkretion
- freie Wasser-Clearance
- fraktionelle Harnstoff-Clearance
- HCO_3-Konzentration + BE.

Tab. 3.36 Laborparameter bei verschiedenen Formen des akuten Nierenversagens

	Normalbereich	prärenal	renal
Urin-Osmolalität	90–900 mosmol/kg	> 500	< 350
BUN/Kreatinin-Quotient	~ 10	> 20	> 10
Urin-Natrium	40–80 mmol/l	< 20	> 30
fraktionelle Natriumexkretion	1–3 %	< 1	> 3

Zur laborchemischen Unterscheidung des prärenalen und renalen ANV ist die Harn-Osmolarität ein einfach einsetzbarer Parameter.

Sonographie: Mit der Sonographie als Bedside-Untersuchung können mögliche Stauungsursachen für ein postrenales Nierenversagen häufig rasch erkannt werden. Gesucht wird nach Nierensteinen, Tumoren und sonstigen Raumforderungen, die den Harnabfluss behindern. Der gestörte Harnabfluss lässt sich an einem erweiterten Nierenbecken erkennen.

Nierenbiopsie: Zur Feststellung der Ursache des ANV ist in unklaren Fällen eine Nierenbiopsie notwendig. Nur mit dieser Untersuchung kann die Niere histologisch erfasst werden und z. B. die Ätiologie einer Glomerulonephritis geklärt werden. Diese wird in der akuten Phase des Nierenversagens an der Intensivstation meist jedoch nicht durchgeführt.

► Prävention

Die wesentlichste Größe in der Prävention eines akuten Nierenversagens ist eine stabile Hämodynamik. Daher ist eine **ausreichende Flüssigkeitszufuhr** die präventive Maßnahme Nummer 1 des ANV. Durch Sicherstellung der Durchblutung und Sauerstoffversorgung der Nieren lässt sich in vielen Fällen ein ANV verhindern. Ist dies mit Volumensubstitution nicht möglich, so ist eine zusätzliche Kreislaufstabilisierung durch Katecholamine (z. B. Noradrenalin) empfehlenswert. Weiters sollte an nephrotoxische Substanzen gedacht und diese abgesetzt werden. Durch diese Schritte ist oft eine Stabilisierung der Nierenfunktion erreichbar.
Zeigen diese Maßnahmen keinen Erfolg, kann eine **medikamentöse Therapie** versucht werden. Hierbei ist jedoch festzuhalten, dass sich gegenwärtig leider noch keine Therapie als wirklich renoprotektiv bei IntensivpatientInnen erwiesen hat.

- **Mannit** ist das am meisten eingesetzte Osmodiuretikum. Es steigert die Diurese und wirkt als Sauerstoffradikalfänger. Letzteres wird für die renale Vasodilation verantwortlich gemacht. Der Einsatz ist relativ ungefährlich. Den positiven Effekt dieses Osmodiuretikums macht man sich bei einer Rhabdomyolyse zunutze.
- **N-Acetylcystein** vermindert möglicherweise den toxischen Effekt von Röntgenkontrastmitteln und ist nebenwirkungsarm.
- **Lasix** (Wirkstoff: **Furosemid**), ein weitverbreitetes Schleifendiuretikum, senkt den O_2-Bedarf bei gleichzeitiger Zunahme der Harnmenge. Trotz gesteigerter Diurese verhindert es aber das Nierenversagen nicht – im Gegenteil, einige Studien weisen auf eine Erhöhung des ANV unter Lasixgabe hin. Lasix wird bei PatientInnen mit sich verschlechternder Nierenfunktion trotzdem sehr häufig eingesetzt, um eine Flüssig-

keitsakkumulation zu verhindern. Die Ratio der Therapie ist daher die Verhinderung der Überwässerung und nicht der Schutz der Nierenfunktion.
- **Dopamin** erhöht vor allem bei Nierengesunden den renalen Blutfluss sowie die GFR, und dadurch steigt die Harnmenge. Bei PatientInnen mit ANV gelingt die Blutflusssteigerung meist nicht, und für den Einsatz des Dopamins konnten Studien sogar eine Steigerung des ANV belegen. **Dopamin ist somit für die Therapie des ANV obsolet!**

Beispiel 1

Geschehen:	**Herz-OP mit langer Aortenklemmzeit**
Patientin:	Frau, 77 Jahre, generalisierte Arteriosklerose, Herzinsuffizienz
Gefahr:	ANV wegen renaler Minderperfusion durch Hypotonie während der OP
Maßnahme:	Verabreichen von kristalloiden und kolloiden Lösungen, evtl. Mannit.

Beispiel 2

Geschehen:	**Verabreichung eines Kontrastmittels**
Patient:	Mann, 65 Jahre, DM Typ 2, St. p. MC, Med.: Ramipril, Thrombo ASS, Plavix
Gefahr:	ANV durch kontrastmittelinduzierten toxischen Effekt auf Tubuluszellen und Minderperfusion wegen afferenter Renovasokonstriktion
Maßnahme:	Flüssigkeit: 1–2 l NaCl (0,9 %) davor und danach i. v. verabreichen, prophylaktische Gabe von 2-mal 600 mg N-Acetylcystein für 2 Tage.

▸ Therapie

Ziel der Therapie ist das Erhalten der momentanen Nierenfunktion, weiteren Schaden abzuwenden und die Diurese zunehmend zu verbessern. Die Therapie setzt sich aus folgenden Teilen zusammen:
- Behandlung der Symptome
- Behandlung der Grunderkrankung
- Nierenersatztherapie.

Sollte es trotz der genannten präventiven Maßnahmen zu einer weiteren Verschlechterung der Nierenfunktion kommen, muss eine **Nierenersatztherapie** zum Einsatz kommen.

Bei der Nierenersatztherapie übernimmt eine Maschine die exkretorische Funktion der Nieren, falls diese ihre Aufgabe nicht (ausreichend) erfüllen.

Indikationen der Nierenersatztherapie:
- Harnstoff > 100 mg/dl
- Kreatinin > 10 mg/dl
- konservativ nicht zu beherrschende Hyperkaliämie (> 6 mmol/l)
- schwere renal bedingte metabolische Azidose
- Lungenödem bei einschränkender Nierenfunktion
- Urämie.

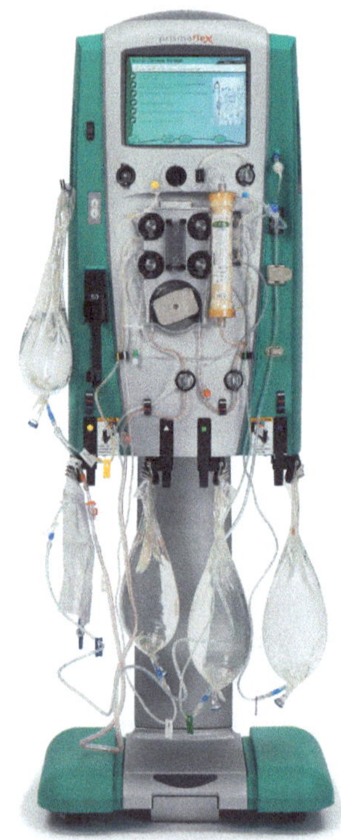

Abb. 3.64 Prismaflex (© Mit freundlicher Genehmigung von Gambro)

Nierenersatzverfahren: Es werden folgende Nierenersatzverfahren unterschieden.

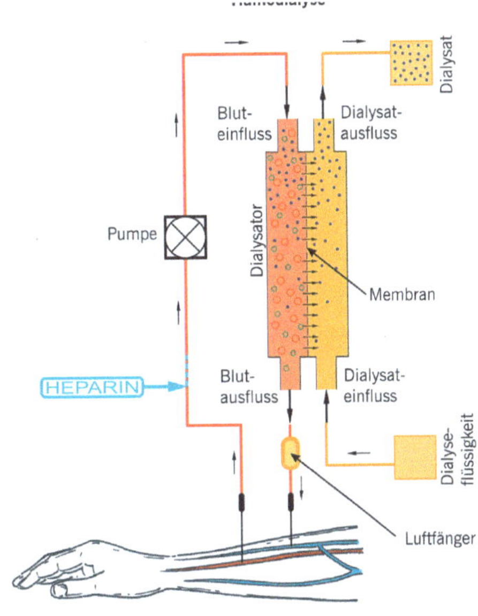

Abb. 3.65 Hämodialyse

- **Hämodialyse:** Im Mittelpunkt der Dialyse steht der Dialysator. Dieser besteht aus 2 Kammern, die nur mit einer semipermeablen Membran voneinander getrennt sind. Durch Kammer (A) wird das Blut des Patienten/der Patientin gepumpt. Durch Kammer (B) fließt, in gegengesetzter Richtung zum Blut (Gegenstromprinzip), die Dialyseflüssigkeit (Dialysat). Niedermolekulare Stoffe wie Harnstoff, Kreatinin und Kalium diffundieren aufgrund des Konzentrationsgefälles ins Dialysat und werden auf diesem Weg eliminiert. Die treibende Kraft bei diesem Verfahren ist der osmotische Gradient. An **Nebenwirkung** muss neben der möglichen akuten Störung des Elektrolythaushalts (Dysäquilibrium-Syndrom) die starke Beeinträchtigung des Kreislaufs aufgrund des notwendigen hohen Blutflusses (250–400 ml/hr) als Nachteil der Dialysetherapie erwähnt werden.
- **Hämofiltration:** Das Funktionsprinzip des eingesetzten Hämofilters ist dem des Glomerulum ähnlich. Während das Blut durch den Hämofilter gepumpt wird, fließt es entlang einer hoch permeablen Membran. Der aufgebaute hohe Druck im Hämofilter erzeugt einen Flüssigkeitsstrom, der mittelgroße Stoffe (bis ca. 25 kD) auf die andere Seite der Membran mitreißt. Die treibende Kraft ist bei diesem Verfahren die Konvektion. Das entstandene Ultrafiltrat hat die gleiche Elektrolytzusammensetzung wie der Primärharn. Der Flüssigkeitsverlust wird durch Substitutionslösungen ausgeglichen. Je nachdem, ob sie vor oder nach dem Hämofilter verabreicht werden, spricht man von Prä- oder Postdilution. Bei der Hämofiltration ist die im Vergleich zur Dialyse notwendige Blutflussmenge wesentlich geringer (ca. 100–150 ml/h). Daraus ergibt sich eine geringere Kreislaufbelastung, die das Verfahren hämodynamisch wesentlich weniger belastend macht.
- **Hämodiafiltration:** Die Hämodiafiltration kombiniert die beiden oben erwähnten Nierenersatzverfahren. Die

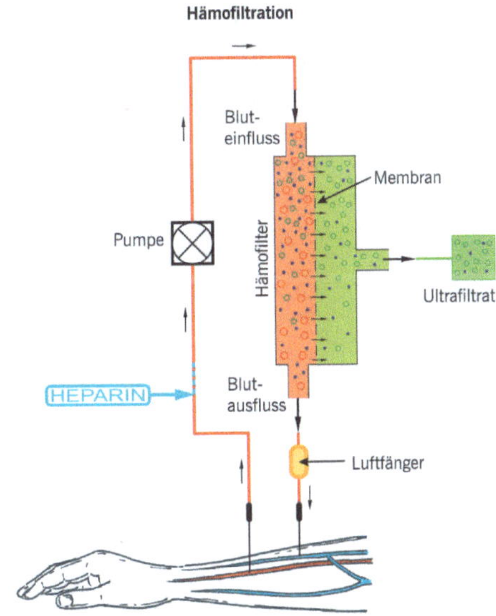

Abb. 3.66 Hämofiltration

Tab. 3.37 Überblick der Nierenersatzverfahren

	Hämodialyse	Hämofiltration	Hämodiafiltration
Prinzip	Diffusion	Konvektion	Diffusion, Konvektion
Membran	semipermeabel	hoch permeabel	hoch permeabel
Laufzeit	intermittierend	kontinuierlich	kontinuierlich
Blutfluss	↑ (400 ml/min)	↓ (100–200 ml/min)	↓ (100–200 ml/min)
Vorteil	hohe Clearance	geringe Kreislaufbelastung	hohe Clearance, geringe Kreislaufbelastung
Nachteil	starke Kreislaufbelastung	geringe Elimination harnpflichtiger Stoffe	
Sonstiges		Substitution notwendig	Substitution notwendig

Tab. 3.38 Abkürzungen der verschiedenen Nierenersatzverfahren

Abkürzung	zeitlicher Ablauf	Gefäßzugänge	Verfahren
CAVHF	kontinuierlich	arterio-venöse	Hämofiltration
CVVHF	kontinuierlich	veno-venöse	Hämofiltration
CVVHDF	kontinuierlich	veno-venöse	Hämodiafiltration
IHD	intermittierend	–	Hämodialyse

Vorteile werden vereint. Kleine- bis mittelgroße Moleküle (u. a. Kalium, Myoglobin, Harnstoff, Kreatinin) können aus dem Blut eliminiert werden.

► Prognose

Die Mortalität der PatientInnen, die auf der Intensivstation (ICU) ein Nierenversagen entwickeln, beträgt ca. 40–60 %. Neben Alter, Dauer, Vor- und Begleiterkrankungen hat auch die Ursache großen Einfluss auf das Outcome. PatientInnen, die aus einer chronischen Niereninsuffizienz heraus ein ANV entwickeln, haben eine geringere Überlebenschance als jene, deren Nierenfunktion vor der akuten Krise normal war. Bei den überlebenden PatientInnen jedoch, die zuvor nicht dialysepflichtig waren, erholt sich die Nierenfunktion wieder in 85–90 % der Fälle.

ZUSAMMENFASSUNG

- Das ANV ist eine innerhalb von Stunden bis Tagen auftretende Verschlechterung der exkretorischen Nierenfunktion. Kennzeichnend sind Oligurie bzw. Anurie und ein Anstieg harnpflichtiger Stoffe (Harnstoff, Kreatinin, Kalium etc.). In manchen Fällen besteht von Anfang an eine Polyurie.
- Die Diagnose des ANV stützt sich auf Anamnese, Klinik, Labor, Sonographie, evtl. Nierenbiopsie.
- Es kann zwischen prä-, intra- und postrenalem Nierenversagen unterschieden werden.
- Die häufigsten Ursachen im intensivmedizinischen Bereich sind Sepsis bzw. septischer Schock sowie ischämische renale Schädigung bedingt durch ausgeprägte Hypotension.
- Viele Medikamente (ACE-Hemmer, Kontrastmittel, NSAR, Antibiotika etc.) wirken nephrotoxisch und können ein ANV hervorrufen.
- Einem Nierenversagen kann vorgebeugt werden, indem auf ausreichende Flüssigkeitszufuhr und stabile Hämodynamik geachtet wird. Diuretika helfen wenig.
- Es werden 3 Nierenersatzverfahren unterschieden: Hämodialyse (Diffusion), Hämofiltration (Konvektion) und Hämodiafiltration (Diffusion und Konvektion).

Fragen

Bei welchen PatientInnen ist nicht mit einem ANV zu rechnen?

- a 66 Jahre alte/r PatientIn mit schweren Verbrennungen
- b PatientIn mit Hantavirus
- c PatientIn mit Wolff-Parkinson-White-Syndrom
- d PatientIn mit kardiogenem Schock

Welcher der folgenden Punkte lässt auf ein ANV schließen?

- a komatös, Kussmaul-Atmung, Kalium 4,6 mmol/l, BZ >600 mg/dl
- b Douglas-Schmerz, Fieber, EKG: PQ-Zeit 0,12 s, Leukozyten ↑
- c polytraumatisierter PatientIn, EKG: hohes spitzes T, Oligurie
- d Ptosis, Enopthalmus, Miosis, RR 150/90, pH 7,41

Welche Nierenersatzverfahren würden Sie bei hämodynamisch instabilen PatientInnen bevorzugen?

- a Hämodialyse oder Peritonealdialyse
- b Hämofiltration oder Hämodiafiltration
- c Hämodiafiltration oder Hämodialyse
- d Hämodialyse oder Hämofiltration

Lösungen zu Fragen siehe Seite 393.

3.16 Zerebrales Versagen

Hamp T., Holzer A.

FALLBESIPIEL

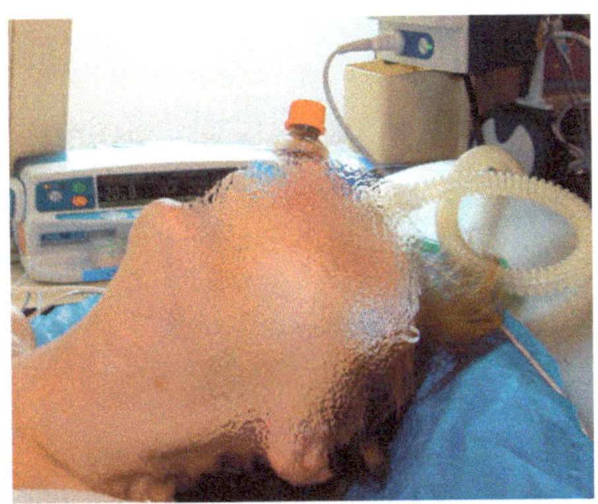

Abb. 3.67

Der Rettungsdienst wird zu einer in der Wohnung gestürzten Person gerufen. Das Team findet eine am Boden liegende ältere Dame vor. Der anwesende Gatte berichtet, dass seine Frau gestolpert ist und er befürchte, sie habe einen Oberschenkelbruch erlitten.

Bei der Erstuntersuchung fällt auf, dass die Patientin eine leicht blutende Wunde links okzipital hat, die initiale GCS beträgt 13. Der befürchtete Oberschenkelbruch kann zu diesem Zeitpunkt klinisch nicht bestätigt werden. Nach dem Transport zum Fahrzeug verschlechtert sich die Bewusstseinslage der Patientin immer weiter, bis die GCS schließlich nur mehr 5 beträgt. Daraufhin entschließt sich die Notärztin aus Sicherheitsgründen vor dem weiteren Transport zur Intubation. Aufgrund des Verdachts einer Hirnblutung wird die Patientin so schnell wie möglich in das nächstgelegene Krankenhaus mit Optimalversorgung (Unfallchirurgie, Neurologie, akutes CT) gebracht. Im CT zeigt sich eine linksseitige epidurale Blutung, welche operativ entlastet und mit einer kombinierten Hirndrucksonde (inkl. Ventrikeldrainage) versorgt wird. Postoperativ wird die Patientin auf einer Intensivstation übernommen, da ein kontinuierliches Hirndruckmonitoring und eine Beatmung erforderlich sind. Nach etwa 2 Wochen hat sich der Zustand deutlich gebessert. Die Dame wird daraufhin extubiert und nach einer weiteren Woche in ein neurologisches Rehabilitationszentrum überstellt.

► Definition und Pathogenese

Der Ausfall der Gehirnfunktion kann durch zahlreiche Faktoren entstehen. Häufigste Ursache für ein Versagen der normalen Hirnfunktion ist **Sauerstoffmangel der Nervenzellen**, der durch Durchblutungsstörungen und Verletzungen hervorgerufen wird.

Die Schädigung des Gehirns und die Prognose des Patienten/der Patientin werden neben der auslösenden Noxe (Verschluss einer Hirnarterie, Hirnblutung) vor allem durch die Reaktion des Gehirns und des Organismus auf die Schädigung (Hirnödem) bestimmt. Die primäre Ursache kann meist wenig beeinflusst werden, daher muss die sekundäre Schädigung effizient verhindert werden.

Nach einer Schädigung schwellen geschädigte Teile des Gehirns an. Da das Gehirn vom Schädelknochen umgeben ist, gibt es keinen Platz zum Ausweichen. Dadurch werden andere Teile des Gehirns verdrängt und komprimiert, was wiederum die Durchblutung in diesen Teilen beeinträchtigt und Schädigungen hervorruft.

Von **Herniation** spricht man, wenn Hirnteile verdrängt werden und ihre Durchblutung durch feste Strukturen (Falx cerebri, Tentorium etc.) abgedrückt wird.

Insult (Apoplex, Schlaganfall): Ein Insult entsteht meist durch eine **Durchblutungsstörung** einer Hirnarterie (am häufigsten A. cerebri media). Dadurch kommt es im Versorgungsgebiet der Arterie zur Ischämie und zum Absterben von Nervenzellen.
Der hämorrhagische Insult entsteht nicht durch einen Gefäßverschluss, sondern durch eine **Blutung** aus einem Hirngefäß (z. B. Aneurysma, hypertensive Massenblutung), wodurch es ebenfalls zur Ischämie und zum Absterben von Nervenzellen kommt. Bei der **Subarachnoidalblutung** (durch Ruptur eines Aneurysmas) kommt es primär zur Schädigung durch die akute Blutung. Im weiteren Verlauf kann es zu Vasospasmen von Hirnarterien kommen (am häufigsten zwischen dem 5. und 14. Tag nach der Blutung). Diese werden durch das Blut im Subarachnoidalraum ausgelöst und können zu ischämischen Insulten führen.

Schädel-Hirn-Trauma (SHT): Ein SHT entsteht durch Gewalteinwirkung auf den Schädel und das Gehirn. Je nach Schwere und Art der Gewalt wird das Gehirn nur leicht beeinträchtigt oder schwer geschädigt.
Die Gehirnerschütterung (**Commotio cerebri**) ist eine vorübergehende Funktionsbeeinträchtigung des Gehirns ohne nachweisbare Schädigung im CCT.
Schwerere Verletzungen führen zu nachweisbaren Blutungen im Schädel, die je nach Größe und Lokalisation einer chirurgischen Therapie bedürfen. Blutungen im Schädel werden als **intrakranielle Blutungen** bezeichnet.

- **Epiduralhämatom:** Die Blutung zwischen Schädelknochen und Dura mater entsteht meist durch Verletzung eines Astes einer A. meningea. Im CT zeigt sich ein bikonvexer (**linsenförmig**) Blutungsherd. Epiduralblutungen werden bei entsprechender Größe und Klinik chirurgisch entlastet.
- **Subduralhämatom:** Die Blutung innerhalb der Dura mater entsteht meist durch Verletzung einer Vene an der Hirnoberfläche. Im CT zeigt sich ein Blutungsherd, der sich

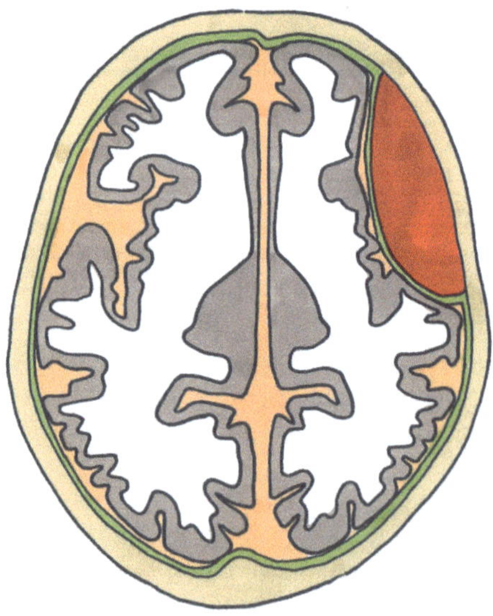

Abb. 3.68 Epiduralhämatom

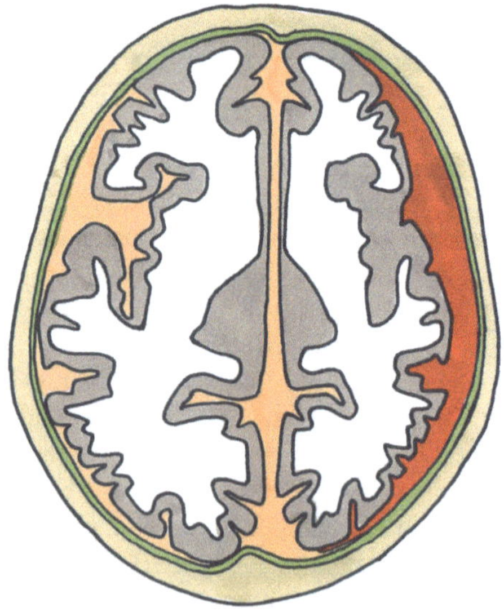

Abb. 3.69 Subduralhämatom

der Hirnoberfläche anpasst (**sichelförmig**). Die Subduralblutung wird bei entsprechender Größe und Klinik ebenfalls meist chirurgisch entlastet.
- **Intrazerebrale Blutung, Kontusion:** Blutungen direkt im Hirnparenchym werden als intrazerebrale Blutungen bezeichnet. Sie entstehen durch diffuse Gefäßverletzungen im Gehirn. Intrazerebrale Blutungen werden nur bei entsprechender Raumforderung chirurgisch therapiert, da das Ergebnis durch die Manipulation schlechter werden kann. Kontusionsherde entstehen ebenfalls durch Gewalteinwirkung auf das Gehirn; sie können mit und ohne Einblutung auftreten. Eine chirurgische Therapie ist meistens nur in Form einer Entlastung (osteoklastische Trepanation) bei entsprechender Raumforderung sinnvoll.

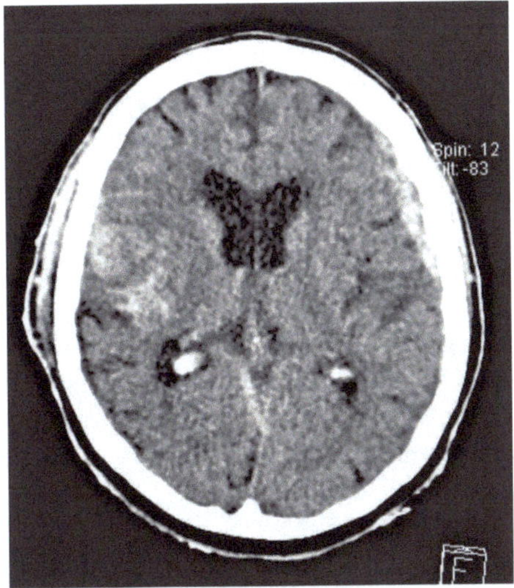

Abb. 3.70 Zerebrale Kontusionsherde

► Klinik

Bei Schädigungen des Gehirns kommt es zu Bewusstseinsveränderungen (bis hin zum Bewusstseinsverlust) bzw. fokalen neurologischen Defiziten.
Globale Beeinträchtigung (schweres SHT, erhöhter Hirndruck) führt zu Bewusstseinsstörungen, fokale Schäden (z. B. Insult) führen meist zu fokalen Symptomen wie Halbseitenzeichen, Sprachstörungen und Hirnnervenparesen. Allerdings kann es auch bei fokalen Störungen durch Fortschreiten der Schädigung mit Ausbildung eines Hirnödems zu globaler Schädigung mit Bewusstseinsstörungen kommen.

Insult: Die „klassischen" Zeichen eines Insultes sind:
- Hemiparese
- Sprachstörungen
- Fazialisparese.

Subarachnoidalblutung: Klassische Symptome der Subarachnoidalblutung sind:
- plötzlich einsetzender, heftigster, meist okzipitaler Kopfschmerz
- Nackensteifigkeit
- Bewusstseinsstörungen
- Übelkeit, Erbrechen.

Schädel-Hirn-Trauma: Hinweise auf ein SHT liefert vor allem der Unfallhergang (Sturz, Schlag etc.).

Die Symptome sind:
- sichtbare Verletzung
- Kopfschmerz
- Amnesie
- Bewusstseinstörung.

Hirndruckzeichen: Bei allen Erkrankungen und Verletzungen des Gehirns kann es durch eine Steigerung des intrakraniellen/intrazerebralen Drucks (ICP) zu folgenden Symptomen kommen:

- Übelkeit, Erbrechen
- Kopfschmerzen
- Bewusstseinsstörungen, Bewusstseinsverlust
- Anisokorie (durch Läsion des N. oculomotorius)
- Krampfanfall.

Glasgow Coma Scale (GCS): Das Ausmaß der Bewusstseinsbeeinträchtigung wird mit der GCS quantifiziert (s. Kap. „Scores in der Intensivmedizin").
Nicht zu verwechseln mit dem Glasgow Outcome Score, der verwendet wird, um das „Outcome" von PatientInnen zu quantifizieren.

Tab. 3.39 Glasgow Outcome Score

Tod	**1**
apallisches Syndrom	**2**
schwere Behinderung, auf fremde Hilfe angewiesen	**3**
moderate Behinderung, weitgehend selbstständig	**4**
gute Erholung, kann wieder normal leben	**5**

► Diagnostik

CCT: Neben der klinisch neurologischen Untersuchung wird zur Abklärung akuter zerebraler Geschehen vor allem die Computertomographie eingesetzt. Mithilfe des CCT können akute Blutungen sicher entdeckt und lokalisiert werden.

MR: Mithilfe der Magnetresonanztomographie des Schädels können ischämische Insulte bereits wesentlich **früher** als mit dem CT diagnostiziert werden. Allerdings ist diese Untersuchung nicht überall sofort verfügbar.

Lumbalpunktion: Bei entzündlichen Erkrankungen des Gehirns (Meningitis) wird Liquor mittels Lumbalpunktion gewonnen, um Krankheitserreger und Entzündungszeichen im Liquor bestimmen zu können. Ältere Subarachnoidalblutungen können ebenfalls mittels Lumbalpunktion nachgewiesen werden (Blutabbauprodukte im Liquor). Vor jeder Punktion muss ein erhöhter Hirndruck ausgeschlossen werden, da es sonst durch die Liquorentnahme zur Herniation kommen kann.

EEG: Das Elektroenzephalogramm dient vor allem der Abklärung von Krampfanfällen und Epilepsien. In der Akutphase ist es meist nicht notwendig. Das EEG wird allerdings zur Steuerung der Therapie bei erhöhtem ICP eingesetzt (Monitoring der reduzierten Hirnaktivität durch Barbiturate → Burst Suppression).

Labor: Anhand von Laboruntersuchungen können Infektionen nachgewiesen und Blutgerinnungsstörungen entdeckt werden. Bei isolierten intrakraniellen Blutungen kommt es meist zu keinem wesentlichen Abfall von Hb und Hk.

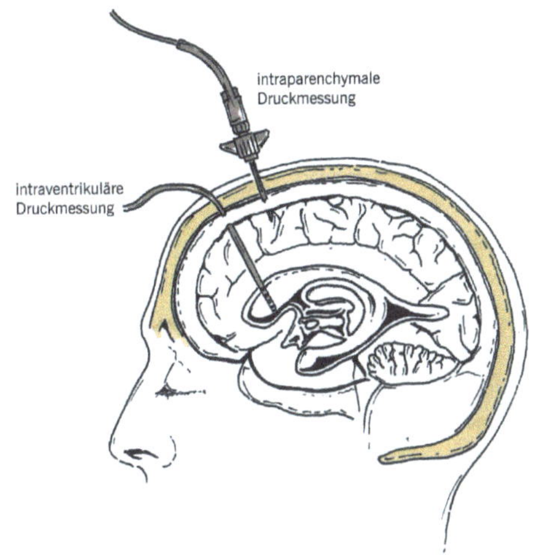

Abb. 3.71 Hirndruckmonitoring

Hirndruckmonitoring: Um die Höhe des intrazerebralen Druckes (ICP) zu messen und somit die Therapie steuern zu können, werden Hirndrucksonden eingesetzt. **Parenchymsonden** werden im Hirnparenchym platziert und messen den dort herrschenden Druck. Die Platzierung ist relativ einfach und sicher. Ventrikelsonden werden in einem Seitenventrikel platziert. Es kann damit der intrazerebrale Druck gemessen werden und Liquor zur Senkung des ICP abgelassen werden. Die Platzierung der **Ventrikelsonde** ist etwas schwieriger als die der Parenchymsonde. Moderne Sonden können neben dem Hirndruck auch den Sauerstoffpartialdruck im Hirngewebe und die Temperatur messen, wodurch noch mehr Informationen zur Therapiesteuerung gewonnen werden können.
Bei PatientInnen mit schwerem SHT (GCS <9) oder mit moderatem SHT über 40 Jahre oder bei systolischem Blutdruck <90 mmHg sollte der ICP mittels Hirndrucksonde monitiert werden. Das Hirndruckmonitoring muss ebenfalls eingesetzt werden, wenn kurzfristige neurologische Kontrollen nicht möglich sind, also an sedierten und beatmeten PatientInnen.
Somatosensorisch evozierte Potenziale (SSEP): Um die Durchgängigkeit von Nervenbahnen und deren Antwort am Kortex auch bei komatösen PatientInnen zu erfassen, kommen SSEP zum Einsatz. Dabei wird ein peripherer Nerv mit Strom gereizt (meistens N. medianus und/oder N. tibialis); das Signal wird über die afferenten Bahnen zum Gehirn geleitet, wo die Reaktionen aufgezeichnet werden. Da ein einzelner Reiz im EEG nicht sichtbar ist, wird der gleiche Reiz oft hintereinander gesetzt und die dadurch hervorgerufenen EEG-Kurven analysiert. Sollte die Nervenbahn nicht durchgängig sein (z. B. Querschnittssyndrom), so kann keine zentrale Reizantwort gemessen werden.

► Therapie

Neben der kausalen Therapie (Lyse, chirurgische Versorgung) werden vor allem die sekundären Schäden behandelt, die durch das Hirnödem und die daraus resultierenden Durchblutungsstörungen aufgrund des erhöhten ICP entstehen.

Zunächst werden die **besonderen Probleme bei intrakraniellen Schädigungen** beschrieben, die den intrakraniellen Druck (ICP) und den zerebralen Blutfluss (CBF) betreffen.

1. Intrakranieller Druck (ICP)

Ein Problem bei Schädigungen innerhalb des Schädels ist, dass die Strukturen im Schädel (Hirn, Blut, Liquor) nicht komprimierbar sind und durch die knöcherne Umhüllung keine Ausweichmöglichkeit gegeben ist. Das konstante intrakranielle Volumen setzt sich aus Hirn + Blut + Liquor + pathologischen Massen zusammen.

- Das **Hirnparenchym** macht etwa 70–80 % des intrakraniellen Volumens aus und setzt sich aus intrazellulärer Flüssigkeit, extrazellulärer Flüssigkeit, Zellmembranen und Myelin zusammen.
- Das **Blutvolumen** setzt sich aus dem arteriellen und venösen Blut zusammen und beträgt etwa 5 –10 % des gesamten intrakraniellen Volumens.
- **Liquor** macht etwa 10 % des intrakraniellen Volumens aus (in den Ventrikeln, im Subarachnoidalraum).

Pathologische Prozesse wirken sich auf das Volumen der verschiedenen Kompartments aus.

- Das zytotoxische Hirnödem führt durch Vermehrung der intrazellulären Flüssigkeit zur Schwellung der Nervenzellen und erhöht dadurch das Volumen des Hirnparenchyms.
- Das vasogene Hirnödem führt zu vermehrter extrazellulärer Flüssigkeit und erhöht dadurch ebenfalls das Volumen des Hirnparenchyms.
- Die Erhöhung des venösen Drucks oder eine Abflussbehinderung des venösen Blutes führt über die Erhöhung des venösen Blutvolumens zu einer Steigerung des intrakraniellen Blutvolumens.
- Zerebrale Hypoxie und Hyperkapnie führen reflektorisch zu einer Erweiterung der intrakraniellen Arterien, wodurch wiederum das gesamte intrakranielle Blutvolumen steigt.
- Liquorabflussbehinderungen oder gesteigerte Liquorproduktion führen zur Ausbildung eines Hydrozephalus und steigern dadurch das intrakranielle Liquorvolumen.
- Unabhängig von den anderen Kompartments können Massenläsionen (z. B. Blutung, Tumore) große Volumina beanspruchen.

Die **intrakranielle Compliance**, also die Steigerung des intrakraniellen Drucks bei Zunahme des intrakraniellen Volumens, verläuft nicht linear, sondern exponentiell. Das heißt, eine Volumenzunahme führt anfangs nur zu einer geringen ICP-Steigerung. Ab einer kritischen intrakraniellen Volumenzunahme steigt der ICP dann allerdings stark an. Durch feste Strukturen innerhalb des Schädels (Falx cerebri, Tentorium) werden Räume im Schädel (intrakranielle Kompartments) geschaffen und das Hirnparenchym kann nicht beliebig verschoben werden. Bei Volumenzunahme in einem Bereich wird das Hirnparenchym in andere Bereiche verdrängt und an den festen Strukturen abgedrückt → Herniation.

2. Zerebraler Blutfluss (CBF)

Das zweite Problem bei Schädigungen des Gehirns ist, dass dieses Organ einen sehr hohen Energiebedarf hat, allerdings über keinerlei Reserven zur Energieproduktion (Sauerstoff und Glukose) verfügt. Eine Unterbrechung der Blut- und damit Substratzufuhr führt daher innerhalb kurzer Zeit zu Funktionsverlust und irreparablen Schäden.
Der normale zerebrale Blutfluss liegt bei etwa 50 ml/100 g/min. Bei Abfall des zerebralen Blutflusses kommt es zum reversiblen Funktionsverlust der Neurone. Sinkt der zerebrale Blutfluss weiter ab, so kommt es zu Verlust der Zellintegrität mit definitivem Absterben von Neuronen. Je nach Ursache und Lokalisation der Durchblutungsstörung kommt es zur globalen (z. B. Atem-Kreislauf-Stillstand) oder fokalen Ischämie (z. B. Insult).

- **fokale Ischämie:** Bei einer Reduktion des CBF auf 5–10 ml/100 g/min in einer zerebralen Endarterie kommt es zum Absterben von Nervenzellen, die im Zentrum der Durchblutungsstörung liegen. Das an dieses Gebiet angrenzende Areal wird als Penumbra bezeichnet. Für die Zellen in der Penumbra reicht der CBF aus, sodass die Zellintegrität aufrechterhalten wird und diese Zellen daher initial nicht absterben. Durch weitere Beeinträchtigung der Durchblutung (Ödem durch Hypoxie) gehen allerdings auch diese Zellen zugrunde. Der Bereich der Penumbra kann durch frühzeitige Erkennung und Therapie der Ischämie jedoch vor einer irreversiblen Schädigung geschützt werden.
- **globale Ischämie:** Bei Reduktion des globalen CBF auf etwa 15–18 ml/100 g/min (z. B. durch erhöhten ICP oder Abfall des CPP auf 30–40 mmHg) kommt es zu Verlust von Neuronen in Grenzgebieten der zerebralen Blutversorgung (Grenzzoneninfarkte).

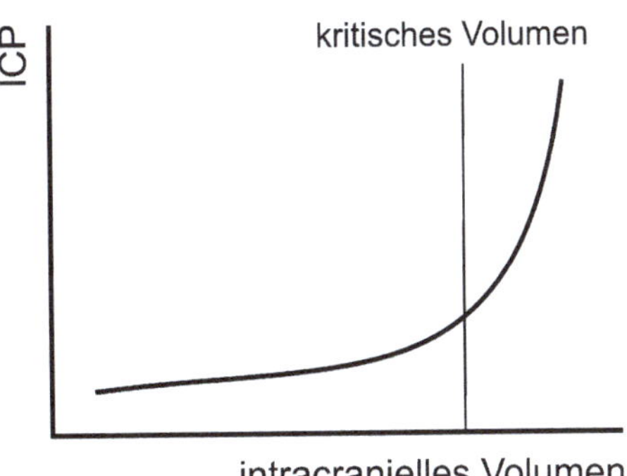

Abb. 3.72 Intrakranielle Compliance

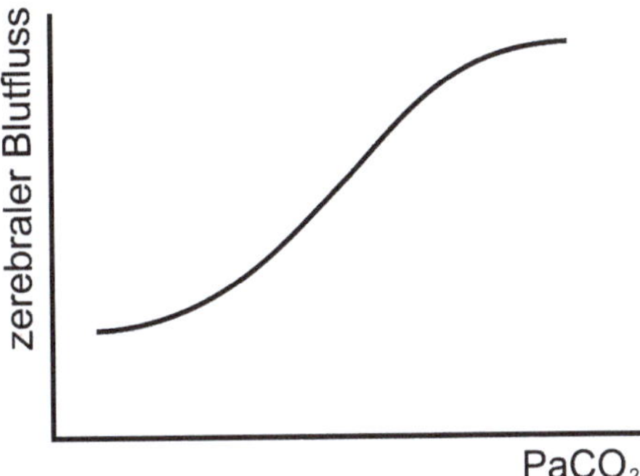

Abb. 3.73 Regulation des zerebralen Blutflusses

Der CBF wird von den Faktoren **Hirnstoffwechselaktivität**, **Sauerstoff** und **CO_2-Konzentration** und zerebraler Perfusionsdruck beeinflusst. Vermehrte Hirnstoffwechselaktivität und Hypoxie führen zu einer Steigerung des CBF. Hyperkapnie führt zu einer Steigerung, Hypokapnie zu einer Reduktion des CBF. Hypoxie $SpO_2 < 90\ \%$ führt bei Hirnschädigung zu einer deutlichen Verschlechterung der Prognose.
Die sog. Autoregulation des CBF hält den zerebralen Blutfluss auch bei unterschiedlichem zerebralen Perfusionsdruck (= CPP) über weite Bereiche (CPP 50 –150 mmHg) konstant. Ein CPP < 60 mmHg führt bei Hirnschädigung zu einer deutlichen Verschlechterung der Prognose.
(zerebraler Perfusionsdruck [CPP] = mittlerer arterieller Blutdruck [MAP] – intrakranieller Druck [ICP])

Ziel der Therapie beim zerebralen Versagen ist neben der Beseitigung der Ursache des Geschehens (Blutung, Gefäßverschluss) die Vermeidung von sekundärer Schädigung des Gehirns durch den erhöhten Hirndruck und die dadurch verminderte Durchblutung.
Um das Risiko der sekundären Schädigung zu vermindern, sollte ein **CPP > 60 mmHg** sowie ein **ICP < 20 mmHg** angestrebt werden.

Aufrechterhalten eines ausreichenden CPP: Da der CPP auch von der Höhe des arteriellen Blutdrucks abhängig ist, kann eine ausreichende zerebrale Durchblutung auch über eine Steigerung des MAP erhalten werden. Dazu können je nach Ursache der Hypotonie **Infusionen** oder **Katecholamine** eingesetzt werden.

Reduktion des ICP: Der ICP ist abhängig von den Volumina der intrakraniellen Kompartmente Hirnparenchym, Blut und Liquor. Eine Reduktion des Volumens dieser Kompartmente führt zu einer Reduktion des ICP.

- **Lagerung:** Die Lagerung mit leicht erhöhtem Oberkörper (30°) und gerader HWS führt über eine Verbesserung des venösen Abflusses zu einer Reduktion des intrakraniellen Blutvolumens und somit des ICP.
- **Ventrikeldrainage:** Die Ableitung von Liquor führt zu Reduktion des Liquorvolumens und damit zu einer Reduktion des ICP. Die Liquordrainage kann allerdings nur durchgeführt werden, wenn die Seitenventrikel (dort liegt die Sonde) noch Liquor enthalten!
- **Hyperventilation:** Die kontrollierte Hyperventilation führt durch die Abnahme des $paCO_2$ zu einer zerebralen Vasokonstriktion. Dies führt wiederum über die Reduktion des intrakraniellen Blutvolumens zu einer Abnahme des ICP. Die Senkung des ICP erfolgt rasch (wenige Sekunden) und effektiv. Außerdem kann dadurch die zerebrale Azidose korrigiert und die Autoregulation wieder hergestellt werden. Die Vasokonstriktion bei extremer Hyperventilation ($paCO_2 < 28$) ist allerdings so stark, dass die zerebrale Durchblutung auf ein kritisches Niveau absinkt und wiederum eine zerebrale Ischämie entstehen kann. Die prophylaktische starke Hyperventilation ist obsolet.
- **Osmotisch wirksame Substanzen:** Da Elektrolyte durch die intakte Blut-Hirn-Schranke nicht frei diffundieren können, führt die Infusion von hyperosmotischen/hypertonen Substanzen (Osmolarität höher als die von Plasma) dazu, dass dem Gehirn Wasser (dieses kann durch die Blut-Hirn-Schranke diffundieren) entzogen wird. Dies führt wiederum zu einer Reduktion des Hirnparenchymvolumens (der Teile mit intakter Blut-Hirn-Schranke) und somit zu einer Abnahme des ICP. Bei Therapie mit hypertonen Lösungen muss die Blutosmolarität regelmäßig kontrolliert werden und darf 320 mosm/l nicht übersteigen.
  - **Mannitol 20 %:** Die Osmolarität dieser Lösung beträgt 1100 mosm/l. Neben der osmotischen Wirkung beeinflusst Mannitol die Blutrheologie und fängt freie Radikale ab. Der hirndrucksenkende Effekt setzt nach etwa 10 min ein, erreicht nach 1 h das Maximum und hält bis zu 4 h an. Da Mannitol auch diuretisch wirkt, können als Nebenwirkungen der Therapie Nierenversagen, Elektrolytstörungen, Hypotension und Erhöhung der Blutviskosität auftreten. Außerdem kann durch Mannitol bei gestörter Blut-Hirn-Schranke die Größe der intrazerebralen Blutung zunehmen. Die Dosis des jeweiligen Bolus beträgt 0,25–0,5 g/kg Mannitol.
  - Neben Mannitol kommen auch noch **HyperHAES** (2570 mosm/l) und **hypertone NaCl-Lösung** (7,5 %, 2570 mosm/l) zum Einsatz.

> **!** Osmotisch wirksame Substanzen dürfen nur bei einer Serum-Osmolarität unter 320 mosm/l eingesetzt werden.

- **Reduktion des Hirnstoffwechsels:**
  - **Barbiturate:** Eine Reduktion des Hirnstoffwechsels führt zur Abnahme des zerebralen Sauerstoffverbrauchs und zur Abnahme des CBF mit Abnahme des ICP. Eingesetzt werden Barbiturate. Nebenwirkungen der Barbiturate sind Hypotonie und Verminderung der Immunabwehr.
  - **Hypothermie:** Die kontrollierte Hypothermie führt zu einer Reduktion des Hirnstoffwechsels und zu einer Erhöhung der Hypoxietoleranz der Nervenzellen.

Weitere Maßnahmen:

- **Strenge Blutzuckereinstellung:** Die aggressive Behandlung von Blutzuckerentgleisungen verbessert die Prognose von kritisch Kranken signifikant. Der Blutzucker sollte < 180 mg/dl betragen.
- **Vermeiden hypotoner Infusionslösungen:** Wenn hypotone Infusionen (Ringer-Laktat-Lösung, Glukose) verabreicht werden, so ist der osmotische Gradient umgekehrt wie bei der Therapie mit hypertonen Lösungen. Das heißt, Wasser fließt durch die Blut-Hirn-Schranke aus dem Blut ins Hirn und verstärkt dadurch das Hirnödem.
- **Therapie des Diabetes insipidus:** Durch Schädigung der ADH-produzierenden Zellen im Hypothalamus oder der Hypophyse kommt es zur Ausscheidung großer Mengen Wassers über die Nieren. Die Diurese beträgt manchmal mehr als 1000 ml/h, es kommt zur Hypovolämie, die Harn-Osmolarität ist erniedrigt, die Serum-Osmolarität und das Serum-Natrium steigen an. Als Therapie wird Desmopressin 0,5 µg i. v. verabreicht. Durch Desmopressin kann es allerdings zu einem Absinken der Serum-Natriumkonzentration kommen, was wiederum negative Auswirkungen auf das Hirnödem haben kann.
- **Kortikosteroide:** Die Gabe von Kortikosteroiden beim schweren Schädel-Hirn-Trauma führt zu keiner Verbesserung der Prognose. Bei Hirndrucksteigerung wegen eines Hirntumors sind Kortikosteroide allerdings indiziert und effektiv.
- **Dekompressive Kraniektomie:** Um dem Gehirn mehr Platz zu verschaffen, werden große Teile der Schädeldecke entfernt. Nach Verschwinden des Hirnödems wird der Schädel wieder gedeckt.

ZUSAMMENFASSUNG

- Häufige Ursachen für zerebrales Versagen sind Insult, Hirnblutung und SHT.
- Neben der initialen Schädigung bestimmt vor allem die sekundäre Schädigung durch erhöhten ICP die Prognose.
- Zeichen für erhöhten Hirndruck sind: Übelkeit, Erbrechen, Kopfschmerzen, Bewusstseinsstörungen, Bewusstseinsverlust, Anisokorie, Krampfanfall.
- Der ICP ist vom intrazerebralen Volumen (Hirnparenchym, Blut, Liquor, Volumina pathologischer Prozesse) abhängig.
- Um sekundäre Schäden zu vermeiden, wird ein CPP > 60 und ein ICP < 20 mmHg angestrebt.
- Der CPP kann durch Erhöhung des MAP mit Infusionen und Katecholaminen gesteigert werden.
- Der ICP kann durch Lagerung, Liquordrainage, Hyperventilation, Osmotherapie, Barbiturate, Hypothermie und chirurgische Intervention (dekompressive Kraniektomie, Blutungsentleerung) reduziert werden.

Fragen

Sie kommen als Notärztin zu einem 33-jährigen Patienten, der bei einem Sturz aus 10 m Höhe ein schweres Schädel-Hirn-Trauma erlitten hat. Die GCS beträgt 5, der Blutdruck 110/60, HF 88, SpO_2 92 %. Welche Maßnahme setzten Sie?

- a sofortige Infusion von 30 g Mannitol
- b Intubation und Beatmung
- c Hyperventilation bis zu einem $etCO_2$ von 20 mmHg
- d Adrenalin-Gabe, um den CPP zu erhöhen (1 mg i. v.)

Das Ausmaß der Schädigung bei schwerem SHT ist abhängig von:

- a der initialen Schädigung, aber nicht von den sekundären Komplikationen
- b von den sekundären Schäden
- c von der primären Schädigung und den sekundären Schädigungen
- d der insgesamt verabreichten Dosis Thiopental

Eine 35-jährige Patientin kommt mit heftigsten, plötzlich aufgetretenen Kopfschmerzen in die Ambulanz. Bei der neurologischen Untersuchung ist die Patientin nackensteif, hat allerdings kein Fieber. Die GCS beträgt 12. Welche Maßnahmen setzten Sie?

- a die Patientin hat vermutlich eine Migräneattacke, sie erhält ein Rezept für Aspirintabletten und soll morgen den Hausarzt aufsuchen
- b bei der Patientin muss sofort eine Lumbalpunktion durchgeführt werden
- c bei einer GCS von 12 muss die Patientin sofort intubiert und beatmet werden
- d ein sofortiges CCT wird zur Klärung der Diagnose veranlasst

Ein 65-jähriger Patient kommt nach einem Sturz mit dem Fahrrad intubiert und beatmet in den Schockraum. Das CCT zeigt ein ausgeprägtes Hirnödem und ein Epiduralhämatom, das chirurgisch entlastet wird. Sonst liegen keine weiteren Verletzungen vor. Zur Infusion von 7,5 % NaCl sollen Sie einen ZVK legen. Welcher Punktionsort ist hierfür besonders geeignet?

- a V. jugularis int.
- b V. subclavia
- c V. cubitalis
- d V. dorsalis pedis

Lösungen zu Fragen siehe Seite 393.

3.17 Leberversagen

T. Hamp, H. Hetz, C. Madl

FALLBESIPIEL

Eine 56-jährige Patientin wird wegen Übelkeit und Erbrechen in die Aufnahmestation gebracht. Auffällig sind der ausgeprägte Ikterus und der Geruch der Patientin. Das abgenommene Labor zeigt eine schwere Leberschädigung an (GOT 1645, GPT 1534, GGT 2734, Bili 11,3). Anamnestisch ergibt sich kein Hinweis für die Leberschädigung (keine Medikamente, keine Pilze, keine bekannte Lebererkrankung). Die Patientin wird auf die Intensivstation verlegt, wo sich ihr Zustand weiter verschlechtert; die Patientin wird somnolent und muss intubiert werden. Die weitere Diagnostik zeigt eine akute Hepatitis B. Die hepatische Enzephalopathie wird mit Laktulose und L-Ornithin-L-Aspartat therapiert. Trotz Therapie kommt es zur Blutgerinnungsstörung mit Auftreten einer gastrointestinalen Blutung. Nach wenigen Tagen steigen die Retentionsparameter und die Patientin muss hämofiltriert werden. Zusätzlich kompliziert eine Pneumonie die Situation. Letztlich verstirbt die Patientin eine Woche nach dem Auftreten der ersten Symptome.

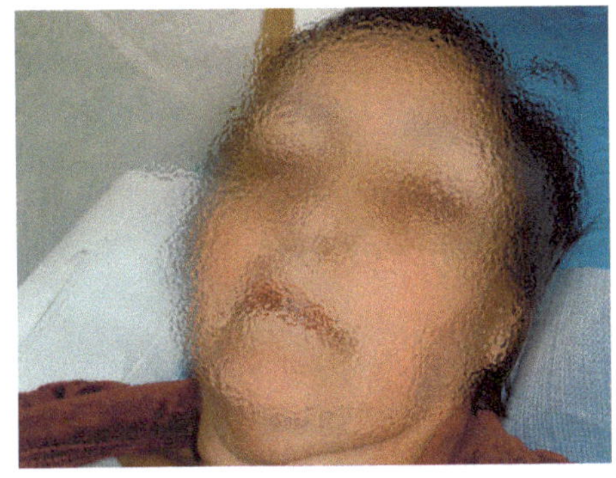

Abb. 3.74

3.17.1 Akutes (fulminantes) Leberversagen

► Definition

Vom **akuten** Leberversagen (acute hepatic failure) spricht man, wenn es bei anamnestisch Lebergesunden innerhalb von 4 Wochen nach dem Auftreten der ersten Symptome des Leberversagens zu einer Enzephalopathie kommt.
Das akute Leberversagen wird vom **subakuten** Leberversagen unterschieden. Hierbei kommt es 4 Wochen bis 6 Monate nach Beginn der Symptome zur Enzephalopathie oder Aszites.

► Ursachen

Das akute Leberversagen ist in Österreich zu 25 % medikamentös-toxisch bedingt (z. B. Paracetamol), 25 % sind auf eine virale Hepatitis und 20 % auf eine Amanita-Intoxikation (Knollenblätterpilz) zurückzuführen. Andere, seltene Ursachen sind für 10 % der akuten Leberversagen verantwortlich und in etwa 20 % der Fälle bleibt die Ursache unklar.

Ursachen für **virale Hepatitiden:**

- Hepatitis A
- Hepatitis B
- Hepatitis E

- non-A-E-Hepatitis (HGV, TTV, SEN-V)
- HSV-1, HSV-2, EBV, CMV, Gelbfieber, HHV-6.

Ursachen für **toxisches** Leberversagen:
- Paracetamol (z. B. Mexalen, Perfalgan)
- Knollenblätterpilz (Amanita-Toxin)
- halogenierte Kohlenwasserstoffe, Lösungsmittel etc.

Nicht primär toxisches, aber durch **Medikamente** hervorgerufenes Leberversagen (**idiosynkratisch**):
- Antibiotika
- Antiepileptika
- nichtsteroidale Antiphlogistika (NSAR)
- Halothan (Narkosegas)
- Ecstasy.

Durch **Krankheiten** hervorgerufenes Leberversagen:
- Schock (kardial, hypovoläm etc.)
- Hypoxie
- Morbus Wilson und andere Stoffwechselkrankheiten
- Lymphome, Graft-vs.-Host-Reaktionen nach Knochenmarktransplantation
- HELLP-Syndrom und Schwangerschaftsfettleber
- Vein-Occlusive-Disease (Budd-Chiari-Syndrom).

► Klinik und Diagnostik

Die Symptome treten beim fulminanten Leberversagen sehr rasch auf. **Leitsymptome** sind
Ikterus, Foetor hepaticus, Bewusstseinsstörungen (hepatische Enzephalopathie) sowie Anstieg der Leberwerte (Bilirubin, Transaminasen), von Ammoniak und Laktat. Weiters kommt es zu Blutgerinnungsstörungen mit (gastrointestinalen) Blutungen.

Hepatische Enzephalopathie: Die hepatische Enzephalopathie ist neben der Sepsis die Haupttodesursache beim akuten Leberversagen. Da die Entgiftungsfunktion der Leber ausgefallen ist, kommt es durch das Ansteigen von neurotoxischen Substanzen (vor allem Ammoniak) zur Hirnschädigung. Es entwickelt sich ein zytotoxisches und vasogenes Hirnödem, was zu einer Steigerung des Hirndrucks und damit zur reduzierten Perfusion führt.

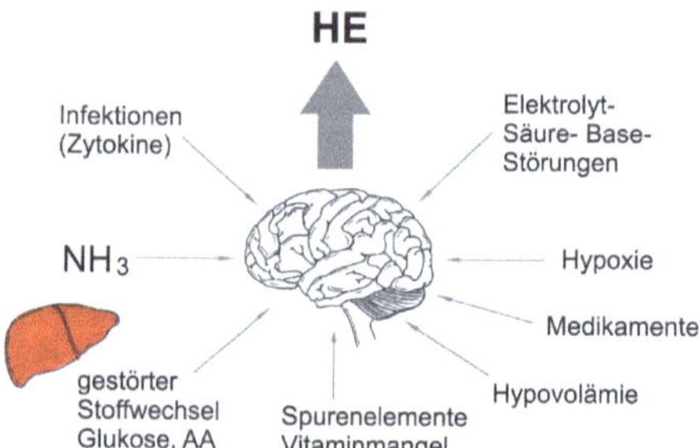

Abb. 3.75 Ursachen der hepatischen Enzephalopathie

Tab. 3.40 Stadien der hepatischen Enzephalopathie

Stadium I	Schlafstörungen, Tag-Nacht-Umkehr, geringe Beeinträchtigung kognitiver Leistungen
Stadium II	verlangsamtes Denken, zeitliche und örtliche Desorientierung
Stadium III	Somnolenz, stark reduzierte kognitive Leistung (lallt nur einzelne Worte)
Stadium IV	Koma

Tab. 3.41 Einteilung der hepatischen Enzephalopathie nach der Ursache (Typ A, B, C)

Typ A	Enzephalopathie bei fulminantem Leberversagen
Typ B	Enzephalopathie bei porto-systemischem Bypass, ohne primäre Erkrankung der Leberzellen
Typ C	Enzephalopathie bei Leberzirrhose und portaler Hypertension

► Komplikationen

Infektionen: Neben der hepatischen Enzephalopathie sind Infektionen mit Sepsis und Mehrorganversagen häufige Todesursachen beim akuten Leberversagen. Durch das Leberversagen werden die Kupfferzellen und das Komplementsystem sowie die neutrophilen Granulozyten beeinträchtigt. Dies führt zu einer reduzierten Immunabwehr und daher zu einer erhöhten Infektanfälligkeit. Erschwerend kommt hinzu, dass etwa 30 % der PatientInnen mit nachweisbarer Infektion keinerlei Infektionszeichen aufweisen. Die korrekte Erfassung und damit auch frühzeitige Behandlung von Infektionen ist daher nur durch regelmäßiges Keim-Screening möglich (Trachealsekret, Harn, Blutkultur, Katheter).
Die Entzündungsreaktion führt zu einer Freisetzung von Mediatoren, die eine hepatische Enzephalopathie verschlechtert. Erhöhte Körpertemperatur verschlechtert ein bestehendes Hirnödem und erhöht den zerebralen Sauerstoffverbrauch.
Etwa 50 % der Erreger sind grampositiv (Staphylokokken, Streptokokken, Enterokokken etc.) und etwa 30 % der Erreger gramnegativ (E. coli, Klebsiella etc.). An etwa 30 % der Infektionen sind Pilze (Candida) beteiligt.
Nach der Probengewinnung zur Keimbestimmung sollte frühzeitig mit der Antibiotikatherapie begonnen werden.

Blutgerinnungsstörungen: Zahlreiche Gerinnungsfaktoren werden in der Leber gebildet (II, VII, IX, X); daher kommt es bei einer Störung der Syntheseleistung der Leber zu einem Mangel an diesen Gerinnungsfaktoren. Außerdem kommt es zu einem Abfall von Fibrinogen und AT-III. Dieser Mangel an Blutgerinnungsfaktoren sollte beim Auftreten von Blutungen oder vor invasiven Eingriffen behoben werden (Faktorenkonzentrat, Prothrombinkomplex etc.)
Neben der gestörten plasmatischen Gerinnung ist auch die zelluläre Gerinnung beeinträchtigt (Zahl und Funktion der Thrombozyten sind vermindert): Thrombozytenkonzentrate sollten bei <20 000/mcl bzw. vor invasiven Eingriffen <50 000/mcl verabreicht werden.

Herz-Kreislauf-Komplikationen: Durch Mediatorfreisetzung kommt es einerseits zur Vasodilatation und Steigerung des HZV, andererseits zur Störung der Mikrozirkulation mit Gewebehypoxie.

Nierenversagen, hepatorenales Syndrom: Neben dem Leberversagen kommt es häufig auch zu einem Nierenversagen (ca. 30 %). Dieses Nierenversagen ist einerseits auf die gleiche Ursache wie das Leberversagen zurückzuführen (toxisch, ischämisch etc.), andererseits auch durch das Leberversagen selbst hervorgerufen (Vasokonstriktion mit Abfall der GFR – hepatorenales Syndrom).

► Therapie

Die Therapie des akuten Leberversagens ist (neben der Behandlung einer evtl. vorliegenden Grunderkrankung) eine symptomatische. Da die Leber eine große Regenerationsfähigkeit besitzt, kommt es bei Überleben des akuten Leberausfalls oft zu einer „Restitutio ad integrum". Neben konservativen Maßnahmen kommen extrakorporale Leberersatzverfahren und die Lebertransplantation zum Einsatz.

Therapie der hepatischen Enzephalopathie: Da der hohe Ammoniakspiegel hauptverantwortlich für die hepatische Enzephalopathie ist, wird versucht, den **Ammoniak** aus dem Körper zu **entfernen**. Mehrere Möglichkeiten stehen zur Verfügung:

- **Laktulose:** Durch die Gabe von Laktulose (45–90 g/d) kommt es durch den bakteriellen Abbau zu einem Abfall des pH-Wertes im Darmlumen (pH ca. 6). Bei diesem pH-Wert liegt Ammoniak (NH3) als Ammonium (NH4) vor und kann nicht aus dem Darm aufgenommen werden. Ammoniak, der aus dem Körper in den Darm diffundiert, wird daher nicht mehr rückresorbiert, sondern ausgeschieden. Die Therapie mit Laktulose ist allerdings meist nur wenig wirksam.
- **Nichtresorbierbare Antibiotika:** Die enterale Gabe nichtresorbierbarer Antibiotika führt zu einer Elimination von Bakterien, die bei GI-Blutung Ammoniak bilden.
- **L-Ornithin-L-Aspartat** regt die Leberzellen an, Ammoniak in Harnstoff umzuwandeln. Die Therapie wirkt meist gut bei hepatischer Enzephalopathie I–II.

Therapie des Hirnödems und des erhöhten Hirndrucks: Damit ein erhöhter Hirndruck festgestellt werden kann, muss dieser gemessen werden. Daher wird der Hirndruck mittels Hirndrucksonde monitiert. Um Blutungskomplikationen zu vermeiden (Blutgerinnungsstörung bei Leberausfall), sollte die Sonde epidural platziert werden.
Sonst beinhaltet die Therapie des Hirnödems wie bei anderen Ursachen auch (s. Kap. „Zerebrales Versagen") hyperosmolare Infusionslösungen, Lagerung mit leicht erhöhtem Oberkörper, Barbiturat-Koma, evtl. milde Hyperventilation, milde Hypothermie etc.
Nicht indiziert ist die Gabe von Kortikoiden zur Hirnödemtherapie bei hepatischer Enzephalopathie!

Therapie der Blutgerinnungsstörung: Substitution der Gerinnungsfaktoren und von Thrombozyten nur bei aktiver Blutung bzw. unmittelbar vor invasiven Eingriffen. Keine Routine-Substitution von Gerinnungsfaktoren!

Therapie der Kreislaufstörung: ausreichende Flüssigkeitssubstitution, Katecholamine.

Therapie des Nierenversagens: Nierenersatzverfahren (Hämofiltration).

Extrakorporale Leberersatztherapie: Bei akutem Leberversagen kann sich die Leberfunktion häufig vollständig regenerieren. Deshalb verfolgen die Leberersatzverfahren das Ziel, die Leberfunktion vorübergehend bis zu einer eventuellen Regeneration oder auch bis zur Transplantation zu unterstützen (sog. Bridging). Von allen Leberfunktionen ist die hepatische Entgiftungsfunktion am schwierigsten zu ersetzen und stellt den primären Ansatzpunkt der extrakorporalen Leberersatzverfahren dar. Gegenwärtig eingesetzte Leberunterstützungssysteme (MARS®, Prometheus®, Hemocleanse®) basieren auf kombinierten Membran- und Adsorptionstechnologien bzw. auf einem bioartifiziellen Prinzip, bei dem entweder Zellsysteme allein oder in Kombination mit Membran- und Adsorptionssystemen zum Einsatz gelangen.

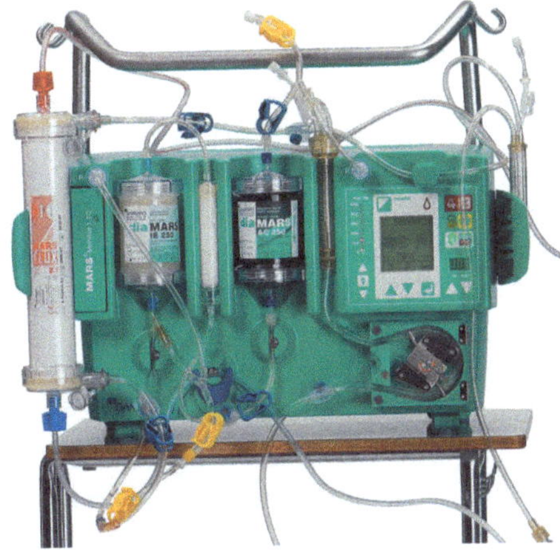

Abb. 3.76 Leberersatzverfahren, MARS®, © GAMBRO

Der Stellenwert der Leberunterstützungssysteme wird derzeit in klinischen Studien untersucht. Außerhalb klinischer Studien kann derzeit keine Anwendung routinemäßig empfohlen werden.

Lebertransplantation: Die Lebertransplantation wird sowohl beim akuten Leberversagen als auch beim chronischen Leberversagen als Therapie eingesetzt.
Verschiedene Formen der Lebertransplantation stehen zur Verfügung:

- **orthotope** Lebertransplantation: An die Stelle des entfernten eigenen Organs wird das Transplantat gesetzt. Die 1-Jahres-Überlebensrate liegt bei etwa 80–90 %.

Neben der orthotopen Lebertransplantation werden auch andere Verfahren – allerdings bisher nur experimentell – angewendet:

- **heterotope, auxiliäre** Lebertransplantation: Nachdem die Spenderleber an anderer anatomischer Position des Organs implantiert wird, unterstützt es das in situ verbleibende Organ des Empfängers. Die 1-Jahres-Überlebensrate liegt bei etwa 61 %.
- **auxiliäre, partielle orthotope** Lebertransplantation (APOLT): Der linke Leberlappen der erkrankten Leber wird reseziert und durch ein Teiltransplantat ersetzt, welches die Leberfunktion übernimmt, bis sich die eigene Leber des Empfängers erholt hat. Danach kann die Immunsuppression abgesetzt werden, das Transplantat atrophiert und die eigene Leber wächst zu normaler Größe heran. Diese Transplantation kann vor allem bei Erkrankungen angewandt werden, bei denen zu erwarten ist, dass sich die eigene Leber wieder erholt. Die 1-Jahres-Überlebensrate liegt bei etwa 71 %.

Folgende **Kriterien** können als Indikation **für eine Lebertransplantation** bei akutem Leberversagen herangezogen werden (King's College-Kriterien):

- hepatische Enzephalopathie
- PTZ >100 s oder INR >6,5

oder mindestens 3 der folgenden Kriterien:

- Alter <10 oder >40 Jahre
- Leberversagen wegen
  - non-A-E-Hepatitis
  - Halothanhepatitis
  - idiosynkratische Arzneimittelreaktion

- Zeit von Ikterus bis zur Enzephalopathie > 7 Tage
- Serum-Bilirubin > 17,4 mg/dl
- PTZ > 50 s oder INR > 3,5.

Speziell für das **Leberversagen durch Paracetamol** wurden folgende Kriterien zur Transplantation entwickelt:

- pH < 7,3 unabhängig von der Schwere der Enzephalopathie
  oder
- arterielles Laktat > 3,5 mmol/l trotz adäquater Flüssigkeitstherapie
  oder
- Serum-Phosphat > 1,2 mmol/l 48–96 h nach der Paracetamoleinnahme
  oder
- Enzephalopathie Grad III/IV und PTZ > 100 s (INR > 6,5) und Kreatinin > 3,4 mg/dl innerhalb von 24 h.

Ein anderer und allgemeinerer Score zur Einschätzung der Überlebenswahrscheinlichkeit schwerer Lebererkrankungen und damit zur Einschätzung der Dringlichkeit einer Lebertransplantation ist der **MELD-Score** (**M**odel of **E**nd-stage **L**iver **D**isease). Je höher der MELD-Score, desto dringlicher ist die Lebertransplantation und desto weiter oben werden PatientInnen für die Transplantation gelistet. So liegt beispielsweise bei einem MELD-Score von 22 die 3-Monats-Mortalität bei etwa 10 %, bei einem MELD-Score von 35 bei 60 % und bei MELD 40 bei 90 %.

MELD-Score $= 0{,}378 \times \log_e$ Bilirubin (mg/dL) $+ 1{,}12 \times \log_e$ INR $+ 0{,}957 \times \log_e$ Crea (mg/dL) $+ 0{,}643$

Im Internet finden sich unter http://www.mayoclinic.org/gi-rst/mayomodel5.html ein MELD-Rechner und Modifikationen für bestimmte Lebererkrankungen. Neben der Indikation zur Transplantation wird der MELD-Score auch für das Überleben nach TIPS-Anlage und zur Risikoeinschätzung vor Operationen eingesetzt.

Tab. 3.42 MELD-Score und OP-Risiko (nach Northup et al 2005, Ann Surg 242: 244)

Meld-Score	5	10	15	20	25	30	35	40
OP-Mortalität	5	8	14	25	35	58	75	83

► Prognose

Trotz der guten Regenerationsfähigkeit der Leber ist die Prognose des akuten Leberversagens **schlecht**. Die Mortalität beträgt mit alleiniger konservativer Therapie etwa 40–90 %. In den letzten Jahren konnte durch die Kombination von konservativer Therapie mit einem Lebertransplantat die Mortalität auf etwa 20–40 % gesenkt werden. Die Prognose des akuten Leberversagens ist stark von der auslösenden Ursache abhängig. So beträgt die Mortalität bei Knollenblätterpilzvergiftung 20 %, bei ischämischer Hepatitis 40 %, bei viraler Hepatitis 70 % und 90 %, wenn es ohne erkennbare Ursache zum Leberversagen kommt. Mit der Schwere der hepatischen Enzephalopathie steigt auch die Sterblichkeit.

Bei hepatischer Enzephalopathie Stadium I beträgt die Mortalität etwa 15 % und steigt im Stadium III und IV auf 90 % an.

3.17.2 Leberdysfunktion bei IntensivpatientInnen

► Definition

Bei kritisch Kranken kommt es relativ häufig (bis zu 10 %) zu einer gestörten Funktion der Leber und zur Leberschädigung, ohne dass dafür eine bestimmte Noxe verantwortlich gemacht werden kann. Die Leberdysfunktion scheint multifaktoriell bedingt zu sein.
Ein wesentlicher Faktor ist die prolongierte Ischämie der Leber im Rahmen des Schocks. Dadurch kommt es zur Nekrose und Apoptose von Leberzellen, wodurch Reparationsvorgänge (Entzündungsreaktion) gestartet werden und es zur gestörten Leberfunktion kommt. Ein anderer Faktor ist die generalisierte Entzündungsreaktion im Rahmen von SIRS und Sepsis. Dabei kommt es zur Ausschüttung von Mediatoren, die die gastrointestinale Durchblutung und Motilität herabsetzen. Dadurch wird die hepatische Ischämie verschlimmert und die verminderte Galleexkretion führt zur Cholestase.
IntensivpatientInnen, bei denen es zur Leberdysfunktion kommt, haben eine stark erhöhte Mortalität.

► Klinik und Diagnostik

Bei ansonsten Lebergesunden kommt es im Rahmen der Intensivtherapie zu einem Anstieg der Leberparameter (GOT, GPT, GGT, Bili etc.), ohne dass dafür eine definitive Ursache gefunden werden kann (z. B. Gallenstein, akute virale Hepatitis).

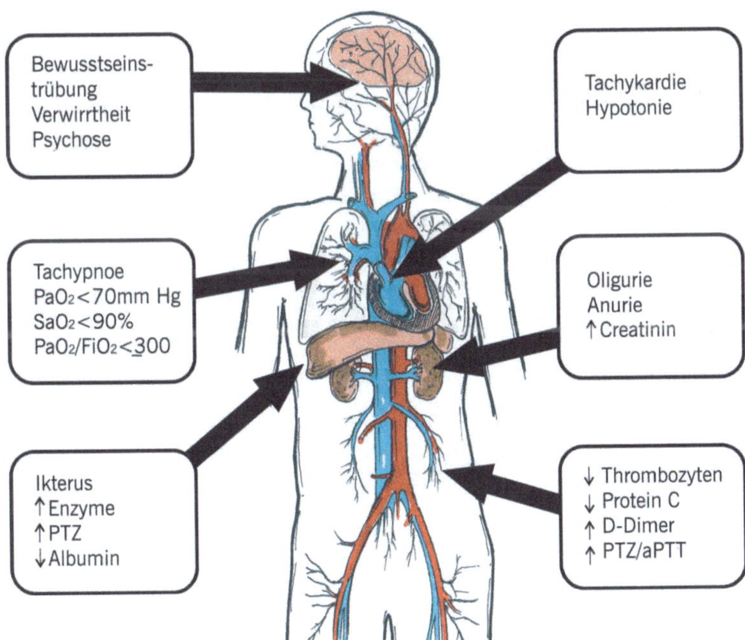

Abb. 3.77 Leberdysfunktion bei IntensivpatientInnen

► **Therapie**

Um die Leberdysfunktion zu behandeln, muss das zugrunde liegende Problem beseitigt werden: Sepsisherd sanieren, Kreislauffunktion optimieren. Sollte es auch zu einer akuten Cholezystitis kommen, so sollte die Gallenblase frühzeitig entfernt werden.

3.17.3 Intensivmedizin bei Leberzirrhose

Bei PatientInnen mit vorbestehender Leberzirrhose sind vor allem folgende Krankheitsbilder in der Notfall- und Intensivmedizin relevant:
- hepatische Enzephalopathie
- Ösophagusvarizenblutung.

3.17.3.1 Hepatische Enzephalopathie

Bei PatientInnen mit Leberzirrhose kann es leicht zur Dekompensation der Leberfunktion und damit auch zur hepatischen Enzephalopathie (s. Kap. „Akutes Leberversagen“) kommen. Bei diesen PatientInnen genügen bereits eine Infektion (oft spontane bakterielle Peritonitis/SBP oder Harnwegsinfekt) oder andere Störungen von außen (Medikamente, Diuretika, Hypovolämie etc.), um zur Dekompensation zu führen.
Die Therapie der hepatischen Enzephalopathie bei Leberzirrhose unterscheidet sich nicht von der beim akuten Leberversagen (Laktulose, L-Ornithin-L-Aspartat, Flüssigkeitszufuhr, Antibiotika bei Infektionen).

3.17.3.2 Ösophagusvarizenblutung

Durch die Umbauvorgänge bei der Leberzirrhose kann das Blut aus dem Darm nicht mehr so gut über die Pfortader durch die Leber abfließen (Gefäße werden weniger, Widerstand steigt). Blut „staut“ sich vor der Leber, es kommt zur Erhöhung des Drucks in der Pfortader und den zuführenden Gefäßen. Durch diese Druckerhöhung werden Kollateralvenen (Ösophagus, Rektum, paraumbilikal) erweitert. Über diese erweiterten Venen/Varizen fließt das Blut an der Leber vorbei zum Herzen zurück. Häufig rupturieren die Varizen im Ösophagus und es kommt zur lebensbedrohlichen Blutung.
Die Ösophagusvarizenblutung ist für etwa 20 % der gastrointestinalen Blutungen verantwortlich und tritt bei etwa 30 % aller PatientInnen mit Leberzirrhose auf. Bereits die erste Blutung ist in etwa 30 % tödlich, bei den Überlebenden kommt es in 70 % der Fälle zu einer neuerlichen Blutung. Die 1-Jahres-Überlebensrate nach Ösophagusvarizenblutung beträgt etwa 30–80 % und ist abhängig vom Schweregrad der zugrunde liegenden Lebererkrankung bzw. Komorbiditäten (Infektionen, Nierenversagen).

► **Klinik und Diagnostik**

Schwallartiges Bluterbrechen, je nach Intensität der Blutung frisch blutig oder bereits „angedaut“ kaffeesatzartig. Anamnestisch liegt eine Lebererkrankung und meist chronischer Alkoholismus vor. Durch den massiven Blutverlust kommt es zunehmend zum Schock.

► **Therapie**

Parallel zur Schockbekämpfung (Volumenersatz, Transfusion etc.) muss die **Blutung gestillt** werden.
- Im **präklinischen** Bereich (nur wenn keine Endoskopie rasch verfügbar ist) wird dazu die Sengstaken- oder die Linton-Sonde eingesetzt. Dabei handelt es sich um eine Ma-

gensonde, an deren unteren Bereich ein Ballon angebracht ist. Die Sonde wird in den Ösophagus eingebracht und der Ballon aufgeblasen. Der Ballon komprimiert die Varizen und bringt die Blutung zum Stillstand.
- **Innerklinisch** wird die lebensbedrohliche Ösophagusvarizenblutung endoskopisch (Gastroskopie) gestillt. Dabei wird die blutende Varize mit einem Gummiband unterbunden oder sklerosiert.

Neben diesen mechanischen Maßnahmen zur Blutstillung muss der Druck im portalen Kreislauf verringert werden (weniger Druck in den Varizen, geringere Blutung, weniger Gefahr einer Rezidivblutung). Dies geschieht mit **Terlipressin** und **Somatostatin-Analoga**.

Nach einer Ösophagusvarizenblutung kommt es in etwa 50 % der Fälle zu einer bakteriellen Infektion. Durch prophylaktische Gabe von **Antibiotika** kann die dadurch verursachte Mortalität gesenkt werden.

Um den Druck im portalen Kreislauf längerfristig zu reduzieren, wird neben der Gabe von Medikamenten (z. B. β-Blocker) häufig eine künstliche Verbindung des Portalkreislaufs mit dem Stromgebiet der V. cava geschaffen (transjugulärer intrahepatischer portosystemischer Shunt, **TIPS**).

ZUSAMMENFASSUNG

Akutes Leberversagen:
- Auslöser des akuten Leberversagens sind meist Medikamente, Viren, Vergiftungen.
- Die Mortalität ist hoch, je nach Ursache und Ausprägung der hepatischen Enzephalopathie etwa 20–90 %.
- Komplikationen sind die hepatische Enzephalopathie, Infektionen, Blutgerinnungsstörungen, Herz-Kreislauf-Störungen und Nierenversagen.
- Therapie der hepatischen Enzephalopathie mit Laktulose, L-Ornithin-L-Aspartat.
- Lebertransplantation senkt die Mortalität.

Leberdysfunktion bei Intensivpatienten:
- relativ häufig, hohe Mortalität
- multifaktorielle Genese (Ischämie, Entzündungsreaktion)
- Therapie der grundlegenden Störungen.

Intensivmedizin bei Leberzirrhose:
- Dekompensation kann durch geringfügige Störungen ausgelöst werden.
- Therapie der hepatischen Enzephalopathie wie bei akutem Leberversagen
- Die Mortalität ist bei Ösophagusvarizenblutung hoch.
- Therapie der Ösophagusvarizenblutung: endoskopisch mit Ligatur/Kompressionssonde und medikamentös (Terlipressin, Somatostatin-Analoga).

Fragen

Bei einem 65-jährigen komatösen Patienten mit bekannter Leberzirrhose und hochgradigen Ösophagusvarizen kommt es zu schwallartigem Bluterbrechen. Welche Maßnahmen setzten Sie als eintreffende/r Notarzt/Notärztin nicht?

a Intubation und Beatmung
b setzen einer Ösophaguskompressionssonde
c endoskopische Blutstillung
d Schockbekämpfung

Ein 22-jähriger Patient mit akutem (fulminantem) Leberversagen nach Knollenblätterpilz-Intoxikation wird auf der Intensivstation aufgenommen. Mit welcher der folgenden Komplikationen ist beim akuten Leberversagen nicht zu rechnen?

a hepatische Enzephalopathie
b Blutgerinnungsstörung
c Ösophagusvarizenblutung
d Infektion

Ein 53-jähriger Patient mit Leberzirrhose wird mit einer Pneumonie aufgenommen. Am nächsten Morgen liegt der Patient mit einem GCS von 11, hämodynamisch und respiratorisch stabil im Bett. Welche Maßnahmen setzen Sie?

a sofortige Intubation und Beatmung
b Koma-Abklärung (CT, Blutgasanalyse, Labor, keine Sedierung) und Verlegung auf die Intensivstation
c es ist nicht zu erwarten, dass sich der Zustand verbessern wird (DNR)
d legen einer Ösophaguskompressionssonde (Sengstaken)

Ein 24-jähriger Patient mit akutem (fulminantem) Leberversagen bei akuter Hepatitis B und Coma hepaticum entwickelt ein diffuses Hirnödem. Im Rahmen des Hirndruckmonitorings mit einer epiduralen Hirndrucksonde kommt es zu einem Anstieg des Hirndrucks auf 35 mmHg. Welche der folgenden Therapien ist beim akuten Leberversagen nicht indiziert?

a Intubation und Beatmung
b Infusion mit Mannitol
c Dexamethason 4 × 8 mg pro Tag
d Laktulose

Lösungen zu Fragen siehe Seite 393.

3.18 Brandverletzungen

D. Weidenauer, P. Metnitz

FALLBESIPIEL 1

Bei einem Jachturlaub in der Ägäis kommt es zu einem Unfall mit Folgen: Der Heißwasser-Boiler explodiert und das heiße Wasser verbrüht die im Sanitärraum befindliche 32-jährige Gattin des Segelboothalters. Unkundig der Pathophysiologie des Brandverletzungstraumas wird die Patientin von ihrer Familie in die Koje gelegt und der nächste Hafen angelaufen. Die Reise dauert 6 h. Als die Patientin endlich im Spital ankommt, lautet die Diagnose drittgradige Verbrennungen über 90 % der Körperoberfläche (KOF) – also durchwegs chirurgisch zu behandeln. Die Patientin wird anschließend nach Wien an die Intensivbettenstation (IBS) für Brandverletzte verlegt und dort behandelt. Die Patientin kann nach einem mehrmonatigen Aufenthalt an der IBS, während dem es mehrfach zu schweren systemischen Infektionen kam, in die Rehabilitation und in Folge nach Hause entlassen werden.

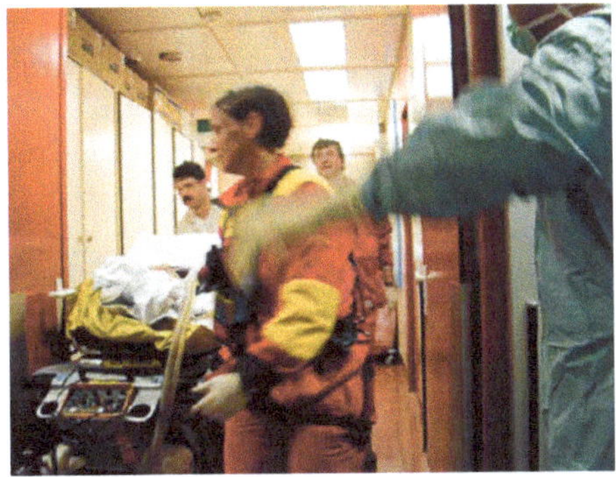

Abb. 3.78

FALLBESIPIEL 2

Bei einem Grillfest in der Steiermark geht die Kleidung eines 17-jährigen Teilnehmers bei dem Versuch das Lagerfeuer noch einmal ordentlich anzuheizen in Flammen auf. Der Patient ist geistesgegenwärtig und springt in den nahegelegenen Bach, in dem er bis zum Eintreffen der Rettung ausharrt. Als er schließlich in Wien an der Intensivstation für Brandverletzte ankommt, lautet die Diagnose: 50 % Verbrennungen – alles Grad 1 und 2 a und damit konservativ zu behandeln. Der Patient wird verbunden, am nächsten Tag an die Normalstation transferiert und einige Zeit später (ohne Operation) nach Hause entlassen.

3.18.1 Thermische Schädigungen

► Definition

Obwohl dieses Kapitel der Betreuung brandverletzter PatientInnen gewidmet ist, inkludiert es generell thermische Schädigungen jeglicher Natur. Thermische Schädigungen der Haut können durch unterschiedliche Mechanismen zustande kommen. Wir unterscheiden prinzipiell zwischen **Verbrennungen (Combustio)** und **Verbrühungen** (Ambustio). Verbrennungen können durch verschiedene Mechanismen zustande kommen, z. B.

- **Flammen**verbrennungen
- **Kontakt**verbrennungen durch heiße Gegenstände
- **Strom**verbrennungen (z. B. Niederspannung, Lichtbogen bei Hochspannung)

- **Strahlung**sverbrennungen
- **Reibung**sverbrennungen.

Ähnliche Schädigungsmuster werden auch durch Verätzungen durch Säuren oder Laugen hervorgerufen.

Zu beachten ist, dass es neben dem thermischen Trauma auch noch zum Auftreten anderer Verletzungen kommen kann, z. B.

- Explosion: Verletzungen durch die Druckwelle
  - pulmonal
  - extrapulmonal
- Inhalationstrauma (evtl. mit Hypoxie)
- Intoxikationen
  - CO- oder CN-Vergiftung
  - Vergiftung durch Inhalation fettlöslicher Stoffe
- Begleitverletzungen
  - mechanische Verletzungen anderer Ursache (Verkehrsunfall)
  - Ohrenverletzungen, Augen- und Lidverletzungen.

► Pathophysiologie

Das Ausmaß der thermischen Schädigung hängt von der Temperatur und der Einwirkdauer ab. Bis ca. 44 °C kommt es in vitro zu keinen Schäden in der Zellkultur. Bei Temperaturen < 45 °C dauert es immer noch Stunden, bis es zu einer Schädigung kommt. Ab etwa 45–50 °C sind es jedoch nur mehr Minuten und bei 51–70 °C nur mehr Sekunden, die für eine Schädigung benötigt werden. Bei noch höheren Temperaturen dauert es gar nur mehr Sekundenbruchteile.

> ! Das Ausmaß und die Tiefe der Verbrennung sind also eine Resultante aus der **Temperatur** und der **Zeitdauer** der Einwirkung. Daraus leitet sich auch die Strategie der initialen Kühlung verbrannter Areale ab: je schneller und besser gekühlt wird, desto geringer ist später der resultierende Schaden!

Die Verbrennung bringt nicht nur einen lokalen Schaden mit sich, sondern kann bei entsprechendem Ausmaß (ab ca. 20–30 % verbrannter Körperoberfläche (KOF) bei Erwachsenen) zur **Verbrennungskrankheit** führen. Diese ist gekennzeichnet durch eine massive systemische Reaktion, einem **SIRS** (s. Abb. 3.82). Auffälligstes klinisches Symptom ist das generalisierte kapilläre Leck (capillary leak), welches sich durch eine massive Ödembildung auszeichnet. Ausgelöst durch die inflammatorische Reaktion kommt es zu einer massiven Freisetzung von **Entzündungsmediatoren** und damit zur **Störung der Kapillarpermeabilität** mit Austritt von Wasser, Elektrolyten und Plasmaproteinen in den extravaskulären Raum.

Die Volumenverschiebung ins Gewebe führt zu einem erhöhten Hämatokrit und einer relativen Hypovolämie, die mit einer peripheren Vasokonstriktion beantwortet wird. Die daraus resultierende Verschlechterung der Hautdurchblutung kann zu einer Vergrößerung der Nekrosezone führen.

Die normale Haut verhindert – in intaktem Zustand – einen Verlust von Körperflüssigkeit. Durch die Schädigung eines großen Areals dieses „Schutzwalls" geht diese Schutzfunktion verloren und es kommt zu einem massiven Verlust an

- Flüssigkeit
- Elektrolyten
- Wärme
- Eiweißen (z. B. Immunglobuline)
- Barrierefunktion (→ Infektionen).

Dies führt neben den Verlusten auch zu einem erhöhten Energiebedarf. Ein besonders wichtiges Problem stellt in diesem Zusammenhang der Verlust der natürlichen Infektionsabwehrfunktion der Haut dar. Brandverletzte PatientInnen müssen daher nicht nur als **immunsupprimiert**, sondern darüber hinaus immer auch als **extrem infektionsgefährdet** angesehen werden.

Im Idealfall reduziert sich die kapilläre Durchlässigkeit nach etwa 24 h wieder Richtung Norm und es kommt dadurch zu einem Rück-Shift des interstitiell eingelagerten Volumens – und dabei eventuell zu einer Volumenbelastung des Herzens. Bei herzinsuffizienten PatientInnen ist daher in dieser Phase Vorsicht angebracht.

Die inflammatorische Komponente der Verbrennungskrankheit triggert allerdings nicht nur die kapilläre Permeabilität, sondern eine systemische Reaktion, das SIRS. Die während der Verbrennungskrankheit auftretenden **Organdysfunktionen** können unterschiedliche Ausmaße annehmen und manifestieren sich z. B. als hämodynamische Insuffizienz (Hypotonie), hepatale Insuffizienz, renale Insuffizienz oder gastrointestinale Insuffizienz. In dieser Phase ist es wichtig, eine ausreichende Perfusion aller beteiligten Organe zu gewährleisten, da die Ischämie über die Minderperfusion die Mediatorenkaskade verstärken und in Folge zum Multiorganversagen führen kann (s. Kap. „Sepsis"). Wie bei allen inflammatorischen Zuständen ist auch hier das **Gerinnungssystem** mitbetroffen: Bei Schwerbrandverletzten kommt es nicht nur zu einer Aktivierung der Gerinnungskaskade

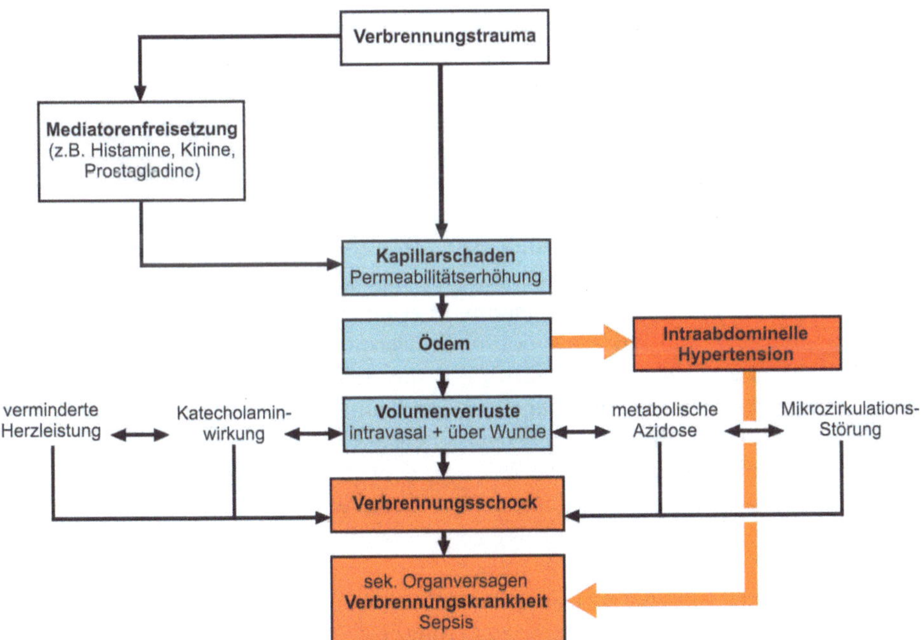

Abb. 3.79 Verbrennungskrankheit (modifiziert nach http://www.feuerwehr-wasserlos.de/html/verbrennung.html)

wie bei anderen inflammatorischen Zuständen, sondern darüber hinaus auch zu einem Verlust an Gerinnungsfaktoren über die Wunden (s. Nekrosektomie).

► Diagnostik

Die Diagnose eines Verbrennungstraumas ist augenscheinlich und bedarf keiner eigenen Erklärung. Wichtig ist die Feststellung des Ausmaßes sowie der Tiefe der Schädigung.

Anamnese: Für den behandelnden Arzt/die behandelnde Ärztin ist die genaue Kenntnis über den Unfallhergang und dessen Zeitpunkt sehr wichtig: Es ist wesentlich, ob Chemikalien oder Strom am Unfall beteiligt waren (**Cave:** zusätzliche Verletzungsmuster). Weiters lassen gewisse Vorkommnisse auf ein Explosions- oder Inhalationstrauma schließen. Wann immer möglich, sollte auch nicht die Erhebung der Vorerkrankungen und der Dauermedikation vergessen werden.

Klinik: Die Klinik der PatientInnen wird vor allem durch das Verbrennungsausmaß und die Verbrennungstiefe geprägt. Das klinische Bild kann vielfältig sein und u. a. folgende Veränderungen umfassen:

- Kutis: u. a. Rötung, Blasen, Nekrosen, Verkohlung
- Kreislaufinsuffizienz, Schocksymptomatik
- Atemnot (Schwellung im Gesichts- oder Halsbereich, Inhalationstrauma)
- Herzrhythmusstörungen (Stromunfall)
- Begleitverletzungen.

Ausmaß der Schädigung: Um das Ausmaß der Schädigung evaluieren zu können, wird meist die **Neuner-Regel** nach Wallace angewendet. Mithilfe dieser Methode lässt sich schnell die verbrannte Oberflächenausdehnung ermitteln. Dazu wird der Körper in 11 etwa 9 % der KOF umfassende Areale eingeteilt, das Genitale wird mit 1 % bewertet. Zu beachten ist, dass bei Kindern die Proportionen anders sind, da der Kopf im Vergleich um Stamm größer ist. Als zusätzliches Hilfsmittel kann die Handfläche herangezogen werden: Sie entspricht etwa 1 % der KOF (Handfläche des Patienten/der Patientin).

Stadien der thermischen Schädigung: Die Verbrennungstiefe wird gewöhnlich in Graden angegeben. **Grad 1** betrifft nur die oberflächliche Epidermis. Bei einer Schädigung **Grad 2** sind Epidermis und obere Dermis betroffen, wobei zwischen oberflächlich (**2 a**) und tief (**2 b**) dermal unterschieden wird. Bei einer Schädigung **Grad 3** ergreift die Schädigung auch bereits auf die Subkutis über. Eine Zeit lang wurde darüber hinaus noch eine Schädigung Grad 4 (Verkohlung tieferer Gewebe wie Muskeln, Sehnen und Knochen) als eigene Bezeichnung geführt.

Traumata der Grade 2 b und 3 benötigen aufgrund fehlender Spontanheilung eine operative Sanierung. Deshalb hat die exakte und auch repetitive Evaluierung der Schädigung klinische Bedeutung.

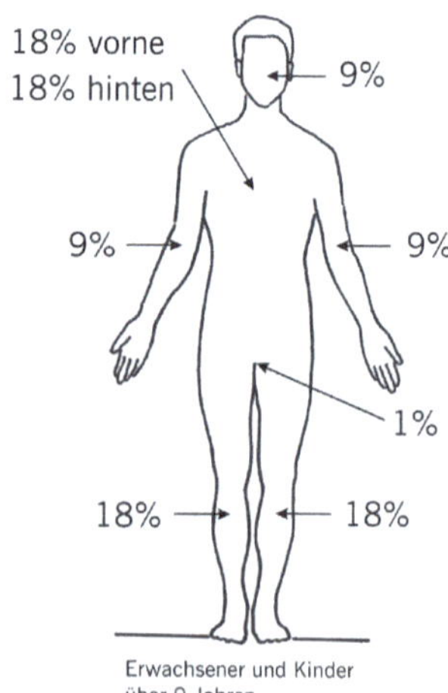

Abb. 3.80 Neuner-Regel nach Wallace

Tab. 3.43 Stadien der thermischen Schädigung

Grad	Schädigung	Klinik
1	Epidermis	Rötung, Schmerzen
2a	+ obere Dermis	Blasenbildung, wegdrückbare Rötung, starke Schmerzen
2b	+ untere Dermis	Blasen, Schmerzen, Haarfollikel und Drüsen sind erhalten, Wundgrund weißlich mit nicht wegdrückbaren Netzzeichen
3	+ Subkutis	Nekrosen, Schorf, kein Schmerz
(4)	+ Muskeln, Sehnen	Verkohlung, kein Schmerz

► Prognose

Eine ganze Reihe von Faktoren beeinflusst die Prognose von Brandverletzten. Dazu gehören einerseits

- Ausmaß, Tiefe und Lokalisation des Verbrennungstraumas

andererseits

- Alter des Patienten/der Patientin
- vorexistierende Erkrankungen (z. B. chronisches Nierenversagen, COPD, Diabetes mellitus)
- Begleitverletzungen (z. B. Frakturen)
- Inhalationstrauma.

Zur Abschätzung der Prognose wurden einige Scores entwickelt, welche aber generell an denselben Problemen leiden: Sie sind alt und wurden nur beschränkt validiert. Die genaue Diskussion dieser Systeme scheint daher in diesem Zusammenhang nicht notwendig. Einzig der **Baux-Score** sollte wegen seiner Einfachheit bekannt sein (und wird aus demselben Grund auch angewendet): Den Score erhält man durch Addition zweier Variablen: des Alters und der Prozentzahl der verbrannten Körperoberfläche.

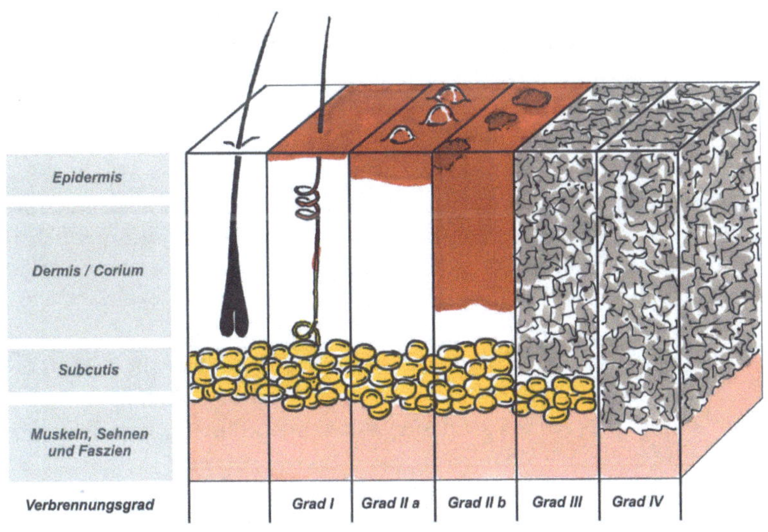

Abb. 3.81 Verbrennungstiefe

Tab. 3.44 Interpretation des Baux-Score

Score	Prognose
< 70	Überleben wahrscheinlich
70–100	Überleben fraglich
> 100	Überleben unwahrscheinlich

Vorteil des Baux-Score ist der äußerst geringe Zeitaufwand. Nachteil ist, dass sich die Prognose nur auf 2 Faktoren (Alter und Verbrennungsausmaß) stützt. Die frühere Klassifikation von PatientInnen durch den Baux-Score ist aufgrund rezenter Verbesserungen in Therapie und Prognose von Brandverletzten nicht mehr gültig und wird nur der Vollständigkeit halber hier erwähnt.

> ! Auf der Intensivstation für Brandverletzte des AKH Wien sind bereits PatientInnen mit einem Baux-Score von > 125 erfolgreich entlassen worden. Aus diesem Grund darf dieser Score niemals als Argument für oder wider eine Behandlung herangezogen werden!

3.18.2 Behandlungsablauf

3.18.2.1 Erstversorgung am Unfallort

Zuerst erfolgt eine **Lagebeurteilung:** Besteht Gefahr für die HelferInnen? Werden die Feuerwehr oder andere Einsatzkräfte benötigt? Sobald diese Fragen geklärt sind, wird unter Einhaltung des Selbstschutzes die Hitzeeinwirkung unterbrochen (z. B. Löschen der Flammen bzw. PatientInnen aus der Gefahrenzone retten). Wie bei jedem anderen Trauma steht auch bei der Verbrennung die Sicherung der Vitalfunktionen im Mittelpunkt (ABC-Regel, s. Kap. „Polytrauma").
Neben dem Verbrennungsausmaß muss auch festgestellt werden, ob der/die PatientIn noch weitere Verletzungen aufweist, wie z. B. ein Inhalationstrauma, Frakturen oder Luxationen. Empfehlenswert ist das rasche Legen eines großlumigen intravenösen Zuganges, welcher ausreichend fixiert werden sollte (Transport).

Kühlung

Sofern es das Zustandsbild des Patienten/der Patientin erlaubt, wird dieser an den betroffenen Körperstellen vorsichtig entkleidet (anklebende Kleidungsstücke am Körper belassen) und die verbrannten Hautareale gekühlt. Dies wirkt schmerzlindernd und verhindert das Fortschreiten des Gewebeschadens („Nachbrennen").

> ! Bei Verbrennungen > 20 % KOF darf die Gefahr einer Hypothermie nicht übersehen werden. Eine Kühlung sollte daher bei Überschreiten eines bestimmten Ausmaßes der Brandverletzungen nur sehr vorsichtig durchgeführt werden. Die Grenzen liegen in etwa bei
> - 10–15 % geschädigter KOF bei Erwachsenen über 40 Jahren und Kindern.
> - 15–20 % geschädigter KOF bei Erwachsenen unter 40 Jahren.

Bei drohender Unterkühlung muss die Kühlung beendet werden. Eiswürfel oder eine Wassertemperatur unter 10 °C sind bei schweren großflächigen Verbrennungen kontraindiziert, da sie durch Vasokonstriktion die Gewebezerstörung verstärken können.

Flüssigkeitssubstitution

Die Infusionstherapie mit kristalloiden Lösungen sollte je nach Ausmaß der Schädigung noch am Unfallort beginnen. Die Gabe von kolloiden Lösungen in den ersten 6 h wird nur bedingt empfohlen, da durch das Capillary Leak die Kolloide austreten und die Ödeme verstärken könnten. Das initiale Infusionsschema richtet sich nach der Klinik des Patienten/der Patientin. **Generell gilt, dass nicht zu viel infundiert werden soll.**

Die seit dem Vietnamkrieg bekannten Formeln (am bekanntesten ist die Baxter-Formel mit 4 ml/kg KG/%VKOF) überschätzen den Volumenbedarf des Patienten/der Patientin beträchtlich. Wenn die Infusionsstrategie in dieser Menge durchgeführt wird, kommt es zum Auftreten schwerwiegender Komplikationen (Klein, MB et al 2007; O'Mara MS et al 2005; Oda J et al 2006; Faybik P, Metnitz PhGH 2008). Aus diesem Grund sind diese Formeln obsolet und sollten keinesfalls mehr angewendet werden!

Die Infusionsstrategie während des Transports in ein Spital/Zentrum sollte eine liberale Strategie verfolgen und sich nach einfachen klinischen Parametern richten. Es ist nicht erforderlich, PatientInnen auf „normale Werte" aufzuinfundieren. Ein rascher Transport ist wesentlich wichtiger.

Atemwegsmanagement

Das Atemwegmanagement am Unfallort richtet sich nach den jeweiligen Umständen und ist von vielen Faktoren abhängig. Generell können spontan atmende PatientInnen ohne Verletzungen im Kopf-Hals-Bereich meist konservativ gemanagt werden. Kriterien für eine rasche Intubation sind andererseits:

- Bewusstlosigkeit
- Inhalationstrauma
- Verbrennungen im Gesichts- und Halsbereich
- zirkuläre Thoraxverbrennungen Grad 3
- Polytrauma.

Weitere wichtige Maßnahmen

Analgesie (**Cave:** Spontanatmung!). Dokumentation des genauen Unfallzeitpunktes und Unfallhergangs. Der Transport in ein Verbrennungszentrum ist erforderlich, wenn eines der folgenden Kriterien erfüllt wird:

- 3-gradig verbrannte Areale, unabhängig von der KOF
- Inhalationstrauma
- chemische/elektrische Verbrennungen
- Verbrennungen, die mehr als 30 % der KOF betreffen, unabhängig von der Tiefe der Schädigung
- Begleitverletzungen, die eine spezielle Betreuung benötigen (z. B. Schädel-Hirn-Trauma).

3.18.2.2 Erstversorgung im Krankenhaus

Übernahme

- **Information:** Wichtig ist eine gute Übergabe aller bekannten Informationen vonseiten des transferierenden Arztes/der transferierenden Ärztin.
- **Beurteilung:** Beurteilung von Ausmaß und der Tiefe der Schädigungen.
- **Zugänge:** Der/die PatientIn erhält, sofern noch nicht vorhanden, die notwendigen intravenösen Zugänge.
- **Monitoring:** Jede/r PatientIn bekommt ein Standard-Monitoring (EKG, Pulsoxymetrie, Blutdruckmessung). Ab etwa 40 % KOF empfiehlt sich ein erweitertes hämodynamisches Monitoring (z. B. PiCCO), um eine differenzierte Volumentherapie durchzuführen. **Cave:** Bei einer CO-Vergiftung kann das Pulsoxymeter trotz hohem CO-Hb und Met-Hb normale Werte anzeigen!
- **Analgesie.**

Wundversorgung

- Reinigung der Wunden, Eröffnung und Abtragung aller Blasen
- **Fasziotomie und Escharotomie:** Bei Vorliegen einer zirkulären Verbrennung ist sofortiges Handeln unabdingbar. Dabei wird eine Inzision bis auf die Muskelfaszie und Spaltung der Faszie (= Fasziotomie) und/oder eine Inzision des Verbrennungsschorfs (= Escharotomie) durchgeführt. Ziel ist es, die Entwicklung eines Kompartmentsyndroms zu verhindern bzw. bei zirkulärer Verbrennung des Thorax eine Beatmung überhaupt zu ermöglichen.
- **Erstoperation:** Bei frisch Schwerbrandverletzten wird ein erster chirurgischer Eingriff mit Entfernung der Nekrosen (Nekrosektomie) gleich nach Aufnahme (evtl. gleichzeitig mit einer Fasziotomie) durchgeführt oder aber nach einer Latenz von ca. 3 Tagen (Abklingen der Ödeme).
- Rasche **Lagerung** des Brandverletzten **im Sandbett** wann immer notwendig (evtl. gleich nach der Erstversorgung): Das Sandbett hat nicht nur den geringsten Auflagendruck (dadurch generell Wundschonung), sondern trocknet die dorsal gelegenen Wunden aus und verhindert damit Infektionen und erleichtert die Nekrosektomie.

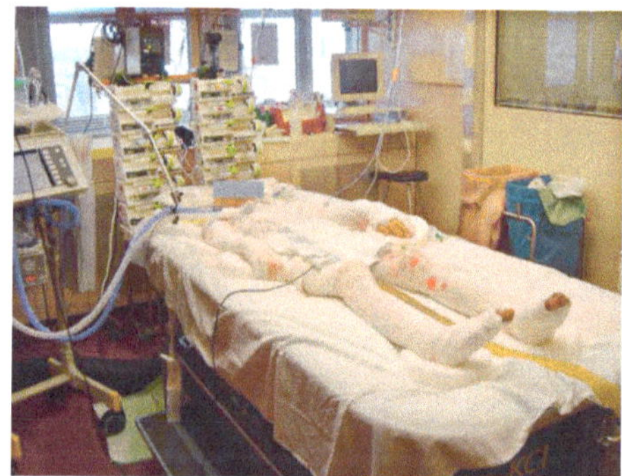

Abb. 3.82 Patient im Sandbett

3.18.2.3 Intensivmedizinische Behandlung

Infusionstherapie

Die Infusionstherapie sollte sich auch im weiteren Verlauf – wie auf der Intensivmedizin sonst auch – nach messbaren Größen (Harnausscheidung, Laktat, Hämatokrit, ZVD etc.) und nicht blind nach Formeln richten.

Würde eine Infusionstherapie strikt nach der Baxter-Formel durchgeführt, so würden – wie bereits festgestellt – enorme Flüssigkeitsmengen infundiert. Die daraus resultierenden Ödeme führen unter anderem auch zu einer Steigerung des intraabdominellen

Drucks, wodurch die Durchblutung zahlreicher Organe gefährlich reduziert wird (Perfusionsdruck der abdominellen Organe = mittlerer arterieller Druck – intraabdomineller Druck). Dies verschlechtert die Prognose des Schwerbrandverletzten erheblich. Diese Ödembildung wird durch einen verminderten kolloidosmotischen Druck noch verstärkt, weshalb bereits nach etwa 6 h Kolloide gegeben werden sollten.
An unserer Institution werden dafür Fresh Frozen Plasma verwendet. Dies hat zur Folge, dass auch Gerinnungsfaktoren in physiologischen Dosen und im pro/antikoagulatorischen Gleichgewicht zugeführt werden. Unseren Erfahrungen zufolge wird dadurch eine Substitution von Gerinnungsfaktoren für die meisten PatientInnen überflüssig.

Beatmung
Bei schweren Verbrennungen kommt es innerhalb kurzer Zeit im Bereich des geschädigten Gewebes zu einer massiven Ödembildung. Ist dies im Hals- oder Gesichtsbereich der Fall, wird eine Intubation rasch unmöglich. Dies stellt eine vital bedrohliche Situation dar und muss unter allen Umständen vermieden werden. Bei Schwerbrandverletzten und PatientInnen mit Verbrennungen im Gesichtsbereich oder mit Inhalationstrauma ist daher eine frühzeitige Sicherung der Atemwege von extremer Bedeutung.
Da bei Schwerbrandverletzten in jedem Fall mit einem langwierigen Heilungsprozess (mehrwöchiger Aufenthalt im Sandbett, rezidivierende Operationen) zu rechnen ist und eine Tracheostomie nach der Initialphase durch die Ödeme unmöglich wird, sollten diese PatientInnen bereits initial mit einem Tracheostoma versorgt werden.
Die PatientInnen werden anfänglich druckkontrolliert beatmet und innerhalb kürzest möglicher Zeit in Richtung Spontanatmung geführt (ASB, CPAP).

Ernährung
Schwerbrandverletzte sollten – wie andere kritisch Kranke auch – frühzeitig ausreichend ernährt werden. Der Ernährungsaufbau erfolgt wie bei anderen IntensivpatientInnen. Das bedeutet bereits in den ersten 24 h eine Kombination aus parenteraler und enteraler Ernährung.
Der Kalorienbedarf kann prinzipiell nach der bekannten Harris-Benedict-Formel abgeschätzt werden (s. Kap. „Ernährung des IntensivpatientInnen"). Im Gegensatz zu früher gilt allerdings ein Korrekturfaktor von lediglich 1,3 (also wie beim Polytrauma). Generell gilt in der Frühphase, dass eine Kalorienzufuhr von 30–35 kcal/kg KG ausreichend ist. Die Kalorienzufuhr wird nach dem metabolischen Zustand der PatientInnen gesteuert. Monitoring-Parameter sind dabei der Insulinbedarf, der Serum-BUN (als Maßstab der Katabolie) und auch die Triglyzeride.

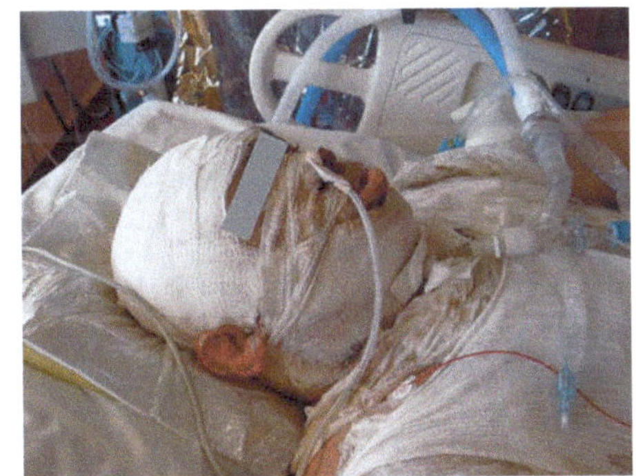
Abb. 3.83 Patient mit schwerem thermischen Trauma des Hals- und Gesichtsbereichs (s. geschwollene Lippen)

Analgesie
Ein/e schwer verbrannte/r PatientIn muss fortlaufend ausreichend analgesiert werden. Bei bestimmten pflegerischen Maßnahmen, u. a. beim Verbandswechsel, kann die Schmerzamplitude stark ansteigen. Die Analgesie erfolgt mit potenten

kurzwirksamen Opiaten (z. B. Remifentanyl) und wird durch Nichtopioid-Analgetika supplementiert. Zur zusätzlichen Sedierung (z. B. im Sandbett) werden Benzodiazepine (z. B. Midazolam) und Ketamin-S eingesetzt.

Operative Versorgung

Der Zeitpunkt der operativen Versorgung hängt von vielen Faktoren ab, u. a. vom Alter des Verbrennungstraumas, von Ausmaß und Tiefe, aber auch von patientenbezogenen Faktoren (ist der/die PatientIn zu diesem Zeitpunkt operationsfähig, Infektionsstatus etc.). Die ersten operativen Maßnahmen können entweder sofort nach der Erstversorgung (z. B. Fasziotomie) oder aber als „frühe Nekrosektomie" innerhalb der ersten Tage nach Aufnahme statt. Es ist generell eine rasche Entfernung aller Nekrosen mit entsprechender Deckung der Areale anzustreben. Details betreffend die operative Versorgung inklusive Deckung der Wundareale sind Inhalt der chirurgischen Vorlesung.

3.18.3 Besondere Krankheitsbilder

Verbrennungen treten oft nicht alleine auf, sondern auch in Kombination mit anderen Traumata. Dazu zählen z. B. das Inhalationstrauma, die Kohlenmonoxidvergiftung (s. Kap. „Koma unklarer Genese"), die Met-Hämoglobinämie, Frakturen, Herzrhythmusstörungen (Stromunfall) u. a. Wichtig sind die Vigilanz und die regelmäßige Evaluation des Patienten/der Patientin.

3.18.3.1 Inhalationstrauma

Inhalationstraumen treten oft in Kombination mit Hautverbrennungen auf. Sie entstehen aufgrund einer thermischen und/oder chemisch-toxischen Schädigung der Lunge und Atemwege.

► Klinik

Neben Verbrennungen im Kopf- und Halsbereich sind Ruß im Sputum, rußige Atemwege mit angesengten Nasenhaaren und eine Explosion in geschlossenen Räumen hinweisgebend. Das Vollbild der Erkrankung (sekundäres ARDS) zeigt sich üblicherweise erst ab dem 3. Tag.

► Diagnostik

Die Diagnose des Inhalationstraumas stützt sich auf:

- die Erhebung des Unfallhergangs
- den klinischen Befund
- den bronchoskopischen Befund.

► Therapie

Bei Inhalationstrauma ist wie bei anderen Verbrennungen im Bereich des Gesichts eine frühzeitige Tracheostomie vorzunehmen (am Besten bei Aufnahme). Spezifische therapeutische Maßnahmen umfassen:

- Inhalationstherapie
- Bronchoskopien (sehr zurückhaltend, nur bei Bedarf)
- rechtzeitige antibiotische Therapie bei fraglicher Besiedelung des Bronchialbaumes (umstritten)
- kinetische Therapie (Bauchlage).

> ! Weitere Maßnahmen wie etwa Schwenkbetten etc. haben sich nicht bewährt und sind daher mehr oder weniger obsolet. Wichtig ist die Restriktion der Infusionsmenge in den ersten 24 h nach Aufnahme: Aufgrund des Capillary Leak (Verbrennungskrankheit) kommt es zu einer massiv gesteigerten Exsudation in die Alveolen („feuchte Lunge"), welche in Folge ein ARDS triggert. Evidenz für die Überlegenheit einer „trockenen" Lungenstrategie gibt es seit Neuestem auch in der Intensivmedizin Nicht-Brandverletzter und ist inzwischen Teil der Richtlinien der „Surviving Sepsis Campaign".

3.18.3.2 Stromunfälle

Stromverletzungen können durch Blitzschlag oder durch Unfälle mit Nieder- oder Hochspannungsleitungen verursacht werden.

► Klinik und Therapie

Im Falle eines **Blitzschlages** beträgt die elektrische Spannung mehrere Millionen Volt, der größte Teil der Energie fließt allerdings über die Haut ab und hinterlässt eine typische Verbrennungszeichnung auf der Haut (**Lichtenberg-Figuren**). Die Ätiologie dieses Phänomens ist nicht bekannt und verschwindet meist nach einigen Stunden. Direkte Blitzeinschläge werden nicht überlebt, häufig wird die Energie jedoch durch andere Leiter (z. B. Baum) auf den Körper übertragen. Durch den extrem starken Stromfluss kommt es zu Muskelkrämpfen, der/die PatientIn kann sogar mehrere Meter weit durch die Luft geschleudert werden. Dadurch kann es zum Auftreten von Bewusstseinstörungen bis hin zu Lähmung des Atemzentrums sowie Herzstillstand kommen.

Bei Stromverletzungen durch **Niedervoltspannungen** besteht die Gefahr des Auftretens von Herzrhythmusstörungen bis zum Kammerflimmern, welches rechtzeitig erkannt und behandelt werden muss. Die Verbrennungsmarken sind hier gewöhnlicherweise sehr klein (oft nur wenige Millimeter groß), können daher leicht übersehen werden und benötigen meist keine spezifische Therapie.

Die primäre Behandlung dieser Unfälle besteht in einer Unterbrechung des Stromflusses (bei Niederspannungsunfällen), Bergung des Patienten/der Patientin (**Cave:** nicht direkt angreifen, solange der Stromfluss nicht sicher unterbrochen wurde!), anschließender Reanimation und Transport in ein Krankenhaus.

Bei **Hochspannungsunfällen** kommt es wie beim Blitzschlag zum Auftreten von Muskelkrämpfen, welche dermaßen stark ausgeprägt sein können, dass sie zu ausgedehnten Frakturen führen. An der Ein- und Austrittsstelle des Stroms entstehen ausgedehnte Verbrennungsmarken. Vor allem trockene Haut wird – bedingt durch den relativ hohen Widerstand – stark geschädigt. Auch innere Verbrennungen (Verkochungen) mit Schädigungen der inneren Organe sind möglich. Eine Schädigung der Skelettmuskulatur kann rasch (durch die Myoglobinurie) zu einer akuten Niereninsuffizienz führen. **Cave:** Hier muss der Stromkreis definitiv unterbrochen werden, bevor der/die PatientIn geborgen werden kann! Anschließend natürlich Reanimationsmaßnahmen soweit indiziert und Transport in ein Zentrumsspital mit Brandverletztenversorgung.

► Komplikationen

- Herzrhythmusstörungen
- Hyperkaliämie und Crush-Niere bei starker Myolyse

- Verbrennungstrauma: ausgedehnte äußere und innere Verbrennungen
- Begleittrauma durch Muskelkrämpfe, Stürze etc.

Tab. 3.45 Übersicht über Wirkung und Folgen der Stromunfälle (aus: Haberkern M, Martinolli L. Notfallmanagement bei Elektrounfällen. Schweizer Med Forum 2007; 649–654)

	Blitzschlag	Hochspannung	Niederspannung
Häufigkeit	sehr selten	70 %	30 %
Volt	> 1 Mio.	> 1000	< 1000
Ampere	> 200 000	< 1000	< 240
Dauer	sehr kurz	mäßig	lang
Stromart	Gleichstrom	Gleichstrom / Wechselstrom	Wechselstrom
Respiration	sekundär via ZNS	Tetanie	Tetanie
kardial	Asystolie	Kammerflimmern / Asystolie häufig	Kammerflimmern selten
ZNS	häufig betroffen	mäßig	selten
Verbrennung	Lichtenberg-Figuren	schwere Verbrennungen	leichte Verbrennungen
Operation	häufig (sekundäre Traumata)	häufig (Verbrennungen, Nekrosen)	selten
Mortalität	hoch	moderat	gering

ZUSAMMENFASSUNG

Zusammenfassend kann gesagt werden, dass die Prognose Brandverletzter bei richtigem und raschem Handeln heutzutage durchwegs gut ist. Auch Schwerbrandverletzte (90 % drittgradige Verbrennung) haben bei rascher und kompetenter Hilfe eine reelle Chance. Die wichtigsten Abläufe noch einmal zusammengefasst sind:

- rasche Abklärung der Wundsituation am Unfallort
- effiziente Kühlung, um die Summe der Schädigung (Temperatur × Zeit) zu minimieren (**Cave:** Vorsicht wegen Unterkühlung des Patienten!)
- restriktive Flüssigkeitstherapie, um die Entwicklung massiver Ödeme mit den Folgeproblemen zu verhindern
- rascher Transport in ein Zentrum für Brandverletzte
- rasche operative Versorgung (Fasziotomie, Nekrosektomie etc.)
- Tracheostomie, wenn notwendig (dann so rasch als möglich)
- Austrocknen der Wunden im Sandbett
- Patienten rasch Richtung Spontanatmung entwöhnen
- Ernährung entsprechend den allgemeinen Kriterien (max. 30–35 kcal/kg KG)
- rasche Mobilisierung der PatientInnen.

Fragen

Welche dieser Maßnahmen darf ein Ersthelfer nicht durchführen?

- a PatientInnen aus der Gefahrenzone bringen, sofern dies den Retter nicht selber einer Gefahr aussetzt
- b Verbrennungen initial kühlen, sofern das die PatientInnen nicht der Gefahr der allgemeinen Unterkühlung aussetzt
- c Hilfe holen
- d PatientInnen tracheostomieren

Ein Mann hat Verbrennungen 2.–3. Grades am rechten Arm (zirkulär), am gesamten vorderen Stamm sowie am rechten Bein. Wie viel Prozent seiner Körperoberfläche sind verbrannt?

- a 25 %
- b 30 %
- c 35 %
- d 45 %

Welche dieser Maßnahmen sind bei Schwerbrandverletzten in den ersten 24 h indiziert?

- a Anlage eines zentralvenösen Katheters
- b Fasziotomie
- c Intubation/Tracheostomie
- d enterale Ernährung.

Lösungen zu Fragen siehe Seite 393.

3.19 Polytrauma

M. Krammel, M. Winnisch, P. Fridrich, M. Hüpfl

FALLBESIPIEL

Der Notarztwagen wird um 16:22 Uhr zu einem schweren Verkehrsunfall alarmiert. Beim Eintreffen ist die Unfallstelle von der Polizei bereits abgesichert und die Feuerwehr gerade dabei, einen eingeklemmten 21-jährigen Patienten aus dem Wrack seines PKWs (Frontalcrash gegen einen Baum mit hoher Geschwindigkeit) zu befreien. Der Patient ist weckbar, dämmert allerdings immer wieder weg und gibt keine klaren Antworten, der Puls am Handgelenk ist tachykard und schlecht tastbar. Er atmet schwer und schnell, die periphere Sauerstoffsättigung liegt bei 91 %. Parallel zur Befreiung durch die Feuerwehr werden dem Patienten zwei großlumige venöse Zugänge gelegt sowie NaCl 0,9 % und Sauerstoff über eine Inhalationsmaske verabreicht. Nach der Stabilisierung der Halswirbelsäule und der Rettung wird der Patient auf eine Vakuummatratze gelagert und nach dem ABCDE-Schema weiter untersucht. Die Untersuchung ergibt einen kritischen Patientenzustand mit einem B, C und D Problem. Die Notärztin stellt die Arbeitsdiagnose: Polytrauma – mit Thoraxtrauma, einer geschlossenen Oberschenkelfraktur links, sowie einem Schädel-Hirn-Trauma. Es besteht absolute Transportpriorität; der Patient wird am Weg ins Traumazentrum unter HWS-Immobilisation intubiert und zur weiteren Versorgung in den Schockraum transportiert.

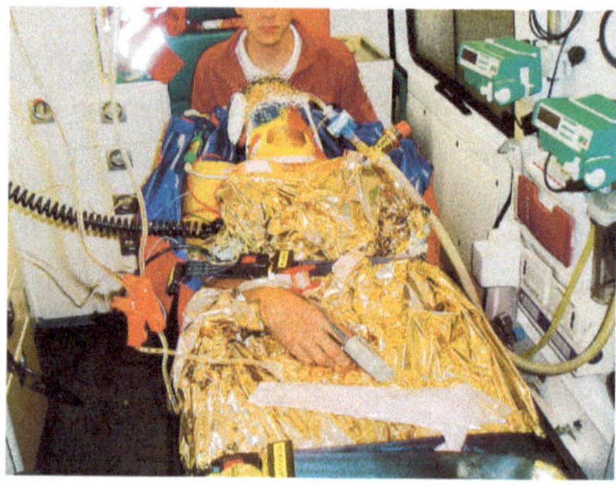

Abb. 3.85

3.19.1 Arbeitsdiagnose Polytrauma

► Definition

Der Begriff Polytrauma ist definiert als eine gleichzeitig entstandene Verletzung mehrere Körperregionen oder Organsysteme, die einzeln für sich oder in ihrer Kombination lebensbedrohlich sind (Erstdefinition von Tscherne u. Trentz).

Schwere Verletzungen sind auch in Österreich in der Gruppe der unter 40-jährigen die Todesursache Nummer 1. Im Jahr 2009 starben in Österreich 2 587 Menschen nach einem Trauma. 24 % der tödlichen Unfälle entfallen dabei auf Verkehrsunfälle; Kraftfahrzeugunfälle sind bei Männern zwischen 15 und 59 Jahren nach wie vor die häufigste Unfallart. Tabelle 3.46 zeigt mit welchen Problemen in der präklinischen Versorgung zu rechnen ist. Bei über der Hälfte aller Fälle kommt es zu Verletzungen des Schädels und/oder des Brustkorbs, gefolgt von Verletzungen der Extremitäten/Wirbelsäule und des Abdomens/Beckens.

Tab. 3.46 Verletzungsmuster beim Polytrauma

Verletzungsregion	Häufigkeit
Schädel-Hirn-Trauma	58 %
Thoraxtrauma	57 %
Extremitäten/Wirbelsäule	42 %
Abdomen/Becken	25 %
Gesicht/Hals	5 %
Weichteile	1 %

Alle präklinisch durch den Notarzt/Notärztin gestellten Diagnosen sind primär Verdachtsdiagnosen. Daher sind unter präklinischen Bedingungen alle PatientInnen bis zum Beweis des Gegenteils als potenziell polytraumatisiert einzustufen und entsprechend zu versorgen, auf die folgende Kriterien zutreffen.

Kriterien für einen hohen Verletzungsgrad bei Trauma:

- **Vitalwerte:**
  - Glasgow Coma Scale <14
  - systolischer Blutdruck <90 mmHg
  - Atemfrequenz <10 oder >29/min
  - Sauerstoffsättigung <90 % bzw. <85 % bei PatientInnen älter 75 Jahre
- **Verletzungsmuster:**
  - schweres Schädel-Hirn-Trauma
  - erkennbare schwere Abdominalverletzung
  - instabiler Thorax
  - offene Thoraxverletzung
  - instabile Beckenfraktur
  - mehr als eine Fraktur großer Röhrenknochen der unteren Extremität
  - stammnahe Gefäßverletzung
  - proximale Amputation
- **Unfallmechanismus:**
  - Fußgänger oder Fahrradfahrer angefahren (>30 km/h)
  - Motorrad oder Autounfall mit hoher Geschwindigkeit
  - Herausschleudern aus dem Fahrzeug
  - Karosserieverformung über 50 cm
  - Tod eines Beifahrers
  - Sturz aus mehr als 3 m Höhe
  - Explosionsverletzung
  - Einklemmung, Verschüttung.

3.19.2 Schock – im Rahmen des Polytraumas

► Definition

Der Schock ist ein lebensbedrohliches Zustandsbild und führt bei inadäquater oder verspäteter Behandlung oft zum Tod des Patienten. Den drohenden oder bereits manifesten Schock zu erkennen, kann im wahrsten Sinne des Wortes „lebensrettend" sein.
Der Schock ist definiert als ein Zustand generalisierter zellulärer Minderperfusion, in deren Folge die Oxygenierung der Zellen nicht mehr aufrecht erhalten werden kann. Aufgrund des Abfalls des Herzzeitvolumens kommt es zu einem Missverhältnis zwischen Sauerstoffangebot und Sauerstoffbedarf. Die Folge ist eine ungenügende O_2-Versorgung des Gewebes mit Störung des oxidativen Zellstoffwechsels und folgendem Zelltod.

► Pathophysiologie

Die Aufgabe des Kreislaufs ist es, die Zellen mit der notwendigen Menge an Sauerstoff und Nährstoffen zu versorgen und Zellstoffwechselprodukte (z. B. CO_2) abzutransportieren. Entscheidend für eine adäquate Versorgung der Zellen sind **Herzzeitvolumen**, **Hämatokrit** und **arterieller Blutdruck**. Die Organdurchblutung ist dabei im Wesentlichen vom zirkulierenden Blutvolumen, der entsprechenden Herzleistung und dem peripheren Gefäßwiderstand abhängig. Kommt es zu einer anhaltenden Störung der Einflussfaktoren, so führt das zu einer Minderperfusion der Gewebe und zum Schock.
Folgende **Ursachen** können also für die generalisierte Minderperfusion verantwortlich sein:

Volumenverlust:
- **hypovolämischer Schock**
- **hämorrhagischer Schock**
  - Blutverluste nach außen
  - Blutverluste durch innere Blutungen: 4 große Blutungsräume – **„4 B´s"**
    - **B**rusthöhle
    - **B**auchhöhle
    - **B**ecken
    - **B**rüche der großen Röhrenknochen (Oberschenkel)

Pumpversagen:
- **kardiogener Schock** (s. Kap. „Kardiogener Schock")
  - akuter Myokardinfarkt
  - akute Herzrhythmusstörung
  - akute dekompensierte Herzinsuffizienz
  - massive Pulmonalembolie (akute Rechtsherzinsuffizienz)
  - Spannungspneumothorax
  - Herzbeuteltamponade

Tonusverlust der Gefäße (distributiver Schock):
- **neurogener Schock**
- **septischer Schock**
- **anaphylaktischer Schock** (s. Kap. „Anaphylaxie")

Die häufigste **Ursache des Schocks bei TraumapatientenInnen** ist eine **Hämorrhagie!** In manchen Fällen können aber auch andere Ursachen zum Schockgeschehen führen

(z. B. ein Spannungspneumothorax oder eine Durchtrennung der sympathischen Fasern des Rückenmarks mit Ausbildung eines neurogenen Schocks.

Der **Blutdruck** ist **in der Frühphase ein unbrauchbares Schockzeichen**. Wenn beim hämorrhagischen Schock der Blutdruck erst einmal erkennbar vermindert ist, beträgt der Flüssigkeitsverlust bereits mehr als 1,5 Liter.

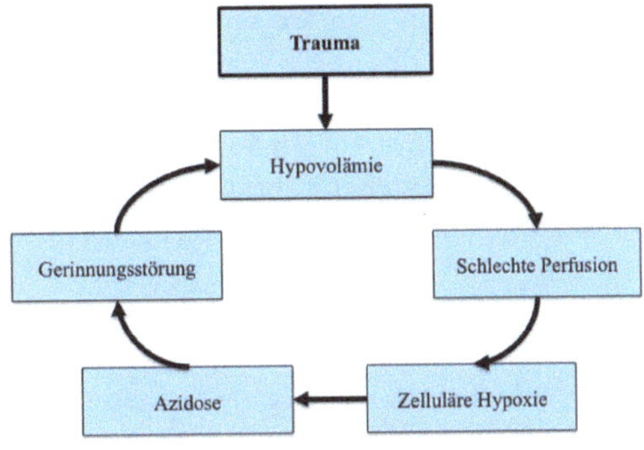

Abb. 3.85 Teufelskreis des Schockgeschehens

Eine verlängerte **Rekapillarisierungszeit, blasse, kühle, feuchte Haut**, eine **beschleunigte Atemfrequenz** mit mehr als 20 Atemzügen pro Minute und ein **beschleunigter Puls** von mehr als 100 Herzschlägen pro Minute sind wichtige Warnsignale. Ebenfalls früh erkennbar ist eine veränderte Bewusstseinslage mit Eintrübung des Patienten.

Teufelskreis des Schockgeschehens:

- **Trauma:** Krafteinwirkung auf den Körper und Verletzung → Blutverlust
- **schlechte Perfusion:** periphere Minderdurchblutung, Gegenregulation → Ausschüttung von Adrenalin → Zentralisation
- **zelluläre Hypoxie:** anaerobe ATP-Produktion, Laktatakkumulation
- **Azidose:** Mediatorenfreisetzung und Endothelschaden, Versagen der Na/K-Pumpe, Ödembildung
- **Gerinnungsstörung:** Verlust von Gerinnungsfaktoren bei gleichzeitiger massiver Gerinnung, mikrovaskuläre Gerinnung (disseminierte intravasale Gerinnung/**DIC** mit Verbrauch von Gerinnungsfaktoren und Thrombozyten, Hyperfibrinolyse und Mikrothromben).

Die besten Überlebenschancen hat ein/e PatientIn, wenn bereits der drohende Schock erkannt wird und die Entwicklung zum Vollbild des Schocks verhindert werden kann.

3.19.3 Unfallmechanik

Verletzungen entstehen durch äußere Gewalteinwirkungen auf den menschlichen Körper, wobei es durch die Bewegungsrichtungen der Gewalteinwirkung und der Person, abhängig von Geschwindigkeit, Größe und Gewicht der Personen und deren Körperstellung, (Sitzposition im Auto, FußgängerIn, RadfahrerIn) zu unterschiedlichen Schädigungen kommt.
TraumapatientInnen sind im Mittel um die 30 Jahre jung und werden aus vollkommener Gesundheit mit dem Trauma konfrontiert. Deswegen findet man oft einen kompensierten oder wenig dekompensierten Mehrfachverletzten vor. Eine äußerst differenzierte Beurteilung ist daher in solchen Situationen notwendig. Eine Versorgung ohne Berücksichtigung des Mechanismus, der die Verletzung verursacht hat, birgt die Gefahr, verborgene oder sich erst entwickelnde Verletzungen zu vernachlässigen bzw. zu übersehen.

Weshalb führt die plötzliche Beschleunigung oder das abrupte Bremsen zu Verletzungen?

Die kinetische Energie der Bewegung muss absorbiert werden und die Absorption dieser Energie bildet den Ursprung der Verletzung. Dabei kommt das erste Bewegungsgesetz von Isaac Newton zum Tragen: „Ein in Bewegung befindlicher Körper bleibt so lange in Bewegung, bis eine äußere Kraft auf ihn einwirkt."

Ein Unfall – mehrere Kollisionen
Bei Fahrzeugunfällen mit abrupter Abbremsung kommt es nacheinander zu 3 Kollisionen:
1. **Fahrzeugkollision:** Das Fahrzeug kollidiert mit einem Objekt oder einem anderen Fahrzeug.
2. **Körperkollision:** Der nicht angeschnallte Insasse kollidiert mit dem Innenraum des Fahrzeuges.
3. **Organkollision:** Die Organe des Insassen stoßen zusammen und kollidieren mit der Wand, die sie umgibt.

Sekundäre Kollisionen
Frei bewegliche Objekte (Bücher, Taschen, Gepäck und auch andere nicht angegurtete Personen) können bei abrupter Abbremsung zu Geschossen werden, die andere Insassen verletzen.

Hier ein Beispiel:
Ein PKW ist mit 70 km/h frontal gegen einen Baum geprallt. Der Baum stoppt das Fahrzeug sofort, die Bewegungsenergie des Fahrzeuges wird dabei in Verformungsenergie umgewandelt. Diese Energieumwandlung wird durch die Beschädigung an Fahrzeug und Baum sichtbar. Die Person in dem Fahrzeug bewegt sich aber immer noch mit etwa 70 km/h und wird erst gestoppt, wenn sie mit Teilen des jetzt schon stehenden Fahrzeugs kollidiert. Idealerweise ist dies der Gurt, es kann aber auch das Lenkrad, das Armaturenbrett oder die Frontscheibe sein. Auch bei dieser Kollision wird wiederum die Bewegungsenergie in Verformungsenergie umgewandelt. Diese wirkt innerhalb der Person und an den getroffenen Oberflächen. Die Organe der nun gestoppten Person bewegen sich jedoch ebenfalls mit einer Geschwindigkeit von 70 km/h, bis sie auf ein Objekt treffen. Das kann zum Beispiel die Innenseite des knöchernen Schädels oder das Brustbein sein.

3.19.3.1 Frontaler Aufprall im Kfz

Die Summe der Geschwindigkeiten der „von Angesicht zu Angesicht" kollidierenden Objekte ergibt die Gesamtgeschwindigkeit, die beim Zusammenprall in Form von Energie freigesetzt wird. Im Wesentlichen verursachen drei Fahrzeugteile, vor allem bei nicht angegurteten Fahrzeuginsassen, Verletzungen: die Windschutzscheibe, das Lenkrad und das Armaturenbrett (s. Abb. 3.86).

Wird der Fahrzeuginsasse nach oben hin ausgehoben (z. B. ohne Sicherheitsgurt), stößt der Kopf an die Windschutzscheibe oder der Gesichtsschädel auf den oberen Teil des Lenkrades, Brustkorb oder Bauchbereich prallen auf Lenkrad oder Armaturenbrett.

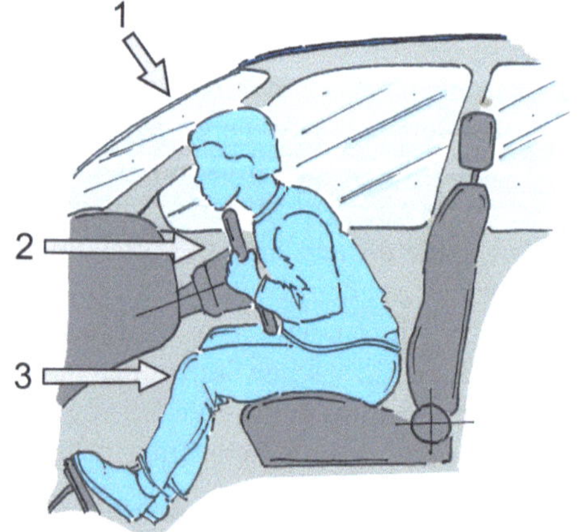

Abb. 3.86 Verletzungsmuster beim Frontalaufprall

Rutscht der Fahrzeuginsasse eher unter das Lenkrad (z. B. zu lockerer Gurt), kommt es zum Kopfanstoß auf das Lenkrad, Knieaufprall unter das Armaturenbrett, Oberschenkelbruch, Stauchung des Sprunggelenks auf oder an den Pedalen.
Mittelhandstauchung durch das Lenkrad oder ein Handaufprall an die Windschutzscheibe sind in beiden Fällen möglich.
Das Lenkrad ist der tödlichste Aufprallpunkt innerhalb eines Fahrzeuges für nicht angegurtete LenkerInnen. Ein deformiertes Lenkrad ist ein Hinweis, den Sie extrem ernst nehmen müssen, unabhängig davon, ob das Fahrzeug mit einem Airbag ausgestattet ist oder nicht. Ein entlüfteter Airbag verdeckt den unteren Teil des Lenkrades und kann eine Beschädigung verdecken. Sobald sich am Lenkrad eine Verformung zeigt, soll neben ohnehin sichtbaren Verletzungen vor allem an Brust- und Bauchverletzungen gedacht werden.
Bei Frontinsassen ergeben sich nach Frontalaufprall folgende Verletzungen: Glasschnittwunden im Gesicht, Schädelhirnverletzung, Gehirnerschütterung, Hirnblutungen, Gesichtsschädelbruch, Zahnausbruch, Lippenplatzwunde, Halswirbelsäulenverletzung, Brustkorbprellung, Rippen- und Brustbeinbruch, Lungen- und Herzquetschung, Aortaabriss, Geweberisse von Leber und Milz, Oberschenkelbruch, Kniescheibenbruch, Fuß- und Sprunggelenksverletzungen, Verletzungen entlang des Gurtverlaufs (Prellungen, Blutergüsse, Abschürfungen).

3.19.3.2 Seitlicher Aufprall im Kfz

Hierbei handelt es sich um eine Kollisionsart, die überproportional häufig mit schweren Verletzungen und Todesfolge einhergeht. Die einwirkende kinetische Energie kann hier nicht durch eine „Knautschzone“ wie beispielsweise beim Frontalaufprall (Motorraum) in mechanische Verformungsenergie umgewandelt werden. (s. Abb. 3.87). Beim seitlichen Zusammenprall gibt es zwei Möglichkeiten: Entweder das getroffene Fahrzeug bleibt an seinem Ort und wird eingedrückt oder es bewegt sich vom Ort des Aufpralls weg.
Typischerweise führt diese Unfallart zu Kompressionsverletzungen seitlich am Körperstamm und an den Extremitäten: zu Kopfverletzungen durch seitlichen Anprall an der B-Säule oder am Seitenfenster, zu einer HWS-Verletzung, zu einseitigem Schlüsselbein- und Oberarmbruch, zu einseitigen Brustkorbverletzungen mit Serienrippenbrüchen und Lungenprelllung, zur Leberruptur (Aufprall Beifahrerseite), zur Milzruptur (Aufprall Fahrerseite), zu einseitigen Becken- und Oberschenkelbrüchen.

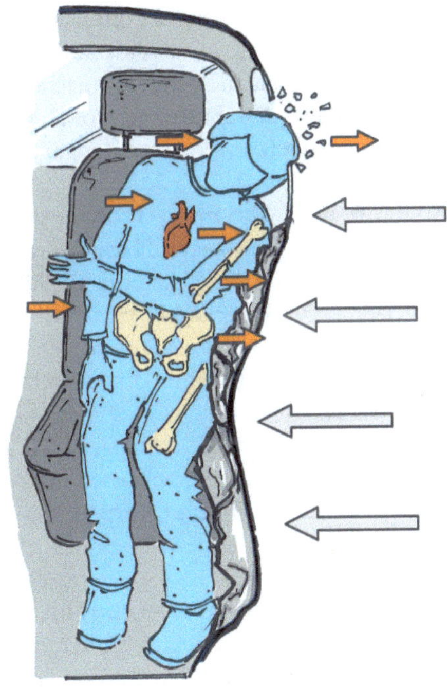

Abb. 3.87 Beim Seitenaufprall kommt es aufgrund der fehlenden Knautschzone oft zu schweren Verletzungen

3.19.3.3 Aufprall auf ein Kfz von hinten

Beim Heckaufprall wird ein langsam fahrendes oder stehendes Fahrzeug von einem Fahrzeug höherer Geschwindigkeit von hinten getroffen. Beim Aufprall von hinten wird das getroffene Fahrzeug nach vorne beschleunigt. Die plötzliche Beschleunigung drückt die Insassen in den Sitz (primäre Krafteinwirkung). Typische Folge derartiger Zusammenstöße ist ein peitschenschlagartiges Überstrecken der Halswirbelsäule, vor allem dann, wenn keine Kopfstützen vorhanden sind oder diese nicht richtig an die Größe der Insassen angepasst wurden. Wenn das Fahrzeug gegen ein Objekt prallt oder der Fahrer plötzlich bremst, werden die Insassen dann noch nach vorne geschleudert (sekundäre Krafteinwirkung). Bricht die Rückenlehne eines Sitzes, so besteht eine erhöhte Wahrscheinlichkeit für Verletzungen der Lendenwirbelsäule. Das Potenzial für Verletzungen der Wirbelsäule ist bei diesem Unfallmechanismus groß.

3.19.3.4 Überschlag eines Kfz

Während eines Fahrzeugüberschlags ist der Insasse Krafteinwirkungen aus allen möglichen Richtungen ausgesetzt. Daher kann es zu unterschiedlichsten Verletzungen kommen. Häufige Folge eines Überschlags sind das teilweise oder vollständige Herausschleudern des Patienten/der Patientin aus dem Fahrzeug sowie Einklemmung von Körperteilen. Deswegen treten hierbei auch häufig tödliche Verletzungen auf. Die Wahrscheinlichkeit, tödliche Verletzungen zu erleiden, ist bei aus dem Fahrzeug geschleuderten Personen um das 25fache erhöht.

3.19.3.5 Unfälle mit Zweiradlenkern

Trotz Helmschutz treten hier oftmals schwere Schädel-Hirn-Verletzungen mit oder ohne Beteiligung der Halswirbelsäule auf (z. B. Aufprall des Kopfes auf die Fahrbahn). Beim Sturz und dem nachfolgenden Rutschen über die Fahrbahn kommt es je nach Kleidung oft zu extremen Abschürfungen sowie Muskelverletzungen bis auf den Knochen. Auch an Abdominalverletzungen (Lenkstange) muss gedacht werden.

3.19.3.6 Kollision Pkw – Fußgänger

Diese verläuft in mehreren Phasen: Der Fußgänger wird vom Pkw erfasst und beschleunigt. Das Becken stößt gegen die Vorderkante der Motorhaube und der Fußgänger wird aufgeladen. Der Oberkörper prallt auf die Motorhaube und der Kopf gegen die Windschutzscheibe. Das Fahrzeug wird gebremst, der Fußgänger fliegt von der Motorhaube und fällt auf die Fahrbahn. Dort rutscht oder rollt er je nach Geschwindigkeit noch ein Stück weiter.

Neben allen anderen Verletzungen, die in allen Variationen am ganzen Körper entstehen können, ist beim Erwachsenen der beidseitige Unterschenkelbruch und bei Kindern – aufgrund der geringeren Körpergröße – eine Verletzung im Bereich des Torsos oder Beckens typisch.

3.19.3.7. Explosionsverletzungen

Verletzungen durch eine Explosion sind in unserer Gesellschaft primär bei Unfällen in Industriebetrieben oder durch die Entzündung von Gas-Luft-Gemischen in Wohnhäusern zu finden. Sie lassen sich in drei Verletzungsphasen einteilen (s. Abb. 3.88).

- **Primäre Verletzungen:** Diese entstehen durch die initiale Druckwelle der Explosion und führen zu typischen Verletzungen an luftgefüllten Organen (Ohren, Lunge,

Darm). Primäre Verletzungen sind Lungenblutungen, Pneumothorax, Luftembolien und Perforation gastrointestinaler Organe. Ein klassisches Zeichen für eine primäre Explosionsverletzung ist ein **rupturiertes Trommelfell**.

- **Sekundäre Verletzungen:** Diese entstehen durch Splitter und herumfliegende Trümmer, die den Patienten/die Patientin treffen. Sekundäre Verletzungen umfassen penetrierende Wunden, Platzwunden und Frakturen.
- **Tertiäre Verletzungen:** Diese Entstehen durch das Aufschlagen des Patienten auf dem Boden oder anderen stationären Objekten. Die Folgen der tertiären Verletzung sind denen des Herausschleuderns aus einem Fahrzeug sehr ähnlich.

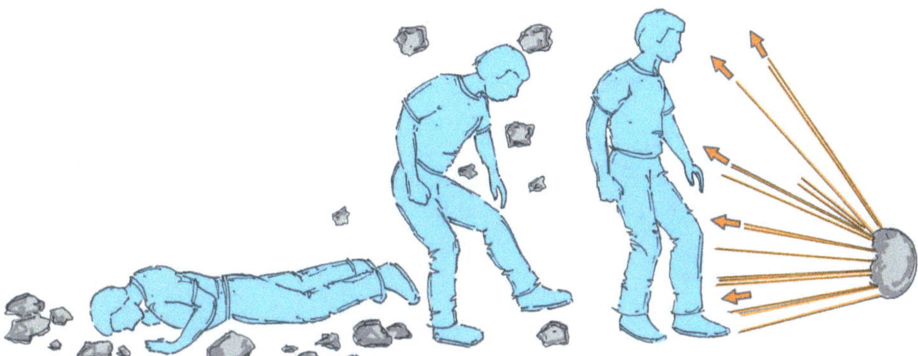

Abb. 3.88 Explosionen verursachen Verletzungen durch die initiale Druckwelle, umherfliegende Trümmer und Aufschlagen auf dem Boden oder anderen Gegenständen

3.19.4 Stumpfes und penetrierendes Trauma

Je nach Art der Gewalteinwirkung wird zwischen einem primär stumpfen und penetrierenden Trauma unterschieden.

3.19.4.1 Penetrierendes Trauma

Penetrierende Traumata zeigen oft wenig auffallende äußere Befunde. Dahinter verbergen sich aber meistens ausgedehnte innere Verletzungen. Die Anamnese ist daher wichtig, denn sie gibt nicht nur Auskunft über den pfählenden Gegenstand oder die eingesetzte Waffe (Gewehr, Pistole, Messer), sondern lässt auch eine Abschätzung der möglichen inneren Verletzungen zu.

Stichverletzung

Die Folgen einer Stichverletzung hängen von der betroffenen Körperregion, der Länge des penetrierenden Objektes und dem Einstichwinkel ab. Denken Sie bei Stichverletzungen unterhalb des 4. Interkostalraumes immer auch an eine Mitbeteiligung des Abdomens. Ebenso können bei Stichwunden im oberen Abdomen Organe des Brustkorbes verletzt werden. Entfernen Sie niemals noch in situ befindliche Fremdkörper.

Schussverletzungen

Man unterscheidet penetrierende Verletzungen ausgelöst durch Geschosse mit **niedriger Geschwindigkeit** (Mündungsgeschwindigkeit <660 m/s, z. B. Pistolen und einige Gewehre) und **hoher Geschwindigkeit** (Mündungsgeschwindigkeit >660 m/s, z. B. Jagdgewehre und Minensplitter). Außerdem kommt es auch auf die Schussdistanz, das Kaliber und die Munitionsart (Teilmantelgeschoss, Vollmantelgeschoss) an.
Bei niedriger Geschwindigkeit ist nur die direkte Geschosseinwirkung verletzungsauslösend (Lazeration und Quetschung – nur das direkt betroffene Gewebe wird geschädigt). Hochgeschwindigkeitsgeschosse verursachen große Gewebedestruktionszonen. Einerseits findet sich eine direkte Lazeration und Quetschung, andererseits entsteht durch eine sog. Schockwelle (kegelförmige Gewebekompression in Richtung des Schusses) eine (passagere) Kavitationshöhle mit entfernten Gewebeschäden (Knochenschäden, Organ- und Gewebezerreißungen, Gefäßverletzungen ohne direkten Kontakt mit dem Projektil).

3.19.4.2 Stumpfes Trauma

Bei einem stumpfen Trauma ist die einwirkende kinetische Energie für die entstehenden Verletzungen entscheidend.

$$\text{kinetische Energie } T = \frac{(m \times v^2)}{2}$$

T: kinetische Energie
m: Masse
v: Geschwindigkeit

Das heißt, dass die Geschwindigkeit die Energie deutlich mitbestimmt. Je schneller zwei Gegenstände aufeinanderprallen, desto erheblicher ist die Traumatisierung.

Bei einem Sturz hängt die Geschwindigkeit des Körpers zum Zeitpunkt des Aufpralls von der Sturzhöhe ab.
Dabei bestehen folgende Relationen:

- Sturzhöhe ca. 10 m – Aufprallgeschwindigkeit ca. 50 km/h (ca. 3. Stock)
- Sturzhöhe ca. 25 m – Aufprallgeschwindigkeit ca. 80 km/h
- Sturzhöhe ca. 56 m – Aufprallgeschwindigkeit ca. 120 km/h.

Die Schwere der Verletzung darf bei stumpfen Traumata nicht unterschätzt werden. So können auch bei geschlossenen Brüchen durch Gefäßverletzungen infolge von Kompression und Scherung große Mengen Blut verloren gehen, ohne dass dieser Blutverlust von außen direkt sichtbar ist.

Tab. 3.47 Blutverlust durch Knochenbrüche

Gebrochener Knochen	Möglicher Blutverlust
Rippen	bis ca. 100–150 ml/Rippe
Unterarm	bis ca. 400 ml
Oberarm	bis ca. 800 ml
Unterschenkel	bis ca. 1000 ml
Oberschenkel	bis ca. 2000 ml
Becken	bis ca. 5000 ml

Dezelerations-/Akzelerationstraumata

Unter **Dezeleration**straumata (Traumata durch **Verlangsamung**) bzw. **Akzeleration**straumata (Traumata durch **Beschleunigung**) versteht man Verletzungen, die aufgrund einer plötzlichen und massiven Veränderung der Körperbewegung entstehen (Auffahrunfall, Sturz aus großer Höhe etc.; s. Kap. „Unfallmechanik"). Meist handelt es sich dabei um innere Verletzungen. Die einzelnen Organe verändern ihre Position nach plötzlicher Geschwindigkeitsänderung des Körpers unterschiedlich schnell. Dadurch entstehen Gewebespannungen, welche Verletzungen provozieren.

Zur traumatischen Aortenruptur am Aortenbogen kommt es etwa bei einem Missverhältnis zwischen der Bewegung des Herzens und der Aorta. Eine andere Möglichkeit ist das Reißen der betroffenen Strukturen an deren Befestigung (z. B. traumatische Aortenruptur am Lig. Botalli).

Beim plötzlichen Abbremsen des Kopfes (z. B. beim Sturz auf einen harten Boden), kommt es im Gehirn zur typischen „**Coup-Contre-Coup**"-Verletzung mit dem Aufschlagspunkt gegenüberliegenden Blutungen.

3.19.5 Allgemeines Notfallmanagement von polytraumatisierten PatientInnen

Klinische Untersuchungen haben gezeigt, dass eine standardisierte, prioritätenorientierte Patientenversorgung, welche von einem trainierten und aufeinander eingespielten Team durchgeführt wird, die Behandlungsergebnisse von Polytraumatisierten verbessert.

Sowohl die präklinische Versorgung als auch das Schockraummanagement sollte hierbei ganz entscheidend durch vorgegebene Abläufe und einer gemeinsamen Sprache geprägt sein. Hierbei gehen Präklinik und Schockraumversorgung fließend ineinander über. Kurskonzepte, wie sie Prehospital Trauma Life Support® (PHTLS®) oder International Trauma Life Support® (ITLS®) für die präklinische Versorgung und Advanced Trauma Life Support® (ATLS®) oder European Trauma Course® (ETC®) für die klinische Versorgung darstellen, können diesen Prozess durch eine klare Hierarchie der Behandlungsabläufe und eine gemeinsame Sprache automatisieren und dadurch verbessern.

Die **Grundprinzipien** dieser Ausbildungsmodelle beinhalten:

- schnelle und genaue Erfassung aller lebensbedrohlichen Verletzungen der TraumapatientInnen und das Sammeln handlungsrelevanter Informationen nach dem ABCDE-Schema (s. auch Kap. strukturierte Patientenuntersuchung und initiale Stabilisierung)
- Stabilisierung der PatientInnen in der Reihenfolge therapeutischer Prioritäten – **Treat first what kills first!**
- keine zusätzlichen Sekundärschäden verursachen (dazu gehören auch die Abschätzung der eigenen Ressourcen [ist ein Patiententransfer notwendig?] und die Organisation der definitiven Versorgung) – **Do no further harm!**
- niemals die Zeit aus den Augen verlieren – **When time is the enemy!**

Die Versorgung am Notfallort wie auch im Schockraum muss nach bestimmten Mustern ablaufen:

- **Scene Assessment** – Überblick verschaffen, Sicherheit beurteilen
- **Primary Survey** – Atemweg, Atmung, Kreislauf, Neurologie, Umwelt (ABCDE-Schema)

- **Secondary Survey** – detaillierter Traumacheck und Monitoring
- **Reassessment** – laufende Patienten Reevaluation.

3.19.5.1 Präklinisches Polytrauma-Management

Die präklinische Versorgung Schwerverletzter stellt eine besondere Herausforderung für alle beteiligten Rettungskräfte dar. Während beim „klassischen" Notarzteinsatz meist nur ein einzelner Patient unter relativ günstigen Rahmenbedingungen zu versorgen ist, findet die Erstversorgung Polytraumatisierter meist unter widrigen Bedingungen an vielfach unübersichtlichen Einsatzstellen statt.

Verkehrsunfälle mit eingeklemmten Personen fordern Feuerwehr und Rettungsdienst in besonderem Maße, da

- hier oft unter Zeitdruck gearbeitet werden muss
- die Verformung des Fahrzeuges die Statik „unkalkulierbar" verändert
- meist Platzmangel herrscht
- die Befreiung der Verunglückten eine enge Zusammenarbeit zwischen der technischen und medizinischen Rettung erfordert.

Management am Unfallort – „Golden Hour of Shock"

Bei der präklinischen Versorgung polytraumatisierter PatientInnen ist ein wichtiger, aber meistens zu wenig berücksichtigte Faktor die Zeit. Am Unfallort sollte nur so viel wie nötig behandelt werden – und das so schnell wie möglich. Liegen massive innere Blutverluste oder ein schweres SHT vor, kann die hämato- und hämostaseologische Situation nur durch eine schnelle und definitive operative Versorgung (z. B. Laparotomie, Frakturstabilisierung, Trepanation) optimiert und die ohnehin schlechte Prognose von polytraumatisierten PatientInnen verbessert werden. Daher muss eine möglichst **minimal notwendige Versorgungszeit am Unfallort** angestrebt werden.

Scene Assessment – Überblick verschaffen, Sicherheit beurteilen

An erster Stelle Ihrer Tätigkeiten und noch vor der PatientInnenversorgung steht der **Eigenschutz**. Durch eine Absicherung der Unfallstelle (wenn das nicht schon geschehen ist) muss die weitere Gefährdung der PatientInnen oder des Rettungsdienstpersonals vermieden werden. Bei einer ersten Sichtung der Gesamtsituation wird der Unfallort überblickt und das Ausmaß des Traumas sowie erste Hinweise auf den Unfallhergang wahrgenommen. Kenntnisse über den Unfallmechanismus geben wertvolle Hinweise auf mögliche Verletzungsmuster.

Primary Survey

Die präklinische Versorgung des Polytraumas im Primary Survey dient der Sicherung der Vitalfunktionen und hat das Ziel, den Patienten schnellstmöglich zur definitiven Versorgung in die Zielklinik zu bringen.

Detaillierte Informationen zum **ABCDE-Schema** finden Sie im Kap. strukturierte Patientenuntersuchung und initiale Stabilisierung. Im Folgenden wird auf die Besonderheiten des Traumapatienten eingegangen.

A = Airway und Cervical Spine Protection

Freie Atemwege sind unabdingbar für eine effektive Oxygenierung und Ventilation des Traumapatienten.

Ein Zurücksinken der Zunge bei eingetrübtem Bewusstsein, aber auch Fremdkörper, Mittelgesichts- und Kieferfrakturen oder Halsverletzungen mit Beteiligung von Larynx oder Trachea können die Atemwege massiv einschränken. Durch einfache Maßnahmen wie dem Anheben des Kinns oder dem Vorschieben des Kiefers mittels Esmarch-Handgriff können die Atemwege rasch frei gemacht werden.
Spine Protection: Die Anlage einer HWS-Schienung (HWS-Orthese) sollte rasch erfolgen. **Cave:** Diese alleine bietet jedoch keine 100 %ige Stabilität!

B = Breathing and Ventilation
Überprüfung von Oxygenierung und Ventilation zur Sicherstellung einer suffizienten Spontanatmung oder dem Stellen einer Beatmungsindikation. Für jeden Schwerverletzten ist die bestmögliche O_2-Versorgung unabdingbar. Deshalb erhält jeder spontan atmende Traumapatient unmittelbar nach der HWS-Immobilisation eine **Sauerstoffmaske** mit Reservoir mit maximalem O_2-Flow.

Bei polytraumatisierten Patienten sollten bei folgenden Indikationen präklinisch eine **Notfallnarkose**, eine **endotracheale Intubation** und eine **Beatmung** durchgeführt werden:

- Apnoe oder Schnappatmung (Atemwegssicherung im Rahmen der Reanimation)
- Atemfrequenz <6
- Hypoxie ($SpO_2 < 90\,\%$) trotz Sauerstoffgabe und nach Ausschluss eines Spannungspneumothorax
- schweres SHT (GCS <9)
- traumaassoziierte hämodynamische Instabilität ($RR_{syst} < 90$ mmHg)
- schweres Thoraxtrauma mit respiratorischer Insuffizienz (Atemfrequenz >29).

Bei der Narkoseeinleitung und endotrachealen Intubation des polytraumatisierten Patienten sollen **alternative Methoden zur Atemwegssicherung** vorgehalten werden.

Folgende Besonderheiten der präklinischen Situation können und müssen die Indikationsstellung und Planung von Narkose, Intubation und Beatmung beeinflussen:

- Erfahrungslevel und Routinetraining des Notarztes
- Umstände an der Einsatzstelle (z. B. Einklemmung, Rettungszeit)
- Transportart (bodengebunden vs. Flugrettung)
- Transportzeit
- Begleitverletzungen im Bereich der Atemwege und (abschätzbare) Intubationshindernisse.

Die Inspektion (Seitendifferenz der Atemexkursion, Vorwölbung einer Seite, paradoxe Atmung), die Auskultation (kein oder ein abgeschwächtes Atemgeräusch auf der betroffenen Seite), die Palpation (Schmerzen, Krepitationen, Hautemphysem, Instabilität), die Perkussion (hypersonorer Klopfschall) des Thorax, die Pulsoxymetrie und bei beatmeten Patienten die Überwachung des Beatmungsdrucks können hilfreich sein, einen **Pneumothorax** präklinisch zu erkennen.

Ein **Spannungspneumothorax** ist eine akut lebensbedrohliche Situation, die im Rahmen des Primary Surveys erkannt und umgehend behandelt werden muss. Die klinisch wichtigste Symptomatik des Spannungspneumothorax ist vor allem die akute hämodynamische Verschlechterung. Weitere Kriterien für die Verdachtsdiagnose eines Spannungspneumothorax sind ein einseitig fehlendes Atemgeräusch bei der Auskultation der Lunge (nach Kontrolle der korrekten Tubuslage), eine schwere respiratorische Störung oder eine obere Einflussstauung in Kombination mit einer arteriellen Hypotension.

Indikationen zur Pleuradekompression:

- Ein präklinisch vermuteter Spannungspneumothorax muss umgehend dekomprimiert werden.
- Ein präklinisch durch Auskultationsbefund diagnostizierter Pneumothorax sollte bei PatientInnen, die mit Überdruck beatmet werden, dekomprimiert werden.
- Ein präklinisch durch Auskultationsbefund diagnostizierter Pneumothorax sollte bei nicht beatmeten PatientInnen in der Regel unter engmaschiger klinischer Kontrolle beobachtet werden.

Die Entlastung eines Spannungspneumothorax sollte als Übergangsmaßnahme durch eine notfallmäßige Nadeldekompression im 2. Interkostalraum in der Medioklavikularlinie am Oberrand der unteren Rippe erfolgen, gefolgt von einer chirurgischen Eröffnung und Einlage eines Thoraxdrains.

C = Circulation and Control of external Bleeding

Der Kreislauf wird evaluiert und stabilisiert durch Blutstillung und Volumentherapie. Eine Hypotension nach Trauma weist meist auf eine Hypovolämie nach innerer oder äußerer Blutung hin. Äußere Blutungen können durch direkten Druck auf die Wunde bzw. auf das blutende Gefäß gestillt werden. Ist eine Blutstillung so nicht möglich, kommen Tourniquets zum Einsatz.

Innere Blutungen bedürfen der Diagnose mittels CT und/oder Ultraschall. Unmittelbare chirurgische Interventionen im Schockraum sind die Notlaparotomie (bei ausgedehnten intraabdominellen Blutungen) oder die Notfallthorakotomie (bei Herzbeuteltamponade, Ruptur von großen Gefäßen oder zur offenen Herzmassage).

Um eine suffiziente Volumentherapie und Medikamentenapplikation durchführen zu können, hat es sich nach wie vor bewährt, zwei großlumige periphere Venenverweilkanülen zu legen. Diese Maßnahme soll den Abtransport eines kritischen Patienten jedoch nicht verzögern. Abhängig vom Verletzungsmuster ist bei der Volumentherapie ein differenziertes Vorgehen notwendig. **PatientenInnen mit einem Schädel-Hirn-Trauma benötigen normotone Blutdruckverhältnisse.** Beim Erwachsenen sollte der systolische Blutdruck nicht unter 90 mmHg absinken. **Patienten** ohne Schädel-Hirn-Trauma und **mit unstillbarer Blutung** sollten unter **permissiver Hypotension** (Zielblutdruck: syst. 80–90 mmHg) unter restriktiver Volumenzufuhr **transportiert und schnellstmöglich chirurgisch versorgt werden.**

D = Disability or neurological Status

Hier wird die zerebrale Funktion der PatientInnen beurteilt. Der GCS-Wert ist regelmäßig zu prüfen und eine Pupillenkontrolle wiederholt durchzuführen. Gerade beim Traumapatienten ist es auch wichtig, die Sensibilität und Motorik (inkl. Durchblutung) an allen Extremitäten zu prüfen. Diese Prüfung ist nach Manipulationen (z. B. Umlagern des Patienten, Anlegen von Schienungen oder Reposition von Gelenken oder Knochen) zu wiederholen.

E = Exposure and Environment
Der Patient/die Patientin ist komplett zu entkleiden und von allen Seiten zu explorieren (auch die Kontrolle des Rückens und des Genitalbereichs sind notwendig). Achten Sie auf mögliche Auskühlung des Patienten/der Patientin, eine Unterkühlung des/der traumatisierten Patienten/Patientin verschlechtert das Outcome erheblich!

Präklinisches Monitoring: Zum Basismonitoring gehören die wiederholende Messung des nichtinvasiven Blutdrucks mittels Manschette (NIBP), die Messung der peripheren Sauerstoffsättigung (SpO_2) und die Herzrhythmus-/Frequenzkontrolle mittels EKG. In Einzelfällen kann darüber hinaus die Messung der Körperkerntemperatur sinnvoll sein. In der Überwachung beatmeter Notfallpatienten ist die permanente Kapnometrie/-graphie mit Messung des endtidalen CO_2 ($etCO_2$) heute obligat.

3.19.5.2 Polytrauma-Management im Schockraum

Der Schockraum eines Krankenhauses ist eine bedeutende Schnittstelle zur präklinischen Notfallmedizin. Hier werden schwer verletzte oder kritisch erkrankte Patienten aufgenommen und akutmedizinisch behandelt.
Durch koordiniertes paralleles Arbeiten unter der Leitung eines/r erfahrenen Anästhesisten/Anästhesistin oder Unfallchirurgen/Unfallchirurgin wird eine optimale PatientInnenversorgung gewährleistet. Die Aufgaben der Teammitglieder sind dabei klar definiert (s. Abb. 3.90 – Schockraum Algorithmus).

Elementare **Aufgaben des Schockraumteams** bestehen in

- der Wiederherstellung und Sicherung der Vitalfunktionen
- der Akutbehandlung von lebensbedrohlichen Verletzungen
- der prioritätenorientierten Planung und Einleitung der weiteren Therapie.

Die Arbeitsabläufe folgen im Polytrauma-Management vorgegebenen Richtlinien, um eine qualitativ hochwertige und lückenlose Versorgung sicherzustellen und um trotz hoher Individualität der PatientInnen möglichst evidenzbasierte Medizin anzuwenden.
Um eine reibungslose Patientenübernahme und nahtlose Weiterbehandlung zu ermöglichen, muss bei Eintreffen des Patienten das gesamte Schockraumteam versammelt sein.

Das interdisziplinäre Schockraumteam:

- UnfallchirurgIn
- AnästhesistIn
- Pflegepersonal:
  - 2 unfallchirurgische Pflegepersonen
  - 1 anästhesiologische Pflegeperson
  - 1–2 OP-Gehilfen
  - 1–2 RöntgenassistentInnen.

Je nach Verletzungsmuster können Konsiliarärzte/ärztinnen (Viszeralchirurgie, Allgemeinchirurgie, Thoraxchirurgie, Neurochirurgie, Gefäßchirurgie, Neurologie, Innere Medizin etc.) zugezogen werden.

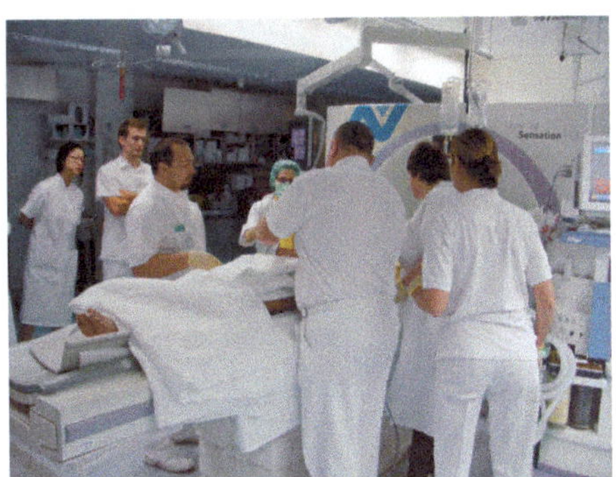

Abb. 3.89 Patientenversorgung im Schockraum

Arbeitsabläufe im Schockraum:

- **PatientInnenübergabe:** Informationen des Notarztes/der Notärztin werden laut und deutlich an das gesamte weiterbehandelnde Team weitergegeben:
  - Unfall: Zeitpunkt, Mechanismus, Lage des Patienten/der Patientin, weitere Unfallopfer
  - PatientIn: Anamnese (eigen oder fremd), Verletzungsmuster, präklinischer Erstbefund und Verlauf
  - Maßnahmen: Medikamente, Intubation, Thoraxdrainage, Reanimation etc.
  - Besonderheiten: z. B. Aspiration, Inhalationstrauma etc.
- **Umlagerung erfolgt gemeinsam nach der Übergabe! Cave:** HWS-Stabilisierung und Tubus!
- **Orientierende Erstuntersuchung:** Polytrauma-CT, Röntgen, Ultraschall. Diagnostik und Therapie laufen auch in dieser Phase parallel. Die Diagnostik muss jederzeit unterbrochen und durch notfalltherapeutische Interventionen abgelöst werden können.
- **Damage-Control-Konzept:** Das chirurgische Vorgehen richtet sich stufenweise nach dem aktuellen Patientenzustand und dem vorliegenden Verletzungsmuster. Bei kreislaufinstabilen Patienten wird in der ersten Phase auf langwierige, rekonstruktive Operationen verzichtet, um den Zustand nicht weiter zu gefährden. Nur notwendige Maßnahmen, wie zum Beispiel chirurgische Blutstillungen oder Dekompressionen, werden durchgeführt. Die definitive Versorgung kann erst Tage nach dem primären Trauma stattfinden. 3 Minuten unkontrollierter hämodynamischer Instabilität steigern die Mortalität um 1 %. Die tödliche Trias von Azidose pH < 7,2, Hypothermie < 34 °C und Koagulopathie (Quick < 50 %, PTT > 40 s) muss unbedingt behoben werden.

Monitoring im Schockraum: Die Maßnahmen des präklinsichen Monitorings werden noch um die arterielle Blutdruckmessung und die Blutgasanalyse mit Beurteilung von Hämatokrit und Hämoglobin sowie die Beurteilung des Säure-Basen-Haushaltes erweitert.

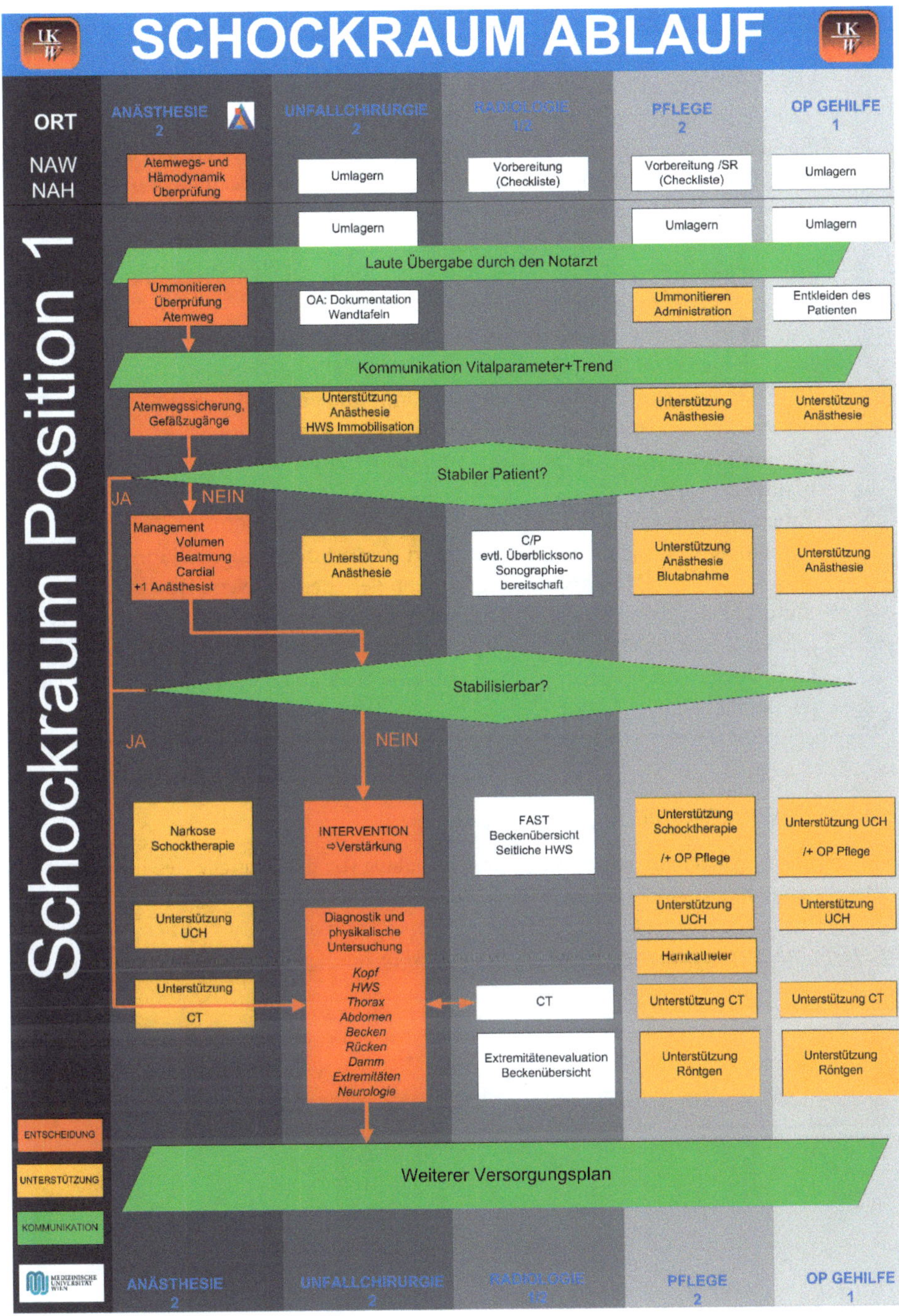

Abb. 3.90 Schockraum-Algorithmus AKH Wien

ZUSAMMENFASSUNG

- Das Polytrauma beschreibt Verletzungen, die mehrere Körperregionen oder Organsysteme betreffen und von denen mindestens eine oder die Kombination der Verletzungen lebensbedrohlich ist.
- Der Verletzungsgrad wird bei Unfallopfern häufig unterschätzt! Von einer äußerlichen Unversehrtheit des Patienten darf man sich nicht täuschen lassen. Beachten Sie immer auch den auslösenden Verletzungsmechanismus.
- Eigensicherung und Sichtung der Einsatzstelle sind immer die ersten Maßnahmen an einer Unfallstelle.
- Alle präklinischen Maßnahmen dienen der Sicherung der Vitalfunktionen und einem schnellstmöglichen Transport in die Klinik.
- Der Primary Survey umfasst die Diagnose und gleichzeitig auch die Therapie akut lebensbedrohlicher Zustände mittels ABCDE-Schema.
- Ein Spannungspneumothorax muss erkannt und entlastet werden.
- Äußere Blutungen müssen versorgt und gestillt werden.
- PatientenInnen mit Schädel-Hirn-Trauma benötigen normotone Blutdruckverhältnisse.
- Patienten ohne Schädel-Hirn-Trauma mit unstillbarer Blutung sollten unter restriktiver Volumenzufuhr transportiert und schnellstmöglich chirurgisch versorgt werden. Hier können im Rahmen der „permissiven Hypotension" auch Blutdruckwerte von 80–90 mmHg systolisch toleriert werden.
- Die Versorgung polytraumatisierter PatientInnen erfolgt interdisziplinär (Unfallchirurgie, Anästhesie, Pflege, Radiologie etc.). Diagnostik und Therapie laufen parallel ab.

Weiterführende Literatur

- S3 – Leitlinie Polytrauma Schwerverletzten-Behandlung von der Deutsche Gesellschaft für Unfallchirurgie. http://www.awmf.org/leitlinien/detail/ll/012-019.html
- ETC – European Trauma Course. http://www.europeantraumacourse.at
- Präklinisches Traumamanagement (2009). Das PHTLS Konzept. 1. Auflage Elsevier Verlag

Fragen

Ein Bauarbeiter ist 12 m von einem Gerüst abgestürzt. Sie haben ein Schädel-Hirn-Trauma, eine Serienrippenfraktur und beidseitige Unterarmfrakturen festgestellt. Wenige Minuten nach der Intubation sinkt die Sauerstoffsättigung von 99 auf 72 %, der Blutdruck auf 70 systolisch und die Herzfrequenz steigt. Welche Maßnahme setzen Sie als Erstes?

a rasche Infusion von 500 ml Ringerlösung
b Kontrolle des Atemwegs und der Beatmung (Auskultation)
c Beurteilung der Pupillen
d Anlage eines ZVK und Gabe von Noradrenalin

Sie kommen mit dem Notarztwagen als erstes Fahrzeug zu einem schweren Verkehrsunfall auf der Autobahn. Was tun Sie als Erstes?

a Atemwege sichern, Blutung stillen, rasch transportieren
b auf das Eintreffen der Feuerwehr warten
c Unfallstelle absichern und Überblick verschaffen
d Kontrolle der Lebensfunktionen

Mit welchem Blutverlust müssen Sie bei einem Patienten mit geschlossenem Oberschenkelbruch rechnen?

a bei geschlossenen Brüchen kommt es zu keinem Blutverlust
b etwa 200 ml
c bis zu 10 l
d bis zu 2000 ml

Lösungen zu Fragen siehe S. 393.

3.20 Anaphylaxie

M. Krammel, D. Weidenauer, T. Hamp, M. Frossard

FALLBESIPIEL

Als Notarzt werden Sie in ein Freibad am Stadtrand alarmiert. Die Alarmmeldung der Leitstelle lautet „schwere allergische Reaktion nach Insektenstich". Bei Eintreffen wird ihr Team bereits erwartet und zu einer etwa 25-jährigen Patientin auf die Liegewiese gebracht. Die junge Frau atmet schwer und wirkt kollaptisch. Am gesamten Körper fallen ihnen ein Flush und eine Urtikaria auf. Der Puls am Handgelenkt ist tachykard und kaum tastbar. Der Freund der Patientin erzählt von einer bekannten Bienenallergie und dass Sie am Weg über die Liegewiese auf eine getreten sei. Kurz darauf habe sie Atemnot bekommen und sei zusammengebrochen. Er habe daraufhin sofort ihr „Allergie-Notfallset" geholt und ihr den Adrenalin-Autoinjektor verabreicht. Sie untersuchen die Patientin nach ABCDE und stellen die Diagnose einer schweren anaphylaktischen Reaktion Grad III. Als erste Maßnahme verabreichen Sie nochmals 0,5 mg Adrenalin i. m. und geben hochdosiert Sauerstoff über eine Inhalationsmaske. Ihr Sanitäter legt in der Zwischenzeit einen großen peripher-venösen Zugang, über den Sie 1000 ml Ringerlaktat mittels Druckinfusion sowie 4 mg Dimetinden (Fenistil®) und 200 mg Triamcinolon (Solu Volon®) verabreichen. Nach weiterer Anlage eines zweiten peripheren Zugangs und des Basismonitorings (EKG, SpO_2, Blutdruck) bereitet ihr Team den Abtransport vor. Auf dem Weg in die Notfallaufnahme stabilisiert sich der Zustand der Patientin.

► Definition

Die Anaphylaxie ist eine akut auftretende pathologische Reaktion des Immunsystems auf ein breites Spektrum von Triggersubstanzen (s. Tab. 3.49). Es handelt sich um eine **schwere, lebensbedrohliche systemische Hypersensitivitätsreaktion**.

Diese kann durch Probleme der **Atemwege** (Atemwegsverlegung durch Ödeme im Mund-Rachen-Bereich) bzw. der **Atmung** (Bronchospasmus, Schleimsekretion) sowie des **Kreislaufs** (massive Reduktion des peripheren Widerstandes) in variabler Ausprägung gekennzeichnet sein. Sie geht in der Regel mit **Hauterscheinungen** (z. B. Urtikaria, Ödeme) einher (s. Tab. 3.48).

Der anaphylaktische Schock ist eine akut lebensbedrohliche Situation, bei der letztendlich alle Organe und Organsysteme betroffen sind. Er zählt zu den distributiven Schockformen und stellt ein seltenes, im Verlauf jedoch oft dramatisches Ereignissen in der Notfallmedizin dar.

► Pathophysiologie

Pathophysiologisch werden eine **anaphylaktische** IgE-vermittelte Reaktion und eine **anaphylaktoide** IgE-unabhängige Reaktion unterschieden. Da aber beide Reaktionen unter dem gleichen klinischen Bild verlaufen, werden sie auch gleich behandelt.

Die freigesetzten vasoaktiven Mediatoren bewirken eine periphere Vasodilatation, erhöhen die Kapillarpermeabilität und aktivieren die Schleimhautsekretion. Klinisch imponieren Bronchospasmus und Larynxödem, Hypotension und Tachykardie, gastrointestinale und kutane Symptome (s. Tab. 3.48).

Tab. 3.48 Einteilung der allergischen Reaktion (modifiziert nach Ringer und Meßmer)

Grad	Haut	GI-Trakt	Respirationstrakt	Herz-Kreislauf-System
I	Juckreiz, Urtikaria Flush, Angioödem	–	–	–
II	Juckreiz, Urtikaria Flush, Angioödem	Nausea, Krämpfe	Rhinitis, Heiserkeit, laryng. Dyspnoe	Tachykardie, HF-Anstieg ≥ 20/min, Blutdruckabfall ≥ 20 mm Hg
III	Juckreiz, Urtikaria Flush, Angioödem	Erbrechen, Defäkation	Larynxödem, Broncho-spasmus, Zyanose	Schock, Bewusstlosigkeit
IV	Juckreiz, Urtikaria Flush, Angioödem	Erbrechen, Defäkation	Atemstillstand	Herz-/Kreislaufstillstand

! Der Effekt der freigesetzten Mediatoren besteht vor allem in:
- ausgeprägter Vasodilatation
- erhöhter Kapillarpermeabilität
- Bronchospasmus.

Tab. 3.49 Arzneimittel und Nahrungsmittel als Auslöser einer lebensbedrohlichen anaphylaktischen Reaktion (nach Hompes S et al; Erste Daten der Pilotphase des Anaphylaxie-Registers im deutschsprachigen Raum. Allergo J 2008; 17: 550–555)

Arzneimittel	Prozent	Nahrungsmittel	Prozent
Amoxicillin	40	Erdnuss und Hülsenfrüchte	20
Cephalosporine	15	Nüsse	14
NSAR	13	Schalentiere	10
Muskelrelaxanzien	6	Latex	7
andere Antibiotika	5	Schnecken	6
Paracetamol	5	Mehl	6
Venom Immuno Therapy	3	Kuhmilch	5
jodhaltige Kontrastmittel	2	Sellerie	5
Anatoxine	2	Buchweizen	5
Latex	2	Sesam	3
andere	7	andere	19

► Diagnose

Die Diagnose der anaphylaktischen Reaktion ist oft aus dem kausalen Zusammenhang mit offensichtlichen Symptomen (Bienenstich → Kollaps mit Urtikaria; Medikamentenapplikation → Atemnot und Kollaps) ableitbar. Manchmal ist dies hingegen nicht so einfach möglich (ohnehin kranker Patient in Narkose → plötzlicher RR-Abfall, Urtikaria durch OP-Abdeckung nicht erkennbar). Wichtig ist, dass im differenzialdiagnostischen Vorgehen immer auch an die Anaphylaxie gedacht wird.

Leitsymptome sind:
- plötzliches Auftreten oder rasches Voranschreiten der Symptome
- lebensbedrohliche Atemwegs- und/oder Atmungs- und/oder Kreislaufprobleme
- Haut- bzw. Schleimhautveränderungen (Urtikaria, Angioödeme, Flush).

Die drei häufigsten **Auslöser für eineAnaphylaxie** sind:
- Medikamente (nach i. v. Gabe: 5 min)
- Insektengifte (15 min)
- Nahrungsmittel (30 min).

► Therapie

Erläuterungen zum Behandlungsalgorithmus der Anaphylaxie:

Lebensbedrohliche Probleme:
- Atemwege (A): Schwellung, Heiserkeit, Stridor
- Atmung (B): schnelle Atmung, Keuchen, Erschöpfung, $SpO_2 < 92\,\%$, sonstige Störungen
- Kreislauf (C): blasse feuchte Haut, Hypotension, Schwächegefühl, Bewusstseinsstörungen/Koma.

Adrenalin (Suprarenin®) i.m.-Verabreichung:
Konzentration für i.m.-Gabe 1 : 1000 (falls keine Besserung: nach 5 min Wiederholung)
- Erwachsene: 0,5 mg i. m. (0,5 ml)
- Kinder >12 J.: 0,5 mg i. m. (0,5 ml)
- Kinder 6–12 J.: 0,3 mg i. m. (0,3 ml)
- Kinder <6 J.: 0,15 mg i. m. (0,15 ml)

i.v.-Adrenalin nur durch erfahrene Experten (Titrieren: Erwachsene 50 µg, Kinder 1 µg/kg KG)

Intravenöse Volumengabe:
- Erwachsene 500–1000 ml
- Kinder 20 ml/kg KG

Cave: Kolloidale Infusionen (keine belegbare Überlegenheit gegenüber kristalloiden Infusionen!) können ein Auslöser für eine anaphylaktische Reaktion sein; in diesem Fall die Infusion sofort stoppen.

Antihistaminika und Kortison:
- **H_1-Rezeptorblocker** z. B. Dimetinden (Fenistil®) 4 mg i. v., Diphenhydramin (Dibondrin®) 30 mg i. v. Obwohl keine Evidenz aus randomisierten kont-

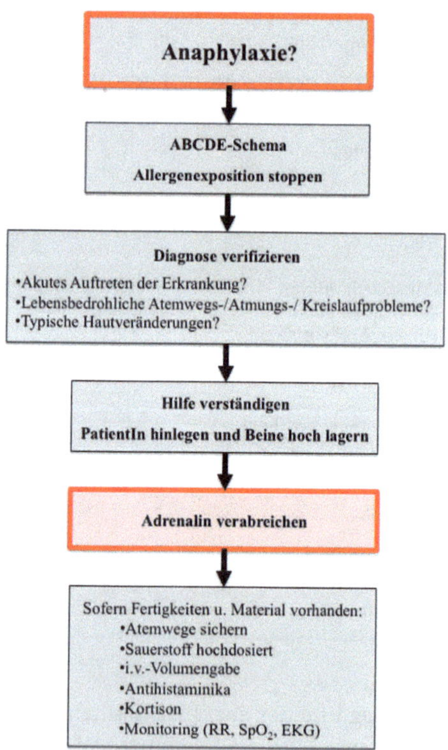

Abbildung 3.91 Behandlungsalgorithmus Anaphylaxie nach ERC

rollierten Studien zur Wirksamkeit von Antihistaminka in der Anaphylaxie vorliegt[1], werden sie infolge pathophysiologischer Überlegungen in den Richtlinien empfohlen.

- **Kortikoide** z. B. Triamcinolon (Solu Volon®) 200 mg , Prednisolon (SoluDacortin®) 1 g i. v. Obwohl keine Evidenz aus randomisierten kontrollierten Studien zur Wirksamkeit von Glukokortikoiden in der Anaphylaxie vorliegt[2] , werden sie in den Richtlinien empfohlen.

Tabelle 3.50 zeigt eine Äquipotenztabelle für Kortikoide.

Tab. 3.50 Äquipotenztabelle für Kortikoide

Substanz	Handelsname	glukokort. Potenz	mineralkort. Potenz
Hydrocortison	Hydrocortone	1	1
Prednisolon	Solu-Dacortin Aprednisolon	4	0,8
Methylprednisolon	Urbason Solu-Medrol	5	0
Fludrocortison	Astonin H	8	125
Dexamethason	Fortecortin	30	0
Triamcinolon	Solu-Volon Volon A	216	0

Schwere anaphylaktische Reaktionen können selbst unter adäquater Therapie progredient verlaufen und nach einer vorübergehenden Besserung kann es zur erneuten Exazerbation der Symptomatik kommen. Daher unbedingt für eine adäquate Überwachung und die Spitalseinweisung sorgen.

Die frühe Verabreichung von **intramuskulärem Adrenalin** (Suprarenin®) ist Mittel der Wahl bei allen anaphylaktischen Reaktionen. Intravenöses Adrenalin sollte nur von Experten (AnästhesistInnen, NotärztInnen, IntensivmedizinerInnen) unter kontinuierlichem Monitoring verabreicht werden. AllergiepatientInnen sollten ein „**Notfallset**" mit einem Adrenalin-Autoinjektor (s. Abb. 3.92) immer mit sich führen und im Umgang damit geschult sein.

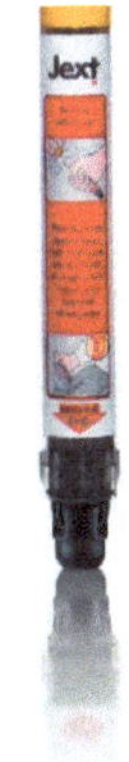

Abb. 3.92 Adrenalin-Autoinjektor zur Therpaie des anaphylaktischen Schocks durch den medizinischen Laien

Die Indikationsstellung zur frühzeitigen Sicherung des Atemweges bei entsprechender Klinik im Bereich der oberen Atemwege (inzipiente Zungenschwellung, Stridor etc.) ist besonders heikel

1 H1-antihistamines for the treatment of anaphylaxis. Cochrane systematic review (2007). Allergy 62(8): 830–837.

2 Glucocorticoids for the treatment of anaphylaxis: Cochrane systematic review (2010). Allergy 65(10): 1205–1211. Epub 2010 Jun 18.

und nur bei entsprechender Ausbildung und Erfahrung möglich. Jedoch sollte bedacht werden, dass eine frühzeitige Intubation ein möglicherweise notwendiges, wesentlich aggressiveres Vorgehen (Notkoniotomie) vermeiden kann. Jedenfalls soll PatientInnen mit Atemnot/Speichelfluss unter Sauerstoffgabe eine sitzende Position (in dieser kann die Atemhilfsmuskulatur verwendet werden und der Speichel aus dem Mund fliesen) ermöglicht werden. In dieser Situation ist der permanente Kontakt zur Beruhigung der PatientInnen unabdingbar, der Einsatz von Beruhigungsmittel (Sedativa) sollte ebenso nur durch erfahrene Ärzte/Ärztinnen erfolgen.

ZUSAMMENFASSUNG

- Anaphylaktische Reaktionen sind am kausalen Zusammenhang zum Allergen, plötzlichem Auftreten und typischen Symptomen (schwere Atem- und Kreislaufstörung, Hautveränderungen) erkennbar.
- Die frühe Verabreichung von intramuskulärem Adrenalin (Suprarenin®) 0,5 mg i. m. ist Mittel der Wahl bei schweren anaphylaktischen Reaktionen.
- Die weitere Versorgung beinhaltet frühzeitige Atemwegssicherung, Sauerstoffgabe, Volumengabe, Antihistaminika und Kortikoide.
- AllergiepatientInnen sollten ein „Notfallset" mit einem Adrenalin-Autoinjektor immer mit sich führen und im Umgang damit geschult sein.

Weitere Informationen zum Thema

Guidelines zur Therapie der anaphylaktischen Reaktion: www.resus.org.uk – Emergency treatment of anaphylactic reactions. Guidelines for healthcare providers. Working Group of the Resuscitation Council (UK)

Informationen zum Umgang mit einem Adrenalin-Autoinjektor: www.jext.at

Literatur

- Johansson SG, Bieber T, Dahl R, Friedmann PS, Lanier BQ, Lockey RF et al (2004) Revised nomenclature for allergy for global use. Report of the Nomenclature Review Committee of the World Allergy Organization, October 2003. J Allergy Clin Immunol 113(5): 832–836
- Pumphrey RS (2004) Fatal anaphylaxis in the UK, 1992–2001. Novartis Found Symp 257: 116–128; discussion 128–132, 157–160, 276–285
- Brown SG (2004) Clinical features and severity grading of anaphylaxis. J Allergy Clin Immunol 114(2): 371–376

Fragen

Eine Freundin bittet Sie, dass Sie bei ihr eine FSME-Impfung durchführen. Kurz nach der Injektion kollabiert sie auf der Wohnzimmercouch. Was ist zu tun?

a ich verabreiche ihr 15 gtt Effortil® sublingual
b Vorgehen nach dem ABCDE-Schema, bei Anaphylaxie 2 mg Adrenalin i. v.
c Vorgehen nach dem ABCDE-Schema, bei Anaphylaxie 0,5 mg i. m.
d Vorgehen nach dem ABCDE-Schema, sofortige Intubation, Adrenalin und Voluven i. v.

Ein Pfleger ruft Sie im Nachtdienst zu einem Patienten. Dieser klagt kurz nach dem Anhängen der Abendtherapie (Augmentin 2,2 g i. v.) über Schwindel, Übelkeit und Juckreiz am ganzen Körper. Die HF beträgt 110/min, der Blutdruck 100/40. Was tun Sie?

a die laufende Infusion wird schneller verabreicht, um mit dem Flüssigkeitsbolus den Blutdruck zu heben
b Seitenlagerung, damit eventuell Erbrochenes nicht aspiriert wird
c Stopp der Augmentin-Infusion
d Metoprolol 5 mg i. v., um die Tachykardie zu therapieren

Lösungen zu Fragen siehe S. 393.

3.21 Intensivmedizin in der Psychiatrie

D. Weidenauer, R. Frey

FALLBESIPIEL

Ein 41-jähriger Mann wurde an einer psychiatrischen Abteilung stationär aufgenommen. Davor habe er schon seit dem vorzeitigen Schulabbruch unter Ängstlichkeit gelitten, in seinem Heimatort als „seltsamer" Einzelgänger ohne berufliche oder private Bindung gegolten. Ein Antidepressivum von einem Allgemeinarzt hätte nichts gebessert. Im Vordergrund stehende psychopathologische Symptome bei der Aufnahme waren emotionaler Rückzug, ausgeprägte Ängstlichkeit, Tonuserhöhung, profuses Schwitzen und Tachykardie (sympathikotone Auslenkung), stark verminderte Spontaktivität (Stupor) und stark verminderte verbale Kommunikation (Mutismus).
In Anbetracht der Anamnese (Verdacht „Hebephrenie") und des aktuellen katatonen Syndroms mit Affektstarre, innerer sowie muskulärer Anspannung, Stupor und Mutismus wurde die Diagnose „katatone Schizophrenie" angenommen. Der Patient erhielt neben Benzodiazepinen (anxiolytisch und muskelrelaxierend wirksam) das klassische Neuroleptikum (Antipsychotikum) Haloperidol, womit er aber noch mehr Anspannung bis hin zur Regungslosigkeit entwickelte. Diese Akinese musste dann differenzialdiagnostisch auch als Nebenwirkung von Haloperidol im Sinne eines extrapyramidal-motorischen Syndroms („Parkinsonoid") betrachtet werden. Daher wurde Haloperidol durch das atypische Neuroleptikum Clozapin ersetzt. Gleichzeitig mit der Umstellung entwickelte der Patient allerdings hohes Fieber unklarer Genese. Folgerichtig wurde auch Clozapin abgesetzt (wegen des Agranulozytose-Risikos).
Der schließlich therapierefraktäre, bettlägrige, ernährungspflichtige, fiebernde, vegetativ instabile, weitgehend starr in sich gekehrte Patient wurde auf die psychiatrische Intensivstation der Medizinischen Universität Wien transferiert. Intensive Pflege zum Ausgleich der Selbstfürsorgedefizite, Bilanzierung und Monitoring waren für den Patienten lebenserhaltend. Gleichzeitig wurden eine Enzephalitis und andere organische Erkrankungen, die sowohl die Bewusstseinsstörung (keine Aufmerksamkeitszuwendung) als auch das katatone Syndrom hätten erklären können, ausgeschlossen (u. a. Liquorpunktion unauffällig). Ein malignes neuroleptisches Syndrom wurde differenzialdiagnostisch immer unwahrscheinlicher, weil der Patient nach dem Absetzen von Haloperidol und auch Clozapin letztlich schon fast 2 Wochen kein Neuroleptikum mehr erhalten hatte. Das Fieber blieb bestehen; Elektrolytstörungen und Creatinkinase (CK)-Anstieg traten auf; die Anspannung intensivierte sich so sehr, dass der Patient nur mehr schlecht schlucken und durchatmen konnte, es folgten Verschleimung, schlechte Sauerstoffsättigung und Hyperkapnie (unter Sauerstoffinsufflation). Die verabreichten Benzodiazepine (primär Lorazepam i. v.) waren zur Entspannung indiziert, allerdings mit dem Risiko der Atemstörung.
Schließlich wurde der Patient wegen der Diagnose febrile Katatonie (auch: perniziöse oder maligne Katatonie) mit Elektrokonvulsionstherapie (EKT) behandelt. Unter einer Serie von insgesamt 9 EKT kam es zu einer kontinuierlichen Besserung des psychopathologischen Zustandsbildes innerhalb von 2–3 Wochen. Der Patient begann mit Sprechen, Bewegung, Essen und Trinken. Beim Rücktransport des Patienten war das katatone Syndrom abgeklungen und der Pflegebedarf auf ein Minimum reduziert. Eingeschränkte kognitive Fähigkeiten, mangelnde Initiative, verminderter Antrieb und flacher Affekt waren – kompatibel mit einem Residualsyndrom bei Schizophrenie – fassbar.

3.21.1 Psychiatrische Intensivstation (Psychiatric Intensive Care Unit, PICU)

Die Psychiatrie ist in der Intensivmedizin ein Thema, weil es (1) lebensbedrohliche psychiatrische Erkrankungen gibt und weil sich (2) alle denkbaren organischen Erkrankungen auch auf das Gehirn und damit auf die Psyche auswirken können. Auf Intensivstationen (ICU) finden sich nicht selten schwergradige psychiatrische Erkrankungen.
Leider sind Intensivbehandlungs- oder Intensivüberwachungsstationen an psychiatrischen Abteilungen (PICU) sowohl in Österreich als auch international sehr rar. Die psychiatrische Intensivmedizin stellt eine Sonderform der Intensivmedizin dar. Die zu behandelnden PatientInnen weisen Komorbiditäten von psychiatrischen und somatischen Krankheitsbildern auf. Für die Umsetzung der anspruchsvollen ärztlichen und pflegerischen Aufgaben bedarf es einer hohen Personaldichte und adäquater technischer Vorrichtungen. Letztere umfassen zum einen intensivmedizinische Komponenten wie apparatives Monitoring der Vitalfunktionen, Blutgasanalysen, Maskenbeatmung mit Sauerstoffinsufflation (evtl. mit Hilfsmittel zum Freihalten der Atemwege: Guedel- oder Wendel-Tubus), diverse Katheter, enterale Sonden, Absaugvorrichtungen, Infusomaten, Perfusoren und zum anderen Schutzfixierungssysteme.

3.21.1.1 Aufgaben der PICU

- ausreichende Sedierung, um Behandlung zu ermöglichen
- Diagnose und spezifische Therapie der psychiatrischen Erkrankung
- Diagnose und Therapie der organmedizinischen Erkrankung
- intensive Pflege wegen krankheits- und sedierungsbedingter Defizite der Selbstversorgung.

3.21.1.2 Auf- bzw. Übernahme

Die meisten PatientInnen der PICU werden von anderen Stationen zutransferiert, entweder von allgemeinpsychiatrischen Stationen oder von anderen Bereichen – z. B. ICU, Notfallmedizin, Unfallchirurgie, Innerer Medizin. Auch Aufnahmen über den ambulanten psychiatrischen Bereich kommen vor.
Eine Aufnahmeindikation liegt u. a. vor, wenn eine psychische Erkrankung der Therapie einer somatischen Komorbidität im Wege steht oder wenn eine psychische Erkrankung durch ihren Schweregrad sui generis eine vitale Gefährdung hervorruft.
Die PICU ist üblicherweise Teil einer psychiatrischen Abteilung und wird von Psychiatern geführt, sodass eine maschinelle Beatmung nicht Teil des Behandlungskonzepts ist.

3.21.2 Vitale Gefährdung durch psychische Erkrankung

Mängel an Einsichts- und Urteilsfähigkeit, Realitätsbezug und Kooperationsbereitschaft sowie ein erhöhtes Aggressionspotenzial sind psychiatrische Problemstellungen. Starke Unruhe oder Bewusstseinsstörungen (Tab. 3.51) beinhalten Risiken bis hin zur akuten Selbst- und/oder Fremdgefährdung. Nach Österreichischem Recht werden Freiheitsbeschränkungen an Psychiatrischen Abteilungen durch das Unterbringungsgesetz geregelt, an anderen Krankenabteilungen oder Pflegeinstitutionen durch das Heimaufenthaltsgesetz. Eine physische Beschränkung, die an der PICU durch Schutzfixierung erfolgt (nicht durch versperrte Türen oder Netzbetten), sowie eine wirksame Sedierung ermöglichen oftmals erst eine krankheitsspezifische Therapie, machen aber auch eine intensive Pflege notwendig (u. a. Unterstützung bei Körperhygiene und Ernährung, engmaschige empa-

Tab. 3.51 Psychisch bedingte vitale Gefährdung

Symptome	Risiko
innere Unruhe, Angst, Anspannung, Reizbarkeit, Agitation	Leidensdruck, Aggression, vegetative Fehlregulation, Raptus, Verletzungsgefahr
Bewusstseinsstörung, Verwirrung	Desorientiertheit, Sturzgefährdung, Aspirationsgefahr, Koma, Atem-Kreislauf-Insuffizienz

thische Kommunikation). Bei fehlender Mobilität (z. B. bei Schutzfixierung) empfiehlt sich eine Antikoagulation (niedermolekulares Heparin s. c.). Die Vitalwerte (insbesondere EKG, Pulsoxymeter, Einfuhr- und Ausfuhrbilanz) werden wie auf jeder anderen ICU überwacht.

Sowohl die Bewusstseinstörung als auch die Agitation werden im Folgenden näher definiert.

- **Bewusstseinsstörung:**
„Bewusstsein" beschreibt Wachheit und die Fähigkeit zum adäquaten Erfassen seiner Selbst und der Umwelt. Es werden quantitative und qualitative Bewusstseinstörungen unterschieden.
Als **quantitative** Störung wird eine Bewusstseinsminderung bezeichnet. Mit zunehmend erhöhter Weckschwelle werden Somnolenz, Sopor und Koma graduiert.
Bei **qualitativen** Beeinträchtigungen ist Wachheit im Wesentlichen gegeben, aber die Realität kann nicht adäquat (Verwirrtheit) oder nicht voll (Bewusstseinseinengung – z. B. bei Dämmerzuständen oder traumwandlerischen Zuständen) erfasst werden.
Die Ätiologie der Bewusstseinsstörung liegt in der Regel in einer körperlich (organisch) verursachten Schädigung der Hirnfunktion. Die organische Schädigung kann struktureller, metabolischer oder toxikologischer Natur sein. Ein relativ einfacher Hilfsbefund zur Objektivierung einer resultierenden Hirnfunktionsstörung ist die Elektroenzephalographie (EEG); sie zeigt bei PatientInnen mit Bewusstseinsstörung in der Regel ein abnormes Muster.
- **Agitation:**
Agitation ist eine krankhafte, unstillbare motorische Unruhe als Ausdruck psychischer Erregung, Ängstlichkeit und Irritierbarkeit. Die Mimik, Gestik und Spontanbewegungen (Psychomotorik) sind gesteigert (im Gegensatz zur Hemmung). Die Agitation ist nicht diagnosespezifisch. Besonders schwergradig kann sie bei der Schizophrenie, bei der Manie und beim Delir sein.

3.21.3 Komplikationen

Die psychiatrische Problemstellung kann durch mangelnde Flüssigkeits- und/oder Nahrungsaufnahme sowie schwere Bewusstseinsstörungen und Atemstörungen des Patienten/der Patientin kompliziert werden.

- **Defizitäre Flüssigkeitsaufnahme:**
Der Flüssigkeitsmangel zeigt sich durch Verminderung des Hautturgors, relativ hohes spezifisches Gewicht des Harns (> 1020 g/l), evtl. hohes Serum-Natrium und -Kreatinin. Das Problem wird durch die Anamnese und die Kontrolle der Ein-/Ausfuhrbilanz eingegrenzt. Die Rehydrierung wird in der Regel mit großzügiger Flüssigkeitsgabe (mind. 2 l

Ringer-Laktat i. v. täglich) vorgenommen. Verstärktes Motivieren zum Trinken ist selbstverständlich, die enterale Sonde eine weitere Option. Ohne Behandlung kann es zu Kreislaufproblemen und Delir (s. u.) kommen.

- **Defizitäre Nahrungsaufnahme:**

Zeichen mangelnder Nahrungsaufnahme sind Gewichtsreduktion, ein niedriger Body Mass Index (BMI), Ketonurie und ein Mangel an Serum-Eiweiß. Der/die PatientIn wird mit enteraler (nasogastraler Sonde, „Magensonde") oder parenteraler Ernährung (mit periphervenösen oder v. a. zentralvenösen Kathetern) therapiert. Diese erfolgt mit Infusomaten und nach einer relativ niedrigen Anfangsrate in ansteigender Dosis (s. Kap. „Ernährung eines/r IntensivpatientIn"). Beim psychisch schwer Kranken mit reduziertem Kooperationsvermögen besteht ein relativ hohes Risiko zur selbstständigen Sonden- oder Katheterentfernung, was evtl. die Schutzfixierung protrahiert.

- **Koma:**

In der psychiatrischen Akuttherapie ist Sedierung (engl.: „tranquilization") häufig notwendig (i. d. R. durch Benzodiazepine), aber die Weckbarkeit des Patienten/der Patientin – zumindest durch Berührungs- oder Schmerzreize – soll gewährleistet bleiben und entsprechend regelmäßig überprüft werden. Ein komatöser Zustand wird in psychiatrischen Sedierungskonzepten nicht angestrebt, weil Ansprechbarkeit eine Basis für psychiatrisch fachgerechte Zuwendung ist und weil Koma von Atem- und Kreislaufinsuffizienz begleitet werden kann. Eine Überdosierung an Sedativa ist eine von vielen Ursachen für einen komatösen Zustand. Gelingt es nicht, den Patienten/die Patientin zu wecken, kann neben der physikalischen Krankenuntersuchung eine Blutgasanalyse ein Atemproblem belegen (z. B. CO_2-Narkose). Die Behandlung mit Sedativa wird pausiert und die Gabe des Benzodiazepin-Antagonisten Flumazenil i. v. (Anexate®) dringend erwogen. Die Indikation zur Sauerstoffinsufflation mit Maske (Überstreckung im Nacken, evtl. Guedel- oder Wendel-Tubus) oder zur Intubation wird geprüft. Andere Ursachen für das Koma werden in Betracht gezogen (insbesondere bei fehlender Wachreaktion auf Flumazenil) und diagnostische Schritte eingeleitet (z. B. kraniale Computertomographie zum Ausschluss einer Blutung).

3.21.4 In der PICU häufig auftretende Krankheitsbilder

3.21.4.1 Schizophrenie

Als Schizophrenie wird eine psychische Erkrankung bezeichnet, die durch Denk-, Wahrnehmungs- und Affektstörungen gekennzeichnet ist. Trugwahrnehmungen (insbesondere akustisch), Hören von kommentierenden oder imperativen Stimmen, Gedankeneingebung, inadäquate emotionale Resonanz (Affektdissoziation, Parathymie) und Auffälligkeiten in der Psychomotorik sind typische Symptome.

Es gibt verschiedene Prägnanztypen der schizophrenen Störung (z. B. hebephrene, paranoide und katatone Schizophrenie), die auch mit gefährdenden Unruhezuständen einhergehen können.

3.21.4.2 Manische Episode

- unangemessen gehobene, euphorisch/manische Stimmung, evtl. gereizte Stimmung
- Hyperaktivität, enormer Taten- und Rededrang, starke Ablenkbarkeit
- deutlich reduzierte Selbstkritik bzw. Kritikfähigkeit bei grenzenloser Selbstüberschätzung, evtl. Verschuldung, Triebenthemmung
- reduziertes Schlafbedürfnis.

3.21.4.3 Delir

► Definition und diagnostische Kriterien

Das Delir ist eine akut auftretende, organisch verursachte, psychische Störung (Syn.: „akute organische Psychose", „akutes organisches Psychosyndrom"). Es ist ein psychiatrischer – prinzipiell lebensbedrohlicher – **Notfall**. Bei suffizienter Therapie der organischen Ursache (intra- oder extrazerebral) ist es potenziell reversibel. Nach wie vor gilt das Bonhoeffer'sche Diktum der Noxenunspezifität (Bonhoeffer 1917), welches besagt, dass vom psychischen Erscheinungsbild des Delirs nicht auf die zugrunde liegende Störung geschlossen werden kann. Rückschlüsse auf die Ursachen können aus den somatischen Symptomen und Hilfsbefunden gezogen werden. Gekennzeichnet ist das oftmals als „akuter Verwirrtheitszustand" bezeichnete Delir durch ein Mischbild folgender Symptome (nach Internationaler Klassifikation psychischer Störungen, ICD-10):

- Bewusstseinsstörung als Kernsymptom, zumindest mit eingeschränkter Fähigkeit, die Aufmerksamkeit zu richten, zu halten, zu verlagern
- reduzierte Kognition (Gedächtnis-, Auffassungsstörung, zeitliche Desorientiertheit etc.)
- Wahrnehmungsstörungen (insbesondere optische Halluzinationen, Wahneinfälle)
- psychomotorische Störungen (Hypo- oder Hyperaktivität), affektive Störungen
- Störungen des Schlaf-Wach-Rhythmus
- wechselndes Zustandsbild (oftmals nächtliche Verschlechterung).

Signifikante differenzialdiagnostische Merkmale sind, dass das Delir mit dem Kernsymptom der Bewusstseinsstörung rasch entsteht und sich als fluktuierendes (undulierendes) Zustandsbild präsentiert. Ein Delir ist keineswegs immer „laut". Vor allem bei älteren Menschen besteht die Gefahr, dass es im Rahmen der Demenz bei Dekompensation (z. B. durch Flüssigkeitsdefizit oder Reizdeprivation) zu „stillen" (hypoaktiven) Delirien kommt, die Bewusstseinsstörungen, Desorientiertheit und Hilfsbedürfnis akut mit sich bringen. Sie sollten durch regelmäßige Ansprache bzw. Vigilanzkontrolle frühzeitig erkannt werden.

► Ursachen

Die Ursachen eines Delirs können sehr unterschiedlich sein (s. Tab. 3.52). Alkohol- und medikamentenassoziierte Delirien sowie postoperative Delirien treten häufig auf. Die häufigste Ursache für ein Delir ist die akut dekompensierte Demenz. Mit zunehmendem

Tab. 3.52 Ursachen für Delir

ZNS-Erkrankungen	Stoffwechselstörungen	kardiopulmonale Erkrankungen	verschiedene Ursachen
Infektion	Hypoxie	Myokardinfarkt	Alkohol
Trauma	Urämie	Kardiomyopathie	Medikamente
epileptischer Anfall	hepatische Störung	kardiale Arrhythmie	Drogen
Neoplasma	Anämie	Schock	Toxine
vaskuläre Erkrankung	Hypo- und Hyperglykämie	Ateminsuffizienz	Sepsis
degenerative Erkrankung	Thiaminmangel		Fieber
	Endokrinopathie		sensorische Deprivation
	Elektrolytstörungen		nach Narkose, Operation

Alter steigt das Risiko. Die Behandlung der ursächlichen Störung ist das Wesentliche an der Therapie des Delirs (vgl. Kap. 3.21.5).

► Hilfsbefunde

Basisuntersuchungen:

- Blutdruck, Herzfrequenz
- Temperatur
- Labor: Glukose, Elektrolyte, Kreatinin, Leberenzyme, Blutbild, Hormone
- Urinuntersuchung (Glukose, Keton)
- Elektrokardiographie (EKG)
- Blutgase, Laktat.

Weitere Untersuchungen:

- Thorax-Röntgen
- kraniale Computertomographie (CCT) (bei perakutem Delir als Basisuntersuchung zur DD einer Blutung)
- kraniale Magnetresonanztomographie (MR)
- Lumbalpunktion (bei Fieber und verdächtigem Neurostatus als Basisuntersuchung zur DD einer Enzephalitis)
- Elektroenzephalographie (EEG) (beim Delir ist eine verlangsamte Aktivität zu erwarten)
- Drogenscreening im Harn
- Blutspiegel von Alkohol, Lithium, Antikonvulsiva, trizyklischen Antidepressiva oder Neuroleptika, evtl. Toxinen
- Blut- und Harnkulturen.

Delirium tremens: In ca. 5 % aller Fälle kommt es als Komplikation während des Entzugs von Alkohol zu einem Delir, das prinzipiell durch Herz-Kreislauf-Belastung, Selbstfürsorgedefizite und epileptische Anfallsneigung lebensbedrohlich ist. Neben der oben beschriebenen allgemeinen Symptomatik des Delirs bestehen auch starke vegetative Auslenkungen mit Tachykardie, Hypertonie, Tachypnoe, Schwitzen und grobschlägigem Tremor, daher Delirium tremens genannt. Bei Entzugsdelirien ist auch vermehrt mit epileptischen Entzugsanfällen (Grand Mal) zu rechnen. Umgekehrt haben Alkoholkranke mit früheren oder gegenwärtigen Entzugsanfällen ein erhöhtes Risiko für Delir. Daher müssen Alkoholkranke in der Anamneseerhebung nach früheren Delirien und Anfällen gefragt werden. Prinzipiell sind bei Alkoholkranken – diagnostische Kriterien sind u. a. Kontrollverlust und Toleranzphänomen sowie körperliche Beschwerden beim Absetzen – während der Alkoholdetoxifikation Benzodiazepine indiziert; damit können psychische und körperliche Entzugsbeschwerden minimiert werden.

Postoperatives Delir: Bei 10–50 % der PatientInnen tritt nach einem allgemeinchirurgischen Eingriff ein Delir auf. Es ist meist multifaktoriell bedingt. Zur Entstehung tragen ein reduzierter Allgemeinzustand (z. B. Durchblutungsstörungen, Exsikkose), Demenz, hohes Alter, Substanzabhängigkeiten (Alkohol, Drogen) und anticholinerge oder antihistaminerge Medikamente bei. Effektive Maßnahmen zur Prävention sind das Erkennen von Risikofaktoren und deren präoperative Behandlung (z. B. Optimierung der internistischen Therapie) sowie das Vermeiden eines abrupten Absetzens von Alkohol, Benzodiazepinen und Opiaten. Postoperativ sind eine engmaschige Überwachung der Vitalfunktionen, des Blutzuckers und der Flüssigkeitsbilanz durchzuführen.

3.21.4.4 Katatones Syndrom (Katatonie)

► Definition

Als Katatonie bezeichnet man ein Syndrom, das durch eine Störung der Psychomotorik (Mimik, Gestik, Körperhaltung, Spontanbewegung) imponiert. Das Krankheitsbild wird durch die Störung der willkürlichen Bewegung geprägt und ist nicht spezifisch für eine Diagnose. Gleichzeitig sind die Reaktionen auf die Umgebung eindeutig vermindert. Der Stupor ist nur eines von vielen möglichen Symptomen innerhalb des katatonen Syndroms.

► Ursache

Während die Symptome „Sopor" oder „Koma" ebenso wie die Diagnose „Delir" im Kontext mit organischen Störungen des Gehirns gesehen werden, gelten die katatonen Phänomene nach alter psychiatrischer Tradition als „psychisch" verursacht. Tatsächlich muss man auch hier eine komplexe biologische Störung des Gehirns annehmen, die derzeit noch nicht näher bezeichnet werden kann. Katatonie tritt am ehesten im Zuge einer Schizophrenie auf, weiters bei Depressionen und – im nahen Verhältnis zu traumatisierenden Ereignissen – auch bei akuten Belastungsstörungen („wie gelähmt", „schockiert durch akute Belastung") oder dissoziativen Störungen (früher: Konversionsneurose, Hysterie). In der klassisch psychiatrischen Sichtweise ist bei Katatonie eine drastische emotionale Einengung mit reduzierter Interaktion mit der Umgebung gegeben, die allerdings weder einer Bewusstseinsstörung entspricht noch zu den organischen Störungen gezählt wird. Tatsächlich gibt es hier Unschärfen und Begriffsverwirrungen; dies zeigt sich allein in der Tatsache, dass das ICD-10 unter F06.1 zwar eine „organische katatone Störung" (verursacht z. B. durch Enzephalitis oder CO-Vergiftung) beschreibt, gleichzeitig aber auf die unklare Abgrenzung zur Diagnose „Delir" hinweist. PatientInnen haben kaum Erinnerung an ihre Episode im katatonen Syndrom; auch das drückt eine Nähe zu Bewusstseinstörungen und organischen Störungen aus.

► Klinisches Bild

Es gibt eine große Anzahl an katatonen Symptomen. Es kann zwischen Sperr- und Erregungszuständen (bzw. hypo- und hyperkinetischen Phänomenen) unterschieden werden. Verschiedene katatone Symptome können gleichzeitig bestehen, unterschiedlich lange dauern und aufeinanderfolgen. Sie ergeben dann ein **katatones Syndrom**. Das Auftreten ist oft ebenso akut wie eindrucksvoll. Die zugrunde liegende psychische Erkrankung, z. B. Schizophrenie, wird erst im Verlauf und in Zusammenschau mit anderen Symptomen diagnostiziert.

Bei **Sperrzuständen** verharrt der/die PatientIn übermäßig lange in einer aktiv oder passiv eingenommenen starren Körperhaltung, die evtl.bizarr sein kann (Katalepsie, Haltungsverharren). Bei Bewegungslosigkeit oder extremer Bewegungsarmut spricht man vom Stupor. Dabei kann der Muskeltonus stark erhöht sein (Starre, Rigidität); gegen passives Bewegen setzen die Betroffenen evtl. einen wächsernen Widerstand (wächserne Biegsamkeit, Flexibilitas cerea). Jedoch kann von dem/der Patienten/Patientin bei dem Versuch, ihn aus seiner Position zu bewegen, auch aktiver Widerstand ausgehen (Gegenhalten). Dies oder andere Irritationen können einen plötzlichen (aggressiv getönten) **Erregungszustand** hervorrufen (Raptus). Ein weiteres hyperkinetisches Phänomen besteht in Stereotypien; hier werden mit ungeahnten Energien immer wieder die gleichen Bewegungsschablonen ausgeführt, z. B. Wiegebewegungen.

Auch **Sprachstörungen**, wie z. B. Wiederholung (Perseveration) von selbst Gesprochenem (Palilalie) oder von Gehörtem (Echolalie) sowie krankhaftes Schweigen (Mutismus) sind mögliche Elemente des katatonen Syndroms. Darüber hinaus können die PatientInnen auch noch viele andere Verhaltensanomalien (Grimassieren, öffentliche Masturbation, Negativismus etc.) aufweisen.
Man muss davon ausgehen, dass die kataton auslenkenden PatientInnen (z. B. mutistisch und stuporös) intensive Angst und Anspannung empfinden, evtl. auch getragen von Halluzinationen oder Wahn. In manchen Fällen fehlt die Interaktion mit der Umwelt gänzlich (Affektstarre). Katalepsie wird auch in der Tierwelt als Verhaltensweise beschrieben (auch: Schreckstarre).

Bewegungslose PatientInnen im Stupor (engl. „dissociative stupor") haben im Unterschied zu PatientInnen mit Sopor (**Cave:** engl. „stupor") oder Koma eine erhaltene Pupillenreaktion und Schutzreflexe und können ein unauffälliges EEG haben.

Febrile Katatonie (perniziöse Katatonie): Als febrile (perniziöse, maligne) Katatonie wird die extremste, potenziell lebensgefährliche Form der Katatonie bezeichnet, die durch Fieber, Stupor, Starre, sympathikotone vegetative Entgleisung und Elektrolytstörungen gekennzeichnet ist. Enorme muskuläre Anspannung kann zum Abbau des Muskelgewebes führen, weshalb die Creatinkinase (CK) erhöht ist. Die febrile Katatonie kommt sehr selten vor und muss intensivmedizinisch behandelt werden; hoch dosierte Benzodiazepin-Gabe und/oder Elektrokonvulsionstherapie (Elektrokrampftherapie, EKT) sind Therapien der 1. Wahl. Beim Verdacht auf febrile Katatonie kann bei gleichzeitig bestehender Neuroleptikatherapie ein malignes neuroleptisches Syndrom (MNS) wegen der Ähnlichkeit der Symptomatik nicht ausgeschlossen werden. Deshalb sollten Neuroleptika bei der febrilen Katatonie gemieden werden.

3.21.4.5 Malignes neuroleptisches Syndrom (MNS)

Das maligne neuroleptische Syndrom beinhaltet die gleichen Symptome wie die febrile Katatonie: Fieber, vegetative Entgleisung, Tonuserhöhung, Akinese, Elektrolyt- und CK-Auslenkung. Es tritt als sehr seltene Nebenwirkung meist am Beginn einer klassischen (antidopaminergen) Neuroleptika-Therapie (z. B. Haloperidol) auf. Eine Medikamenten-Anamnese ist also unumgänglich. Die erfolgreiche Behandlung des MNS setzt das Sistieren der unter Verdacht stehenden Neuroleptika voraus. Benzodiazepine und/oder EKT sind indiziert und der/die PatientIn wird (symptomatisch) intensivmedizinisch bis zum Abklingen des MNS therapiert. Das MNS kann bis zu 2–3 Wochen nach Absetzen des NL bestehen bleiben.

3.21.5 Psychopharmaka in der Intensivmedizin

Die zur Sedierung verwendeten **Benzodiazepine** (z. B. Lorazepam) werden nach Bedarf (p. o. oder i. v.) titriert. Die akute Anfangsdosis beträgt 2–4 mg Lorazepam (entspricht 10–20 mg Diazepam oder 5–10 mg Midazolam). Tagesdosen bis zu 10 mg Lorazepam (50 mg Diazepam, 25 mg Midazolam) sind keine Seltenheit.
Zur antipsychotischen Behandlung werden in 1. Wahl **atypische Neuroleptika** (atypische Antipsychotika) und in 2. Wahl das **klassische Neuroleptikum** Haloperidol verabreicht. Die atypischen Neuroleptika wirken antipsychotisch, aber die „klassischen" Nebenwirkungen, wie extrapyramidal-motorische Störungen bzw. Parkinsonoid, sind bezüglich

Häufigkeit und Intensität stark verringert. Zu dieser Gruppe zählen Amisulprid, Aripiprazol, Clozapin, Olanzapin, Quetiapin, Risperidon, Ziprasidon.
Eine nicht so selten auftretende, für den/die PatientIn äußerst unangenehme akute Komplikation nach der Gabe eines klassischen Neuroleptikums (insbesondere Haloperidol) ist die **akute Dystonie** (Zungen-Schlundmuskulatur-Krämpfe, Blickkrämpfe, Torticollis, Retrocollis, Opisthotonus). Sie lässt nach der Applikation von Biperiden 5 mg Amp (Akineton®) i. v. rasch nach.

Delirien klingen in der Regel ab, wenn die Therapie der organischen Ursachen gelingt. Daneben kann die Agitation bevorzugt mit Benzodiazepinen (z. B. Lorazepam) behandelt werden. Die Antipsychotika Risperidon, Quetiapin oder Haloperidol sind bei Agitation, Trugwahrnehmungen oder Wahnbildungen indiziert. Während des Delirs sollten die additiv verordneten Benzodiazepine möglichst niedrig dosiert eingesetzt werden. Nach dem Abklingen darf man die Psychopharmaka innerhalb von ca. 2 Wochen unter Verlaufskontrolle sequenziell und sukzessive reduzieren und absetzen. Beim Delir bei Demenz (chronische Krankheit) wird man bezüglich Absetzen in der Regel abwartender sein.
Beim Alkoholentzugsdelir kann zur Abwendung der sympathikotonen Auslenkung das Antihypertensivum Clonidin (p. o. oder i. v.) eingesetzt werden. Bei positiver epileptischer Anfallsanamnese sollten Antikonvulsiva (z. B. Oxcarbazepin, Carbamazepin, Valproinsäure) prophylaktisch während der Alkoholdetoxifikation verordnet werden, allerdings wegen deren potenzieller Lebertoxizität unter engmaschiger Kontrolle der Transaminasen und der Gerinnungsparameter im Labor. Die antikonvulsive Potenz der im Alkoholentzug indizierten Benzodiazepine (z. B. 6 mg Lorazepan/Tag) reicht nicht immer aus. Die Benzodiazepine sollten während der Detoxifikation innerhalb von ca. 2 Wochen sukzessive reduziert und schließlich abgesetzt werden; sie haben selbst ein Anhängigkeitspotenzial. Auch die Entzugstherapie bei Hochdosis-Benzodiazepinabhängigkeit beinhaltet die Gefahr eines Delirs und eines epileptischen Entzugsanfalls. Daher dürfen die Benzodiazepine nur schrittweise reduziert werden, niemals abrupt.

3.21.6 Elektrokonvulsionstherapie (EKT)

Die **Indikationen** zur EKT sind:
- schwere Depression, z. B. mit Stupor oder akuter suizidaler Einengung
- febrile (perniziöse) Katatonie
- malignes neuroleptisches Syndrom (MNS)
- Therapieresistenz bei Depression, Manie oder katatoner Schizophrenie.

Bei der Elektrokonvulsionstherapie wird bei kurz narkotisierten (vorzugsweise Methohexital 60 – 120 mg i. v.) und muskelrelaxierten (Succinylcholin 60 – 120 mg i. v.) PatientInnen mittels Stromimpuls (Elektrodenplatzierung an der Schädelkalotte) ein Grand-Mal-Anfall ausgelöst. Es finden 6 – 12 Einzelbehandlungen im Abstand von je 2 – 3 Tagen statt, sodass die gesamte EKT-Serie 2 – 4 Wochen dauert. Dies führt im Gehirn zu funktionellen Veränderungen (u. a. von Neurotransmittern), die – wissenschaftlich seit 50 Jahren vielfach bewiesen – antidepressiv und antipsychotisch wirken. Über die genauen Wirkmechanismen ist man sich noch nicht im Klaren, über deren positive Wirkung bei bestimmten Krankheitsbildern jedoch schon. Die Narkose zur EKT (Dauer rund 10 min) ist seit den 1970er gut möglich und üblich. Die unerwünschte Begleiterscheinung der reversiblen Gedächtnisstörung wird in Intensität und Dauer durch moderne Techniken (Kurzimpulsstrom) und Durchführungsmodalitäten (Elektrodenplatzierung 1. Wahl: unilateral = rechts frontotemporal/rechts hochparietal, 2. Wahl: bilateral = beidseits frontotemporal) möglichst minimiert.

ZUSAMMENFASSUNG

Agitation und Katatonie sowie Bewusstseinsstörungen können eine vitale Gefährdung bedingen. Nach psychiatrischer Diagnostik sind davon primär PatientInnen mit schwergradigen Schizophrenien, Manien oder Delirien betroffen. Essenziell sind die Sicherung der PatientInnen, die intensive Pflege zur Kompensation von Selbstfürsorgedefiziten, Monitoring, die sedierende und antipsychotische Therapie, die Behandlung organmedizinischer Komorbiditäten und – bei spezieller Indikation – die Elektrokonvulsionstherapie. Diese Behandlungsangebote kann am besten eine Psychiatrische Intensivstation (PICU) bieten.

Fragen

Ein 25-jähriger Mann gelangt nach einem Autounfall auf eine Intensivstation. Nach der Extubation atmet er bereits selbstständig, allerdings bietet er trotz hoher Propofol-Dosen ein Zustandsbild mit fortlaufend stereotypen Wiegebewegungen. Er wirkt extrem ängstlich, gespannt und scheint die Umgebungsreize nicht zu erfassen. Welches Zustandsbild wird beschrieben?

a Delir
b Schmerzsyndrom
c Katatonie
d Entzugssyndrom

Eine 76-jährige Frau macht seit ihrer Operation im Gegensatz zu vorher einen unaufmerksamen, gedankenverlorenen Eindruck. Phlegmatisch bleibt sie im Bett liegen, aber manchmal gerät sie ohne erkennbaren Anlass in eine unzweckmäßige motorische Unruhe. Welches Krankheitsbild liegt am ehesten vor?

a Delir
b Depression
c akute Belastungsstörung
d Schizophrenie

Ein liegender Patient bewegt sich nicht, spricht nicht, reagiert weder auf Ansprache noch auf Schmerzreize. Die Vitalfunktionen sind stabil. Welchen Hilfsbefund favorisieren Sie zur Klärung der Differenzialdiagnose „Koma versus Stupor"?

a Toxikologie
b Elektroenzephalographie (EEG)
c kraniale Magnetresonanztomographie (MR)
d Liquorpunktion

Welches Pharmakon setzen Sie vorerst bei Fieber und Stupor unklarer Genese ein?

a Neuroleptika/Antipsychotika
b Propofol
c vorerst keine Medikation
d Benzodiazepine

Lösungen zu Fragen siehe Seite 393.

3.22 Infektionen auf Intensivstationen

T. Hamp, S. Knapp

FALLBESIPIEL

Eine 76-jährige Patientin wird aufgrund von Atemnot, Fieber und Bewusstseinstrübung aus dem Pensionistenheim auf die Notfallaufnahme gebracht. Die Sauerstoffsättigung beträgt 85 %, die Atemfrequenz 25, der Blutdruck 110/70 und die Herzfrequenz 110. Im Labor findet sich eine ausgeprägte Leukozytose (20×10^9/L) sowie ein stark erhöhtes CRP (22 mg/dl). Das angefertigte Lungenröntgen zeigt ein Infiltrat im rechten Unterlappen mit begleitendem Pleuraerguss. Angesichts des schlechten Allgemeinzustandes wird die Patientin auf die Intensivstation transferiert. Dort verschlechtert sich die respiratorische Situation weiter, weshalb die Patientin intubiert und beatmet werden muss. Sie wird bronchoskopiert und das Bronchialsekret sowie Blutkulturen werden zur mikrobiologischen Analyse ins Labor geschickt. Eine antibiotische Therapie mit Amoxicillin + Clavulansäure wird eingeleitet. Trotz dieser Therapie verschlechtert sich der Zustand der Patientin weiter. Nach wenigen Tagen treffen die ersten Ergebnisse der Bakterienkulturen ein, sie zeigen eine Infektion mit MRSA, der auf Vancomycin empfindlich ist. Die antibiotische Therapie wird daraufhin modifiziert und der Zustand bessert sich allmählich. Nach 10 Tagen kann die Patientin extubiert und nach 2 weiteren Tagen auf die Normalstation verlegt werden.

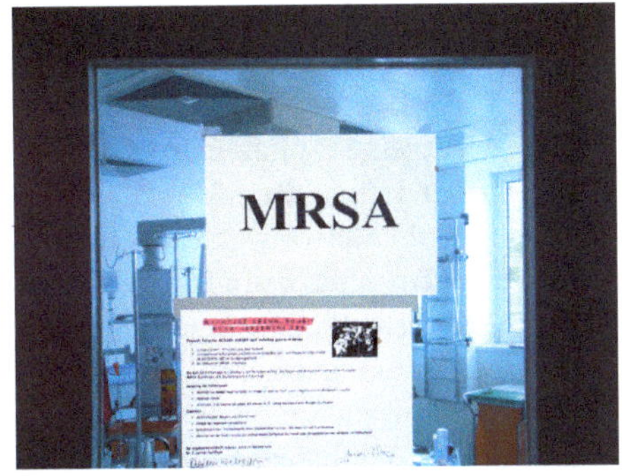

Abb. 3.93

Infektionen stellen bei kritisch Kranken auch angesichts der zunehmenden Resistenzentwicklung der Krankheitserreger ein immer größer werdendes Problem dar. In diesem Zusammenhang sind 2 Krankheitsbilder aufgrund der Häufigkeit bei IntensivpatientInnen von wesentlicher Bedeutung.

- Pneumonie
- Sepsis.

3.22.1 Pneumonie

► Definition

Die Pneumonie ist eine durch Krankheitserreger verursachte Entzündung des unteren Respirationstrakts. Je nachdem, wo die Erkrankung erworben wurde, spricht man von:

- **„Community Acquired Pneumonia“ (CAP)**, wenn sie außerhalb des Krankenhauses erworben wurde
- **„Hospital Acquired Pneumonia“ (HAP)**, wenn sie in einem Krankenhaus erworben wurde

- „**Ventilator Associated Pneumonia**" (**VAP**), wenn sie im Zusammenhang mit maschineller Beatmung erworben wurde.

Die Differenzierung dieser Pneumonieformen ist insofern wichtig, als sich die zugrunde liegenden Erreger und damit einhergehenden Antibiotikaresistenzen unterscheiden und somit unterschiedlich behandelt werden müssen.

3.22.1.1 Ambulant erworbene Pneumonie (CAP)

Die außerhalb eines Spitals erworbene Lungenentzündung ist eine der häufigsten schweren Infektionen. Pro Jahr erkranken etwa 0,5 % der Bevölkerung an einer CAP, wobei die Inzidenz bei über 65-Jährigen auf etwa 3,5 % steigt. Bei älteren Menschen (über 65 Jahre), welche in einem Altersheim leben, erkranken etwa 10 % jährlich an einer Pneumonie und bei hospitalisierten PatientInnen steigt die Pneumonierate sogar auf etwa 25 %.

Die häufigsten **Erreger** der CAP sind:

- Streptococcus pneumoniae (ca. 45 %)
- Haemophilus influenzae (ca. 10 %)
- Mycoplasma pneumonie (ca. 9 %)
- Legionella pneumophila (ca. 4 %)
- Chlamydia pneumoniae (ca. 3 %)

Andere Erreger sind relativ selten.

► Diagnose

Die Diagnostik der CAP stützt sich auf die **Anamnese**, den **klinischen Status**, das **C/P-Röntgen** und **Laborparameter**.

Symptome einer Pneumonie sind Husten, Atemnot, Fieber und schweres Krankheitsgefühl. Auskultatorisch sind bei bakterieller Pneumonie Rasselgeräusche im betroffenen Bereich hörbar; bei atypischen Pneumonien (z. B. durch Mykoplasmen hervorgerufen) können sowohl die Symptome als auch die Auskultationsbefunde weniger stark ausgeprägt sein. Das Lungenröntgen zeigt Verschattungen im betroffenen Gebiet (Infiltrat). In der Analyse des Blutes erkennt man in der Regel eine Erhöhung der Entzündungsparameter (CRP, Fibrinogen) sowie eine Leukozytose.

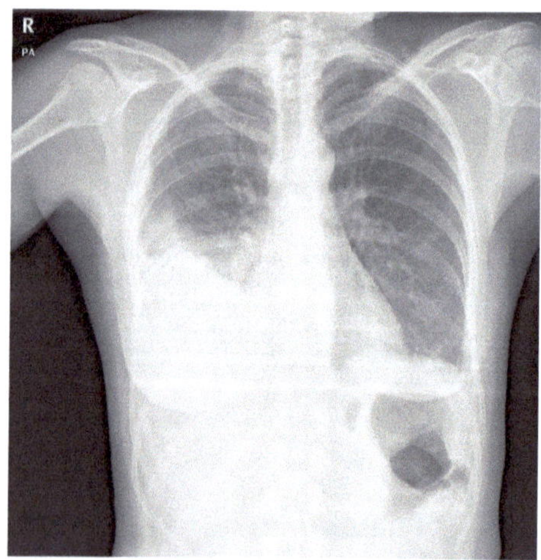

Abb. 3.94 C/P-Röntgen bei Pneumonie

Ob eine stationäre Aufnahme notwendig ist oder nicht, muss individuell entschieden werden. Als Entscheidungshilfe und zur Risikoevaluierung können **Scoringsysteme** herangezogen werden.

Tab. 3.53 Scoringsystem bei CAP (modifiziert nach Fine MJ, et al. A prediction rule to identify low-risk patients with community acquired pneumonia. NEJM 1997: 336; 243)

Parameter	Punkte
Alter	
Frau	= Alter
Mann	= Alter – 10
Pflegeheim	+10
Komorbiditäten	
Neoplasie	+30
Lebererkrankung	+20
Herzinsuffizienz	+10
zerebrovaskuläre Erkrankung	+10
Nierenerkrankung	+10
Status	
reduzierte Vigilanz	+20
Atemfrequenz > 30/min	+20
systolischer Blutdruck < 90 mmHg	+20
Temperatur < 35 bzw. > 40 °C	+15
Herzfrequenz >125/min	+10
Labor und Röntgen	
arterieller pH < 7,35	+30
BUN > 30 mg/dl	+20
Na^+ < 130 mmol/l	+20
Blutzucker > 250 mg/dl	+10
Hämatokrit < 30%	+10
paO_2 < 60 mmHg	+10
Pleuraerguss	+10

Die Punkte der einzelnen Parameter werden addiert und die Summe ergibt eine **Risikoklasse** für die PatientInnen.

- **Risikogruppe 1:** < 50 Jahre, keine anderen Erkrankungen, normale Vitalparameter und Vigilanz → ambulante Therapie, Mortalität < 0,4 %
- **Risikogruppe 2:** ≤ 70 Punkte → ambulante Therapie, Mortalität ca. 0,7 %
- **Risikogruppe 3:** 71– 90 Punkte → ambulante Therapie oder kurze stationäre Aufnahme, Mortalität ca. 1–3 %
- **Risikogruppe 4:** 91–130 Punkte → stationäre Behandlung, Mortalität ca. 9 %
- **Risikogruppe 5:** > 130 Punkte → stationäre Behandlung, Mortalität ca. 30 %

► **Therapie**

Bei ambulanter Therapie der Pneumonie werden empirisch **Antibiotika** (Makrolid, Betalaktam, Fluoroquinolon) verabreicht.

Wenn eine stationäre Aufnahme notwendig ist, wird die Diagnostik weiter geführt (Labor, Sauerstoffsättigung, Ursachensuche nach eventueller Immunsuppression) und versucht einen Erreger zu eruieren (Blutkultur, Sputum, Harnanalyse, z. B. Pneumokokken-Antigen). Die Therapie wird empirisch mit einer Kombination aus Betalaktamantibiotikum + Makrolid oder mit Fluoroquinolon eingeleitet. Sobald der Erreger bekannt ist, wird die antibiotische Therapie entsprechend des Antibiogramms modifiziert.
Das Ansprechen der Therapie wird durch die klinische Verbesserung und das Abfallen der Entzündungsparameter (Leukozyten und CRP) gesichert.

Welche PatientInnen bedürfen intensiver Überwachung und Behandlung auf einer ICU?
PatientInnen in schlechtem Allgemeinzustand sollten auf der Intensivstation betreut werden. Bei folgenden Parametern sollte der/die PatientIn wegen drohender respiratorischer Insuffizienz und Schock an eine ICU transferiert werden:

- Sauerstoffsättigung <90 % trotz Sauerstoffgabe ($FiO_2 > 0{,}35$)
- Atemfrequenz >30/min
- respiratorische Azidose bei einem pH <7,3
- therapieresistente Hypotension (trotz Flüssigkeitstherapie oder Katecholamingabe)
- starke Schleimproduktion, die eine Absaugung erforderlich macht.

3.22.1.2 Nosokomiale Pneumonie (HAP und VAP)

Die HAP und VAP, d. h. im Krankenhaus erworbene Pneumonien, werden meist durch sog. Problemkeime verursacht. Das Risiko, einen Problemkeim (multiresistente Erreger) zu erwerben, wird durch folgende Faktoren erhöht:

- Spitalsaufenthalt von 2 oder mehr Tagen innerhalb der letzten 90 Tage
- Aufenthalt in einem Pflegeheim
- Infusionstherapie und Wundversorgung zu Hause
- chronische Dialyse
- andere Menschen mit resistentem Keim im gemeinsamen Haushalt.

Die VAP ist die bei Weitem häufigste Form der im Krankenhaus erworbenen Pneumonie (HAP) und stellt eine ernst zu nehmende Komplikation bei ICU-PatientInnen dar. Mortalitätsraten von bis zu 60 % wurden bei ICU-PatientInnen mit VAP beschrieben.

► Ursachen

Wesentliche Faktoren für das Entstehen einer VAP sind sowohl in den gestörten pulmonalen Schutz- und Reinigungsmechanismen bei künstlicher Beatmung als auch in der häufig mit unspezifischer Lungenschädigung einhergehenden Grunderkrankung der PatientInnen zu suchen. Aggravierend kommt hierbei die durch Antibiotikagabe bedingte Selektion von multiresistenten Keimen hinzu, welche die Lungen kolonisieren und infizieren können.

- Bei der Intubation und Bronchialtoilette werden Keime aus dem Mund-/Rachenbereich und vom Personal durch den (eigentlich steril verpackten) Tubus in die unteren Atemwege gebracht (z. B. Staphylokokken, Enterobakterien und andere gramnegative Bakterien).
- Durch die Anfeuchtung der Atemluft können vor allem Legionellen in die Atemwege gelangen.
- Entlang der Magensonde kommt es zur Aszension von Keimen aus dem Gastrointestinaltrakt, die anschließend aspiriert werden können.
- Durch Antibiotikagabe werden resistente Keime selektioniert.

Tab. 3.54 VAP-Risikofaktoren (modifiziert nach Smith RL 2nd, Sawyer RG, Pruett TL Hospital-acquired infections in the surgical intensive care: epidemiology and prevention. Zentralbl Chir 2003 Dec;128(12):1047–1061)

Beatmungsdauer	große Operation (Oberbauch, Thorax)	Organinsuffizienz
Einsatz von Muskelrelaxantien	Trauma, Verbrennungen	Herzerkrankungen
Säureblockertherapie	SHT, ZNS-Erkrankung	Schock
Magensonde	Jahreszeit (Herbst oder Winter)	Alter
Bronchoskopie	antibiotische Vorbehandlung	Re-Intubation
flache Lagerung	Stressulzera mit Blutung	Notfall-Intubation
häufiger Wechsel des Respirator-Equipments (< als alle 48 h)	präexistente chronische Lungenerkrankung	Aspiration aus dem Gastrointestinaltrakt

Nach dem Zeitpunkt des Auftretens der VAP unterscheidet man:

- **Early-onset-VAP**, welche innerhalb von 4 Tagen nach Initiierung der Beatmung auftritt. Sie wird meist durch Streptococcus pneumoniae, Haemophilus influenzae und Moraxella catarrhalis hervorgerufen.
- **Late-onset-VAP**, welche nach dem 4. Beatmungstag auftritt. Die Erreger sind meist Pseudomonas aeruginosa, MRSA, Enterobacter spp., Acinetobacter spp.

Faktoren, welche die Abwehr der PatientInnen schwächen (schwere Erkrankung, große Operation, schweres Trauma), die Selbstreinigung des Respirationstrakts vermindern (Beatmungsdauer, Muskelrelaxanzien) und Keime in die Atemwege einbringen können (Notfallintubation, Bronchoskopie, häufiger Respiratorwechsel etc.), erhöhen das Risiko, an einer VAP zu erkranken.

► Diagnose

Die frühzeitige und korrekte Diagnose einer VAP stellt bei kritisch Kranken häufig aufgrund der unspezifischen Symptome eine Herausforderung dar. Die Diagnose stützt sich dabei auf das **klinische Erscheinungsbild** (Fieber, erhöhter Beatmungsaufwand, zunehmende bronchiale Sekretion), den Anstieg von **Entzündungsparametern** (Leukozyten, CRP) und das **C/P-Röntgen**. Da beatmete PatientInnen regelmäßig abgesaugt werden, kann das dabei gewonnene Sekret zur Diagnostik (Keimbestimmung, quantitative Analyse) ebenfalls herangezogen werden.
Zur besseren Abschätzung der VAP-Wahrscheinlichkeit wird der **Clinical Pulmonary Infection Score (CPIS)** zu Hilfe genommen (s. Tab. 3.55). Bei einem Summenwert größer 6 ist eine VAP wahrscheinlich.

► Therapie

Bei Verdacht auf VAP (CPIS >6) wird nach Abnahme von Trachealsekret (Kultur und Antibiogramm) die **antibiotische** Therapie empirisch – auf das jeweilige Keimspektrum des Krankenhauses abgestimmt – begonnen. Nach 72 h wird die klinische Situation reevaluiert sowie eine neuerliche mikrobiologische Untersuchung des Bronchialsekretes durchgeführt.

Tab. 3.55 Clinical Pulmonary Infection Score (CPIS) (modifiziert nach Pugin J. Clinical signs and scores for the diagnosis of ventilator-associated pneumonia. Minerva Anestesiol. 2002;68:261–265)

Temperatur (°C)	36,5–38,4	0 Punkte
	38,5–38,9	1 Punkt
	> 39 oder < 36	2 Punkte
Leukozyten G/l	4–11	0 Punkte
	< 4 oder > 11	1 Punkt + 1 Punkt für Stabkernige > 50 %
Trachealsekret	keines	0 Punkte
	nichtpurulent	1 Punkt
	purulent	2 Punkte
paO_2/FiO_2 (mmHg)	> 240 oder ARDS	0 Punkte
	< 240 ohne ARDS	2 Punkte
C/P-Röntgen	kein Infiltrat	0 Punkte
	diffuses Infiltrat	1 Punkt
	lokalisiertes Infiltrat	2 Punkte
Progression der Infiltrate im C/P-Röntgen	keine Progression	0 Punkte
	Progression	2 Punkte
Bakterien in den Trachealsekret-Kulturen	spärlich – mäßig	0 Punkte
	moderat – häufig	1 Punkt + 1 Punkt für positive Gramfärbung

- Hat sich der klinische Zustand gebessert und sind die Kulturen negativ, sollte erwogen werden, die antibiotische Therapie zu beenden.
- Hat sich der klinische Zustand gebessert, obwohl positive Bakterienkulturen vorliegen, sollte die antibiotische Therapie entsprechend des Antibiogramms adaptiert werden.
- Hat sich der klinische Zustand nicht gebessert und sind die Kulturen negativ, sollte überlegt werden, ob überhaupt eine Infektion der Lunge vorliegt (ARDS? Atelektase? Pulmonalembolie? etc.). Ein Nichtansprechen auf Therapie kann auch auf Komplikationen der Pneumonie zurückzuführen sein (Abszess, Emphysem). Möglicherweise wurde die Pneumonie aber auch durch andere Erreger verursacht (Viren, Pilze, resistente Keime).
- Hat sich der klinische Zustand nicht gebessert und sind zudem Bakterienkulturen positiv, so sollte die antibiotische Therapie entsprechend des Antibiogramms adaptiert werden und die weiteren Überlegungen wie bei negativer Kultur angestellt werden.

3.22.2 Sepsis

► Definition

Sepsis ist eine generalisierte Entzündungsreaktion des Körpers in Folge einer Infektion. Um die Diagnose Sepsis zu stellen, ist also einerseits das Vorliegen einer Infektion (nachgewiesene Krankheitserreger oder der begründete klinische Verdacht) notwendig als auch eine dadurch verursachte systemische Entzündungsreaktion (SIRS).
Das **SIRS** (Systemic Inflammatory Response Syndrome) kann allerdings auch ohne das Vorliegen einer Infektion, etwa bei schwerem Trauma, nach Verbrennungen oder bei Pankreatitis entstehen.

► Diagnose

PatientInnen mit beginnender Sepsis haben meist folgende **Symptome:**
- Fieber und allgemeines Krankheitsgefühl
- periphere Zyanose
- evtl. Zeichen von Organversagen (Atemnot, Bewusstseinsstörungen, Anurie, Ikterus etc.).

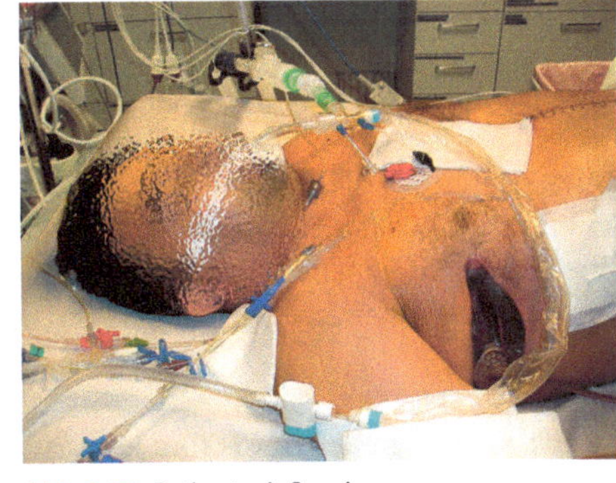

Abb. 3.95 Patient mit Sepsis

Von **SIRS** spricht man, wenn mindestens 2 der folgenden Kriterien zutreffen (sog. SIRS-Kriterien):
- Temperatur >38 °C oder <36 °C
- Herzfrequenz >90/min
- Atemfrequenz >20/min oder $paCO_2 < 32$ mmHg
- Leukozytenzahl >12 000/mm3 oder <4000/mm3 oder stabförmige neutrophile Granulozyten >10 %.

Von **Sepsis** spricht man bei Vorliegen einer Infektion und mindestens 2 SIRS-Kriterien. Die Mortalität der Sepsis liegt bei etwa 15 %.
Je nach Schweregrad der Erkrankung spricht man von Sepsis, schwerer Sepsis (severe sepsis) oder septischem Schock.
- Eine **schwere Sepsis** liegt vor, wenn zusätzlich zur Sepsis ein Organversagen vorliegt (Niere, Lunge, Leber, ZNS, Kreislauf, Blutgerinnung etc.). Die Mortalität beträgt hierbei etwa 20 %.
- Von **septischem Schock** spricht man, wenn es im Rahmen der Sepsis zusätzlich zu einer schweren, therapierefraktären Hypotension kommt. Hier liegt die Mortalität bei etwa 45 %.

Ursächliche **Infektionsquellen** für die Sepsis sind:
- Lunge (50 %)
- Abdomen (20 %)
- Harnwege (10 %)
- Weichteile (5 %).

In etwa 20 % der Fälle bleibt der Infektionsherd unbekannt. Verursachende **Keime** sind meist grampositive oder gramnegative Bakterien, seltener (wenngleich zunehmend) auch Pilze.

► Pathogenese

Sepsis und SIRS sind sehr komplexe Entzündungsvorgänge in Folge einer Infektion. Im Prinzip kommt es durch die auslösende Noxe zur primär hilfreichen Aktivierung der Immunabwehr. Die Aktivierung von Leukozyten, Endothel- und Epithelzellen sowie des Komplement- und Gerinnungssystems führt zur Produktion und Freisetzung entzündungsfördernder Substanzen (Zytokine, Chemokine, NO etc.). Diese Entzündungsmediatoren zielen an sich auf die Bekämpfung der Infektion ab und sollen Granulozyten an den Ort der Infektion locken und im Weiteren zur raschen Phagozytose und Eliminierung der

Keime beitragen. Durch nicht restlos geklärte Umstände kann diese Entzündungsantwort in bestimmten Fällen außer Kontrolle geraten, sodass eine **systemische Ausbreitung der Entzündungsreaktion** schließlich zum klinischen Bild der Sepsis führt. Neben Zeichen der generalisierten Entzündung kommt es gleichzeitig zur **Aktivierung des Gerinnungssystems**, welches schließlich in eine disseminierte intravasale Gerinnung (DIC) münden kann. Das Zusammenwirken von disseminierten Mikrothromben und Fortschreiten der Entzündung führt schließlich zur Beeinträchtigung der Perfusion vitaler Organe und begünstigt das Organversagen (multi organ failure).

► Klinik

Klinische Zeichen der Sepsis sind je nach Schweregrad:
- Fieber, Leukozytose
- Erhöhung der Gefäßpermeabilität, Verminderung des peripheren Gefäßwiderstands, Ausbildung von Ödemen
- Erhöhung der Atem- und Herzfrequenz (erhöhter Metabolismus, verringerter Gefäßwiderstand)
- Zeichen der disseminierten intravasalen Gerinnung (Verbrauchskoagulopathie, DIC)
- Organversagen (Niereninsuffizienz, Bewusstseinsstörungen, Erhöhung der Leber-Transaminasen etc.).

► Therapie

Die Therapie der Sepsis gestaltet sich aufgrund der vielfältigen Symptome schwierig. Erstrangiges Ziel ist somit die rasche Behandlung der zugrunde liegenden Infektion mit dem Ziel, die Entwicklung einer schweren Sepsis zu vermeiden.

Die Behandlung der Sepsis beruht auf 2 wesentlichen Ansätzen:

1. Kausale Therapie:

Ziel: Behandlung der auslösenden Noxe/Infektion
- Herdsanierung: z. B. OP bei Appendizitis
- antibiotische Therapie: früh und gezielt.

2. Symptomatische Therapie:

Ziel: Behandlung der mit Sepsis einhergehenden Organmalfunktion
- „Early Goal Directed Therapy“
- Glukosekontrolle
- aktiviertes Protein C (APC)
- Hydrokortison
- protektive Beatmung.

Kausale Therapie: Bei bekanntem Infektionsherd (auslösende Ursache der Sepsis) muss dieser rasch saniert werden. Dies kann operativ geschehen (Drainage von Abszessen, Explantation von infiziertem Material etc.) oder, wenn keine operative Sanierung möglich ist, mittels frühzeitiger (und gezielter) Antibiotikagabe.

Symptomatische Therapie: Ziel der symptomatischen Therapie ist vor allem, die Sepsis-assoziierten Organschäden zu kompensieren. In weiterer Folge wird seit Jahrzehnten versucht, die Entzündungsantwort durch antiinflammatorische Therapieansätze zu bremsen. Letzteres war bisher leider von bescheidenem Erfolg gekrönt.

- **Early Goal Directed Therapy:** Die Sicherstellung einer adäquaten Sauerstoffversorgung des Organismus soll durch frühzeitige Unterstützung der Atem- und Kreislauffunktion gewährleistet werden. Die entsprechenden Therapieansätze umfassen somit:
  - **Sicherstellung einer adäquaten Oxygenierung:** Sauerstoffgabe über Maske bzw. bei respiratorischer Insuffizienz rasche Intubation und maschinelle Beatmung.
  - **Sicherung einer adäquaten Perfusion:** Zur besseren Überwachung und Steuerung der Kreislauffunktion sollen PatientInnen eine arterielle Kanüle sowie einen ZVK erhalten. Ein zentraler Venendruck (ZVD) <8 mmHg soll durch Infusion kristalloider oder kolloidaler Infusionslösungen rasch auf 8 –12 mmHg angehoben werden. Falls die Flüssigkeitszufuhr nicht ausreicht, um den mittleren arteriellen Blutdruck (MAP) >65 mmHg zu halten, sollen Vasopressoren eingesetzt werden.

  Beträgt die zentralvenöse Sauerstoffsättigung (Maß für O_2-Extraktion) <70 %, sollen positiv inotrope Medikamente in Erwägung gezogen werden. Erythrozytenkonzentrate sollen bei Hämoglobin (Hb) <7 g/dl eingesetzt werden.
- **Intensivierte Insulintherapie:** Hyperglykämie ist bei kritisch Kranken durch die veränderte Stoffwechsellage häufig und wurde in den letzten Jahren mit negativen Effekten auf den Verlauf der Sepsis assoziiert. Aufgrund der Tatsache, dass Hyperglykämie die Makrophagenfunktion beeinflusst, den oxidativen Stress fördert und Insulin neben seiner Wirkung auf den Glukosespiegel auch antiinflammatorische Effekte zeigte, wurde zunehmend Wert auf streng kontrollierte Blutglukosewerte gelegt. In rezenten Studien zeigte sich eine Verbesserung des Überlebens bei chirurgischen IntensivpatientInnen, bei welchen der Blutglukosespiegel unter 110 –150 mg/dl gehalten wurde. Bei internistischen IntensivpatientInnen konnte durch engmaschige Blutzuckerkontrolle eine tendenzielle Verbesserung des Outcome sowie eine raschere Beendigung der Beatmung und frühzeitigere Entlassung aus dem Spital gezeigt werden. Der Zielwert ist eine Glukosekonzentration 110 –150 mg/dl.
- **Aktiviertes Protein C (APC):** Die Idee, APC als neues Therapeutikum der Sepsis zu untersuchen, beruhte auf folgenden Kenntnissen: APC vermindert durch Hemmung der Blutgerinnung (inhibiert Faktor Va und VIIIa) und Förderung der Fibrinolyse die Ausbildung von Mikrothromben und Störung der Mikrozirkulation bei Sepsis. Weiters konnte gezeigt werden, dass APC antiinflammatorische Wirkungen aufweist (Hemmung der TNF-Produktion und Verminderung der Leukozytenmigration). Da APC auch potenziell gefährliche Nebenwirkungen hat (Gerinnungshemmung), wird es nur bei HochrisikopatientInnen mit Sepsis empfohlen. APC kann bei HochrisikopatientInnen eingesetzt werden bei: APACHE-II-Score >25 oder septischem Schock oder septischem Multiorganversagen oder durch Sepsis hervorgerufenem ARDS. Bei PatientInnen mit erhöhter Blutungsgefahr ist APC kontraindiziert. Dazu zählen auch PatientInnen mit rezentem Insult (3 Monate), vorangegangener Schädel-Hirn-Operation oder Trauma (innerhalb von 2 Monaten) sowie jegliche klinische Zeichen einer erhöhten Blutungsgefahr.
- **Hydrokortison:** Endogenes Kortison ist ein wesentlicher Regulationsmechanismus einer Entzündung. Basierend auf der Hypothese, dass die stressassoziierte endogene Glukokortikoidsynthese bei Sepsis gestört sein könnte (also nicht ausreichend), wurde vor einigen Jahren versucht, mittels niedrig dosierter Hydrokortisongabe (in sog. Stress-Dosis) die Symptome des septischen Schocks zu bekämpfen. Tatsächlich zeigten frühe Studien eine Verbesserung der Überlebensdauer bei Gabe von Hydrokortison. Obwohl eine rezente Studie keinen Effekt auf die 28-Tages-Mortalität zeigen konnte,

wird Hydrokortison weiterhin von einigen Zentren bei Vorliegen eines septischen Schocks verabreicht. Unter Therapie mit Hydrokortison zeigt sich in der Regel eine raschere Reversibilität des Schockzustandes, wodurch die Therapie mit Vasopressoren früher beendet werden kann. Dosierung: Hydrokortison 300 mg/d bis Vasopressortherapie beendet, danach langsames Ausschleichen.

ZUSAMMENFASSUNG

Pneumonie:

- Die Pneumonie ist bei kritisch Kranken häufig.
- Man unterscheidet die „Community Acquired Pneumonia“ (CAP), die „Hospital Acquired Pneumonia“ (HAP) und die „Ventilator Associated Pneumonia“ (VAP).
- Diese Unterscheidung der Pneumonieformen ist wichtig, da die Krankheit durch unterschiedliche Erreger verursacht wird.
- Die Diagnose der Pneumonie stützt sich auf Anamnese, Klinik, C/P-Röntgen und Blutbefunde (Entzündungsparameter).
- Zunächst wird eine empirische antibiotische Therapie eingeleitet, welche nach Eintreffen der mikrobiologischen Befunde entsprechend adaptiert wird.
- Patienten mit hohem Risiko sollten stationär aufgenommen werden, bei drohendem Organversagen rasch an eine ICU transferiert werden.
- Ein Ansprechen der Therapie ist an der klinischen Verbesserung und dem Abfall der Entzündungsparameter erkennbar.

Sepsis:

- Sepsis ist definiert als Infektion mit dadurch verursachtem SIRS.
- Bei schwerer Sepsis kommt es zum Organversagen, beim septischen Schock zu therapieresistenter Hypotonie.
- Infektionsquelle ist meist die Lunge, das Abdomen, die Harnwege und Weichteile.
- Erreger sind meist grampositive oder gramnegative Bakterien sowie Pilze.
- Die Therapie zielt primär auf die Sanierung der Infektionsquelle sowie die Optimierung der Sauerstoffversorgung und Kreislaufsituation ab.
- Intensivierte Insulintherapie, APC und niedrig dosiertes Hydrokortison verbesserten in einigen Studien tendenziell die Überlebensraten.

Fragen

Wie wird eine Pneumonie genannt, die während maschineller Beatmung erworben wird?

a Community Acquired Pneumonia
b Ventilator-assoziierte Pneumonie
c Pneumokokkenpneumonie
d atypische Pneumonie

Wie erkennen Sie bei PatientInnen mit Pneumonie das Ansprechen der empirisch begonnenen Antibiotikatherapie?

a klinische Verbesserung
b diffuse Infiltrate im CT
c Sputumkultur ist negativ
d am Antibiogramm

Ein/e PatientIn wird wegen hohen Fiebers und Hustens von der Rettung gebracht. Welche diagnostischen Schritte setzten Sie?

a Intubation und Bronchoskopie
b Blutgasanalyse und komplettes Labor
c Anamnese, Status, Lungenröntgen, Blutabnahme
d Lungenfunktionstest und Fieberkurve

Eine 38-jährige Patientin wird aufgrund von Hypotonie und zunehmender Bewusstseinstrübung bei einer mit Penicillin anbehandelten Pneumonie an ihre Intensivstation transferiert. Die Vitalparameter bei Aufnahme: Blutdruck 75/40 mmHg, Herzfrequenz 120/min, Atemfrequenz 32/min, Temperatur 39,4 °C, pulsoxymetrische Sauerstoffsättigung 91 %. Welches ist Ihre erste Maßnahme?

a Flüssigkeitsgabe i. v.
b kinetische Therapie zur Verbesserung der Ventilation
c Katecholamingabe (Dobutamin)
d Paracetamol i. v.

Lösungen zu Fragen siehe Seite 393.

3.23 Allgemeine Prinzipien der Immunsuppression nach Organtransplantation

D. Zimpfer, J. Holfeld, A. Zuckermann

FALLBESIPIEL

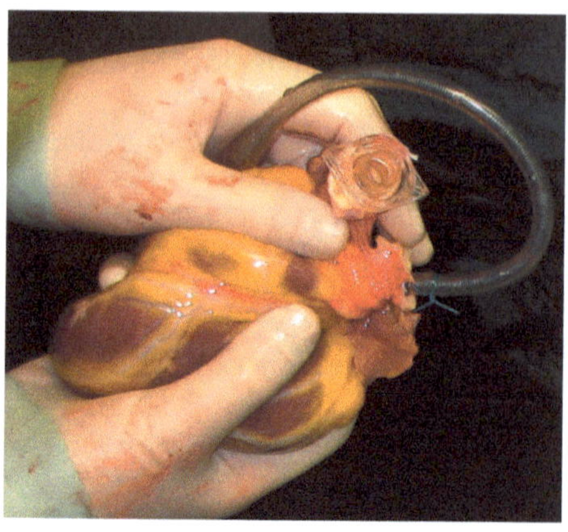

Abb. 3.96

Ein 54-jähriger Mann sucht erstmals eine Spitalsambulanz auf, weil seine schon länger andauernde Luftnot ihm nun sogar ohne körperliche Belastung Beschwerden bereitet. Nebst anderen Untersuchungen wird auch eine Echokardiographie durchgeführt. Sie zeigt insbesondere vergrößerte Herzhöhlen sowie höhergradige Mitral- und Trikuspidalinsuffizienz. Es wird nun eine dilatative Kardiomyopathie vermutet, deren Diagnose durch eine Herzbiopsie bestätigt werden kann. Da der Patient sehr lange zugewartet hatte, ein Krankenhaus aufzusuchen, ist seine Erkrankung schon weit fortgeschritten. Aufgrund der Aufweitung der Herzkammern ist auch der Klappenring, der die Mitral- bzw. Trikuspidalklappe hält, erweitert. Die Klappeninsuffizienz zeigt sich in den klinischen Symptomen der Lungenstauung sowie den peripheren Ödemen.

Zunächst wird eine medikamentöse Therapie eingeleitet, die neben der Ausschwemmung der Ödeme vor allem auf eine Steigerung der Herzkraft sowie der Ökonomisierung der Herzarbeit (u. a. mittels Digitalis, Betablocker) abzielt. Schon nach kurzer Zeit muss festgestellt werden, dass diese Therapie zu keinem ausreichenden Erfolg führt. Nach sorgfältiger Evaluation muss der Patient zu einer Herztransplantation in einem Transplantationszentrum angemeldet werden.

Durch die Transplantation verschiedener Organe können PatientInnen mit terminalem irreversiblem Organversagen behandelt werden. Es können so das Langzeitüberleben und vor allem auch die Lebensqualität der PatientInnen signifikant verbessert werden. Routinemäßig werden Niere, Leber, Lunge, Herz und Pankreastransplantationen durchgeführt. Die Organe stammen von hirntoten PatientInnen, wobei die Feststellung und Diagnose des Hirntodes durch den Gesetzgeber genau geregelt sind. In Österreich gilt das Prinzip der „Widerspruchslösung“ d. h. jede/r PatientIn, bei dem die Diagnose Hirntod gestellt wird, ist prinzipiell Organspender, es sei denn, er hat sich zu Lebzeiten im Widerspruchsregister eintragen lassen. Es werden auch alle anderen Willensbekundungen bezüglich einer postmortalen Organspende – wie ein in den Ausweispapieren gefundenes Schreiben oder ein mündlich bezeugter Widerspruch im Kreise der Angehörigen – respektiert. Weiterführende Informationen dazu sind über die Homepage des Österreichischen Bundesinstitutes für Gesundheitswesen (ÖBIG, www.oebig.org) abrufbar.

Nach Organtransplantationen ist eine lebenslange Immunsuppression notwendig, um die Abstoßung und damit die Zerstörung des Transplantats zu verhindern. Ziel dieses Kapitels ist es, die basalen Prinzipien der Immunsuppression zu erläutern, wobei im Speziellen auf die mit der Immunsuppression verbundenen Nebenwirkungen und Komplikationen eingegangen wird.

3.23.1 Immunsuppression – Überblick

Immunsuppression schwächt gezielt die Immunabwehr und verhindert so die Transplantatabstoßung. Hauptnebenwirkung der Immunsuppression ist das Auftreten von, mitunter lebensbedrohlichen, Infektionen und Tumoren. Ziel ist es daher, eine Balance zwischen notwendiger Schwächung der Immunabwehr und dem Auftreten von Komplikationen zu finden.

Vier verschiedene **Substanzgruppen** stehen zur Immunsuppression zur Verfügung. Es handelt sich dabei um:
- Calcineurin-Antagonisten
- Purinsynthese-Inhibitoren (Proliferationshemmer)
- Proliferations-Signal-Inhibitoren = mTOR-Antagonisten (mammallian Target of Rapamycin Inhibitors)
- Steroide.

Diese Substanzen werden in Kombination verabreicht, wobei die meisten PatientInnen eine **Tripeltherapie**, d. h. eine Kombination aus 3 verschiedenen Substanzgruppen, erhalten.

3.23.2 Calcineurin-Antagonisten (CNI)

3.23.2.1 Cyclosporin

Cyclosporin wird seit Anfang der 80er Jahre zur Immunsuppression verwendet.

► Wirkmechanismus

Cyclosporin hemmt die Freisetzung von IL-1 aus Makrophagen und IL-2 aus T-Helferzellen.

► Dosierung

Cyclosporin ist ein Spiegelmedikament und wird entsprechend des Nüchternblutspiegels dosiert. Der therapeutische Spiegel liegt zwischen 100–300 ng/ml abhängig vom transplantierten Organ, vom Abstand zur Transplantation (je länger desto niedriger), vom Alter der PatientInnen (je älter desto niedriger) und von der Nierenfunktion.

► Nebenwirkungen

- **Nephrotoxizität:** tritt akut oder chronisch auf. Die akute Nephrotoxizität ist meist durch eine Dosisreduktion reversibel und kann durch verschiedene Medikamente (Aminoglykoside, Amphotericin B, Ketoconazol) verstärkt werden. Die chronische Nephrotoxizität manifestiert sich meist in den ersten 6 Monaten nach der Transplantation. Die chronische Nephrotoxizität kann durch eine Dosisreduktion bzw. eine Umstellung auf eine CNI-freie Immunsuppression positiv beeinflusst werden.
- **Arterielle Hypertonie:** tritt bei etwa 50 % aller PatientInnen auf und kann durch Antihypertensiva (ACE-Hemmer, Kalziumkanal-Antagonisten) therapiert werden. Bei schwerer therapierefraktärer Hypertension evtl. Umstellung auf Tacrolimus.

- **Hyperlipidämie:** wird durch die Kombination mit Steroiden begünstigt und kann durch Bewegung, Gewichtsabnahme und Statine (HMG-CoA-Reduktase-Inhibitoren) therapiert werden.
- **Neurotoxizität:** manifestiert sich in Form von Tremor, Kopfschmerzen und Krampfanfällen (v. a. bei jüngeren PatientInnen).
- Weitere Nebenwirkungen sind: Hirsutismus, Gingivahyperplasie, Störungen des lymphoproliferativen Systems und Leberfunktionsstörungen.

3.23.2.2 Tacrolimus

Tacrolimus ist ein neuerer Calcineurin-Antagonist, der von seiner Wirkung ähnlich wie Cyclosporin ist, aber ein anderes Nebenwirkungsspektrum besitzt.

► Wirkmechanismus

Tacrolimus hemmt ebenso wie Cyclosporin die Freisetzung von IL-1 aus Makrophagen und IL-2 aus T-Helferzellen.

► Dosierung

Tacrolimus ist auch ein Spiegelmedikament und wird entsprechend des Nüchternblutspiegels dosiert. Der therapeutische Spiegel liegt zwischen 8–20 ng/ml abhängig vom transplantierten Organ, vom Abstand zur Transplantation, vom Alter der PatientInnen und von der Nierenfunktion.

► Nebenwirkungen

Tacrolimus ist ähnlich wie Cyclosporin **nephrotoxisch**. Im Unterschied zu Cyclosporin ist die Inzidenz von arterieller Hypertonie, Hirsutismus, Gingivahyperplasie und Hyperlipidämie bei Tacrolimus niedriger; die Neurotoxizität sowie die Inzidenz von Diabetes mellitus und Alopezie sind allerdings höher.

3.23.3 Purinsynthese-Inhibitoren (Proliferationshemmer)

Bei allen 3 Medikamenten handelt es sich um Purinsynthese-Inhibitoren, die Ihre Wirkung über verschiedene Angriffspunkte entfalten und damit die Lymphozytenproliferation unterdrücken.

3.23.3.1 Azathioprin

Azathioprin wird aufgrund des Nebenwirkungsspektrums fast nur noch bei PatientInnen verwendet, die Mycophenolat-Mofetil und Mycophenolat-Natrium nicht vertragen. Das Nebenwirkungsspektrum umfasst Knochenmarksdepression (v. a. bei älteren PatientInnen), Entstehung von Malignomen und Lebertoxizität.

3.23.3.2 Mycophenolat-Mofetil (MMF)

► Dosierung

Abhängig von der Leukozytenzahl sowie dem Auftreten von gastrointestinalen Nebenwirkungen, bis 3 g aufgeteilt auf 2–4 Tagesdosen. Spiegelbestimmung ist möglich, wird in den meisten Zentren jedoch nicht routinemäßig durchgeführt.

► **Nebenwirkungen**
- Leukopenie und Anämie: treten v. a. bei älteren PatientInnen auf, bessern sich nach Dosisreduktion bzw. Therapieaussetzung.
- Abdominelle Nebenwirkungen: v. a. Bauchschmerzen und Diarrhö, bessern sich bei Dosisreduktion bzw. Aufteilung der Tagesdosis auf mehrere Einnahmezeitpunkte; bei schweren gastrointestinalen Nebenwirkungen evtl. Umstellung auf Mycophenolat-Natrium.

3.23.3.3 Mycophenolat-Natrium

► **Dosierung**
Abhängig von der Leukozytenzahl sowie dem Auftreten von gastrointestinalen Nebenwirkungen, bis 1440 mg aufgeteilt auf 2–4 Tagesdosen.

► **Nebenwirkungen**
Ähnliches Nebenwirkungsspektrum wie Mycophenolat-Mofetil, aufgrund anderer Galenik evtl. niedrigere Inzidenz von gastrointestinalen Nebenwirkungen (Datenlage allerdings noch unklar).

3.23.4 Proliferations-Signal-Inhibitoren = mTOR-Antagonisten (mammalian Target of Rapamycin Inhibitors)

Sirolimus und Everolimus sind relativ neue Substanzen; ihr Wirkmechanismus ist die Proliferations-Signal-Hemmung. Beide Substanzen können anstatt eines oder in Kombination mit einem Calcineurin-Antagonisten verwendet werden. Der große Vorteil dieser beiden Substanzen ist die **fehlende Nephrotoxizität**. Abhängig vom transplantierten Organ besitzen Sirolimus und Everolimus noch eine Reihe anderer Vorteile.

3.23.4.1 Sirolimus

► **Dosierung**
Spiegelmedikament, Zielspiegel abhängig von Kombination (niedriger wenn in Kombination mit Calcineurin-Antagonist) und transplantiertem Organ.

► **Nebenwirkungen**
Wundheilungsstörungen (vor geplanten Operationen Umstellung auf andere Substanz), Lymphödeme, Ulzera (v. a. Mundschleimhaut), Störung des hämatopoetischen Systems. **Cave:** Wenn hoch dosiert in Kombination mit Calcineurin-Antagonist, ist die Nephrotoxizität deutlich verstärkt!

3.23.4.2 Everolimus

► **Dosierung**
Spiegelmedikament, Zielspiegel abhängig von Kombination (niedriger wenn in Kombination mit Calcineurin-Antagonist) und transplantiertem Organ.

► **Nebenwirkungen**
Weniger Wundheilungsstörungen als Sirolimus, ansonsten Lymphödeme, Ulzera (v. a. Mundschleimhaut), Pneumonitis, Akne, Störung des hämatopoetischen Systems.
Cave: Hohe Dosen in Kombination mit Calcineurin-Antagonisten wirken bei Everolimus ebenso stark nephrotoxisch!

3.23.5 Kortikosteroide

Kortikosteroide werden sowohl unmittelbar postoperativ als auch in der Langzeittherapie und in der Therapie von Abstoßungsreaktionen verwendet. Aufgrund des Nebenwirkungsspektrums und der Langzeitkomplikationen gibt es einen starken Trend zur steroidfreien Immunsuppression.

► **Wirkmechanismus**
Hemmung der Freisetzung von Zytokinen und so der Stimulierung vor allem von T-Helferzellen (CD3).

► **Dosierung**
Stark abhängig vom Transplantationszentrum, dem Abstand zur Transplantation und dem transplantiertem Organ.

► **Nebenwirkungen**
Kortikosteroide haben ein breites Nebenwirkungsspektrum. Die wichtigsten Nebenwirkungen sind medikamentös induziertes Cushing-Syndrom, Steroid-Diabetes, adrenale Insuffizienz, Osteoporose, arterielle Hypertonie, Hyperlipidämie, Psychosen, Wundheilungsstörungen, Kandidiasis, Magen-Darm-Ulzera, Haut- und Schleimhautmykosen und Myopathie.

3.23.6 Induktionstherapie

Zusätzlich zu den obig vorgestellten Medikamenten zur Tripeltherapie besteht auch noch die Möglichkeit einer Induktionstherapie, die an den ersten 3 –7 Tagen nach der Transplantation verabreicht wird. Hierfür werden verschiedene Antikörper verwendet:
- Anti-Thymozyten- bzw. Anti-Lymphozyten-Antikörper (ATG)
- monoklonale Interleukin-2-Rezeptor-Anitkörper (Daclizumab, Basiliximab)
- Muromonab CD3 (Okt3®).

Die Anwendung einer Induktionstherapie ist sehr stark vom jeweiligen Transplantationszentrum abhängig und soll die Inzidenz von Abstoßungen verringern. Mögliche Nebenwirkungen der Induktionstherapie sind v. a. Infektionen und Tumorentstehung (v. a. Lymphome).

3.24 Notfall- und Intensivmedizin im Kindesalter

G. Trittenwein

Die PatientInnen der pädiatrischen Intensivstation rekrutieren sich einerseits aus der pädiatrischen Notfallmedizin über die boden- und luftgebundenen Notarztsysteme, andererseits handelt es sich um PatientInnen, die im Rahmen ihrer stationären Behandlung – besonders solche mit angeborenen chronischen Krankheiten – intensivpflichtig geworden sind. Für die Studierenden und Allgemeinmediziner sind besonders die notfallmedizinischen Krankheitsbilder, die Schnittstelle zur Intensivstation sowie die Kenntnis der Möglichkeiten derselben von Bedeutung.

3.24.1 Kindernotfallmedizin

Kinder weisen gegenüber Erwachsenen einen höheren Sauerstoffbedarf auf. Dies wird durch inflammatorische Prozesse (besonders septische Infektionen) noch deutlich gesteigert. Darüber hinaus ist der häufigste Todesmodus bei Kindern – im Gegensatz zum Erwachsenen – die respiratorische Insuffizienz, gefolgt von der hypoxiebedingten Asystolie. Weiters weist das kindliche Gehirn in den ersten Lebensjahren, besonders jedoch im 1. Lebensjahr, eine besonders ausgeprägte Vulnerabilität gegenüber Hypoxie auf. Dies erklärt sich aus dem zerebralen Wachstumsschub besonders im 1. Lebensjahr. Diese Tatsachen machen verständlich, warum Kinder ein hohes Risiko aufweisen, eine bedrohliche Hypoxie sowie eine permanente schwere zerebrale Schädigung nach Überleben derselben zu erleiden. **Ziel** der pädiatrischen Notfallmedizin ist daher die Vermeidung oder sofortige Behandlung der schweren Hypoxie und damit die **Vermeidung einer hypoxisch-ischämischen Enzephalopathie**. Weltweit sind es zwei Probleme, welche die Erreichung dieses Zieles erschweren: 1. die oft fehlende rechtzeitige Erkennung des bedrohlichen kindlichen Notfalls und 2. die mangelnde Übung in lebensrettenden pädiatrischen Techniken.

3.24.1.1 Erkennung des Notfalls, physiologische Zielvariable

Erstes Zeichen von Hypoxie- und Schockzuständen sind unerklärte Änderungen in Befindlichkeit und Bewusstseinslage bei Kindern. Diese Beurteilung erfolgt kompetenterweise am besten durch die jeweilige Bezugsperson. Bei der Beurteilung von physiologischen Zielvariablen bei klinischer Untersuchung und Monitoring sind die altersbezogenen Normalwerte zu beachten: Die normale **Herzfrequenz** beträgt beim Neugeborenen 130/min, beim 3-jährigen Kind etwa 100/min und beim Erwachsenen 72/min. Dies erklärt sich aus dem erhöhten Sauerstoffverbrauch bei etwa gleichem Schlagvolumen pro kg Körpergewicht. Ein Abfall der Herzfrequenz bedeutet beim Kind aufgrund der geringen Schlagvolumenvariabilität den Eintritt eines Low Cardiac Output. Die normale **Atemfrequenz** beträgt aus gleicher Ursache etwa 30/min beim Neugeborenen und 12/min beim Erwachsenen. Ein **systolischer Blutdruck** von 90 mmHg wird jedoch bereits im 1. Lebensjahr erreicht. Zentrales Monitoring in der Kindernotfallmedizin stellt die **Pulsoxymetrie** dar, welche beim Kind ohne Herzfehler etwa 95 % betragen muss. Ein niedrigerer Wert weist entweder auf eine Sauerstoffaufnahmestörung in der Lunge oder eine erhöhte periphere Ausschöpfung bei vorliegendem Kreislaufversagen hin.

3.24.1.2 Pädiatrische Notfalltechniken

Freimachen der Atemwege, beim Kind unschwer mit Sauger oder auch nur durch Wischen, **Beatmung** Mund zu Mund/Nase, Maske + Beutel oder nach endotrachealer Intubation + Beutel und intraossäre Injektion (zur Gabe von Volumen, Adrenalin oder auch sedativ und analgetische Medikation wie z. B. Ketamin) und schließlich **Herzmassage** sind die wichtigsten Techniken. Diese müssen allerdings geübt werden (Notarztkurse), um sie im Bedarfsfall auch anwenden zu können. Insbesondere die richtige intraossäre Injektion ist ohne vorherige Ausbildung praktisch unmöglich.

3.24.1.3 Luftwegsobstruktion besonders durch stenosierende Luftwegserkrankungen einschließlich SIDS

Entzündliche stenosierende Luftwegserkrankungen wie Epiglottitis, schwere Grade von Pseudokrupp und Bronchiolitis verbinden das Risiko des Erstickens mit deutlich angehobenem Sauerstoffverbrauch. Während die **Epiglottitis** als bakterielle Erkrankung (Hämophilus infl., durch Impfung viel seltener geworden) binnen Stunden zum Tode führt und immer mittels Intubation behandelt werden muss, weisen sowohl **Pseudokrupp** als auch **Bronchiolitis** als virale Erkrankungen einen schleichenden Beginn auf, der besonders beim Säugling zusätzlich durch zunehmende Exsikkose verschlechtert wird und dann (Bronchiolitis) rasch intensivmedizinischer Behandlung bedarf. Insbesondere ehemalige Frühgeborene weisen bei RSV-Bronchilitis ein potenziell letales Risiko auf. Der Pseudokrupp spricht in der Regel gut auf Steroide an (Prednisolon, Dexamethason rektal, oral, parenteral).

Der **plötzliche Kindstod (SIDS)** erscheint heute als respiratorischer Tod im Zusammenhang mit einer Vielzahl von Risikofaktoren, wobei Bauchlage, Hyperthermie, respiratorische Infekte, Krampfanfälle und psychosoziale Systemprobleme besondere Bedeutung haben.

3.24.1.4 Schädel-Hirn-Trauma (und Polytrauma)

Das Schädel-Hirn-Trauma gehört zu den führenden Todesursachen im Kindesalter. Fehlende Übersicht im Straßenverkehr und mangelndes Risikobewusstsein im Haushalt sind die Ursachen. 40 % der Todesfälle treten am Unfallort innerhalb 30 min durch Ersticken oder Schock ein. Beatmung, Volumenzufuhr, Herzmassage sind hier die rettenden Maßnahmen vor Ort. Die Prognose richtet sich nach dem Zustand der vitalen Funktion bei Eintreffen im Spital. Auf der Intensivstation ist die Vermeidung bzw. Behandlung des sekundären SHT durch Aufrechterhaltung der zerebralen Perfusion und Oxygenierung vorrangiges Ziel. Leider verbirgt sich hinter dem Schädel-Hirn-Trauma und auch anderen Verletzungen nicht selten eine Kindesmisshandlung. Hier ist vor allem das gleichzeitige Vorliegen von Verletzungen verschiedenen Alters ein sicheres Indiz.

3.24.1.5 Ertrinken

Dies stellt eine spezielle Form des Erstickens dar, wobei das Medium (Salz-, Süßwasser) eine geringe Rolle spielt. Der rasche Eintritt einer massiven Hypothermie ermöglicht eine gewisse Hypoxietoleranz, die jedoch in ihrer protektiven Wirkung meist überschätzt wird, da bis zu ihrem Erreichen eine massive Laktatazidose eingesetzt hat. Primäre Reanimation am Bergungsort durch Beatmung und Herzmassage bis zur intensivmedizinischen Behandlung ist die einzig sichere Methode, ein möglichst defektfreien Überleben zu erreichen. Prognostisch ist hier ebenfalls der Zustand der Vitalfunktionen bei Eintreffen auf der Intensivstation entscheidend.

3.24.1.6 Verbrühung

Dies ist ein häufiger Verletzungsmodus (i. d. R. nicht in lebensbedrohlicher Ausdehnung), der vor Ort vor allem eine kompetente Analgesie (Opiate) und Schockbehandlung sowie steriles Abdecken der betroffenen Region erfordert.

3.24.1.7 Das bewusstlose Kind

Das bewusstlose Kind stellt eine besondere Herausforderung dar. Grundsätzlich gilt jedoch, dass die **Beurteilung der Vitalfunktionen Atmung und Kreislauf** bzw.der **Ersatz derselben bei Ausfall** vor Ort im Vordergrund der notfallmedizinischen Maßnahmen steht. Bei stabilen oder stabilisierten Vitalfunktionen wird dann die weiterführende Diagnostik die Zuordnung zu den Hauptdiagnosen „zerebrale Anfälle, Meningoenzephalitis, Vergiftung, Hirnblutung und Hirntumor bzw. Schock" ermöglichen.

3.24.1.8 Infektion, Sepsis und Schock

Die Meningokokkensepsis (Trias: schwer reduzierter AZ, Fieber >39° und Petechien in jeder Ausprägung) stellt ein klassisches Beispiel einer potenziell letalen Sepsis da, wobei erhöhter Sauerstoffverbrauch und Sauerstoffaufnahmestörung durch die inflammatorische Reaktion mit gleichzeitig vorliegender Kreislaufinsuffizienz (relative Hypovolämie durch Zusammenbruch des Systemwiderstandes + Beeinträchtigung der Pumpfunktion) und intravasale Gerinnung rasch zum Tode führen können. Schockbehandlung durch Volumenzufuhr und Oxygenierung sind hier bereits vor Ort notwendig und lebensrettend. Schock kann weiters auch durch akute Dehydratation (Durchfallerkrankungen, Ketoazidose) oder kardiales Pumpversagen (Myokarditis) bereits vor Ort behandlungsnotwendig werden (Volumenzufuhr, Katecholamine).

3.24.1.9 Notfalltransport

Der Notfalltransport stellt das Bindeglied zwischen Notfallmedizin und Intensivmedizin dar. Stabilisierung vor Transportbeginn – so möglich – und kompetente Übergabe tragen viel zu einem defektfreien Überleben bei. Bei fehlender Möglichkeit der prähospitalen Stabilisierung ist eine kompetente und sofort verfügbare Notfallmannschaft am Aufnahmeort im Krankenhaus entscheidend.

3.24.2 Kinderintensivmedizin

3.24.2.1 Technik

Die Techniken der Intensivmedizin im pädiatrischen und Erwachsenenbereich sind prinzipiell die gleichen. Allerdings sind manche Techniken zuerst bei Erwachsenen (Hämofiltration) und andere zuerst bei Kindern entwickelt worden. So sind zum Beispiel CPAP, HFOV und ECMO (s. u.) zuerst an Kindern entwickelt und klinisch eingesetzt worden, bevor sie dann auch bei Erwachsenen zum Einsatz kamen.

- **CPAP** (Continuous Positive Airway Pressure: Anwendung über Maske oder endotrachealen Tubus zur Erhöhung der FRC bei Atemnotsyndrom)
- **HFOV** (High Frequency Oscillating Ventilation: Hochfrequenzoszillationsbeatmung ebenfalls zum Aufbau der FRC bei sehr steifen Lungen mit Atemnotsyndrom)
- **ECMO** (Extracorporeal Membrane Oxygenation: extrakorporale Oxygenierung bei therapierefraktärer Lungen- und/oder Herzinsuffizienz).

Das grundsätzlich höhere Risiko der Anwendung von invasiven Verfahren bei Kindern führt zur bevorzugten Anwendung von nichtinvasiven Verfahren in Diagnostik und Monitoring (Sonographie, Dopplersonographie). Fehlindikation und Fehlanwendung besonders invasiver therapeutischer Verfahren haben bei Kindern aufgrund der fehlenden physiologischen Reserve raschere und schwerere Folgen.

3.24.2.2 Monitoring

Analog der Intensivmedizin bei Erwachsenen sind Überwachung von Oxygenierung, Kreislauffunktion, Ausscheidungsfunktion und Neuromonitoring permanent notwendig, um rechtzeitig und adäquat reagieren zu können. In Abhängigkeit vom zugrunde liegenden Leiden sind zusätzliche Verfahren (Echokardiographie, EEG, CT, Stoffwechselmonitoring) regelmäßig notwendig, um neben der symptomatischen auch kausale Therapien einsetzen zu können.

3.24.2.3 Sedoanalgesie

Ihr kommt beim Kind besondere Bedeutung zu, um den psychischen Hospitalismus zu verhindern. Zu einer suffizienten Analgesie ist eine ausreichende Sedierung zusätzlich immer notwendig.

3.24.2.4 Beatmung, HFOV, ECMO

Aufgrund der geringen Compliance, im ersten Lebensjahr oft moderaten Surfactantausstattung und der Tatsache, dass beim Kind beim (vorzugsweise septischen) Multiorganversagen die Lunge das Hauptzielorgan darstellt, sind – wie oben erwähnt – differenzierte Beatmungsstrategien nötig, die notfalls durch ECMO ergänzt werden müssen.

3.24.2.5 Infusionsbehandlung

Der hohe tägliche Flüssigkeits- und Substratumsatz sowie die fehlende Reservefunktion machen eine exakte Berechnung und Kontrolle der Infusionsbehandlung obligat.

3.24.2.6 Antiinfektiöse Therapie

Da Infektionskrankheiten im Kindesalter aufgrund der zum Teil noch sehr unreifen Abwehrsituation besonders bei Säuglingen und Kleinkindern häufig sind, kommt der antiinfektiösen Therapie eine besondere Bedeutung zu. Allerdings spielen Resistenzen nicht die Rolle wie in der Intensivmedizin der Erwachsenen.

3.24.2.7 Eliminationsverfahren

Technischer Ersatz von Nieren- und Leberfunktion ist bei Kindern ähnlich bedeutungsvoll und strukturiert wie bei Erwachsenen. Allerdings kommt im Säuglingsalter der Peritonealdialyse eine vergleichsweise große Bedeutung zu.

3.24.2.8 Pharmakotherapie

Das zentrale Problem des Einsatzes von Pharmaka im Kindesalter sind spezifische chronische Nebenwirkungen, vor allem durch Interferenz mit dem Wachstum (Antibiotika, H_2-Blocker, Zytostatika). Eine bedingungslose Übernahme der Erfahrungen mit Erwachsenen in die Kindertherapie ohne Beurteilung der besonderen Pharmakokinetik und vor allem -dynamik bei Kindern kann auch medikolegal zu erheblichen Problemen führen.

3.24.2.9 Problem angeborene Erkrankungen, onkologische PatientInnen und Transplantationen

Die pädiatrische Intensivmedizin betreut vorzugsweise Kinder mit chronischen angeborenen Krankheiten (Herzfehler, abdominelle Fehlbildungen, zystische Fibrose, Stoffwechselstörungen im Rahmen von metabolischen Krisen, Kinder mit hypoxisch ischämischer Enzephalopathie nach Geburtsasphyxie, Hydrozephalus nach Hirnblutung). Onkologische PatientInnen (Hirntumoren) und solche nach Transplantationen sind ebenfalls wiederkehrende PatientInnen. Diese PatientInnen erfordern einerseits die Anwendung der gesamten Palette pädiatrisch intensivmedizinischer Möglichkeiten, benötigen jedoch andererseits die Verarbeitung auch gewaltiger psychischer und sozialer Belastung für das Behandlungsteam, wodurch der Umgang mit diesen Problemen von zentraler Bedeutung wird.

3.24.2.10 Problem Familie

In diesem Zusammenhang ist die notwendige besondere Betreuung der Familie im Falle der kritischen Krankheit eines Kindes durch das Behandlungsteam zu erwähnen.

3.24.2.11 Rehabilitation

Besonders Kinder nach hypoxischen oder metabolischen Krisen weisen nicht selten eine massive Behinderung nach Ablauf der kritischen Krankheit auf. Die frühzeitige und kompetente Rehabilitation ermöglicht hier – unter Förderung der verbliebenen Fähigkeiten – in vielen Fällen doch noch eine erstaunliche residuale Lebensqualität. Sie stellt daher eine wichtige komplementäre Behandlung zur pädiatrischen Intensivmedizin dar.

4. Anästhesie

Anästhesie kommt aus dem Griechischen und bedeutet „ohne Empfindung"; Narkose kommt ebenfalls aus dem Griechischen und bedeutet „in Schlaf versetzten". Die Anästhesie entstand aus der Notwendigkeit, chirurgische Eingriffe durch Ausschaltung der dabei entstehenden Schmerzen zu ermöglichen. In Ägypten und Griechenland wurde bereits lange vor Christus die schmerzstillende Wirkung von Opium genutzt, was im Mittelalter allerdings wieder in Vergessenheit geriet und PatientInnen bei vollem Bewusstsein oder im Alkoholrausch operiert wurden. Mit der Einführung von Äther und Lachgas als Narkosemittel (Mitte des 19. Jh.) begann die moderne Ära der Anästhesie. Es folgte eine rasante Weiterentwicklung von Medikamenten und Equipment, sodass aus der anfangs reinen Schmerzausschaltung ein komplexes Fachgebiet wurde. Heute umfasst das Fachgebiet der Anästhesie die perioperative Betreuung der PatientInnen (Präanästhesievisite – Narkose für die Operation – Nachbetreuung im Aufwachraum) und die Behandlung von kritisch Kranken auf der Intensivstation.
Viele PatientInnen haben nicht vor der eigentlichen Operation, sondern vor der Narkose Angst! Die anästhesiebedingte Mortalität konnte aber von 1 : 1000 Anfang des 20. Jahrhunderts auf ein nun sehr geringes Niveau von etwa 1 : 250 000 Narkosen gesenkt werden.

4.1 Die Anästhesievorbereitung

T. Hamp, A. Bartunek

FALLBEISPIEL

Einem 38-jährigen Patienten soll wegen wiederkehrender Gallenkoliken mit Cholezystitis die Gallenblase entfernt werden. Am Nachmittag vor dem OP-Tag wird der Patient von dem Anästhesisten/von der Anästhesistin im Rahmen der Präanästhesievisite begutachtet. Folgende Auffälligkeiten werden durch die Anamnese und die klinische Untersuchung entdeckt: schwere Adipositas (BMI 36,3), Hypertonie (bereits mit ACE-Hemmer in Behandlung), Pollenallergie. Die Mundöffnung beträgt knapp 4 cm, der Mallampati-Score 3 und der thyreo-mentale Abstand lediglich 5 cm. Außerdem ist der Patient zu Hause mit einem CPAP-Gerät wegen Schlafapnoephasen versorgt. Aufgrund der Lokalisation des Eingriffs kommt eine Regionalanästhesie nicht infrage und der Patient wird über das Vorgehen bei der Vollnarkose aufgeklärt. Da aufgrund des Körperbaus vermutlich mit Intubationsschwierigkeiten zu rechnen ist, wird dem Patienten auch die fiberoptische Wachintubation erklärt und mit ihm vereinbart. Die wesentlichen Inhalte des Aufklärungsgesprächs werden auf dem vorgefertigten Aufklärungsbogen dokumentiert und das spezielle Verfahren der Wachintubation zusätzlich festgehalten. Am nächsten Vormittag kann die Narkose wie vereinbart und ohne Zwischenfälle durchgeführt werden.

4.1.1 Die Präanästhesievisite, der PatientInnenbesuch

Die Präanästhesievisite soll spätestens am Tag vor der Operation stattfinden. Sie lässt sich in mehrere Schritte unterteilen.

4.1.1.1 Studium der Krankenakte

Vor dem Patientengespräch informiert sich der/die AnästhesistIn in der auf der Station aufliegenden Krankenakte über Diagnose(n), die geplante Operation, einzunehmende Medikamente, Körpergröße, Gewicht, Blutdruck, Herzfrequenz. Weiters sind in der Krankenakte sämtliche bereits erhobene Befunde vorliegend. Meist sind das Laborbefunde (Blutbild, Gerinnung, Leber- und Nierenwerte), ein Blutgruppennachweis, ein EKG und ein Thoraxröntgenbefund. Je nach Schwere der Grunderkrankung und Art der geplanten Operation werden auch weitere Untersuchungsergebnisse vorliegen: Lungenfunktion, Karotis-Doppler, Ergometrie, Herzultraschall, Herzkatheter, Konsiliarbefunde anderer Fachrichtungen etc.

4.1.1.2 Anamnese

Die Anamnese umfasst einen allgemeinen und einen anästhesierelevanten Teil.

Allgemeine Anamnese

- aktuelle Erkrankung, die den geplanten Eingriff erfordert
- Vor- bzw. Begleiterkrankungen geordnet nach Organsystemen
  - Herz-Kreislauf-System (Bluthochdruck, Angina-pectoris-Symptomatik, Herzinfarkt, Herzrasen, Atemnot bei schwerer oder leichter Belastung, Unterschenkelödeme etc.)
  - Lunge (Lungenerkrankungen, Asthma etc.)
  - Leber (Blutungsneigung, Gelbsucht etc.)
  - Niere und Harnwege (Nierenerkrankungen etc.)
  - endokrines System (Zuckerkrankheit, Schilddrüsenerkrankungen etc.)
  - Zentralnervensystem (Epilepsie, neurologische Ausfälle etc.)
- Medikamenteneinnahme
- frühere Operationen und Verletzungen
- Allergien (Medikamente, Latex, Pflaster etc.)
- Alkohol- und Nikotinkonsum
- mögliche Schwangerschaft.

Anästhesierelevante Anamnese

- Komplikationen bei früheren Narkosen, Operationen und Behandlungen (z. B. schwierige Intubation, postoperatives Erbrechen [PONV], allergische Reaktionen etc.)
- Narkosekomplikationen bei Familienmitgliedern
- Zahnstatus (lockere Zähne, Zahnprothese).

4.1.1.3 Körperliche Untersuchung

- Beurteilung der Atemwege (s. u.)
- Beurteilung des Zahnstatus (lockere Zähne?)
- Auskultation von Lunge und Herz
- Inspektion bezüglich eventuell vorliegender Ödeme.

4.1.1.4 Beurteilung des psychischen und physischen Gesamtzustandes

Während des gesamten Gesprächs und der körperlichen Untersuchung macht sich der/die AnästhesistIn ein Bild vom Gesamtzustand der PatientInnen. Insbesondere wird darauf geachtet, ob es physische oder psychische Gebrechen gibt, die nicht bereits in der Krankenakte beschrieben sind. Bei psychischen Auffälligkeiten muss sich der/die AnästhesistIn ein Urteil über die Einwilligungsfähigkeit bilden. Das heißt, kann der/die PatientIn für sich selbst entscheiden oder muss ein gesetzlicher Vertreter herangezogen werden?

4.1.1.5 Aufklärung

Im Rahmen der Präanästhesievisiten müssen folgende Punkte mit den PatientInnen besprochen werden:

- infrage kommende Anästhesieverfahren
- präoperative Nahrungs-, Nikotin- und Flüssigkeitskarenz
- Prämedikation, evtl. weiterführende Dauermedikation
- Vorgangsweise bei der Narkoseeinleitung
- anzulegende Kanülen und Katheter (Venflon, zentraler Venenkatheter, Harnkatheter etc.)
- postoperatives Vorgehen (Aufwachraum, Intensivstation etc.)
- mögliche Komplikationen
- eventuelle Notwendigkeit der Verabreichung von Blutkonserven.

Nicht aufgeklärt werden müssen/können bewusstlose oder sonst einwilligungsunfähige PatientInnen vor dringend notwendigen Eingriffen.

4.1.1.6 Dokumentation

Die Präanästhesievisite, insbesondere das Aufklärungsgespräch, muss schriftlich festgehalten werden. Viele Anästhesieabteilungen verwenden vorgefertigte übersichtliche Anästhesieaufklärungsbögen, die beim Patientenbesuch ein rasches Ausfüllen durch Ankreuzen erlauben. Auf den Aufklärungsbögen gibt es auch Platz für einen Freitext, wo zusätzlich Besprochenes (individuelle Risiken etc.) dokumentiert werden muss.

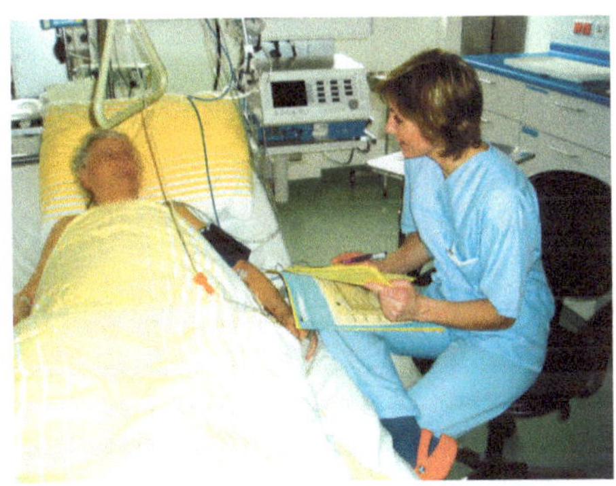

Abb. 4.1 Anästhesieaufklärung

4.1.2 Wahl des Anästhesieverfahrens

Es stehen mehrere Möglichkeiten zur Verfügung:

- **Allgemeinanästhesie**
  - Maskennarkose
  - Larynxmaskennarkose
  - Intubationsnarkose
- **Sedoanalgesie**
- **Regionalanästhesieverfahren**
  - Spinalanästhesie
  - Epiduralanästhesie

  - Plexusblockaden
  - Nervenblockaden
  - Infiltrationsanästhesie
- **anästhesiologisches Stand-by** bei kleineren chirurgischen Eingriffen in Infiltrationsanästhesie
- **Kombinationen** der oben angeführten Verfahren.

Es wird jenes Verfahren gewählt, das die größtmögliche PatientInnensicherheit gewährleistet. Dabei sind die folgenden Aspekte zu berücksichtigen:
- **Art der Operation:** Manche Operationen erfordern eine Allgemeinanästhesie (z. B. Eingriffe am Thorax, im Oberbauch und Verdauungstrakt, Operationen an der Wirbelsäule etc.), andere Eingriffe können/sollen in Regionalanästhesie durchgeführt werden (z. B. Eingriffe an den Extremitäten, Prostataresektionen, Kaiserschnitt etc.).
- **Begleiterkrankungen:** Je nach Begleiterkrankung kann eine Allgemeinanästhesie oder eine Regionalanästhesie das Verfahren der Wahl sein. So werden etwa bei PatientInnen mit Lungenerkrankungen (COPD, Asthma etc.) bevorzugt Regionalanästhesien eingesetzt. Bei PatientInnen mit Blutungsneigung oder gerinnungshemmenden Medikationen verbieten sich zentrale Leitungsanästhesien (Spinal-, Periduralanästhesie). Es ist daher eine Allgemeinanästhesie zu verwenden.
- **Patientenwunsch:** Manche PatientInnen haben Angst vor einer Allgemeinanästhesie („Werde ich wieder aufwachen?") und andere haben Angst vor einer Regionalanästhesie („Ich will nichts von der Operation mitbekommen!"). Durch sorgfältiges Erklären kann die Angst meist genommen werden. Im Zweifelsfall hat die Patientensicherheit Vorrang vor dem Patientenwunsch.

4.1.3 Präoperatives Nüchternheitsgebot

Da es bei der Narkoseeinleitung zu Aspiration von Mageninhalt in die Luftwege kommen kann, ist es wichtig, dass die PatientInnen mit leerem Magen zur Narkose kommen (Achtung: gilt auch bei Regionalanästhesie, da die Notwendigkeit der Überleitung in eine Allgemeinanästhesie nicht ausgeschlossen werden kann). Unter normalen Umständen haben eingenommene Speisen nach 6 h und klare Flüssigkeiten nach 2 h den Magen passiert. Daraus ergibt sich folgendes Nüchternheitsgebot:
- **Innerhalb 6 h vor der Operation:** Die PatientInnen dürfen keine feste Nahrung und auch keine dickflüssigen Getränke zu sich nehmen.
- **4 bis 2 h vor der Operation:** Die PatientInnen dürfen klare Flüssigkeiten bis zu 200 ml/h trinken: Tee, kohlensäurefreies Wasser oder Preop (industriell vorgefertigte klare, elektrolyt- und zuckerhaltige Trinknahrung mit Zitronengeschmack).
- **Innerhalb 2 h vor der Operation:** Die PatientInnen dürfen weder essen noch trinken. Die einzige Ausnahme ist die Beruhigungstablette, die sie mit einem kleinen Schluck Wasser einzunehmen haben.

Nikotin: Den PatientInnen wird dringlich angeraten, ab dem Vorabend des Operationstages nicht zu rauchen.

Anmerkung: Das noch vor einigen Jahren gültige Dogma der absoluten Verweigerung von Nahrungs- oder Flüssigkeitsaufnahme in den letzten 6 h präoperativ ist zugunsten der erlaubten Aufnahme von klaren Flüssigkeiten bis zu 2 h präoperativ verlassen worden. Der Grund für den Paradigmenwechsel ist die Erkenntnis, dass sich präoperativer Flüssigkeitsmangel und Hunger negativ auf die postoperative Erholung auswirken.

4.1.4 Prämedikation

Um die Angst vor der bevorstehenden Operation zu lindern, wird dem Patienten/der Patientin eine Beruhigungstablette verordnet (z. B. 7,5 mg Midazolam). Diese wird verabreicht, wenn er/sie von der Bettenstation in den Operationssaal abgeholt wird. Das Einnehmen der Prämedikation dient dem PatientInnenkomfort und schützt vor hohem Sympathikotonus. Hoher Blutdruck und Tachykardie können z. B. bei bestehender koronarer Herzerkrankung einen Angina-pectoris-Anfall auslösen. Inwieweit die PatientInnen ihre Dauermedikation (Blutdruckmedikamente etc.) auch am Operationstag einzunehmen haben, wird bei der Präanästhesievisite besprochen.

4.1.5 Präoperative Risikoabschätzung

Je kränker die PatientInnen sind, desto höher ist das Risiko, während der Operation oder der Narkose zu sterben. Die präoperative Risikoeinschätzung dient vor allem dazu, Maßnahmen zu treffen, das Risiko zu minimieren (Wahl des geeigneten Anästhesieverfahrens, des intraoperativen Monitorings, Vorbereitung von Blutkonserven, Organisation der postoperativen Betreuung, Adaptation des operativen Vorgehens, evtl. Optimierung des Patientenzustandes durch präoperative Therapie etc.), und die PatientInnen entsprechend aufzuklären.
Das Gesamtrisiko eines operativen Eingriffs unter Anästhesie setzt sich aus den folgenden Teilrisiken zusammen:

4.1.5.1 Patientenbezogenes Risiko

Alter, Grunderkrankung, Ernährungszustand, Geschlecht etc.definieren das individuelle Risiko der PatientInnen.

4.1.5.2 Anästhesiespezifisches Risiko

Die Summe der negativen Auswirkungen der Anästhesie (Intubations-, Beatmungsprobleme, Medikamentenunverträglichkeiten, hämodynamische Auswirkungen, die äußerst geringe Wahrscheinlichkeit eines Anästhesiezwischenfalls [Medikamentenverwechslung, technische Defekte, etc.]) bedingen das anästhesiespezifische Risiko.

4.1.5.3 Operationsrisiko

Die Art des operativen Eingriffs, die Dauer der Operation, die Erfahrung des Operateurs, die Tatsache, ob es sich um einen Akut- oder Elektiveingriff handelt, etc.definieren das Operationsrisiko. Das gleichzeitige Vorhandensein bestimmter Teilrisiken verstärkt das perioperative Gesamtrisiko in besonders hohem Maß. Als Beispiel sei die Myokardischämie genannt, die durch Blutdruckabfall und Tachykardie, ausgelöst bei der Narkoseeinleitung oder durch intraoperativen Blutverlust, bei bestehender koronarer Herzkrankheit entstehen kann.

4.1.5.4 ASA-Klassifikation

Um das Risiko, während einer Operation in Anästhesie zu versterben, vergleichbar zu machen und in Zahlen auszudrücken, wurde von der American Society of Anesthesiologists (ASA) die ASA-Klassifikation eingeführt. Häufig wird die ASA-Klassifikation, in die vor allem das patientenbezogene Risiko eingeht, zur Beschreibung von Patientenpopulationen in Leistungsberichten und wissenschaftlichen klinischen Studien herangezogen.

Tab. 4.1 ASA-Klassifikation

ASA		Mortalität (bis 7 Tage postoperativ)
I	normale/r, gesunde/r PatientIn	ca. 0,06 %
II	PatientIn mit leichter Allgemeinerkrankung	ca. 0,5 %
III	PatientIn mit schwerer Allgemeinerkrankung und Leistungsminderung	ca. 4 %
IV	PatientIn mit inaktivierender Allgemeinerkrankung, die eine ständige Lebensbedrohung darstellt	ca. 23 %
V	moribund, Tod innerhalb von 24 h mit oder ohne OP zu erwarten	ca. 50 %
VI	hirntote/r PatientIn, die Organe werden zur Organspende entnommen	

4.1.5.5 Präoperative Abschätzung der schwierigen Intubation

Die Schwierigkeit der Intubation wird primär durch die Qualität der Sicht auf den Kehlkopfeingang bei der Laryngoskopie bestimmt. Die Sicht auf den Kehlkopfeingang wird durch 3 äußerlich sichtbare anatomische Gegebenheiten wesentlich beeinflusst:

- Mundöffnung (>4 cm) und Sichtbarkeit des weichen Gaumens
- Größe des inframandibulären Raumes, thyreo-mentaler Abstand
- Beweglichkeit im Atlanto-Okzipital-Gelenk.

Um herauszufinden, ob eine schwierige Intubation zu erwarten ist, muss eine entsprechende Anamnese erhoben (Probleme bei früheren Operationen, Tumoren im HNO-Bereich etc.) und der/die PatientIn wie unten angegeben untersucht werden. Die Kombination mehrerer Untersuchungen erhöht zwar die Wahrscheinlichkeit, eine/n schwierig zu intubierende/n PatientIn zu entdecken, trotzdem werden etwa 30–50 % der schwer zu Intubierenden nicht im Vorhinein erkannt. Bei zu erwartender schwieriger Intubation werden gezielte Vorbereitungen für die Narkose getroffen und die PatientInnen entsprechend aufgeklärt (fiberoptische Wachintubation, OP in Regionalanästhesie).

Mallampati-Klassifikation

Der/die PatientIn öffnet den Mund und streckt die Zunge maximal heraus. Der Kopf ist dabei in Neutralstellung. Die Klassifikation erfolgt nach den im Rachen erkennbaren Strukturen. Die Wahrscheinlichkeit einer schwierigen Intubation steigt von Mallampati I bis IV.

- **Mallampati I:** Gaumen, Schlund, Uvula und beide Gaumenbögen sichtbar
- **Mallampati II:** weicher Gaumen sichtbar, nur noch Spitze der Uvula und Teile der Gaumenbögen sichtbar
- **Mallampati III:** nur weicher Gaumen sichtbar
- **Mallampati IV:** nur harter Gaumen sichtbar.

Thyreo-mentaler Abstand

Bei maximal nach hinten gebeugtem Kopf sollte der Abstand von Schildknorpel zum Kinn mindestens 7 cm betragen.

Beweglichkeit im Atlanto-Okzipital-Gelenk

Der/die PatientIn wird von der Seite betrachtet und der Kopf nach hinten gekippt. Dabei sollte sich die obere Zahnreihe 30° nach oben bewegen. Bei Beweglichkeit < 15° ist mit Intubationsschwierigkeiten zu rechnen.

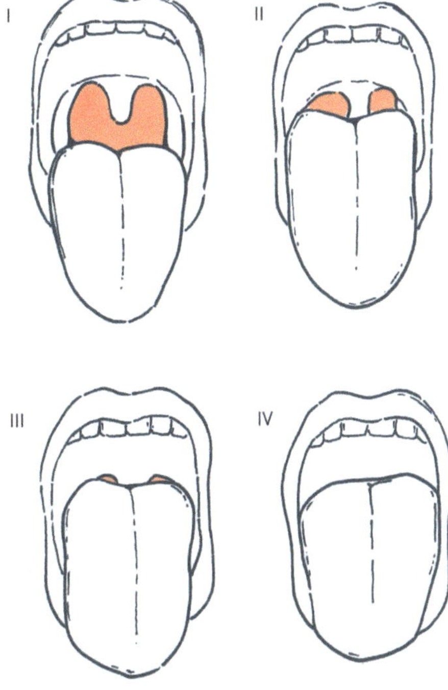

Abb. 4.2 Mallampati-Klasifikation

4.1.6 Präanästhesieambulanz

Findet die Präanästhesievisite erst am Tag vor der Operation statt, müssen die standardmäßig festgelegten Voruntersuchungen bereits durchgeführt sein und in der Krankenakte vorliegen. Es ist das erklärte Ziel der Österreichischen Fachgesellschaft für Anästhesie, Reanimation und Intensivmedizin (ÖGARI), die notwendigen Untersuchungen bei den PatientInnen individuell, abhängig von Alter, Grunderkrankung und geplanter Operation, festzulegen. Da durchzuführende Untersuchungen eine gewisse Zeit benötigen können, ist es notwendig, dass die PatientInnen umgehend nach der Operationsentscheidung in die Präanästhesieambulanz kommen. Dies erfordert eine enge terminliche Koordination mit den chirurgischen Abteilungen, entsprechende Räumlichkeiten und mehr Anästhesiepersonal. In manchen Krankenanstalten ist dies zum Teil verwirklicht.

ZUSAMMENFASSUNG

- Bei der Präanästhesievisite wird der Patientenzustand erhoben.
- Wichtig sind die Anamnese, die klinische Untersuchung und weitere, in der Krankenakte vorliegende Untersuchungen (Labor, EKG, Lungenröntgen etc.).
- Das geeignete Anästhesieverfahren wird erklärt, Risiken werden erörtert, Verhaltensmaßnahmen festgelegt.
- Das Aufklärungsgespräch wird dokumentiert und die Prämedikation festgelegt.
- Risiko für schwierige Intubation: eingeschränkte Halsbeweglichkeit, geringe Mundöffnung und geringer thyreo-mentaler Abstand.

Fragen

Bei einer 23-jährigen Schwangeren soll eine geplante Sectio durchgeführt werden. Welches Narkoseverfahren empfehlen Sie?

- a Vollnarkose
- b Stand-by
- c Spinalanästhesie
- d Infiltrationsanästhesie

Bei einem 35-jährigen Patienten soll eine Arthroskopie des Kniegelenks durchgeführt werden. Bei der Anamneseerhebung berichtet der Patient von wiederkehrendem „Herzklopfen". Welche Untersuchungen veranlassen Sie vor der Operation?

- a CK, CK-MB, Troponin
- b Lungenröntgen
- c EKG
- d keine weiteren Untersuchungen notwendig

Ein Patient der ASA-Risikoklasse 2 hat Angst vor der Narkose. Wie hoch ist die Mortalität der PatientInnen dieser Risikoklasse?

- a 0,5 %
- b 23 %
- c 0,06 %
- d 2 %

Ein 56-jähriger Diabetiker soll operiert werden. Das OP-Programm ist noch variabel. Wann soll der Patient operiert werden?

- a als letzter Patient, damit er noch selbst essen kann
- b als erster Patient
- c der Patient muss abgesetzt werden
- d wann der Patient operiert wird, ist völlig egal

Lösungen zu Fragen siehe Seite 393.

4.2 Hygiene im OP-Bereich

A. Aigner, C. Seybold, T. Hamp, A. Bartunek

Im Krankenhaus erworbene (nosokomiale) Infektionen sind häufige und lebensgefährliche Komplikationen bei postoperativen und intensivmedizinischen PatientInnen. Um die Gefahr der Weiterverbreitung von Keimen durch das Krankenhauspersonal zu minimieren, müssen einige Richtlinien beachtet werden.

4.2.1 Personalschleuse

Die Personalschleuse dient dazu, die Dienstkleidung gegen die Operationsbereichskleidung zu wechseln, und ist durch eine deutlich sichtbare Begrenzung in einen reinen und unreinen Bereich unterteilt.

Vorbereitung im unreinen Bereich:

- Kleidung ablegen
- Schmuck ablegen.

Wechsel in den reinen Bereich:

- hygienische Händedesinfektion
- Übertreten der Schwelle (Begrenzung)
- Anlegen der Bereichskleidung: Hemd, Hose passende Größe (soll nicht flattern)
- Bereichsschuhe in der passenden Größe anziehen
- OP-Haube aufsetzen (muss die Haare gänzlich abdecken, für Bartträger gibt es um das Kinn verschließbare Hauben)
- Einmalmaske (Mundschutz), welche Mund und Nase vollständig bedecken muss, anlegen
- hygienische Händedesinfektion.

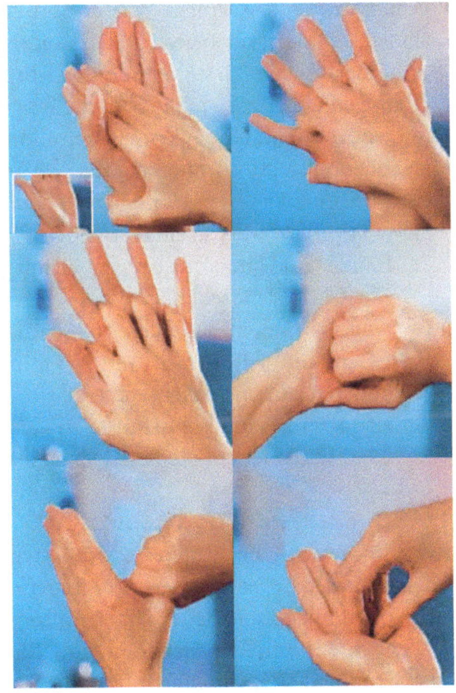

Abb. 4.3 Hygienische Händedesinfektion

4.2.2 Handhygiene

Hände des Krankenhauspersonals können einerseits durch ihre normale Hautflora (residente Keime) zur Infektionsquelle für PatientInnen werden. Andererseits können über die Hände Keime von PatientIn zu PatientIn übertragen werden (transiente Keime).

4.2.2.1 Hygienische Händedesinfektion

Die hygienische Händedesinfektion dient der Beseitigung transienter Keime und wird folgendermaßen durchgeführt:

- mindestens 3 ml alkoholisches Desinfektionsmittel (z. B. Sterilium®) aus dem Desinfektionsmittelspender, welcher mit dem Ellenbogen zu bedienen ist, entnehmen
- auf den Händen verreiben
- die Fingerspitzen nicht vergessen
- die Fingerzwischenräume nicht vergessen
- mindestens 30 s Einwirkzeit einhalten.

4.2.2.2 Chirurgische Händedesinfektion

Die chirurgische Händedesinfektion ist vor jedem chirurgischem Eingriff durchzuführen. Das Ziel ist eine deutliche Keimreduktion sowohl transienter als auch residenter Keime. Bei der chirurgischen Händedesinfektion muss die Reihenfolge genau eingehalten werden.

► Voraussetzungen

- Einmalschürze (Schutz vor Nässe)
- Wasserhahn mit fließendem warmen und kalten Wasser ohne Handkontakt (Bewegungssensor, Fuß- oder Ellenbogenbedienung) bedienbar
- Spender für Seife und Händedesinfektionsmittel ohne Handkontakt bedienbar
- Handtuch-, Bürstenspender.

► Durchführung

- Unterarme mit warmem Wasser und Flüssigseife von den Fingerspitzen bis zum Ellbogen mit nach oben gerichteten Fingerspitzen waschen, zur Reinigung der Nagelfalze eine sterilisierte Bürste verwenden, Abspülen des Seifenschaums mit Händen höher als Ellbogen (Abrinnen nicht über die Finger)
- Abtrocknen mit einem keimarmen Einmalhandtuch
- Händedesinfektionsmittel auf der trockenen Haut verteilen und einreiben, das Desinfektionsmittel auf den Händen und auch am Unterarm bis zum Ellenbogen einreiben
- Jeweils ⅓ der Einwirkzeit verwenden für:
  - Hände und Unterarme bis zum Ellenbogen
  - Hände auf Handschuhlänge
  - Fingerspitzen, insbesondere Nagelfalze
- Insgesamt muss die Einwirkzeit 3–5 min betragen. Während dieser Zeit sind die Hände ständig nach oben zu richten.
- Es ist soviel Desinfektionsmittel zu verwenden, dass während der gesamten Einwirkzeit die Hände feucht bleiben. Danach lässt man sie an der Luft trocknen.

4.2.2.3 Kontaminationsschutz

Ein sehr wesentlicher Punkt der Handhygiene ist die Nicht-Kontamination der Hände. Dazu gehört die Verwendung von fingerlosen („non touch") Techniken (Sensoren bzw. Fuß- oder Ellenbogenhebel zur Türöffnung, Wasserhahnbedienung etc.) und der Gebrauch von Einmalhandschuhen und Pinzette. Kontaminationsschutz beinhaltet aber auch den korrekten Umgang mit kontaminiertem Material (Instrumente, Tücher, Tupfer, Nadel etc.). Insbesondere ist auch darauf zu achten, mit kontaminierten Händen keine Kästen zu öffnen, um saubere Gegenstände herausnehmen.

4.2.3 Verhalten im Operationssaal

Kein unnötiges lautes Rufen, Herumlaufen etc.

- Von steril abgedeckten PatientInnen, OP- und Instrumentiertischen sowie steril gekleidetem Personal muss ein Mindestabstand von 50 cm eingehalten werden.
- Wird registriert, dass ein steriler Bereich z. B. Tisch, Lampengriff etc. unsteril berührt wird, muss dieses sofort laut bekannt gegeben, damit unmittelbar darauf reagiert werden kann (z. B. neu Abdecken, Lampengriffwechsel).
- Im OP gilt – wie auf der Bettenstation natürlich auch – auf die Privatsphäre des/der PatientIn zu achten!

4.2.4 Septische Operationen

Der Begriff aseptisch bedeutet keimfrei. Operationen an septischen also keimbesetzten Wunden werden als septische Operationen bezeichnet und verschärfte Hygiene-Richtlinien werden eingehalten. Septische Operationen sind jene, bei denen die Operationswunde sichtbar (Rötung, Sekretion, Eiter etc.) bzw. nachweisbar (mikrobiologischer Abstrich) kontaminiert ist. Wenn sich eine Operationswunde erst intraoperativ als septisch darstellt, wird die Vorgansweise im entsprechenden OP-Saal von aseptisch auf septisch umgestellt.
Erweiterung der Hygiene-Richtlinien bei septischen Operationen:

- Klimaanlage im OP-Saal wird von Überdruck auf Unterdruck umgeschaltet (in den OP-Sälen wird ständig ein Überdruck von etwa 5 Pascal aufrechterhalten. Dies verringert die Wahrscheinlichkeit des Eindringens von keimbesetzten Partikeln in die OP-Säle mittels Luftströmen).
- anwesendes Personal wird informiert
- an den OP-Eingangstüren werden Schilder mit „septischer Betrieb" angebracht
- Bei jedem Verlassen des septischen OPs müssen Kleidung und Schuhe unmittelbar vor dem OP-Saal gewechselt werden, damit nicht Keime aus dem septischen OP in den übrigen OP-Bereich gelangen. Vom Hilfsdienst werden Bereichskleidung und Schuhe vor der OP-Eingangstür bereitgestellt.
- Der Grundsatz, dass sich im OP-Saal prinzipiell nur die unbedingt erforderliche Anzahl an Personen aufhalten soll, gilt umso mehr bei septischen Eingriffen.
- Anschließende Reinigung des OP-Saals mit Desinfektionsmittel in höherer Menge oder Konzentration als nach aseptischem Betrieb und unbedingte Einhaltung der vorgeschriebenen Einwirkzeit. Da dies bis zu einer Stunde dauern kann, wird der OP-Saal nicht sofort weiter benützt.

ZUSAMMENFASSUNG

- Die Einhaltung von Hygienerichtlinien vermindert die Übertragung von Krankheitserregern.
- Vor Betreten des OP werden in der Personalschleuse Kleidung und Schmuck abgelegt und die Hände desinfiziert.
- Nach Übertreten der Barriere wird die OP-Kleidung angelegt und die Hände desinfiziert.
- Die Einwirkzeit des Desinfektionsmittels beträgt bei der hygienischen Händedesinfektion 30 s und bei chirurgischer Händedesinfektion 3–5 min. Es dürfen keine Stellen vergessen werden!
- Bei septischen Operationen sollten nur so viele Menschen wie nötig im OP sein.

Fragen

Welche ist die erste Tätigkeit nach Betreten der OP-Schleuse im reinen Bereich?

a OP Hose anlegen
b OP Haube und Maske aufsetzen
c Hygienische Händedesinfektion
d chirurgische Händedesinfektion

Vor der chirurgischen Händedesinfektion wäscht man die Hände

a mit nach oben gerichteten Fingerspitzen
b mit kaltem Wasser
c unbedingt mit Bürste
d kein Händewaschen notwendig (werden ohnehin desinfiziert)

Die Bauchhöhlenlavage bei diffuser eitriger Peritonitis ist

a aseptisch
b septisch
c eingeschränkt aseptisch
d teilweise als septisch zu betrachten

Beim Anlegen eines ZVK fällt die Punktionsnadel auf den Boden. Was tun Sie?

a ich hebe sie wieder auf, desinfiziere sie und verwende sie weiter
b ich hebe sie wieder auf, desinfiziere sie, verwende neue Handschuhe und verwende sie weiter
c Ich hole mir eine neue Nadel
d Ich lasse mir eine neue Nadel bringen

Lösungen zu Fragen siehe Seite 393.

4.3 Anästhesiearbeitsplatz

T. Hamp, A. Bartunek

Beim Kopfteil des Operationstisches befindet sich der Anästhesiearbeitsplatz. Dieser ist folgendermaßen ausgestattet:

- Narkosebeatmungsgerät (Beatmungsgerät, das Narkosegas in das Atemgas mischen kann)
- Ambu-Beutel (sollte das Narkosegerät ausfallen, kann der/die PatientIn damit beatmet werden)
- Absauggerät
- Narkosewagen, der Medikamente und sonstiges Zubehör (Spritzen, Nadeln, Venflons, Tuben, Beatmungsmasken etc.) beinhaltet
- Monitor zum Überwachen der Herzkreislauffunktion
- Schreibfläche und Ablagefläche für die Krankenakte.

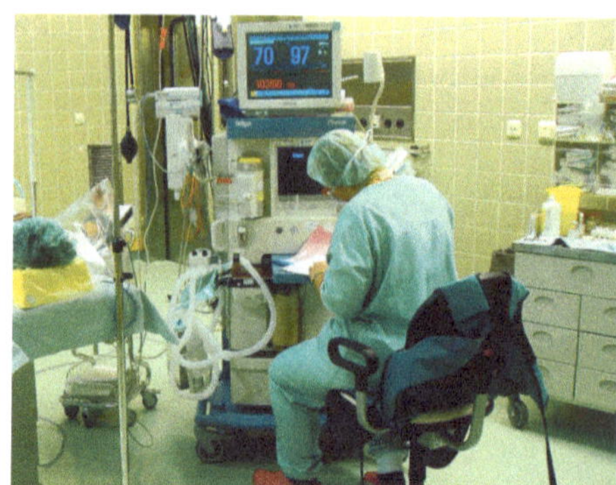

Abb. 4.4 Anästhesie-Arbeitsplatz

4.3.1 Narkosewagen

Der Narkosewagen ist mit Laden, Fächern und einer Arbeitsfläche versehen. Folgende Utensilien finden Platz:

- **Zubehör für die Atemwegssicherung und Intubation:**
  - Beatmungsmasken in mehreren Größen
  - Guedel- und Wendl-Tuben in mehreren Größen
  - Endotrachealtuben in mehreren Größen
  - Führungsdrähte in mehreren Größen
  - Laryngoskope in unterschiedlichen Formen und Größen
- **Stethoskop**
- **andere verschiedene Einmalprodukte:**
  - Einmalhandschuhe
  - Spritzen
  - Venenverweilkanülen, Arterienkanüle
  - Nadeln
  - Infusions- und Transfusionsbesteck
  - Absaugkatheter
- **Abfallbehälter für gefährliche Gegenstände** (z. B. Nadeln, aufgebrochene Ampullen)
- **Medikamente und Infusionen:**
  - Analgetika, Hypnotika, Muskelrelaxanzien, Herz-Kreislauf-wirksame Medikamente (z. B. Atropin, Effortil), Elektrolyte etc.
  - kristalloide (z. B. Ringer-Laktat, NaCl 0,9 %) und kolloidale (z. B. Voluven) Infusionslösungen.

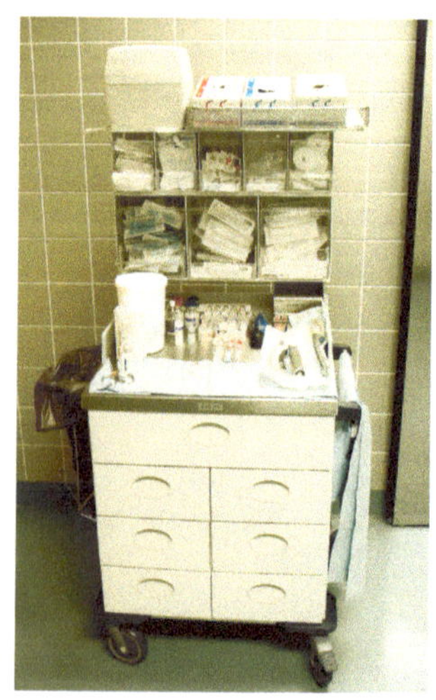

Abb. 4.5 Narkosewagen

Alternativen und Zusatzausrüstung zur Atemwegssicherung (Larynxmaske, Intubationslarynxmaske, Combi-Tubus, Bronchoskop, Koniotomie-Set etc.) befinden sich meist in einem gesonderten Wagen, der innerhalb kürzester Zeit herbeigeschafft werden kann.

4.3.2 Zentrale Gasversorgung

Die für die Beatmung notwendigen Gase (Sauerstoff und Luft), der für das Absauggerät nötige Unterdruck und meist auch das Narkosegas Lachgas wird über die zentrale Gasversorgung in die Operationssäle geleitet. Die Gasentnahmestellen sind in die Wand eingelassen und mithilfe spezieller Steckkupplungen, die sich an den entsprechenden Gasschläuchen der Narkosegeräte befinden, zu öffnen. Zur Vermeidung von folgenschweren Verwechslungen ist die Form der Steckkupplung gasartenspezifisch und damit unverwechselbar.

4.3.3 Check des Anästhesiearbeitsplatzes

Um eine sichere Anästhesie (Narkose, Aufrechterhaltung und Überwachung der Lebensfunktionen) zu ermöglichen, muss der Anästhesiearbeitsplatz entsprechend ausgerüstet sein. Unzureichende Ausrüstung, technische Fehler mangelnde Aufmerksamkeit etc. würden die PatientInnen in Lebensgefahr bringen.
Daher ist vor Beginn der Anästhesie das Narkosezubehör auf Vollständigkeit und Funktionsfähigkeit zu überprüfen.

- Narkosebeatmungsgerät
- Absauggerät
- Beatmungsmaske
- Guedel-Tubus
- Laryngoskop
- Endotrachealtubus
- Führungsdraht
- Cuff-Spritze
- Stethoskop
- Ambu-Beutel.

4.4 Allgemeinanästhesie

4.4.1 Ablauf einer Allgemeinanästhesie

T. Hamp, A. Bartunek

FALLBESIPIEL

Ein 80-jähriger Patient soll ein künstliches Hüftgelenk erhalten. Eine Regionalanästhesie lehnt er ab. Sobald der Patient in den OP kommt, wird er als richtiger Patient identifiziert und mit Pulsoxymeter, EKG und NIBP monitiert. Über die Beatmungsmaske erhält er anschließend reinen Sauerstoff (Präoxygenierung). Zur Narkoseeinleitung wird dem Patienten über den bereits vorhandenen periphervenösen Zugang 3 mg Midazolam, 0,2 mg Fentanyl und 20 mg Etomidat verabreicht, woraufhin Bewusstseinsverlust und Atemstillstand eintreten. Der Patient wird nun mit Beatmungsmaske beatmet. Sobald die Beatmung mit Maske gut funktioniert, wird der Patient mit Rocuronium relaxiert. Bis zur vollen Wirkung des Muskelrelaxans (ca. 2 min) wird der Patient weiterhin über die Maske beatmet. Der nun auftretende Blutdruckabfall wird durch Volumengabe ausgeglichen. Die Intubation erfolgt problemlos und der Patient wird ab nun maschinell beatmet. Die Narkose wird durch kontinuierliche Zufuhr von Narkosegas (Sevofluran) und wiederholter Applikation von Fentanyl aufrechterhalten. Während der gesamten Operationsdauer wird ausreichend infundiert. Da der Patient während der ganzen Operation stabil geblieben ist, kann er nach Ende des Eingriffs extubiert und in den Aufwachraum verlegt werden.

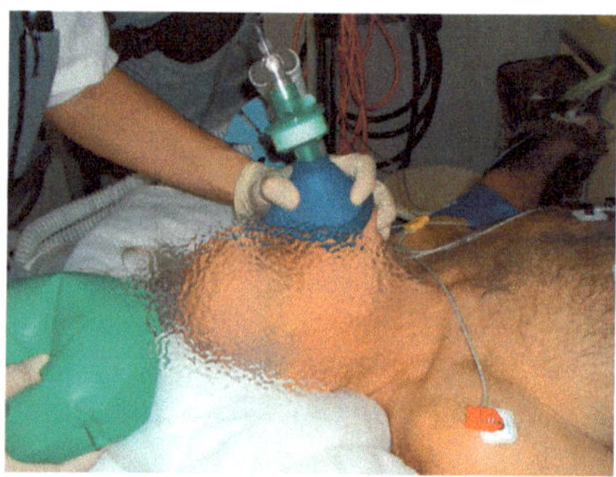

Abb. 4.6

4.4.1.1 Patientenübernahme

Patientenidentifzierung

Um Patientenverwechslungen auszuschließen, wird der/die PatientIn, sobald er in den OP gebracht wird, nach Namen und Geburtsdatum gefragt. Weiters wird mittels Krankenakte und Patientenbefragung nochmals kontrolliert, welche Operation geplant ist, ob das Nüchternheitsgebot eingehalten wurde, ob eventuelle Zahnprothesen entfernt sind, ob der Revers unterschrieben ist und ob Besonderheiten am Anästhesievorbereitungsprotokoll vermerkt wurden.

Vorbereitung für die Narkoseeinleitung

Anschließend erhält der/die PatientIn einen venösen Zugang, über den eine kristalloide Infusionslösung verabreicht wird, und das Basismonitoring (Pulsoxymeter, EKG, Blutdruckmanschette) wird angelegt. Ob eine invasive Blutdruckmessung mittels arterieller Kanüle schon vor der Narkoseeinleitung notwendig ist, wird individuell entschieden.

4.4.1.2 OP-Sicherheits-Checkliste

Die Arbeit in einem Operationssaal ist ähnlich komplex und risikoreich wie z. B. in der Luftfahrt. Daher werden mittlerweile auch hier verpflichtende Checklisten eingeführt, um die Sicherheit für PatientInnen und Personal zu erhöhen und die Abläufe zu verbessern. Von der WHO wurde eine OP-Sicherheits-Checkliste erarbeitet, die von den einzelnen Krankenhäusern auf die eigenen Bedürfnisse abgestimmt wird. Das kurze Abarbeiten der einzelnen Punkte der Checkliste (Dauer bei Routineeingriffen ca. 1 min.) führt zu einer besseren Kommunikation, verbessertem Informationstransfer und reduziert tatsächlich die Komplikationsraten und die Mortalität.

Unmittelbar vor Narkoseeinleitung wird der 1. Teil der Checkliste (**Sign In**) durchgeführt, unmittelbar vor OP-Beginn der 2. Teil (**Team Time Out**) und unmittelbar vor Ende des Eingriffs der 3. Teil (**Sign Out**).

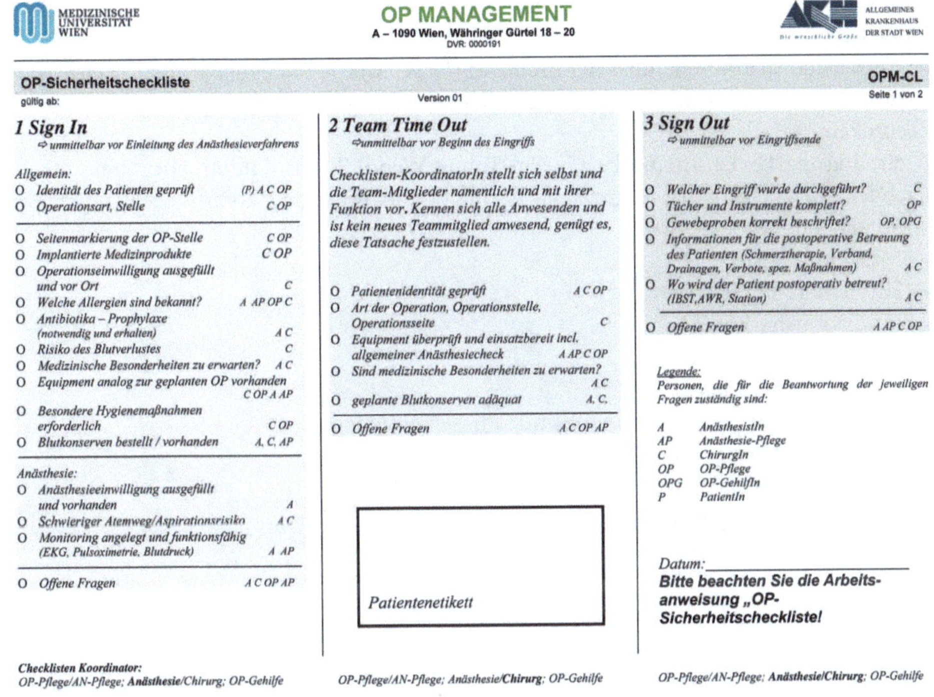

MEDIZINISCHE UNIVERSITÄT WIEN

OP MANAGEMENT
A – 1090 Wien, Währinger Gürtel 18 – 20
DVR: 0000191

ALLGEMEINES KRANKENHAUS DER STADT WIEN

OP-Sicherheitscheckliste — **OPM-CL**
gültig ab: — Version 01 — Seite 1 von 2

1 Sign In
⇨ unmittelbar vor Einleitung des Anästhesieverfahrens

Allgemein:
- O *Identität des Patienten geprüft* — (P) A C OP
- O *Operationsart, Stelle* — C OP

- O *Seitenmarkierung der OP-Stelle* — C OP
- O *Implantierte Medizinprodukte* — C OP
- O *Operationseinwilligung ausgefüllt und vor Ort* — C
- O *Welche Allergien sind bekannt?* — A AP OP C
- O *Antibiotika – Prophylaxe (notwendig und erhalten)* — A C
- O *Risiko des Blutverlustes* — C
- O *Medizinische Besonderheiten zu erwarten?* — A C
- O *Equipment analog zur geplanten OP vorhanden* — C OP A AP
- O *Besondere Hygienemaßnahmen erforderlich* — C OP
- O *Blutkonserven bestellt / vorhanden* — A, C, AP

Anästhesie:
- O *Anästhesieeinwilligung ausgefüllt und vorhanden* — A
- O *Schwieriger Atemweg/Aspirationsrisiko* — A C
- O *Monitoring angelegt und funktionsfähig (EKG, Pulsoximetrie, Blutdruck)* — A AP

- O *Offene Fragen* — A C OP AP

Checklisten Koordinator:
OP-Pflege/AN-Pflege; ***Anästhesie****/Chirurg; OP-Gehilfe*

2 Team Time Out
⇨unmittelbar vor Beginn des Eingriffs

Checklisten-KoordinatorIn stellt sich selbst und die Team-Mitglieder namentlich und mit ihrer Funktion vor. Kennen sich alle Anwesenden und ist kein neues Teammitglied anwesend, genügt es, diese Tatsache festzustellen.

- O *Patientenidentität geprüft* — A C OP
- O *Art der Operation, Operationsstelle, Operationsseite* — C
- O *Equipment überprüft und einsatzbereit incl. allgemeiner Anästhesiecheck* — A AP C OP
- O *Sind medizinische Besonderheiten zu erwarten?* — A C
- O *geplante Blutkonserven adäquat* — A, C,

- O *Offene Fragen* — A C OP AP

Patientenetikett

*OP-Pflege/AN-Pflege; Anästhesie/****Chirurg****; OP-Gehilfe*

3 Sign Out
⇨ unmittelbar vor Eingriffsende

- O *Welcher Eingriff wurde durchgeführt?* — C
- O *Tücher und Instrumente komplett?* — OP
- O *Gewebeproben korrekt beschriftet?* — OP, OPG
- O *Informationen für die postoperative Betreuung des Patienten (Schmerztherapie, Verband, Drainagen, Verbote, spez. Maßnahmen)* — A C
- O *Wo wird der Patient postoperativ betreut? (IBST,AWR, Station)* — A C

- O *Offene Fragen* — A AP C OP

Legende:
Personen, die für die Beantwortung der jeweiligen Fragen zuständig sind:

A	AnästhesistIn
AP	Anästhesie-Pflege
C	ChirurgIn
OP	OP-Pflege
OPG	OP-GehilfIn
P	PatientIn

*Datum:*________________
Bitte beachten Sie die Arbeitsanweisung „OP-Sicherheitscheckliste!

OP-Pflege/AN-Pflege; ***Anästhesie/Chirurg****; OP-Gehilfe*

Abb. 4.7 OP-Sicherheits-Checkliste

4.4.1.3 Grundlegendes zur Allgemeinanästhesie

Hypnose, Analgesie, Muskelrelaxation

Die Allgemeinanästhesie besteht grundsätzlich aus den folgenden Komponenten:

- Tiefschlaf (Hypnose)
- Analgesie
- Muskelrelaxation (bei Intubation).

Die Kombination von Sedativa, Hypnotika und Analgetika (Opioide) bewirken den Tiefschlaf und eine Hemmung der Schmerzwahrnehmung. Muskelrelaxanzien verursachen die Erschlaffung der Skelettmuskulatur. Während operative Eingriffe in Masken- oder Larynxmaskennarkose lediglich unter der Kombination Hypnose und Analgesie durchgeführt werden, ist für die Intubation eine Muskelrelaxation „state of the art".

Notwendigkeit der Beatmung

Da die verwendeten Anästhetika und Analgetika (Etomidat, Propofol, Sevoflurane, Fentanyl etc.) atemdepressiv wirken (Ausnahme: Ketamin), geht eine Allgemeinanästhesie immer mit der Notwendigkeit einer künstlichen Beatmung einher. Bei einer Regionalanästhesie ist die Spontanatmung der PatientInnen nicht beeinträchtigt. Wegen möglichen Regionalanästhesieversagens und daraus folgender notwendiger Umwandlung in Allgemeinanästhesie oder wegen möglicher Regionalanästhesiezwischenfälle muss allerdings jederzeit die Möglichkeit der künstlichen Beatmung gegeben sein. Wie die anästhetische Wirkung ist auch die atemdepressive Wirkung von der Dosis der verabreichten Anästhetika abhängig. So ist in tiefen Narkosen jegliche spontane Atemtätigkeit erloschen und bei oberflächlichen Narkosen die Spontanatmung zwar erhalten, aber beeinträchtigt. Um die künstliche Beatmung oder die Unterstützung der beeinträchtigten Spontanatmung sicher gewährleisten zu können, muss der Atemweg (Nase, Mund, Rachen, Larynx, Trachea) gesichert werden. Zur Atemwegssicherung dient die fachgerechte Anwendung bestimmter Techniken:

Beatmungsmaske, Larynxmaske, Guedel-Tubus, Wendl-Tubus, Endotrachealtubus etc. Je nachdem welche Art der Atemwegssicherung zur Anwendung kommt, nennt man die entsprechende Narkoseform:

- Maskennarkose
- Larynxmaskennarkose
- Intubationsnarkose.

Zeitlicher Ablauf der Narkose

Der zeitliche Ablauf lässt sich in folgende Phasen einteilen:

- Narkoseeinleitung
- Narkoseaufrechterhaltung
- Narkoseausleitung und Aufwachphase.

4.4.1.4 Präoxygenierung

Mit Verabreichung der Anästhetika verliert der/die PatientIn das Bewusstsein, die Schutzreflexe erlöschen und die Atmung steht still. Dies ist eine kritische Phase, da sich der/die PatientIn nicht mehr selbst vor Aspiration und Hypoxie schützen kann (keine Schutzreflexe) und die Atemwege noch nicht gesichert sind. Das schlimmste Szenario ist die „can not ventilate – can not intubate" Situation. Der/die PatientIn hat aufgehört zu atmen, kann nicht mit Maske beatmet werden und die Atemwege können auch nicht mittels Intubation gesichert werden. Gelingt es nicht innerhalb kurzer Zeit mittels alternativer Atemwegshilfen (Larynxmaske etc.) die Oxygenierung zu gewährleisten, erstickt der/die PatientIn, da die meisten Narkosemittel und vor allem die Muskelrelaxanzien länger wirken, als die Hypoxie toleriert wird. Der/die PatientIn fängt also nicht wieder rechtzeitig von selbst an zu atmen! Um das Zeitfenster zu verlängern, in dem die Atemwege gesichert werden müssen, wird der/die PatientIn noch im wachen Zustand „präoxygeniert": Dabei atmet der/die PatientIn für mehrere Minuten 100 % Sauerstoff durch eine Maske. Die normale Umgebungsluft enthält nur 21 % Sauerstoff, daher ist in den Alveolen auch nur relativ wenig Sauerstoff, dafür viel Stickstoff enthalten. Wenn der/die PatientIn nun reinen Sauerstoff atmet, enthalten die Alveolen nach einigen Minuten kaum Stickstoff, aber sehr viel Sauerstoff. Bei einem jetzt eintretenden Atemstillstand kann der/die PatientIn aus dem so geschaffenen „Sauerstoffreservoir Lunge" mehrere Minuten genügend Sauerstoff aufnehmen, ohne hypoxisch zu werden.

4.4.1.5 Narkoseeinleitung

Nachdem präoxygeniert und der Ausgangsblutdruck gemessen wurde sowie die kontinuierliche EKG-Ableitung und Pulsoxymetrie kontrolliert wurden, werden die **Einleitungsnarkotika** gespritzt. Der/die PatientIn erhält ein Analgetikum (z. B. Fentanyl) und ein rasch und kurz wirksames Hypnotikum (z. B. Propofol) und verliert innerhalb 30 s das Bewusstsein. Sobald der/die PatientIn aufgehört hat zu atmen und nicht mehr reagiert, wenn man über die Wimpern streicht, wird mit der Beatmungsmaske beatmet (s. Kap. „Manuelle Kompetenzen"). Wenn die Maskenbeatmung problemlos funktioniert (Ausschluss von „can not ventilate") und eine Intubationsnarkose durchgeführt werden soll, wird ein Muskelrelaxans (z. B. Rocuronium) injiziert. Anschließend wird solange mit der Maske beatmet, bis das Muskelrelaxans seine volle Wirkung entfaltet hat (ca. 2–4 min), danach kann intubiert werden.

Intubation

Die Intubation ist im Kap. „Manuelle Kompetenzen" ausführlich beschrieben. Hier nur eine kurze Zusammenfassung:

- Lagerung (verbesserte Jackson-Position)
- Mundöffnen mit der rechten Hand
- Laryngoskop mit der linken Hand von rechts in den Mund einführen, die Zunge dabei nach links drängen, bis die Epiglottis sichtbar wird
- Laryngoskopspitze zwischen Zungengrund und Epiglottis platzieren und in Laryngoskopgriffrichtung ziehen
- Epiglottis wird aufgerichtet und Kehlkopfeingang sichtbar
- Tubus durch die Stimmritze stecken, bis der Ballon knapp unterhalb der Stimmritze zu liegen kommt
- Laryngoskop vorsichtig entfernen
- Ballon aufblasen
- Lagekontrolle (Stethoskop, Kapnometrie)
- Fixierung des Tubus
- an Beatmungsgerät anschließen.

Die Schwierigkeit der Intubation wird primär durch die Qualität der Sicht auf den Kehlkopfeingang bei der Laryngoskopie bestimmt. Um die laryngoskopische Sicht auf den Kehlkopfeingang zu beschreiben, wird die **Klassifikation nach Cormack** verwendet.

- **Cormack I:** gesamter Larynxeingang sichtbar
- **Cormack II:** nur hintere Kommissur sichtbar
- **Cormack III:** nur Epiglottis sichtbar
- **Cormack IV:** weder Epiglottis noch Kehlkopf sichtbar.

Häufige Probleme bei der Narkoseeinleitung

1. Die Maskenbeatmung ist nicht möglich.

Ursachen:

- Die volle Wirkung der Einleitungsnarkotika ist noch nicht gegeben, der Thorax ist noch rigide und die Kiefermuskulatur steif.
- Bei unpassender Maskengröße kann die Maske nicht dicht aufgesetzt werden.
- Bei zahnlosem eingefallenen Ober- und Unterkiefer alter Menschen kann die Maske nicht dicht aufgesetzt werden.
- Eine Kombination der o. g. Ursachen kann vorliegen.

Maßnahmen: Nach der Injektion der Anästhetika muss deren ausreichende Wirkung abgewartet werden (ca. 30 s), bevor die Maskenbeatmung eingesetzt wird. Nach guter Präoxygenierung ist dies ohne Abfall der Sauerstoffsättigung möglich. Bei steifem Kiefer, rigidem Thorax und hohen Beatmungsdrücken besteht die Gefahr, dass Atemgas in den Magen gepumpt und Erbrechen von Magensaft ausgelöst wird. Die richtige Maskengröße ist vor Beginn der Narkoseeinleitung zu kontrollieren. Bei zahnlosem Kiefer soll ein Guedel-Tubus verwendet werden. Zur Verbesserung der Dichtigkeit kann die Maske auch mit zwei Händen gehalten werden.

2. Die Stimmritze ist nicht ganz geöffnet und verengt sich beim Versuch den Tubus zu platzieren. Der/die PatientIn beginnt zu pressen.

Die volle Wirkung der Medikamente scheint noch nicht eingetreten zu sein und die Narkose muss vertieft werden.

3. Blutdruckabfall nach Injektion der Anästhetika

Vor Narkoseeinleitung muss ausreichend Flüssigkeit infundiert werden. Eventuell ist es notwendig, ein Sympathikomimetikum zu applizieren (z. B. Effortil 1 : 10 verdünnt).

Ausbau der Zugangswege

Operationen, bei denen ein größerer Blutverlust eintreten könnte, erfordern ausreichend Zugänge zur Infusionstherapie und Transfusion von Blutkonserven. Nach Narkoseeinleitung legt man mehrere großlumige Kanülen in die Armvenen. Wenn allerdings die periphere Venensituation schlecht ist, ein höherer Blutverlust sicher zu erwarten ist oder der/die PatientIn vermutlich Katecholamine benötigen wird, wird ein mehrlumiger zentraler Venenkatheter (ZVK) oder dicker zweilumiger ZVK (Dialysekatheter) gesetzt. Bei Eingriffen im Gastrointestinaltrakt ist eine Magensonde zur Entleerung des Magens notwendig.

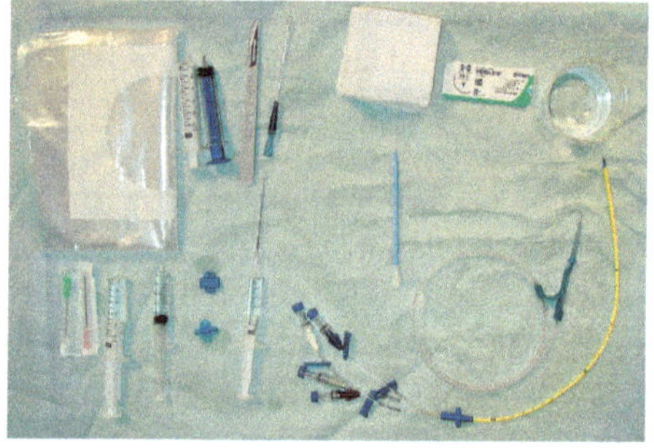

Abb. 4.8 Zentralvenöser Katheter, ZVK

Erweiterung des Monitorings

Man unterscheidet patientenbezogene und operationsbezogene Indikationen für erweitertes Monitoring.

- **patientenbezogene Indikationen:** koronare Herzkrankheit, Herzinsuffizienz, Herzklappenfehler, schwere Hypertonie, Niereninsuffizienz etc.

- **operationsbezogene Indikationen:** Operation am Herzen, an der Aorta, der Lunge, Operationen mit zu erwartendem hohen Blutverlust, mehrere Stunden dauernde Operationen etc.

Maßnahmen am Patienten zur Erweiterung des Monitorings:

- **Harnkatheter** mit Urometriegefäß zur Flüssigkeitsbilanz
- **Temperatursonde** (oropharyngeal, ösophageal) zur ständigen Überwachung der Körperkerntemperatur. Die normale Körpertemperatur wird mit Patientenwärmegerät (Bair Hugger) und Infusionswärmegerät aufrechterhalten.
- **arterielle Kanüle** (meist in der A. radialis) zur Realtime-Blutdruckmessung und der dauernden Möglichkeit, Blutproben für Blutgasanalysen und Bestimmungen von Na^+, K^+, Ca^{2+}, BZ, Hk, Hb, Laktat etc. zu entnehmen
- **ZVK** zur zentralen Venendruckmessung (aber auch zur Infusions- und Katecholamintherapie)
- **Pulmonalarterienkatheter** zur Messung des Pulmonalarteriendrucks, Herzzeitvolumens, kapillar-arteriellen Verschlussdrucks, der gemischt venösen Sättigung (SvO_2) vorzugsweise bei Operationen am Herzen
- **transösophageale Echokardiographie** (TEE) zur Kontrolle des intrakardialen Füllungszustands, der Myokardkontraktilität und der Klappenfunktion bei Operationen am Herzen, der Aorta und evtl. auch bei anderen Operationen mit hohem Blutverlust
- **Relaxometer** zur Messung der Wirkung der Muskelrelaxanzien. Die Relaxationstiefe wird gemessen, indem der N. ulnaris elektrisch gereizt und die Adduktionsbewegung des Daumens registriert wird.
- **BIS-Monitor** zur Überwachung der Narkosetiefe: Mittels an der Stirn aufgebrachter EEG-Elektroden und dazugehörigem Monitor wird der bispektrale Index (BIS) als Maß für die Narkosetiefe ermittelt.

4.4.1.6 Narkoseaufrechterhaltung

- **Zufuhr der Anästhetika:** Nach der Einleitung der Narkose muss der Zustand des Tiefschlafes und der Analgesie für die Dauer der Operation beibehalten werden. Meist wird die Narkose aufrechterhalten, indem ein volatiles Anästhetikum (z. B. Sevofluran) dem Atemgas beigemischt wird. Wird stattdessen ein i. v.-Anästhetikum (z. B. Propofol) über die Motorspritze verabreicht, spricht man von „Total Intravenous Anesthesia" (TIVA). In beiden Fällen werden bei länger dauernden Operationen (>30 min) Opioide (z. B. Fentanyl) und evtl. Muskelrelaxanzien nachinjiziert.
- **Monitoring:** Eine ständige apparative Überwachung der Lebensfunktionen (Atmung und Kreislauf) und bei Bedarf wiederholte Bestimmungen von Blutgaswerten etc. gehören zur Routine.
- **Beatmung:** Je nach Art des chirurgischen Eingriffs und der daraus resultierenden Narkosetiefe werden verschiedene (Be)atmungsformen indiziert sein. Das Spektrum reicht von Spontanatmung unter ständiger Überwachung durch den Respirator über assistierter bis voll kontrollierter Beatmung.
- **Infusionstherapie:** Die ständige Flüssigkeitssubstitution anhand von Monitoringparameter und dem beobachteten Flüssigkeits- und Blutverlust während des chirurgischen Eingriffs ist für die Aufrechterhaltung der Hämodynamik unbedingt erforderlich.

4.4.1.7 Atemwegsmanagement in der Anästhesie

Die einzusetzende Atemhilfe ist von verschiedenen Parametern abhängig, so z. B. von präoperativer Nüchternheit oder von Art und Dauer des Eingriffs. Die sicherste Form des Atemwegsmanagement ist die endotracheale Intubation. Können PatientInnen nicht endotracheal intubiert werden, müssen Alternativen (Beatmungsmaske, Larynxmaske) herangezogen werden, um den/die PatientIn zu beatmen.

> ! Der/die PatientIn stirbt nicht am fehlenden Tubus, sondern am fehlenden Sauerstoff!

Endotrachealtubus

Die zuverlässigste Form der Atemwegssicherung – allerdings auch die am meisten invasive – ist die Verwendung eines Endotrachealtubus. Der Intubationsvorgang ist im Kap. „Manuelle Kompetenzen" beschrieben.
Bei folgenden Umständen sollten die PatientInnen auf jeden Fall intubiert werden:

- nicht nüchterne PatientInnen, wenn Regionalanästhesie nicht infrage kommt
- erschwerter Zugang zum Kopf (HNO-, Kiefer-, Karotis-, Neurochirurgie)
- chirurgische Eingriffe in Bauchlage
- Operationen an den Luftwegen
- Operationen an Körperhöhlen (Schädel, Thorax, Abdomen)
- lange dauernden Operationen (> 2 h).

Beatmungsmaske

Wie bereits beschrieben, kommt die Beatmungsmaske bei jeder Einleitung einer Allgemeinanästhesie zur Anwendung. Bei chirurgischen Eingriffen, die weniger als eine halbe Stunde dauern und nicht im Kopf-/Halsbereich stattfinden, kann die Maskennarkose fortgesetzt werden. Dabei sistiert meist die Spontanatmung unmittelbar nach der Administration der Einleitungsnarkotika und der Patient muss komplett mit der Maske beatmet werden. Für die Weiterführung der Narkose werden die Anästhetika so dosiert, dass die Spontanatmung wieder eintritt und die manuelle Beatmung lediglich unterstützend ist.
Vorteile: geringe Invasivität, keine Irritation der Atemwege, niedrige Dosierung der Anästhetika, keine Muskelrelaxanzien.
Nachteil: kein Aspirationsschutz, AnästhesistInnen sind mit beiden Händen an die Beatmung gebunden.

Larynxmaske

Narkosen bei chirurgischen Eingriffen, die keine Muskelrelaxation erfordern und kürzer als 2 h dauern, werden häufig mit Larynxmaske durchgeführt. Unmittelbar nach der Administration der Einleitungsnarkotika wird mit der Beatmungsmaske beatmet. Wenn die Narkose tief genug ist, wird die Larynxmaske platziert (s. Kap. „Manuelle Kompetenzen"). Für das Platzieren der Larynxmaske ist keine Muskelrelaxierung notwendig. Bei der Weiterführung der Narkose werden die Narkotika so dosiert, dass der/die PatientIn die spontane Atemtätigkeit wieder aufnimmt und die manuelle Beatmung lediglich unterstützend ist.
Vorteil: Geringere Invasivität als die Intubation, geringere Irritation der Atemwege, besserer Aspirationsschutz als mit Maskenbeatmung. Während die Beatmung über die Beatmungsmaske nur manuell möglich ist, kann die Beatmung über die Larynxmaske auch maschinell durchgeführt werden.

Nachteil: Vor allem bei länger dauernden Eingriffen steigt das Aspirationsrisiko, es kann nur mit geringen Beatmungsdrücken beatmet werden (max. 20 mbar).

Blitzintubation

Wenn nichtnüchterne PatientInnen (z. B. Unfallopfer), Sectiopatientinnen oder PatientInnen mit Ileus intubiert werden müssen, besteht ein großes Aspirationsrisiko. Um die Zeit vom Erlöschen der Schutzreflexe bis zur Intubation möglichst kurz zu halten, werden die Narkoseeinleitungsmedikamente in möglichst schneller Folge verabreicht. Da Maskenbeatmung mit der Gefahr des Einbringens von Luft in den Magen mit Auslösen von Erbrechen einhergeht, wird diese vermieden.

Vorgehen bei Blitzintubation:

- Sauger bereithalten, evtl. Mageninhalt über Magensonde absaugen
- gut präoxygenieren
- evtl. präcurarisieren (geringe Dosis eines nicht depolarisierenden Muskelrelaxans verabreichen, um die Muskelzuckungen durch Succinylcholin zu vermindern), schnell wirksames Einleitungsmedikament rasch verabreichen (z. B. Thiopental 400 mg i. v., Propofol 200 mg i. v., Etomidat 20 mg i. v.)
- Succinylcholin verabreichen (z. B. 100 mg i. v.)
- Druck auf den Ringknorpel durch zweiten Helfer, um den Ösophagus zu verschließen
- nach ca. 45 s, was etwa der Anschlagzeit der verabreichten Medikamente entspricht, intubieren und Tubus sofort blocken
- Analgetikum (z. B. Fentanyl) verabreichen und Narkose normal weiterführen.

Statt der klassischen Medikamente für die Blitzintubation, Succinylcholin und Thiopental, wird heute zunehmend Propofol in Kombination mit hohen Dosen Rocuronium (Esmeron) benützt.

Schwierige Intubation

Vorhersehbare schwierige Intubation

Wenn vorhersehbar ist, dass der/die PatientIn schwer zu intubieren sein wird, wird dieser im wachen Zustand mithilfe eines Bronchoskops intubiert (s. Kap. „Manuelle Kompetenzen“). Dadurch wird das Szenario „can not ventilate – can not intubate“ sicher vermieden. Wegen der großen psychischen und physischen Belastung durch die Wachintubation ist die vorhergehende sorgfältige Aufklärung der PatientInnen besonders wichtig!
Unvorhersehbare schwierige Intubation
Falls der/die PatientIn problemlos mit Maske beatmet, aber nicht konventionell intubiert werden kann, und die Intubation für die Operation unbedingt erforderlich ist, kann eine der im folgenden beispielsweise angeführten Techniken als Intubationshilfe angewandt werden:

- Intubation mittels Intubationslarynxmaske (Fastrach)
- fiberoptische nasale Intubation
- fiberoptische orale Intubation
- Intubation mit Speziallaryngoskopen (z. B. Airtraq, Glideskope).

Intubationslarynxmaske

Die Intubationslarynxmaske wird wie eine normale Larynxmaske eingeführt. Die distale Öffnung der Larynxmaske kommt idealerweise vor dem Kehlkopfeingang zu liegen.

Nachdem über die Larynxmaske beatmet wurde, wird dann ein geeigneter Endotrachealtubus durch die Larynxmaske vorgeschoben und gelangt dadurch in die Luftröhre. Gelingt es nicht, den Tubus durch blindes Vorschieben über die Intubationslarynxmaske in der Trachea zu platzieren, kann dieser unter bronchoskopischer Sicht platziert werden. Wenn der Tubus sicher in der Trachea liegt, wird die Intubationslarynxmaske vorsichtig zurückgezogen.

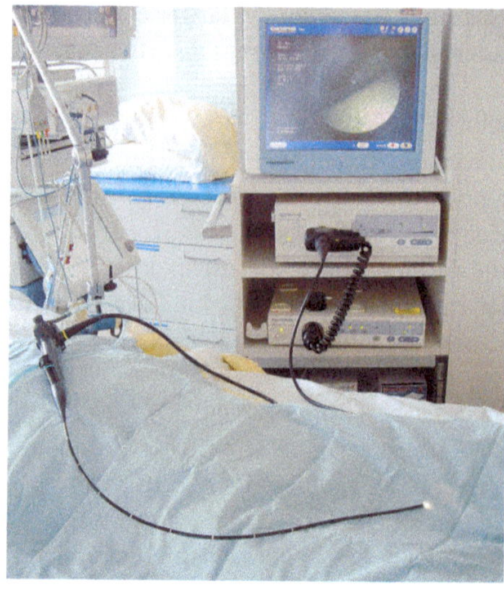

Abb. 4.9 Bronchoskop zur fiberoptischen Intubation

Cannot ventilate – cannot intubate

Sehr selten kommt es vor, dass PatientInnen weder mit Maske beatmet noch intubiert werden können. In diesem Fall droht die Gefahr, dass der/die PatientIn durch den von den Narkosemedikamenten hervorgerufenen Atemstillstand erstickt, wenn nicht eine Möglichkeit gefunden wird, ihn/sie zu oxygenieren.
Es müssen daher rasch Alternativen zur Maskenbeatmung und Intubation gefunden werden. Mögliche Alternativen, PatientInnen doch oxygenieren zu können, sind z. B. Einsatz einer Larynxmaske, eines Larynxtubus; im schlimmsten Fall wird eventuell sogar eine Koniotomie notwendig sein.
Kann mit diesen Alternativen der/die PatientIn ausreichend oxygeniert werden, muss überlegt werden, ob die Operation durchgeführt werden kann, andernfalls muss der/die PatientIn wieder aufgeweckt und später wach intubiert werden.

4.4.1.8 Narkosebeatmungsgerät

Ein Narkosebeatmungsgerät (kurz Narkosegerät oder Narkosemaschine) ist ein Kombinationsgerät, das mehrere für die Narkose relevante Aufgaben erfüllen kann: Beatmung, Monitoring der Beatmung und Narkosegasapplikation.

Beatmung

Mit dem Narkosegerät kann **maschinell** oder **manuell** beatmet werden. Die manuelle Beatmung erfolgt mittels Beatmungsbeutel und wird vor allem bei der Narkoseeinleitung eingesetzt. Am Narkosegerät können verschiedene maschinelle Beatmungsformen eingestellt werden (volumenkontrolliert, druckkontrolliert, CPAP, evtl. SIMV, BIPAP, ASB).
Neben den Beatmungsparametern wie Beatmungsdruck, Atemzugvolumen, Beatmungsfrequenz, PEEP, I : E-Verhältnis, FiO2 muss auch der Frischgaszufluss (Sauerstoff, Luft, Lachgas in l/min) eingestellt werden.
Bei Narkosegeräten wird – im Gegensatz zu normalen Respiratoren – das von PatientInnen ausgeatmete Atemgasgemisch von Kohlendioxid befreit (Atemkalk als CO_2-Absorber) und den PatientInnen wieder verabreicht (Kreissystem). Nur das durch Leckagen verloren gegangene Gasund der verbrauchte Sauerstoff (200–300 ml/min bei erwachsenen PatientInnen im Tiefschlaf) müssen ersetzt werden. Dadurch wird Sauerstoff und Narkosegas gespart.

Während manueller Beatmung mit der Maske muss an der Narkosemaschine ein hoher Frischgasfluss eingestellt werden (z. B. 6 l/min), da bei Maskenbeatmung relativ viel Atemgas entweicht. Wenn der Atemgasverlust höher ist als die Frischgaszufuhr, füllt sich der Atembeutel der Narkosemaschine nicht ausreichend und die manuelle Beatmung gelingt nicht. Durch kurzzeitiges Betätigen des Schalters „O_2-Bypass" kann der Beutel rasch wieder mit reinem Sauerstoff gefüllt werden. Bei intubierten PatientInnen wird üblicherweise nach Erreichen der gewünschten Gaskonzentrationen der Frischgasfluss reduziert. Bei 1 l/min Frischgasfluss spricht man von Low-flow-, bei 0,5 l/min von Minimal-flow-Anästhesie.

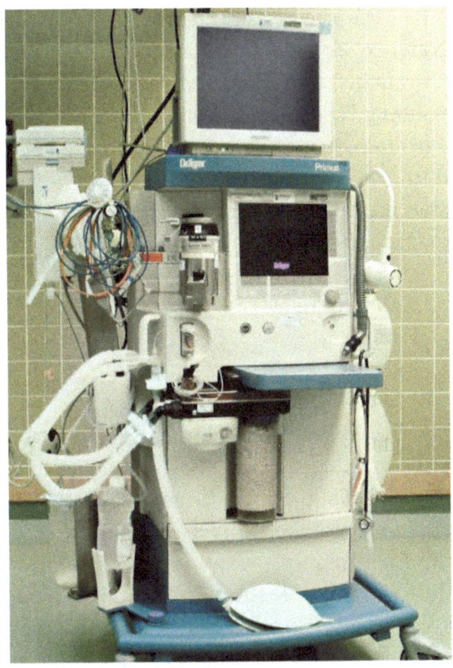

Abb. 4.10 Narkosebeatmungsgerät

Monitoring der Beatmung

Das Narkosegerät überwacht die Atemwegsdruckparameter, die Atemvolumina, die Atemfrequenz und die Konzentrationen der Gase (FiO_2, $etCO_2$, Lachgas, Narkosegas) im Atemgasgemisch und alarmiert bei Unter- oder Überschreitung bestimmter Grenzen.

Narkosegasapplikation

Gasförmige Narkotika werden dem Atemgas beigemischt und vom Patienten/von der Patientin über die Lunge aufgenommen.
Lachgas (N_2O) liegt bei Raumtemperatur gasförmig vor und wird dem Atemgas über den Frischgasfluss beigemengt.
Die Beimischung der bei Raumtemperatur flüssigen Narkosegase (**volatile Anästhetika**) benötigt spezielle Verdampfer, die in das Narkosekreissystem integriert sind. Durch Veränderung der inspiratorischen Narkosegaskonzentration (Dosis), welche in Vol% angegeben wird, kann die Narkosetiefe verändert werden. Als Richtwert für die Wirkstärke eines volatilen Anästhetikums wird die „Minimum Alveolar Concentration" (MAC) herangezogen. Der MAC-Wert ist jene Gaskonzentration, bei der 50 % der getesteten Individuen keine Reaktion auf einen definierten Schmerzreiz zeigen. Der MAC-Wert beruht auf einem Steady-State-Zustand (d. h.der Körper ist mit Narkosegas gesättigt) und beträgt für Sevofluran etwa 2 Vol% und ist altersabhängig.

Verwendungsbeispiel eines Narkosegerätes

Im Folgenden soll der Einsatz des Narkosegerätes anhand einer typischen Anwendung gezeigt werden:
Bei der Narkoseeinleitung wird zur manuellen Beatmung ein Frischgasfluss von 6 l/min reinen Sauerstoffs gewählt. Das Überdruckventil (Druckbegrenzungsventil) wird auf etwa 20–30 mbar eingestellt. Das Überdruckventil gewährleistet bei der manuellen Beatmung

eine Druckbegrenzung auf das eingestellte Niveau. Nach erfolgter Intubation wird der Narkosegasvapor aufgedreht (z. B. 2,5 Vol% Sevofluran) und der Frischgasfluss zwar auf 6 l/min belassen, aber Lachgas dazugemischt (30 % Sauerstoff und 70 % Lachgas) und eine volumenkontrollierte Beatmung gewählt. Nach etwa 10 min wird der Frischgasfluss auf 1 l/min reduziert.

Parameter bei volumenkontrollierter Beatmung:
- **Tidalvolumen** 5 -7 ml/kg KG
- **PEEP** 3–5 mbar
- **Atemfrequenz** 10 -12 pro min
- **FiO_2** 30 %
- **I : E** 1 : 2

Die Parameter Tidalvolumen und Atemfrequenz sind dann anhand des von der Narkosemaschine gemessen etCO_2 zu korrigieren. Das anzustrebende etCO_2 beträgt zwischen 32–38 mmHg. Ein niedriges etCO_2 bedeutet, dass der Patient hyperventiliert wird. Bei einer volumenkontrollierten Beatmung würde man das eingestellte Tidalvolumen oder die Atemfrequenz vermindern. Ein hohes etCO_2 zeigt, dass der/die PatientIn hypoventiliert wird. Die Beatmungsparameter Tidalvolumen oder Frequenz werden erhöht. Etwa 15 min vor Operationsende wird die Zufuhr von Narkosegas beendet, etwa 5 min vor der geplanten Extubation der Frischgasfluss auf 6 l/min reinen Sauerstoff geändert.

4.4.2 Narkosemedikamente

T. Hamp, W. Plöchl

Die Narkose besteht, wie bereits erwähnt, aus Schlaf (Hypnose/Sedierung), Schmerzausschaltung (Analgesie) und evtl. Muskelerschlaffung (Relaxierung). Um diesen Zustand zu erhalten, müssen regelmäßig Sedativa/Hypnotika, Analgetika und Muskelrelaxanzien verabreicht werden.

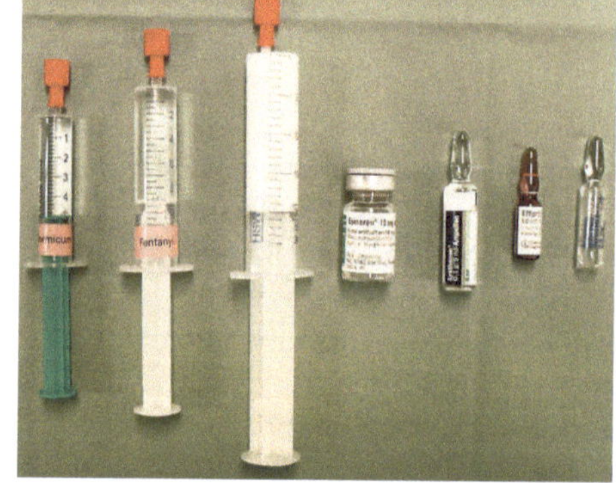

Abb. 4.11 Medikamente zur Narkose

4.4.2.1 Hypnotika/Sedativa

Propofol (Diprivan®)

Propofol ist ein sehr **kurz wirksames** und daher gut steuerbares **Hypnotikum**. Es wird zur Narkoseeinleitung, zur Narkoseaufrechterhaltung und zur Sedierung auf Intensivstationen eingesetzt.

Wesentlichste Nebenwirkungen sind der starke Blutdruckabfall bei rascher Applikation (Vasodilatation und negative Inotropie), die relativ starke Atemdepression und Schmerzen an der Injektionsstelle bei rascher Infusion. Bei hämodynamisch instabilen PatientInnen ist es für die Narkoseeinleitung daher weniger gut geeignet.

Propofol ist in einer Sojaölemulsion gelöst, PatientInnen mit Sojaallergie können Propofol daher nicht erhalten. Außerdem werden dadurch bei kontinuierlicher, langer Applikation viele Kalorien zugeführt.

Dosierung: 2–3 mg/kg i. v. zur Einleitung, 6–8 mg/kg/h i. v. zur Aufrechterhaltung der Narkose
Wirkdauer: ca. 5 –10 min
Komplikationen: Blutdruckabfall, evtl. Allergie, Rhythmusstörungen. **Cave:** Propofol wird als 1 %ige (10 mg/ml) und 2 %ige (20 mg/ml) Lösung vertrieben!

Midazolam (Dormicum®)
Midazolam ist ein **Benzodiazepin**. Wie alle Benzodiazepine wirkt es sedierend, hypnotisch (in höherer Dosierung), anxiolytisch und antikonvulsiv. Außerdem kommt es beim Einsatz von Midazolam in der Regel zur anterograden Amnesie.
Im Vergleich mit anderen Benzodiazepinen wirkt Midazolam relativ kurz, bei wiederholter Gabe verlängert sich jedoch die Wirkdauer.
Midazolam wird vor allem zur Prämedikation eingesetzt, da dadurch dem Patienten die Angst genommen wird (Anxiolyse) und der Bedarf anderer Narkotika vermindert werden kann. Als alleiniges Einleitungshypnotikum ist Midazolam nicht geeignet, da es nur in sehr hohen Dosen hypnotisch wirkt. In Kombination mit anderen Hypnotika (z. B. Hypnomidate) wird es vor allem in Notfallsituationen zur Narkose und Sedierung eingesetzt, da die hämodynamischen Nebenwirkungen relativ gering ausgeprägt sind. Häufig wird Midazolam auch zur Sedierung auf Intensivstationen eingesetzt.
Dosierung: nach Wirkung titrieren (1– 2 mg Schritte), als Prämedikation am OP-Tag 7,5 mg p. o., evtl. 2–3 mg i. v., wenn Patient in den OP kommt.
Wirkdauer: ca. 45–90 min
Eliminationshalbwertszeit: 2–3 h
Komplikationen: Atemdepression, paradoxe Reaktion vor allem bei alten PatientInnen (werden nicht sediert, sondern agitiert!), Kumulation bei Leberschäden und langzeitsedierten Patienten.

Etomidat(e) (Hypnomidate®)
Etomidate ist ein **kurz wirksames Hypnotikum** mit geringen Auswirkungen auf das Herz-Kreislaufsystem. Es wird vor allem bei Notfall- und Herzpatienten in Kombination mit länger wirksamen Medikamenten für die Narkoseeinleitung eingesetzt. Etomidate ist nicht für die Narkoseaufrechterhaltung geeignet, da es die Nebennierenrinde supprimiert.
Dosierung: 0,15–0,3 mg/kg i. v.
Wirkdauer: 5 –10 min
Komplikationen: Myoklonien (Muskelzuckungen).
Barbiturate (z. B. Thiopental®)
Barbiturate wirken aufgrund der Lipophilie sehr rasch und sehr stark (gelangen rasch ins Gehirn). Allerdings sind die Nebenwirkungen auf das Kreislaufsystem ebenso stark ausgeprägt (Blutdruckabfall, Verminderung des Herzzeitvolumens). Trotz langer Halbwertszeit ist die Wirkdauer relativ kurz (Umverteilung innerhalb des Körpers). Barbiturate werden auch zur Senkung des Hirndrucks eingesetzt (vermindern den zerebralen O_2-Verbrauch).
Dosierung: Thiopental 3 –7 mg/kg i. v. zur Einleitung
Wirkdauer: 5 –15 min
Komplikationen: starker Blutdruck und HZV-Abfall, erhöhte Sepsisrate bei Langzeitapplikation, inkompatibel mit anderen Infusionen, Akkumulation im Fettgewebe.

S(+)-Ketamin (Ketanest S®)

Ketamin ist ein sog. **dissoziatives Narkotikum**. Es bewirkt einen Zustand des Entrücktseins vom eigenen Körper, die Schmerzwahrnehmung wird reduziert, das Bewusstsein wird nur mäßig gedämpft (Ketamin wird auch von Drogensüchtigen konsumiert). Als einziges Hypnotikum bewirkt Ketamin einen **Anstieg des Blutdrucks** durch eine Sympathikusaktivierung. Dies ist bei hypovolämen PatientInnen günstig (geringerer Blutdruckabfall als mit anderen Narkotika), allerdings bei Patienten mit KHK schlecht (erhöhter O_2-Verbrauch). Ketamin wirkt analgetisch, die Schutzreflexe und Atmung bleiben lange Zeit erhalten, weshalb es häufig im Rettungsdienst zum Einsatz kommt (eingeklemmte Patienten).
Auch i. m. verabreicht setzt die Wirkung rasch ein, allerdings sind höhere Dosierungen notwendig. Ketamin wirkt broncholytisch, es eignet sich daher gut zur Narkoseeinleitung bei Patienten mit Bronchospasmus.
Unangenehme Nebenwirkung sind sog. „**Bad-Trips**", also Albträume während der Ketaminsedierung. Die Gabe von Midazolam vor der Ketaminapplikation verringert die Häufigkeit der „Bad-Trips". Weitere Nachteile sind die mögliche Hirndrucksteigerung und starke cholinerge Wirkungen mit starkem Speichelfluss und vermehrtem Bronchialsekret.
Dosierung: 0,25 mg/kg i. v. zur Analgesie, 1 mg/kg i. v. zur Narkose, bei i. m. doppelte Dosis.
Wirkdauer: Die Wirkdauer beträgt etwa 20 min, allerdings bleibt der/die PatientIn mehrere Stunden in einem Dämmerzustand.
Komplikationen: „Bad-Trips", Kreislaufbelastung, Muskelrigidität, Hypersalivation.

Narkosegase (Sevofluran)

Sevofluran ist ein **inhalatives Narkotikum**. Es wird mit einem speziellen Verdampfer ins Atemgas gemischt und über die Lungen aufgenommen. Es wirkt sedierend, vermindert das Herzzeitvolumen und irritiert die Atemwege nicht.
Dosierung: Zur Einleitung werden Narkosegase selten verwendet (Konzentration initial bis 8 % möglich). Zur Aufrechterhaltung wird bei Kombination mit anderen Narkotika eine alveoläre Konzentration von etwa ca. 2 % benötigt.
Wirkdauer: Die Wirkdauer ist sehr kurz, da das Medikament über die Atmung rasch eliminiert wird (kontinuierliche Zufuhr notwendig).
Komplikationen: Blutdruck- und HZV-Abfall, möglicher Auslöser von maligner Hyperthermie.

4.4.2.2 Analgetika

Fentanyl

Fentanyl ist ein **Opiat** mit einer 100fach höheren analgetischen Potenz als Morphium. Es wirkt stark atemdepressiv und führt bei schneller Applikation zur Thoraxrigidität.
Dosierung: zur Analgesie nach Wirkung titrieren, zur Narkoseeinleitung 1–3 µg/kg i. v. (beim Erwachsenen während der Narkose ca. alle 20–30 min 0,05 mg wiederholen, je nach Schmerzreiz).
Wirkdauer: 20–30 min, die Eliminationshalbwertszeit beträgt etwa 3–4 h.
Komplikationen: Atemdepression und Atemstillstand, Thoraxrigidität.

Remifentanil (Ultiva®)

Remifentanil ist ein sehr potentes und extrem kurz wirksames Opiat (Eliminations-HWZ 5 - 15 min). Es muss daher kontinuierlich über einen Perfusor (Motorspritze) zugeführt werden. Durch die hohe Potenz und die kurze Halbwertszeit ist es sehr gut steuerbar und es kann auf unterschiedlich schmerzhafte Reize reagiert werden. Am Ende der Narkose darf nicht vergessen werden, rechtzeitig ein länger wirksames Analgetikum zu verabreichen.

Dosierung: 0,05–2 mcg/kg/min i. v.
Wirkdauer: 5 –10 min
Komplikationen: Atemdepression, Blutdruckabfall.

4.4.2.3 Muskelrelaxanzien

Durch den Einsatz von Muskelrelaxanzien wird die Skelettmuskulatur reversibel schlaff gelähmt. Benötigt werden Muskelrelaxanzien nicht zur Schmerzausschaltung oder Bewusstseinsverlust, sondern sie vereinfachen die Intubation und die Operation (kein muskulärer Widerstand).

Die zur Narkose verwendeten Muskelrelaxanzien unterbrechen die Reizüberleitung vom Nerven auf die Muskelfaser, beeinflussen also die motorische Endplatte. Man unterscheidet depolarisierende und nicht depolarisierenden Muskelrelaxanzien (s. u.).

> **!** Wird nur ein Muskelrelaxans – ohne Narkose – verabreicht, so kann sich der/die PatientIn nicht bewegen, kann sich nicht mitteilen, kann nicht atmen und ist bei vollem Bewusstsein! Muskelrelaxanzien dürfen daher nur nach vorheriger Narkotikagabe und der Möglichkeit zur Beatmung verabreicht werden!

Wichtige **Kenngrößen** Muskelrelaxanzien zu beschreiben sind:

- **Anschlagzeit**: Zeit von Injektion bis zum Einsetzen der vollen Wirkung
- **ED95:** Dosis, die für eine 95 %ige Erschlaffung der Muskulatur erforderlich ist (für Intubation 2fache ED95).
- **DUR25:** Zeit von der Injektion bis zur Erholung der neuromuskulären Übertragung bzw.der Muskelkraft auf 25 % des Ausgangswertes. In dieser Zeit ist für Operationen meist eine ausreichende Relaxierung gewährleistet.
- **DUR95:** Zeit bis zur 95 %igen, also nahezu kompletten Wiederherstellung der Muskelkraft. Diese Zeitspanne korreliert mit einer ausreichenden Atemtätigkeit des Patienten/der Patientin und dessen/deren Extubierbarkeit.
- **Erholungsindex:** Zeitdauer, in der sich die Muskelkraft von 25 % bis auf 75 % des Ausgangswertes erholt (gibt Aufschluss über die Geschwindigkeit, mit der die Wirkung des Muskelrelaxans abklingt).

Depolarisierende Muskelrelaxanzien (Succinylcholin)

Depolarisierende Muskelrelaxanzien besetzten wie Acetylcholin die nikotinergen Rezeptoren (die N-Cholinozeptoren) der motorischen Endplatte und lösen dabei eine Depolarisation aus. Diese Dauerdepolarisation der motorischen Endplatte führt zu einer initialen Anspannung der Muskelfasern mit anschließender schlaffer Lähmung (Depolarisationsblock). Klinisch zeigt sich die Succinylcholinwirkung initial meist mit feinen Muskelzuckungen und nachfolgender schlaffer Lähmung. Die Depolarisation aller Muskelfasern im Körper kann zu einer Erhöhung des extrazellulären Kaliumspiegels führen. Herzrhythmusstörungen (Tachykardie, Bradykardie, Asystolie) sind schwerwiegende Nebenwirkungen der Substanz. Succinylcholin kann Auslöser für die maligne Hyperthermie sein.

Anwendung findet Succinylcholin (eigentlich einziges depolarisierendes Muskelrelaxans)

nur noch bei der Blitzintubation, da seine Anschlagzeit nur etwa 30–60 s beträgt und die Wirkung nach etwa 5 min wieder nachlässt (Abbau durch Pseudocholinesterase).
Dosierung: 1 mg/kg i. v.
Anschlagzeit: 30–60 s
DUR 25 (klinische Wirkdauer): ca. 5 min
Komplikationen: K^+-Freisetzung, Herzrhythmusstörungen, maligne Hyperthermie.

Nicht depolarisierende Muskelrelaxanzien
Nicht depolarisierende Muskelrelaxanzien besetzen die N-Cholinozeptoren, ohne eine Depolarisation auszulösen. Sie wirken an der motorischen Endplatte also als kompetitive Antagonisten, blockieren die Signalübertragung an die Muskelzelle und führen zu einer schlaffen Lähmung (Nichtdepolarisationsblock).
Außer der Muskellähmung haben die nicht depolarisierenden Muskelrelaxanzien kaum gefährliche Nebenwirkungen und werden daher üblicherweise eingesetzt. Die verschiedenen Substanzen unterscheiden sich vor allem in Anschlagzeit, Wirkdauer und Abbaumechanismus.
Gebräuchliche **Substanzen** sind:
- Rocuronium (Esmeron®)
- Vecuronium (Norcuron®)
- Cis-Atracurium (Nimbex®)
- Atracurium (Tracrium®)
- Mivacurium (Mivacron®).

Rocuronium (Esmeron®)
Dosierung: Intubationsdosis (2 × ED95): 0,6 mg/kg, bei Blitzintubation 4 × ED95: 1,2 mg/kg
Anschlagzeit: bei Intubationsdosis 1–2 min
Wirkdauer DUR25: bei Intubationsdosis ca. 40 min
Elimination: Abbau durch die Leber.

Cis-Atracurium (Nimbex®)
Cis-Atracurium und Atracurium werden unabhängig von Leber und Niere abgebaut, sie zerfallen spontan (Hoffmann Reaktion) und kumulieren nicht. Daher sind sie besonders für lange Operationen und Dauerrelaxierung auf Intensivstationen geeignet.
Dosierung Cis-Atracurium: Intubationsdosis (2 × ED95) 0,1 mg/kg
Anschlagzeit: bei Intubationsdosis 3–4 min
Klinische Wirkdauer DUR25: bei Intubationsdosis ca. 45 min
Elimination: Hoffmann-Reaktion.

4.4.3 Dokumentation der Narkose

Alle Maßnahmen (Anästhesieanfang/-ende, Intubation, ZVK etc.), Medikamente (Einleitung und Aufrechterhaltung), Infusionen, Vitalparameter und Zwischenfälle während der Narkose müssen dokumentiert werden. Anhand des Narkoseprotokolls kann die Behandlung im Aufwachraum und der Intensivstation weitergeführt werden. Bei Zwischenfällen dient das Narkoseprotokoll als Beweismittel. Durch die wissenschaftliche Auswertung der Narkoseprotokolle können die Narkoseverfahren sicherer und effizienter gemacht werden. Optimal ist eine computergestützte Dokumentation, da hier keine „Zettelwirtschaft" entsteht, schnelle und ausführliche Dokumentation möglich ist (Vitalparameter werden automatisch vom Monitor übernommen) und die Auswertung der Daten vereinfacht wird.

4.4.4 Aufwachphase und Extubation

Gegen Ende der Operation erhält der/die PatientIn oft ein Nichtopioid-Analgetikum (z. B. Diclofenac, Paracetamol, Metamizol), damit er/sie auch bei Abklingen der Narkose ausreichend analgesiert ist. Um ein schnelles Erwachen nach OP-Ende zu gewährleisten, muss die Narkotikazufuhr rechtzeitig reduziert und beendet werden (bei Hautnaht oder meist bereits früher).
Obwohl nach Ende der Operation ein Teil des Personals den OP bereits verlässt, ist die anästhesiologische Betreuung noch nicht beendet. Gerade die Aufwachphase wird als Risikobereich oft unterschätzt. Der/die AnästhesistIn darf sich daher nicht von Operateuren, OP-Gehilfen oder sonstigem Personal zur raschen Extubation drängen lassen.

! Ruhe und Konzentration sind gefragt!

PatientInnen werden entweder in tiefer Narkose oder im Wachzustand extubiert. Die Extubation in tiefer Narkose ist für die PatientInnen wesentlich angenehmer, da sie den Tubusreiz nicht wahrnehmen. Allerdings ist die Aspirationsgefahr wesentlich größer, da die Schutzreflexe noch nicht zurückgekehrt sind.

Die Extubation im Wachzustand verringert das Aspirationsrisiko, allerdings ist der Tubusreiz sehr störend und es kommt häufig zu Husten und Pressen. Die Extubation in einem Stadium zwischen tiefer Narkose und Wachzustand (Exzitationsstadium) ist gefährlich, da der/die PatientIn wegen Husten und Pressen schlecht beatmet werden kann, aber auch noch nicht ausreichend selbst atmet. Weiters ist das Risiko eines Stimmritzenkrampfes bei Extubation in der Aufwachphase erhöht.
Damit ein/e PatientIn sicher extubiert werden kann,

- muss er/sie ausreichend spontan atmen (bei Erwachsenen: Atemzugvolumen mind. 300 ml, Atemfrequenz 12 – 14/min),
- müssen die Schutzreflexe zurückgekehrt sein
- darf kein Narkotika-, Opioid- (langsame Atemfrequenz, sehr enge Pupillen) oder Relaxansüberhang (schnelle, flache Atmung, Kopf kann nicht gehoben werden, PatientIn zuckt wie ein Fisch am OP-Tisch) mehr vorliegen.

Bevor der/die PatientIn extubiert wird, muss das Zubehör für eine Re-Intubation bereitgelegt werden. Der Rachen und evtl. die Trachea wird mit dem Sauger von Verlegungen befreit. Der Tubus wird entcufft und herausgezogen (am besten mit dem ersten Hustenstoß). Der/die PatientIn erhält Sauerstoff über die Maske.

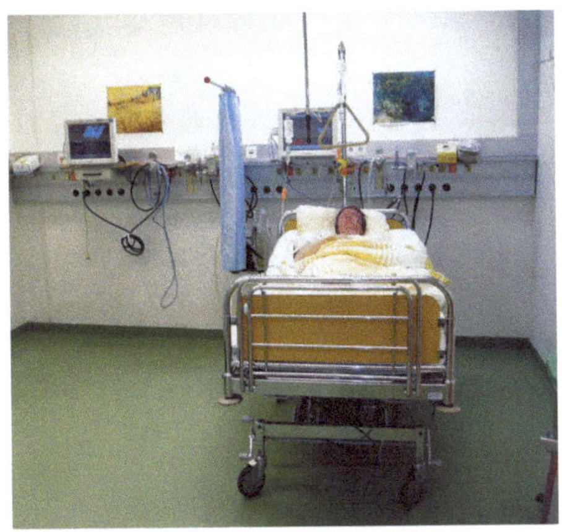

Abb. 4.12 Aufwachraum

Wenn der/die PatientIn weiterhin stabil bleibt, wird er/sie in den Aufwachraum transferiert.

ZUSAMMENFASSUNG

- Der/die PatientIn wird identifiziert, monitiert und erhält einen venösen Zugang mit laufender kristalloider Infusion.
- Präoxygenierung
- Einleitungshypnotikum und Analgetikum verabreichen (z. B. 200 mg Propofol, 0,2 mg Fentanyl)
- Wenn das Bewusstsein verloren geht und die Atmung sistiert, Beatmung mit Maske.
- Funktioniert die Maskenbeatmung problemlos, Verabreichung des Muskelrelaxans (z. B. 50 mg Esmeron) und Maskenbeatmung, bis Muskelrelaxans wirkt (ca. 2 min).
- Intubation und Lagekontrolle des Tubus, Anschluss an das Narkosebeatmungsgerät
- Komplettieren des Monitorings (ZVK, Arterie, Temperatur, TEE etc.)
- Aufrechterhalten der Narkose (Narkosegas, Propofolperfusor, Analgetikum wiederholen etc.)
- Infusionen und Transfusionen nach Bedarf
- am Ende der Operation Zufuhr der Narkotika beenden, warten bis Schutzreflexe und Atmung wiederkehren und extubieren
- in den Aufwachraum verlegen.

Fragen

Nach Verabreichung des Einleitungsnarkotikums

a wird der/die PatientIn präoxygeniert
b muss der/die PatientIn sofort relaxiert werden
c wird der/die PatientIn mit Maske beatmet
d wird der/die PatientIn monitiert

Der Blutdruck der Patientin fällt nach Narkoseeinleitung von 135/90 auf 75/40 ab. Welche Maßnahme treffen Sie als Erstes?

a Lungenröntgen, um einen Spannungspneumothorax auszuschließen
b ZVK anlegen, um Noradrenalin zu infundieren
c zügig eine Infusion verabreichen (z. B. Voluven®)
d das Atemminutenvolumen verdreifachen

Nach einer Blitzintubation (Thiopental® und Lysthenon®) eines nicht nüchternen 7-jährigen Kindes steigt die Körpertemperatur plötzlich auf 41 °C an. Welche Komplikation liegt vermutlich vor?

a Fettembolie
b stille Aspiration
c maligne Hyperthermie
d banaler respiratorischer Infekt

Ein noch eingeklemmter 25-jähriger Patient mit offener Oberschenkelfraktur soll präklinisch analgesiert werden. Ihre Wahl fällt auf:

a Hypnomidate und Dormicum
b Ketanest und Dormicum
c Fentanyl und Propofol
d Norcuron

Lösungen zu Fragen siehe Seite 393.

4.5 Regionalanästhesieverfahren

P. Fridrich, T. Hamp, W. Plöchl

FALLBESIPIEL

Eine 27-jährige Patientin wird zur Geburt ihres 2. Kindes aufgenommen. Die Wehen sind für die Patientin sehr schmerzhaft, weshalb ein Periduralkatheter zur Schmerzbekämpfung gelegt wird. In den nächsten Stunden ist der Geburtsvorgang sehr schleppend und steht schließlich still. Das CTG zeigt eine deutliche Beeinträchtigung des Feten an, weshalb die unverzügliche Geburtsbeendigung beschlossen wird. Da eine Vollnarkose bei Schwangeren immer risikoreich ist (Aspiration) und ohnehin bereits ein Periduralkatheter liegt, wird die Operation nun in Regionalanästhesie durchgeführt. Dafür wird über den liegenden Periduralkatheter soviel Lokalanästhetikum verabreicht, bis das Anästhesieniveau bis über das Xiphoid reicht. Wenige Minuten nachdem die Regionalanästhesie wirksam ist, kann das Kind bereits abgenabelt und an den Pädiater zur weiteren Versorgung übergeben werden.

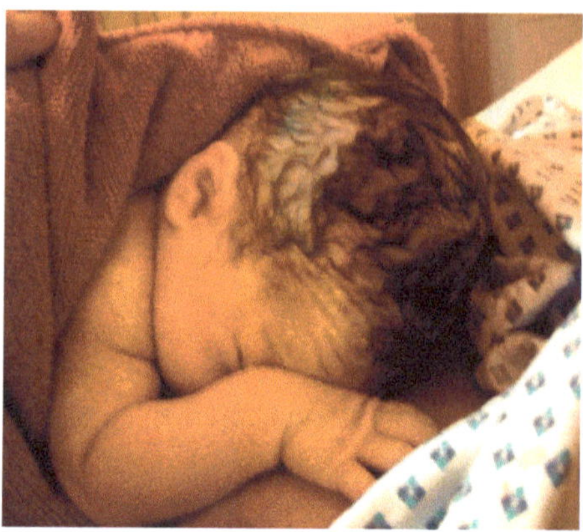

Abb. 4.13

Lokalanästhetika hemmen reversibel die Erregungsfortleitung an den Nervenfasern durch Blockade der Na^+-Kanäle, und damit die Empfindung von Temperatur, Schmerz und Berührung, den Lagesinn und die Motorik in einem bestimmten Körpergebiet bzw. an allen erregbaren Zellen. Da diese aber überall im Organismus vorkommen, erklären sich damit die unerwünschten systemischen Nebenwirkungen (an ZNS und kardiovaskulärem System).

4.5.1 Vor- und Nachteile der Regionalanästhesie

► **Vorteile**

- Gegenüber der Allgemeinanästhesie werden bei der Lokalanästhesie Lungen- und Hirnfunktion, Stoffwechsel und Säure-Basen-Haushalt nur geringfügig beeinträchtigt. So können lokalanästhetische Verfahren auch bei RisikopatientInnen angewendet werden, die sich in schlechtem Allgemeinzustand befinden oder keine Vollnarkose wünschen.
- Bei PatientInnen mit vollem Magen ist die Aspirationsgefahr weitgehend ausgeschaltet. Es besteht jedoch die Möglichkeit, dass Komplikationen auftreten oder das Verfahren versagt. Es muss daher auch bei regionalanästhesiologischen Verfahren die Nüchternheitsgrenze von 6 h für feste Nahrung abgewartet werden. Weiterhin stellen sie eine Alternative bei zu erwartenden Intubationsschwierigkeiten dar.
- Viele regionalanästhesiologische Verfahren können über einen eingebrachten Katheter kontinuierlich durchgeführt werden (z. B. zur postoperativen Schmerzausschaltung oder bei Geburten).

- Vorteile peripherer Blockaden (Blockade N. femoralis oder N. ischiadicus) gegenüber rückenmarksnahen Verfahren sind der Wegfall der Sympathikolyse, keine rückenmarksnahen Hämatome oder Abszesse, keine Blasenentleerungsstörung.

► **Nachteile**
- Versager
- großer Zeitaufwand
- mögliche psychische Beeinträchtigung des Patienten/der Patientin
- Verletzung von Gefäßen, Nerven und anderen Strukturen (z. B. Pleura).

4.5.2 Komplikationen bei Lokal- und Regionalanästhesie

Toxische Nebenwirkungen von Lokalanästhetika betreffen das ZNS (in 0,1 % schwere Komplikationen wie Krampfanfälle) und das Herz-Kreislauf-System (0,01 %).
Ursachen: versehentliche intravasale Injektion oder Überdosierung.
Prophylaxe: langsame, fraktionierte Injektion mit wiederholter Aspiration.
Allergische Reaktionen können wie bei allen anderen Medikamenten vorkommen und werden auch so therapiert (Allergenzufuhr unterbrechen, Antihistaminika, Suprarenin, Kortikoide).

4.5.2.1 Zentralnervöse Komplikationen

Warnzeichen sind Taubheit von Zunge und Mund, metallischer Geschmack, optische Störungen, Unruhe, Verwirrtheit, Ohrensausen, Muskelzittern, verwaschene Sprache; auf diese Zeichen kann ein generalisierter Krampfanfall, Koma und/oder eine zentrale Atemlähmung folgen.
Therapie: Beendigung der Injektion, Sauerstoffgabe, evtl. Beatmung, Antikonvulsivum, Diazepam 5 –10 mg (bei Krämpfen).

4.5.2.2 Kardiovaskuläre Komplikationen

Reizbildungs- und Reizleitungsstörungen: Bradykardie, Blockbilder, Arrhythmie, Asystolie. Negative Inotropie, Kammerflimmern, Herzzeitvolumenabnahme und Hypotonie.
Therapie: Vasokonstriktoren bei Blutdruckabfall, Atropin 0,5 mg bei Bradykardie, Verabreichung von Sauerstoff, Suprarenin® 1 mg bei schwerer Kreislaufdepression bzw. Kreislaufstillstand (in Verbindung mit kardiopulmonaler Reanimation und Beatmung), Defibrillation, Azidoseausgleich, Antiarrhythmika.
Typischerweise treten zentralnervöse Störungen vor kardiovaskulären Störungen auf (Ausnahme Bupivacain); diese Reihenfolge ist auch im Komplikationsmanagement deutlich erfolgreicher als beim Auftreten der Komplikationen in umgekehrter Reihenfolge.

4.5.2.3 Nebenwirkungen und Komplikationen bei rückenmarksnahen Verfahren

- **vasovagale Reaktionen** (Blutdruckabfall, Bradykardie, Übelkeit und Erbrechen)
- **Gefäßpunktion und intravasale Katheterlage:** Inzidenz 0,7 %
- **totale Spinalanästhesie:** im Rahmen einer Spinalanästhesie (oder versehentliche Injektion des gesamten Lokalanästhetikumvolumens in den Subarachnoidalraum bei unbemerkter Duraperforation bei Epiduralanästhesie). Ausbreitung der sensiblen Blockade nach kranial, die oberen Extremitäten sind mitbetroffen, Ateminsuffizienz

und -lähmung aufgrund der motorischen Blockade des Zwerchfells; komplette Sympathikolyse mit Hypotonie bzw. Bradykardie oder Asystolie (N. oculomotorius an der Schädelbasis: weite Pupillen).
Therapie: Intubation, Beatmung, Parasympatholytika, Vasopressoren bzw. Katecholamine, Volumensubstitution.

- **Miktionsstörungen:** Die für die Entleerung der Blase verantwortlichen Nerven sind von der Betäubung mitbetroffen.
Therapie: Blasenkatheter.
- **postpunktionelle Kopfschmerzen nach Spinalanästhesie:** bei Durapunktion und vermehrtem Liquoraustritt. Inzidenz von 0,6 –1,2 %. Ebenfalls abhängig von Alter und Geschlecht (junge Männer häufiger) sowie vom Durchmesser und der Spitzenkonfiguration der Spinalkanüle; daher nur dünnlumige Spinalkanülen (25–27 G) mit atraumatischer Spitze (z. B. Pencil-Point, Whitacre) verwenden.
Therapie: Infusionstherapie (mehrere Liter pro Tag und analgetische Therapie; Blut-Patch).
- **Abszesse:** unsterile Arbeitsweise
Therapie: operative Sanierung.
- **Hämatome:** Verletzung epiduraler Gefäße und neurologische Ausfälle durch Hämatomkompression. Inzidenz seltener als 1 : 200 000. Vor allem bei Gerinnungsstörungen und/oder schwierigen Punktionen.
Symptome: Muskelschwäche, Plegie, Rückenschmerzen, sensorisches Defizit, Urinretention.
Diagnose: MR, CT, Myelogramm.
Therapie: Operation innerhalb von 8 h (irreversible Nervenschäden), deshalb: systemische Schmerztherapie nur mit niedrigen Dosen nach Spinalanästhesie (hohe Dosen führen zur Verschleierung der Symptomatik) und Überwachung mit neurologischer Beurteilung.

4.5.3 Sicherheitsrichtlinien

Eine Regionalanästhesie ist ein Narkoseverfahren wie jedes andere. Daher muss auch hier die Nüchternheitsgrenze von 6 h eingehalten werde und mit der gleichen Sorgfalt und Genauigkeit wie bei jeder anderen Narkose gearbeitet werden.

Schwere Frühkomplikationen mit sofort erforderlicher Therapie treten auf bei

- versehentlicher intravasaler Injektion
- versehentlicher subarachnoidaler Injektion bei geplanter Peridural-Injektion und
- hoher Spinal- oder Periduralanästhesie.

Vorbereitungen zum Komplikationsmanagement:

- venöser Zugang
- Narkoseapparat oder einfache Beatmungseinheit (Beatmungsbeutel mit Maske) mit einer Absaugvorrichtung
- Intubationsinstrumentarium
- EKG, Defibrillator
- Medikamente (Sedativa, Vasopressoren, Vagolytika, Katecholamine).

4.5.4 Kontraindikationen für Regionalanästhesieverfahren

- Hysterie, unkooperative/r PatientIn (stark sediert, narkotisiert; Kinder), Ablehnung durch den/die PatientIn
- Infektionen im Injektionsgebiet, systemische Infektion (z. B. Sepsis)
- neurologische Erkrankungen
- Blutungsneigung und Antikoagulanzienbehandlung (besonders bei rückenmarksnaher Anästhesie)
- Hypovolämie (bei rückenmarksnahen Verfahren)
- Allergie gegen Lokalanästhetika.

4.5.5 Formen der Regionalanästhesie/Lokalanästhesie

Je nach Applikationsart des Lokalanästhetikums und der Größe des zu betäubenden Körperareals unterscheidet man verschiedene Formen der Lokalanästhesie/Regionalanästhesie:

4.5.5.1 Oberflächenanästhesie

Lokalanästhetika werden auf die Haut oder Schleimhaut aufgebracht.
Indikation: Schmerzfreiheit für kleine Eingriffe an der Haut (z. B. Anlage von Verweilkanülen in der Pädiatrie), im Mund- und Rachenbereich (z. B. bei endoskopischen Maßnahmen) und im Bereich des Anus (z. B. Hämorrhoidensalbe).

4.5.5.2 Infiltrationsanästhesie

Örtliche Schmerzausschaltung in einem umschriebenen Ort durch Injektion des Lokalanästhetikums über eine Kanüle in das Gewebe. Der Wirkstoff diffundiert und gelangt so in die Nähe der Nervenfasern. Oft enthalten diese Lokalanästhetika Vasokonstriktoren (z. B. Adrenalin), um die lokale Wirkung zu verlängern bzw. die systemische Anflutung zu verzögern.
Indikation: Zahnheilkunde, chirurgischer Eingriffe (Wundversorgung).

4.5.5.3 Nervenblockaden/Plexusblockaden

Dabei handelt es sich um die gezielte Ausschaltung bestimmter Nerven, Nervenäste bzw. eines Plexus durch Umspritzung mit Lokalanästhetika.
Indikation: Schmerzausschaltung in größeren Gebieten während operativer Eingriffe.
Nebeneffekt: vorübergehende Deaktivierung vegetativer Fasern (Sympathikolyse).
Beispiele für Anwendung der Leitungsanästhesie sind:

- Blockade des N. ischiadicus
- Blockade des Plexus brachialis
- Blockade des Plexus lumbalis
- Pudendusanästhesie.

Vorteil: sichere Schmerzausschaltung größerer Gebiete ohne das Risiko einer Vollnarkose.

4.5.6 Spinalanästhesie (rückenmarksnahe Blockade)

Die Spinalanästhesie ist die am weitesten verbreitete, am häufigsten angewandte, einfachste, effektivste und preiswerteste Technik für eine Schmerzunempfindlichkeit und Bewegungsunfähigkeit der Beine und des Unterleibs für eine bestimmte Zeitspanne.

Diese Form der Leitungsanästhesie kommt vor allem PatientInnen mit Erkrankungen der Atemwege, Diabetikern und PatientInnen mit Einschränkungen der zerebralen Leistungsfähigkeit zugute. Sie profitieren durch die fehlende Beeinträchtigung von Anästhetika, Spontanatmung und Hirnfunktion im Vergleich zur Allgemeinnarkose.

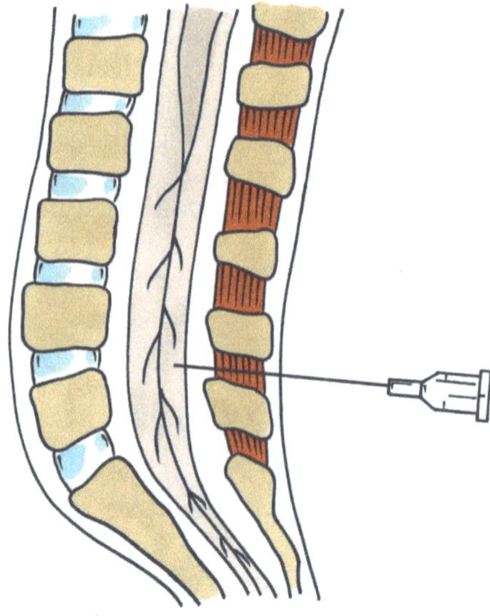

Abb. 4.14 Spinalanästhesie (modifiziert nach Eberhardt M (1998) Klinikleitfaden Anästhesie, 3. Aufl, © Urban & Fischer Verlag. Mit freundlicher Genehmigung)

► **Definition**

Rückenmarksnahe Regionalanästhesie. Das Lokalanästhetikum wird lumbal direkt in den liquorhaltigen Subarachnoidalraum injiziert, breitet sich im Liquor cerebrospinalis lokal aus und blockiert dort reversibel die Nervenwurzeln (Spinalnerven) und neuronalen Strukturen des Rückenmarks. Sie führt zu

- Analgesie (Schmerzfreiheit)
- Anästhesie (Empfindungslosigkeit)
- Paralyse (Hemmung der Motorik)
- Sympathikolyse.

► **Indikation**

Die Spinalanästhesie wird vor allem bei chirurgischen Eingriffen an der unteren Körperhälfte eingesetzt, z. B. bei gynäkologischen Eingriffen (Uterus, Sectio caesarea), unfallchirurgischen oder orthopädischen Operationen an den unteren Extremitäten (Hüftgelenks-/Knieoperation) und bei urologischen Eingriffen.

► **Durchführung**

Die Einstichstelle sollte zwischen L2/L3 bzw. L3/L4 liegen; man orientiert sich an der Verbindungslinie der Beckenkämme (meistens Dornfortsatz L4). Die Spinalanästhesie kann sowohl bei sitzendem und liegendem Patienten durchgeführt werden.

Bei **sitzenden** PatientInnen hebt der „Katzenbuckel" die Lendenlordose auf und die Interspinalräume werden größer. Das Sitzen hat den Vorteil, dass es bei Verletzung der unteren Extremität weniger schmerzhaft ist, Liquor schneller tropft und beim Einsatz von hyperbarem Anästhetikum die Wirkung auf untere Rückenmarksegmente beschränkt bleibt.

Bei **liegenden** PatientInnen ist die Kollapsneigung geringer und eine einseitige Anästhesie möglich.

Die Einstichstelle wird desinfiziert und die Umgebung keimfrei abgedeckt. Danach wird die Einstichstelle lokal betäubt (bis subkutan). Der Stich durch die Haut erfolgt mit der Einführkanüle (scharfer Quinckeschliff, 18–20 G). Dadurch wird das Verschleppen von Hautpartikeln, Unterhautgewebe und Hautkeimen verhindert. Durch die Einführkanüle wird dann die eigentliche Spinalkanüle eingeführt (Widerstandsverlust beim Stechen, wenn Spinalkanal perforiert wird). Nach Entfernen des Mandrins der Spinalnadel sollte klarer Liquor abfließen (blutiger Liquor → Gefäßpunktion!). Ohne die Position der Spinalkanüle zu verändern, wird nun das Lokalanästhetikum appliziert. Die Dosis ist von Alter und Größe der PatientInnen sowie von der Art des Eingriffs und der Beschaffenheit des Medikaments abhängig. Anschließend wird die Nadel entfernt und die Einstichstelle mit einem Pflaster verbunden.

4.5.7 Epiduralanästhesie (PDA, Periduralanästhesie, rückenmarksnahe Blockade)

Neben der Spinalanästhesie ist die Epiduralanästhesie ein weiteres, sehr häufig angewendetes rückenmarksnahes Verfahren.

► Definition

Die Schmerzausschaltung erfolgt im **Periduralraum** (BWS, LWS, Kaudalanästhesie), in unmittelbarer Nähe des Rückenmarks und den Wurzeln der abgehenden Spinalnerven. Dort kommt es zu einer segmentalen sympathischen, sensorischen und motorischen Nervenblockade. Das Lokalanästhetikum kommt exakt an dem Ort zur Wirkung, an dem diese beabsichtigt ist. Die Schmerzausschaltung erfolgt mittels einmaliger Injektion (sog. „single shot", selten, v. a. bei Kaudalanästhesie) oder wiederholt bzw. kontinuierlich (spezielle Nadeln, Katheter- und Pumpensysteme).

► Indikation

- Eingriffe unterhalb des Schlüsselbeins an Oberkörper, Bauch, Becken, Unterleib und den Beinen
- intra- und postoperative Analgesie (nach großen Bauchoperationen oder Lungenoperationen ist eine Periduralanästhesie ein sehr wirksames Verfahren zur Schmerztherapie)
- PDA-Katheter können längere Zeit liegen bleiben, eine regelmäßige Schmerzmittelgabe ist dadurch möglich (Medikamentenpumpe).
- Behandlung chronischer Schmerzen (Schmerztherapie): Hier werden zur Schmerzausschaltung statt Lokalanästhetika Analgetika vom Opioidtyp verwendet (Periduralanalgesie). Nach 30–60 min setzt die Wirkung ein, die Dauer ist abhängig vom verwendeten Mittel. Im Gegensatz zur Periduralanästhesie ist die Bewegungsfreiheit der Beine nicht eingeschränkt.

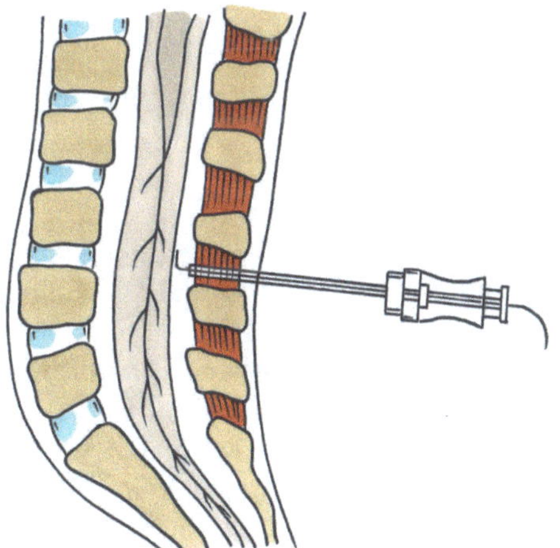

Abb. 4.15 Epiduralanästhesie (modifiziert nach Eberhardt M (1998) Klinikleitfaden Anästhesie, 3. Aufl, © Urban & Fischer Verlag. Mit freundlicher Genehmigung)

► Durchführung

Der/die PatientIn kann sitzen oder auf der Seite liegen, der Rücken muss gekrümmt sein (wie bei Spinalanästhesie). Die richtige Einstichhöhe verifiziert man durch Ertasten der Dornfortsätze, evtl. bringt man eine Markierung an. Der Eingriff wird unter sterilen Bedingungen durchgeführt

(Haube, Maske, Mantel, Handschuhe, gründliche Hautdesinfektion und sterile Abdeckung). Die Einstichstelle wird lokal betäubt.
Die Punktion erfolgt zwischen den Dornfortsätzen mit der Tuohy-Nadel (Hohlnadel). Der Mandrin wird bis nach dem Passieren des Ligamentum interspinale in ca. 1– 3 cm Tiefe belassen (vermeidet Haut- oder Bandstanze in der Nadel). Unter leicht drehender Bewegung der Nadel kann der Widerstand besser überwunden werden.
Auf die Tuohy-Nadel wird eine leichtgängige Spritze mit 0,9 % NaCl aufgesetzt; unter ständigem leichten Druck auf den Spritzenstempel wird die Nadel millimeterweise langsam vorgeschoben. Bei Widerstandsverlust („loss of resistance") ist der Periduralraum erreicht. Das Abstützen der die Nadel führenden Hand vermeidet unabsichtliches zu tiefes Stechen.
Ein Aspirationsversuch in 2 Ebenen schließt versehentliche Gefäßpunktionen oder Punktion des Subarachnoidalraums aus. Anschließend wird die Öffnung der Tuohy-Nadel nach oben gedreht.
Nun wird entweder das Lokalanästhetikum eingebracht oder der Epiduralkatheter eingeführt und positioniert. Dieser soll 2–4 cm in den Epiduralraum reichen (cm-Markierungen) und muss beim Einschieben in den Epidualraum ganz leicht gleiten.
Die Lage wird neuerlich durch Aspirationskontrolle verifiziert (wenn der Katheter in dieser Phase entfernt werden muss, dann immer zugleich mit der Nadel um ein Abscheren des Katheters zu vermeiden). Anschließend wird die Tuohy-Nadel zurückgezogen, ohne dabei die Katheterlage zu verändern. Der durchgespülte Mikrofilter wird auf den Katheter aufgesetzt und eine Testdosis appliziert (2–3 ml eines Lokalanästhetikums mit kurzer Anschlagzeit; wenn dieses mit Adrenalin versehen wird, tritt bei versehentlicher i. v.-Injektion eine Tachykardie auf). Die Restdosis wird nach ca. 5 min injiziert.
Dosierung: zwischen 1–1,5 ml pro zu blockierendes Segment, wobei die Ausbreitung relativ gleichmäßig ober- und unterhalb der Katheterspitze erfolgen sollte.

Thorakale Epiduralanästhesie: Die Dornfortsätze liegen dachziegelartig, die Stichrichtung ist ca. 45° zur Oberfläche nach kranial. Die Widerstände sind geringer, daher ist besonders vorsichtiges Vorgehen notwendig. Die Dosierung ist um 30 % geringer als bei lumbaler Epiduralanästhesie.

4.5.8 Nervenblockaden/Plexusblockaden

Bei Nervenblockaden wird ein peripherer Nerv oder ein Nervenplexus durch die Umspritzung mit einem Lokalanästhetikum blockiert. Im Versorgungsgebiet des Nervs tritt daraufhin eine Anästhesie und reversible Lähmung ein.

4.5.8.1 Zentral gelegene Blockaden

- Plexusblockaden (Plexus brachialis, Plexus lumbosacralis)
- Nervenblockaden an Schulter/Arm (interskalenär, infraklavikulär, axillär etc.)
- Nervenblockaden am Bein (N. ischiadicus, femoralis etc.)
- Nervenblockaden am Stamm (interkostal, paravertebral etc.)
- Nervenblockaden Kopf/Hals (retrobulbär, zervikal etc.).

4.5.8.2 Peripher gelegene Blockaden (Leitungsanästhesie)

Obere Extremität:

- Oberarm: Nn. intercostobrachialis und cutaneus brachii med.
- Ellenbogenblockade: N. medianus, radialis, ulnaris und cut. antebrachii lat.
- Handgelenk: N. medianus, radialis und ulnaris.

Untere Extremität:

- Leistenband: N. cutaneus femoris lateralis
- Kniebereich: N. peroneus (N. fibularis communis) und N. saphenus
- Fußgelenke: Nn. saphenus, suralis, fibularis superficialis, tibialis und fibularis profundus.

4.5.8.3 Techniken zur Nervenlokalisation

Um das Lokalanästhetikum möglichst nahe an den Nerven heranzubringen, müssen periphere Nerven identifiziert werden. Gute anatomische Kenntnisse sind Voraussetzung!

Früher: Auslösen von Parästhesien mit der Nadel (Risiko des Nervenschadens durch die Nadelberührung) oder transarterielle Technik (Durchstechen der Arterie beim axillären oder supraklavikulären Plexus)

Modern – Nervenstimulatoren: Dabei wird ein elektrisches Feld mit einem sehr geringen Stimulationsstrom erzeugt (Strom von 1 mA mit einer Dauer von 0,1 ms und einer Frequenz von 1–2 Hz). Die Intensität und Dauer des elektrischen Stroms reicht aus, um die motorischen Fasern peripherer Nerven zu stimulieren (Membrandepolarisation); eine muskuläre Reizantwort (Kontraktion) im zugehörigen Muskel (sog. Kennmuskel) für den entsprechenden Nerv ist die Folge. Die sensiblen, afferenten Fasern werden dabei nicht stimuliert, daher auch keine Schmerzen verursacht.

Bei der neueren Generation der Nervenstimulatoren kann die Dauer der Stimulationszeit auch noch variabel zwischen 0,3–0,5 ms eingestellt werden, um auch eine sensorische Stimulation zu ermöglichen.

Die Stimulationskanüle wird also in die Nähe des Nervs gestochen. Nach dem Auslösen einer muskulären Kontraktion wird die Intensität des Stroms zurückgenommen. Je geringer der Strom, der die gleichen Kontraktionen auslöst, desto näher ist die Nadelspitze beim Nerv. Wenn bei sehr geringem Strom (zwischen 0,2 und 0,3 mA) immer noch die gleiche Reizantwort auftritt, wird das Lokalanästhetikum unter wiederholter Aspirationskontrolle (intravasale Injektion) injiziert.

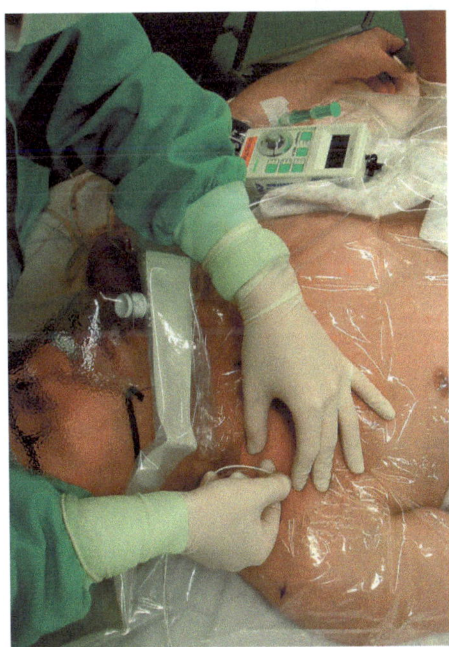

Abb. 4.16 Nervenblockaden

Ultraschall-gesteuerte Nervenblockaden: Eine neuere und elegante Technik ist die Ultraschall-gesteuerte Regionalanästhesie. Die zu blockierenden Nervenbündel werden mittels Ultraschall dargestellt und die Kanüle unter sonographischer Kontrolle platziert. Das Lokalanästhetikum kann dadurch unter optischer Kontrolle direkt an die Nerven gebracht werden.

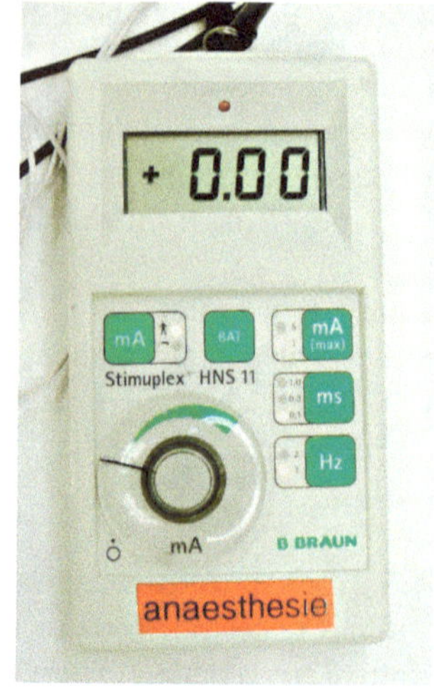

Abb. 4.17 Nervenstimulator

ZUSAMMENFASSUNG

- Bei der Regionalanästhesie wird die Weiterleitung von Nervenimpulsen durch ein Lokalanästhetikum verhindert.
- Es werden keine Schmerzreize an das Gehirn weitergeleitet (Analgesie) und keine Bewegungsimpulse an die Peripherie gesendet (Lähmung).
- Regionalanästhesieverfahren kommen vor allem bei Operationen an den Extremitäten und der unteren Körperhälfte (bis ca. Nabelhöhe) zum Einsatz.
- Sie können als alleiniges Verfahren eingesetzt oder mit einer Vollnarkose kombiniert werden.
- Man unterscheidet rückenmarksnahe Verfahren (Spinal-, Epiduralanästhesie) und periphere Blockaden (Nervenblockaden, i. v.-Regionalanästhesie).
- Beim Einsatz von Kathetern zur Applikation des Lokalanästhetikums (Epiduralkatheter, Nervenblockadenkatheter) können diese zur postoperativen Schmerztherapie eingesetzt werden.
- Da es auch bei Operationen in Regionalanästhesie und durch die Regionalanästhesie selbst zu Komplikationen kommen kann, muss mit der gleichen Sorgfalt wie bei Vollnarkose gearbeitet werden.

Fragen

Eine 76-jährige Patientin mit pertrochantärer Fraktur erhält eine Spinalanästhesie. Kurz darauf wird die Patientin kurzatmig und erleidet schließlich einen Atemstillstand. Welche Maßnahme treffen Sie zuerst?

- a Verabreichen von 5 mg Midazolam
- b Beatmung mit Maske und Beatmungsbeutel
- c sofortige Herzdruckmassage
- d Sauerstoffgabe 4 l/min

Eine 27-jährige Schwangere erhält zur Schmerztherapie bei der Geburt einen Epiduralkatheter. Nach Injektion einer mit Epinephrin versetzen Testdosis kommt es zu einem erheblichen Anstieg der Herzfrequenz. Welche Konsequenzen ziehen Sie?

- a ich verabreiche die restliche Dosis Lokalanästhetikum
- b zur Senkung der Herzfrequenz erhält die Patientin zusätzlich Metoprolol
- c der Katheter muss entfernt werden
- d die Patientin erhält ein Antiallergikum, da sie vermutlich auf das Lokalanästhetikum allergisch ist

Kontraindikationen für Regionalanästhesien sind:

- a Adipositas
- b Schwangere
- c Ablehnung durch den/die PatientIn
- d kurz dauernde Eingriffe

Wohin wird bei der Spinalanästhesie das Lokalanästhetikum appliziert?

- a in das Rückenmark
- b in den Epiduralraum
- c in den Subarachnoidalraum
- d in das Ligamentum flavum

Lösungen zu Fragen siehe Seite 393.

4.6 Stand-by

T. Hamp, W. Plöchl

Manche Eingriffe und Untersuchungen (z. B. MR/CT bei Kindern) werden ohne Vollnarkose und ohne Regionalanästhesie durchgeführt. AnästhesistInnen sind dabei für die Überwachung und Sicherung der Lebensfunktionen zuständig. Häufig ist bei solchen Eingriffen eine Analgosedierung (v. a. Schmerzausschaltung) oder Sedoanalgesie (v. a. Sedierung) notwendig. Da auch hier Komplikationen vorkommen können und die Übergänge von tiefer Analgosedierung zur oberflächlichen Narkose fließend sind, muss prinzipiell mit der gleichen Sorgfalt und mit vollständigem Equipment wie bei einer Vollnarkose gearbeitet werden.

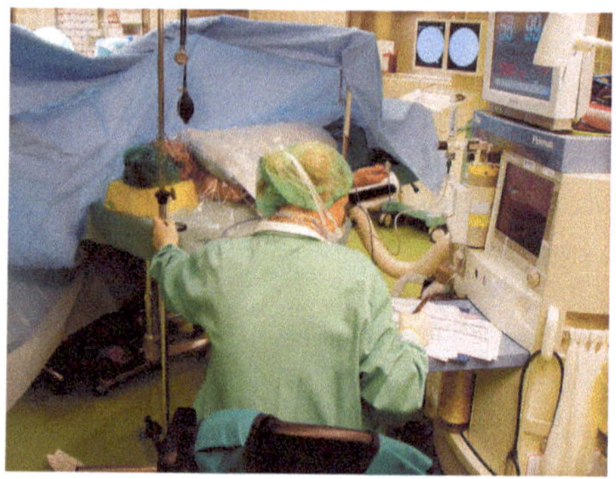

Abb. 4.18 Stand-by

4.7 Postoperatives Management

T. Hamp, W. Plöchl

4.7.1 Aufwachraum und Intensivstation

Nach der Operation verbleibt der/die PatientIn solange im Aufwachraum, bis er wieder bei klarem Bewusstsein und im Vollbesitz seiner Schutzreflexe ist, und keine unmittelbaren Komplikationen vonseiten der Atmung, des Kreislaufs und der Operation zu erwarten sind. Je nachdem wie lange dies voraussichtlich dauern wird und wie intensiv die weitere Behandlung und Betreuung erfolgen muss, wird der/die PatientIn in den Aufwachraum (AWR), eine Intermediate-Care- (IMC) oder eine Intensivstation (ICU) verlegt.

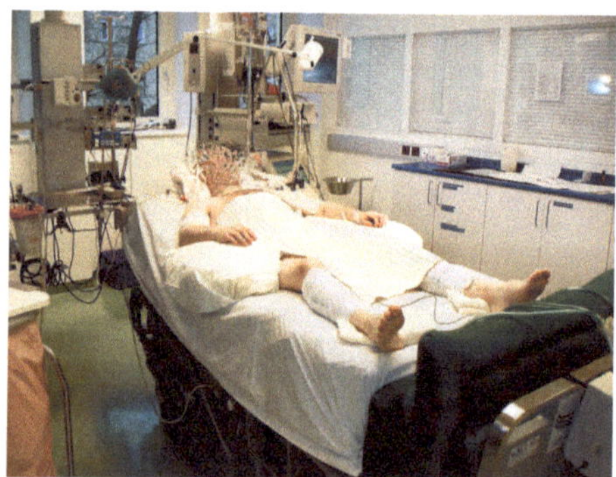

Abb. 4.19 Patient auf der Intensivstation

4.7.1.1 Aufwachraum

Wenn der/die PatientIn voraussichtlich nur kurzer postoperativer Betreuung bedarf, wird er/sie in den Aufwachraum verlegt. Der Aufwachraum sollte in der nähe des OP gelegen und so ausgerüstet sein, dass auf akute Komplikationen reagiert werden kann.

Die **Ausstattung** sollte zumindest folgende Dinge beinhalten:
- Monitoring
- Sauerstoffversorgung
- Absaugeinrichtung
- Wärmegerät
- Beatmungsgerät
- Reanimationswagen.

Bei der **Übergabe des Patienten/der Patientin** vom OP an den Aufwachraum sollte Folgendes beachtet werden:
- Welche/r PatientIn wird gebracht?
- Welche Operation wurde durchgeführt?
- Welche Narkoseform wurde eingesetzt? (Vollnarkose mit Intubation/Larynxmaske, Spinalanästhesie etc.)
- kurze Anamnese mit wesentlichen Vorerkrankungen
- Welche Besonderheiten gab es bei der Narkose? (Probleme, Blutkonserven, Allergien, Bilanz etc.)
- Welche Therapie soll weitergeführt werden? (Schmerztherapie, Antibiotika etc.)

Die Übergabe muss auch entsprechend dokumentiert werden!

Die häufigsten **postoperativ auftretenden Komplikationen** sind:
- Schmerzen: Verabreichung opioider (z. B. Piritramid) und nicht opioider (z. B. Metamizol, Paracetamol, Diclofenac) Analgetika
- Muskelzittern und Unterkühlung durch Wärmeverluste während der Operation (Muskelzittern steigert den O_2-Verbrauch um ein Vielfaches!) à Wärmegerät, evtl. Pethidin
- PONV (postoperative nausea and vomiting) durch Medikamente, abdominelle Eingriffe, OP-Lagerung etc. à wenn PONV in der Anamnese, muss schon intraoperativ mit der antiemetischen Therapie begonnen werden!
- Atemstörungen durch Verlegung der Atemwege, Aspiration (Schutzreflexe noch nicht voll da), Hypoventilation bis zur Apnoe durch „Hang-over" von Narkosemedikamenten
- Störungen der Herzkreislauffunktion (Hypotonie, Hypertonie, Rhythmusstörungen) durch mangelnde Infusionstherapie, inadäquate Schmerztherapie oder Elektrolytentgleisungen à nach Ursache suchen und diese therapieren
- Oligo-/Anurie meist durch Hypovolämie bzw. Harnverhalt ohne liegenden Katheter (z. B. durch Atropingabe)
- Nachblutung aus dem Operationsgebiet erkennbar an Blutverlust über Drainagen oder Hb-Abfall im Blutbild (evtl. operative Revision erforderlich).

Erst wenn der/die PatientIn ausreichend stabil und analgesiert ist, darf er auf die Normalstation verlegt werden.

Verlegungskriterien:
- stabile Vitalfunktionen
- klares Bewusstsein
- Schutzreflexe vorhanden
- keine Blutung

- ausreichende Analgesie
- keine oder nur geringe postoperative Übelkeit.

Zusätzlich muss nach rückenmarksnahen Anästhesien (Spinal, Epidural) ein deutlicher Rückgang der Blockade erkennbar sein bzw. muss die Blockadehöhe abnehmen. Der Rückgang der motorischen Blockade kann z. B. anhand des **Bromage-Scores** quantifiziert werden.

- **Bromage 0:** keine Blockade
- **Bromage 1:** partielle Blockade, Unfähigkeit Hüfte zu bewegen, Knie und Fuß möglich
- **Bromage 2:** partielle Blockade, Unfähigkeit Hüfte oder Knie zu bewegen, Fuß möglich
- **Bromage 3:** komplette Blockade, Unfähigkeit Hüfte, Knie oder Fuß zu bewegen.

4.7.1.2 Intensivstation

Ist voraussehbar, dass die Stabilisierung der Organfunktionen längere Zeit benötigen wird, oder müssen Organfunktionen ersetzt werden (Beatmung, Hämofiltration, ECMO etc.), so wird der/die PatientIn postoperativ auf die Intensivstation transferiert.

ZUSAMMENFASSUNG

- Die Betreuung der PatientInnen ist mit dem Ende der Operation noch nicht abgeschlossen.
- Nur wenn die Vitalfunktionen stabil bleiben, die Schutzreflexe ausreichend sind und keine starken Schmerzen oder Übelkeit vorliegen, darf der/die PatientIn auf die Normalstation verlegt werden.
- Bis dahin wird der/die PatientIn im AWR oder der ICU betreut.
- Häufige Probleme sind Schmerzen, Übelkeit, Unterkühlung, Ateminsuffizienz, Kreislaufstörungen und Nachblutungen.

Fragen

Ein 73-jähriger Patient soll nach einer Bandscheibenoperation an der LWS extubiert werden. Die Atemfrequenz beträgt 30/min, das Atemzugvolumen 150 ml. Der Patient versucht auf Anweisung die Augen zu öffnen, kann den Kopf jedoch nicht alleine halten, die Pupillen sind mittelweit. Der Blutdruck liegt bei 170/100. Welches Problem kann am ehesten vermutet werden?

a intraoperativer Insult
b „Hang-over" von Fentanyl
c „Hang-over" des Muskelrelaxans
d komplette Querschnittlähmung

Ein 28-jähriger Mann mit Becken und Oberschenkelfraktur sowie schweren Thoraxkontusionen erhält eine Thoraxdrainage; die Becken- und Oberschenkelfraktur wird operativ versorgt. Der Patient ist während der Operation stabil. Der paO_2 beträgt bei einer FiO_2 von 0,5 80 mmHg. Wie verfahren Sie mit dem Patienten weiter?

a er wird extubiert und in den AWR verlegt
b der Patient kommt intubiert und beatmet auf die Intensivstation
c der Patient ist angesichts der Blutgasanalyse instabil und muss neuerlich operiert werden
d die FiO_2 wird reduziert und der paO_2 nach 30 min im OP neuerlich kontrolliert

Der Blutdruck einer 35-jährigen Patientin nach einer Cholezystektomie liegt im AWR bei 180/110. Sie klagt über starke Schmerzen im Operationsgebiet. Welche Maßnahme ergreifen Sie?

a sofortige Revision
b Ultraschall des Oberbauchs
c Blutdrucksenkung mit Urapidil
d Analgesie mit Piritramid

Postoperatives Kältegefühl mit Kältezittern führt zu:

a Steigerung des O_2-Verbrauchs
b weiterem Abfall der Körpertemperatur
c vermehrten Nachblutungen
d schwallartigem Erbrechen

Lösungen zu Fragen siehe Seite 393.

4.8 Schmerztherapie

T. Hamp, W. Plöchl

FALLBESIPIEL

Eine 67-jährige Frau erhält wegen massiver Koxarthrose ein künstliches Hüftgelenk. Postoperativ soll sie rasch mobilisiert werden, was die Patientin wegen der dabei auftretenden Schmerzen allerdings verweigert (trotz Kombination von Diclofenac und Metamizol VAS 7). Um die Schmerzen optimal therapieren zu können und die rasche Mobilisierung zu ermöglichen, wird die Patientin mit einer Schmerzpumpe zur patientenkontrollierten Analgesie versorgt. Sie kann sich nun selbst bei Auftreten von Schmerzen einen Bolus eines Opiats verabreichen. Mit dieser Unterstützung ist die Patientin nun schmerzfrei und die Mobilisierungsmaßnahmen können wieder aufgenommen werden.

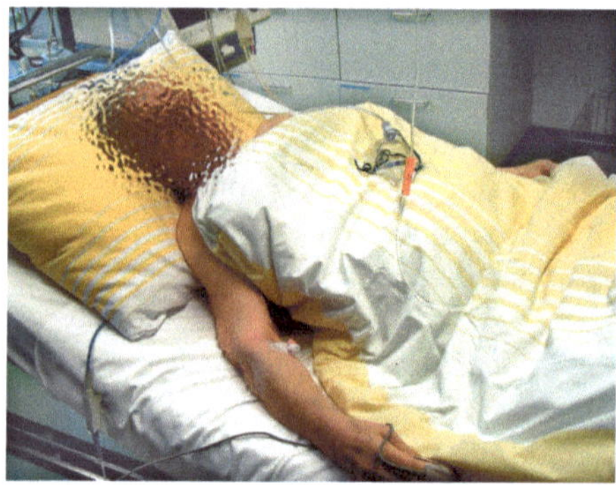

Abb. 4.20

Schmerzen sind ein häufiges postoperatives Problem. Angesichts der heute zur Verfügung stehenden Medikamente muss kein/e PatientIn mehr schmerzen leiden. Zur Therapie von Schmerzen wurde ein 3-stufiges Schema vorgeschlagen (WHO-Schema). Dieses Schema wurde eigentlich für die Therapie von Tumorschmerzen entwickelt, kann aber auch in andere Bereiche übernommen werden.

4.8.1 Stufenschema zur Schmerztherapie

Stufe 1 – Nicht opioide Analgetika:
Zur Therapie leichter und mittlerer Schmerzen werden nicht opioide Analgetika eingesetzt:

- **Diclofenac** (z. B. Voltaren®) kommt als nichtsteroidales Antiphlogistikum (NSAR) besonders bei Knochen- und Gelenksschmerzen, Muskelschmerzen und Schmerzen durch Schwellungen zum Einsatz. Vorsicht ist bei Niereninsuffizienz und Magenulzera geboten (mit Magenschutz kombinieren).
- **Paracetamol** (z. B. Mexalen®) wird bei schwachen Schmerzen oder bei bestehender Kontraindikation für ein anderes NSAR verabreicht. Besonders gerne wird es bei Kindern eingesetzt. Vorsicht ist bei Leberschädigung geboten.
- **Metamizol** (z. B. Novalgin®) ist ein sehr potentes Schmerzmittel, das vor allem bei viszeralen Schmerzen angewandt wird. Eine sehr seltene, aber gefürchtete Nebenwirkung ist die Agranulozytose.

Stufe 2 – Nicht opioide Analgetika + schwache Opioide:
Reichen die Medikamente der 1. Stufe nicht aus, um die Schmerzen ausreichend zu therapieren, werden schwache Opioide, die nicht unter das Suchtmittelgesetz fallen, hinzu-

gefügt, z. B. Dihydrocodein, Tramadol, Pethidin.

Stufe 3 – Nicht opioide Analgetika + starke Opioide:
z. B. Morphium, Piritramid, Fentanyl, Buprenorphin.

Neben der Analgetikagabe sollte versucht werden, die Schmerzursache zu beheben. Vor allem bei chronischen Schmerzen sollen je nach Situation zusätzliche, nicht primär analgetische Therapien angewendet werden.

Adjuvante Schmerztherapien: Antidepressiva, Antikonvulsiva, Neuroleptika, Kortikoide, physikalische Therapie, Akupunktur, Biofeedback, Stimulatorbehandlung, neurochirurgische Schmerzbehandlung.

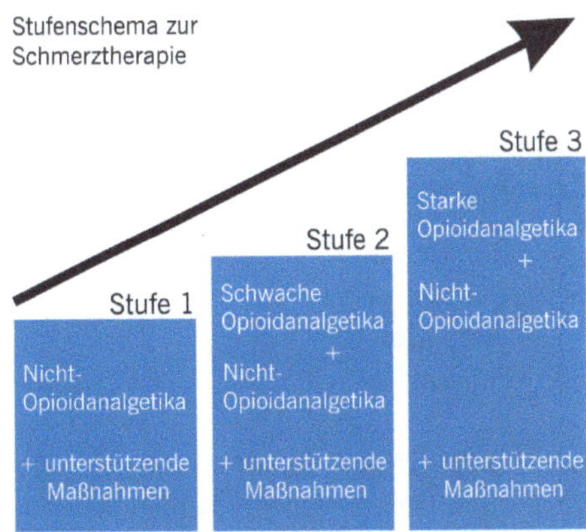

Abb. 4.21 Stufenschema zur Schmerztherapie

4.8.2 PatientInnenkontrollierte Analgesie (PCA)

Bei der PCA kann sich der/die PatientIn selbst auf Knopfdruck mithilfe eines speziellen Gerätes (Schmerzpumpe) eine Dosis eines Schmerzmittels (meist Opioid) verabreichen. An der Pumpe werden die pro Knopfdruck abgegebene Dosis und das Mindest-Zeitintervall zwischen 2 Abgaben eingestellt. Der/die PatientIn kann sich daher nicht selbst – durch ständigen Knopfdruck – überdosieren, allerdings seine/ihre Schmerztherapie in gewissen Grenzen selbst durchführen und bestimmen.

4.8.3 Regionalanästhesie in der Schmerztherapie

Durch den Einsatz von Regionalanästhesien mittels Schmerzkatheter (Nervenblockaden, PDA) kann nach der Anästhesie für die Operation – sehr elegant – auch postoperativ Schmerzfreiheit erzielt werden. Die dafür eingesetzte Dosis ist geringer als für die vollständige Anästhesie und ermöglicht, dass die betroffenen Regionen zwar schmerzfrei, aber beweglich sind und Berührungen wahrgenommen werden. Die verwendeten Medikamente werden dabei meist kontinuierlich zugeführt.

ZUSAMMENFASSUNG

- Schmerzen sind ein häufiges Problem, eine adäquate Schmerztherapie ist daher wichtig.
- Moderne Medikamente ermöglichen effiziente Schmerztherapie.
- Die medikamentöse Therapie kann nach einem Stufenschema: Nicht opioide – schwache Opioide – starke Opioide erfolgen.
- Zusätzlich kommen adjuvante Therapien zum Einsatz.
- Bei der PCA verabreicht sich der/die PatientIn das Schmerzmittel auf Knopfdruck.
- Regionalanästhesieverfahren können auch zur Analgesie verwendet werden.

Fragen

Eine 57-jährige Patientin klagt postoperativ (Mamma-Tumor) über Schmerzen. Sie erhält bereits eine Basistherapie mit Paracetamol und Metamizol. Welches Medikament wäre nach dem Stufenschema zusätzlich indiziert?

a Remifentanil
b Carbamazepin
c Tramadol
d Fentanyl

Ein 76-jähriger Patient mit inoperablem Bronchuskarzinom und multiplen Metastasen klagt über starke Schmerzen (VAS 5,5), trotz Medikation mit Diclofenac und Metamizol. Was spricht gegen den Einsatz eines Buprenorphinpflasters zur Schmertherapie?

a die Schmerzen sind nicht so stark, dass man sie behandeln muss
b der Patient könnte vom Opiat abhängig werden
c durch die leichte Atemdepression könnte die 5-Jahres-Überlebensrate verringert werden
d der Patient hat anamnestisch eine Allergie auf einen Inhaltsstoff

Ein 73-jähriger Patient mit pAVK beschreibt wiederkehrend einschießende heftige Schmerzen im rechten Bein. Er erhält bereits eine Therapie mit 3 × täglich 75 mg Diclofenac. Welches nicht primär als Schmerzmittel gedachte Medikament könnte adjuvant verabreicht werden?

a THC
b Gabapentin
c Morphium
d ASS

Zur postoperativen Schmerztherapie nach Schulteroperation erhält ein 57-jähriger Patient eine PCA. Die auf Knopfdruck verabreichte Dosis Morphium beträgt 2 mg. Was müssen Sie noch einstellen?

a alle erforderlichen Dinge sind eingestellt
b das Zeitintervall zwischen 2 Dosen
c das Zeitintervall, wann die nächste Dosis automatisch appliziert wird
d die Dosis des per Knopfdruck verabreichten Bolus

Lösungen zu Fragen siehe Seite 393.

5. Notfallradiologie

S. Pötter-Lang, F. Kainberger

FALLBESIPIEL

Eine 16-jährige Patientin kommt in die Notfallambulanz. Sie berichtet über seit einer Woche zunehmende Bauchschmerzen im rechten und linken Unterbauch. Am Vortag litt sie unter massiven Schmerzen im rechten Unterbauch mit mehrmaligem Erbrechen. Bei der klinischen Untersuchung des Abdomens bestehen deutlicher Druckschmerz und Abwehrspannung im rechten Unterbauch (klinisch „akutes Abdomen"). Das Labor zeigt keine wesentliche Erhöhung der Entzündungsparameter (minimale Leukozytose: 10,2 G/l) und auch sonst keine auffälligen Parameter. Aus der Anamnese ergibt sich ein St. p. Appendektomie vor einem Jahr.

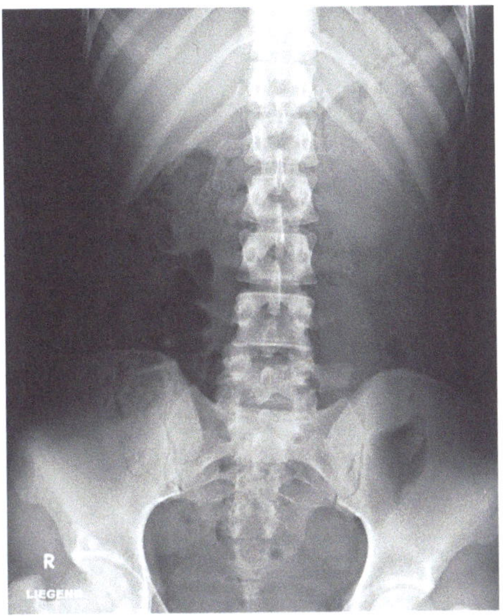

Abb. 5.1 Abdomenleeraufnahme

In einer initial durchgeführten Abdomenleeraufnahme finden sich keine Spiegelbildungen und damit kein Hinweis auf Ileus, keine pathologischen Darmdistensionen und kein Hinweis auf Perforation (keine freie Luft).

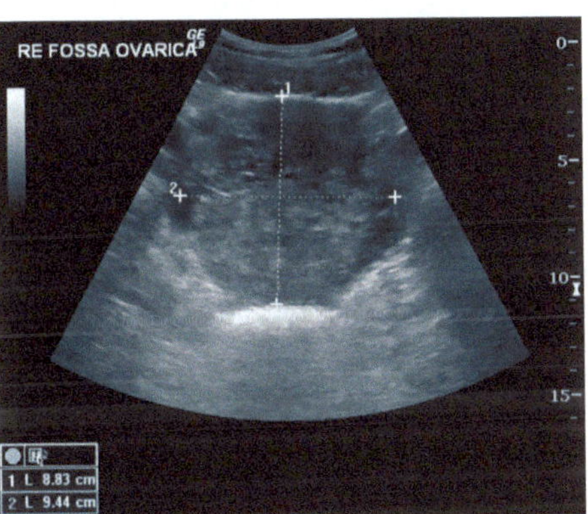

Abb. 5.2 Abdomensonographie

Die zusätzlich durchgeführte Abdomensonographie zeigt im Bereich der rechten Fossa ovarica eine inhomogene, echoarme Raumforderung (ca. 9,5 cm Durchmesser) mit vereinzelt schwachen Dopplersignalen – DD: Ovarialtorsion, tumoröse Raumforderung im Bereich des rechten Ovars.

In einer Akut-MR des Beckens zeigen sich ein deutlich aufgetriebenes rechtes Ovar (8 × 6 × 10 cm) mit zentral hyperintensen Signalalterationen, im Sinne von Blutbestandteilen sowie gering freie Flüssigkeit. Nach i. v.-Kontrastmittelgabe gibt es kein Enhancement. Der Befund ist vereinbar mit einer infarzierten Ovarialtorsion rechts.

In sonographischen Verlaufskontrollen zeigt sich eine deutliche Größenregredienz des rechten Ovars.

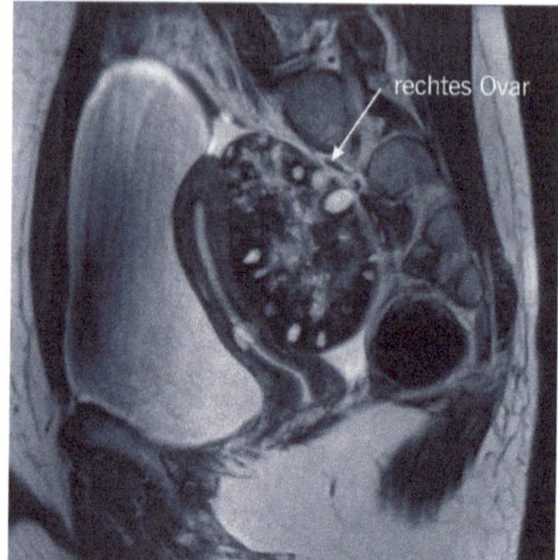

Abb. 5.3 Abdomen-MR

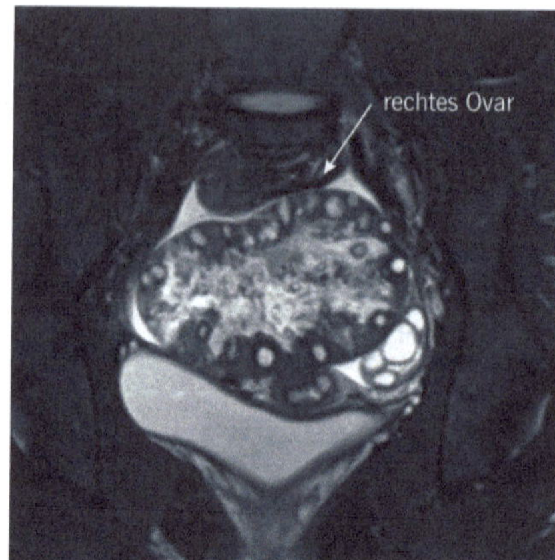

Abb. 5.4 Abdomen-MR

Lernziel dieses Kapitels: Wahl des geeigneten bildgebenden Verfahrens bei klassischen unfallchirurgischen, notfall- und intensivmedizinischen Fragestellungen.

Die **Notfallradiologie** unterscheidet zwischen traumatischen und nichttraumatischen Notfällen.

5.1 Traumatische Notfälle

Notfallradiologische Maßnahmen abhängig vom Allgemeinzustand des/der PatientIn:

- **hämodynamisch instabil**
  - evtl. FAST (Focused Assesment with Sonography for Trauma) oder six-point trauma US (Ultrasonography) für schnelle Evaluation Abdomen/Thorax
  - Entscheidung, ob sofortige Laparotomie/Thorakotomie oder systemische Evaluation mit CT
- **grenzwertig stabil (evtl. retroperitoneale Blutung)**
  - CT/Angiographie, wenn die schnelle Verfügbarkeit dieser Untersuchungen keinen Zeitverlust in den Rettungsmaßnahmen bedeutet
- **hämodynamisch stabil**
  - systemische Evaluation mit CT.

5.1.1 Bildgebungsalgorithmen für TraumapatientInnen

- **High-Energy-Trauma/Bewusstseinsstörung (GCS – Glasgow Coma Scale)**
  - CCT und Thorax-Abdomen-CT, evtl. zusätzlich projektionsradiographische Aufnahmen der Extremitäten
- **Mild- oder Low-Energy-Trauma**
  - Protokolle über klinische Präsentation und Unfallhergang
  - Vermeidung von CT-Overuse (v. a. bei jungen PatientInnen) sowie unangebrachter Verzögerungen in der PatientInnenversorgung
  - kosteneffektiver Gebrauch.

5.1.1.1 Schädel-Hirn-Trauma

- **CCT**
  - Methode der Wahl bei akuten intrakraniellen Blutungen: Epiduralhämatom, Subduralhämatom, Subarachnoidalblutung, intraparenchymale Blutung
  - traumatisches Hirnödem
  - intrakranielle Luft
  - Verletzungen der knöchernen Schädelstrukturen
- **MR**
  - bei unklarem CCT oder speziellen Fragestellungen.

5.1.1.2 Wirbelsäulenverletzungen/akutes spinales Trauma

- **CT**
  - Blutungen, Ödem, Gefäßverletzungen
  - Verletzungen knöcherner Strukturen
- **MR**
  - Beurteilung des Myelon
  - bedingt verfügbar, hoher Weichteilkontrast
  - **Cave:** Kontraindikationen wie z. B. Herzschrittmacher, ferromagnetisches Material.

5.1.1.3 Thoraxtrauma

Bei polytraumatisierten PatientInnen (90 % stumpfe Traumen) erleiden 50–60 % Thoraxtraumata:
Rippenfraktur (60 %), Hämatothorax (40 %), Pneumothorax (20 %), Lunge (20 %), Herz (15 %), weitere Verletzungen (< 2 %).

- **Thorax-Röntgen:** Orientierung/Erkennen von Verletzungen, die eine unmittelbare Therapie (z. B. Spannungspneumothorax, massiver Hämatothorax) oder zusätzliche Untersuchungsverfahren benötigen (weites Mediastinum: Verdacht auf Gefäßverletzung)
- **Thorax-CT:** sensitiver als Röntgen bei zahlreichen pathologischen Veränderungen; z. B. Pneumothorax/Pneumomediastinum, Hämatothorax, tracheobronchiales Trauma; Ursachenabklärung möglich
- **CT-Angiographie:** Aortenverletzungen (z. B. Dissektion, Ruptur)
- **Sonographie:** vor allem bei kardialer Mitbeteiligung (kardiovaskuläre Diagnostik)
- **Bronchoskopie:** zusätzlich bei Traumata des tracheobronchialen Systems.

5.1.1.4 Abdominaltrauma

Verletzungen der Organe des Abdomens bei stumpfen Traumata bei ca. 40 % aller polytraumatisierten PatientInnen: Milz ca. 40–50 % (15–30 % zweizeitige Ruptur), Leber ca. 15–20 %, Magen/Mesenterium/Dünndarm ca. 15 %, Pankreas/Duodenum ca. 5 %.

- **Sonographie**
  - Triage von PatientInnen, die gegebenenfalls eine Notoperation benötigen
  - Nachweis freier Flüssigkeit intraabdominell (Zunahme)
  - Organverletzungen (**Cave:** ca. 30 % falsch negative Befunde!)
- **Abdomen-Leer-Röntgen**
  - lediglich freie Luft nachweisbar (Hinweis für Perforation eines Hohlorgans)
- **Computertomographie (CT)**
  - Organdiagnostik bei parenchymatösen Läsionen (z. B. Milz, Leber, Niere) und bei Verletzungen der Hohlorgane (z. B. Harnblase)
  - bei unklarem Sonographiebefund (v. a. Pankreas ist oft darmgasüberlagert)
  - höhere Sensitivität durch CT für Nachweis und Differenzierung freier Flüssigkeit
- **CT-Angiographie/konventionelle Angiographie**
  - vaskuläre Läsionen, je nach Verfügbarkeit CT oder konventionelle Angiographie.

5.1.1.5 Trauma der Nieren und harnableitenden Wege

Verletzungen bei stumpfen Bauchtraumata ca. 8 –10 %: Nierenkontusion und subkapsuläres Hämatom (85 %), Nierenruptur (20 %), Blasenruptur (5 %), Einriss/Abriss des Nierenstiels (1 %), Abriss Ureter (1 %).

- **CT** (Multidetektor-CT): Methode der Wahl
- **CT-Angiographie:** bei Verdacht auf Abriss des Nierenstiels.

5.1.1.6 Muskuloskeletale Verletzungen

- **Sonographie:** Weichteilverletzungen (Sehnenriss, Muskelriss)
- **CT:** komplexe Frakturen, z. B. Becken
- **MR:** Verletzungen der großen Gelenke (Band- und Kapselapparat, Knorpel), Weichteilverletzungen.

5.1.1.7 Periphere Gefäßverletzungen

- **Angiographie**
  - bedingt verfügbar, spezielles Indikationsspektrum
  - bei akuten Blutungen: therapeutische Interventionen (z. B. Embolisation)
  - akute Gefäßverschlüsse: therapeutische Interventionen (z. B. Lyse)
- **digitale Subtraktionsangiographie**
  - zur subtilen Diagnostik.

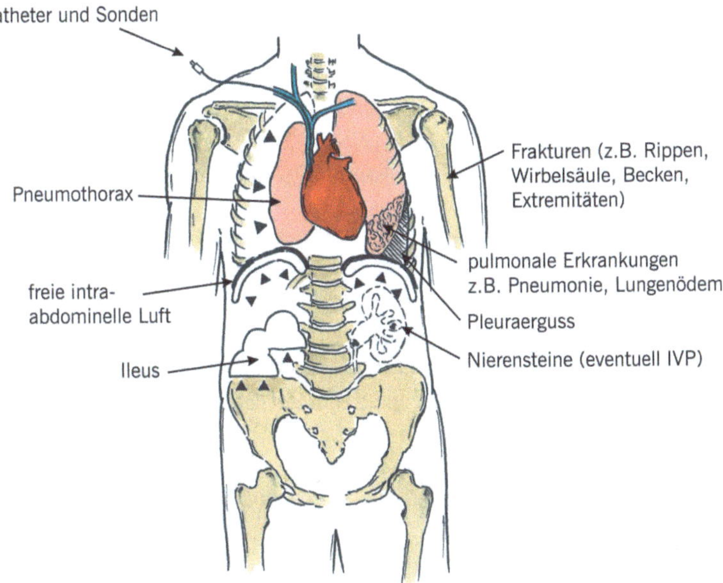

Abb. 5.5 Indikationsbeispiele für konventionelle Röntgenuntersuchungen

5.2 Nichttraumatische Notfälle

5.2.1 Akuter Thoraxschmerz/akute Dyspnoe

5.2.1.1 Thorax-Röntgen

- **Pneumothorax**
  - Erstdiagnose und Verlaufsbeurteilung bei „einfachem" klinischen Verlauf
- **Pneumoperikard/Pneumomediastinum**
  - initiale Diagnose, ergänzt durch CT
- **Pneumonie**
  - Unterscheidung zwischen Lobärpneumonie, Bronchopneumonie und interstitieller Pneumonie
  - Verlaufsbeurteilung und Komplikationen
- **Herzerkrankungen, Lungenödem**
  - Herzvergrößerung (z. B. Gesamtgröße des Herzen, Beurteilung der Größe einzelner Herzhöhlen – direkte und indirekte Zeichen)
  - Herzinsuffizienzzeichen, Lungenödem (Grad I, II, III), basoapikale Blutumverteilung, interstitielles und alveoläres Ödem
- **Pleuraerguss**
  - Nachweis abhängig von Patientenlage (im Stehen ab ca. 150 ml, im Liegen ab ca. 500 ml nachweisbar)
  - Sonographie oder CT beim liegenden Patienten bei kleinen Ergüssen sensitiver als Röntgenbild, evtl. sonographisch gezielte Pleurapunktion
- **Rippenfrakturen**

- **schwerer Asthmaanfall**
  - Röntgenbild oft normal
  - gelegentliche Komplikationen sind gut sichtbar, z. B. Infiltrat, Atelektase, Pneumothorax, Pneumomediastinum
- **Acute Respiratory Distress Syndrome (ARDS)**
  - Exsudativphase (24 h): Ödem des Interstitiums (initial oft normales Röntgenbild)
  - Intermediärphase (Tag 2 -7): alveoläres Ödem
  - Proliferationsphase (Tag 7- 28): Fibrose.

5.2.1.2 Thorax-CT

- **Pulmonalembolie (PE)**
  - Spiral-CT Methode der Wahl: Thrombus direkt sichtbar durch umschriebenen Gefäßabbruch oder Aussparung in kontrastmittelgefüllten Pulmonalarterien
  - Thorax-Röntgen in >40 % der Fälle einer PE unauffällig; Lungeninfarkt lediglich in ca. 15 % der Fälle (dann sichtbar im Thorax-Röntgen)
- **Aortendissektion, Aortenaneurysma** oder **Aortenruptur (CT-Angiographie)**
- **Pneumonie**
  - vor allem bei komplizierten und atypischen Verläufen
  - zur Differenzialdiagnostik bei interstitiellen Pneumonien
- **Pleuraerguss**
  - Nachweis kleiner Ergussmengen möglich, vor allem beim liegenden Patienten
- **Pneumothorax/Pneumomediastinum/Pneumoperikard**
  - CT ist sensitiver und genauer als Röntgen beim Nachweis von Luftansammlungen im Thoraxbereich
  - Ursachenabklärung möglich.

5.2.1.3 Spezielle kardiovaskuläre Diagnostik

- **transthorakale Echokardiographie (TTE), transösophageale Echokardiographie (TEE)**
  z. B. Herzbeuteltamponade, Aortendissektion, globale und regionale Ventrikelfunktionsstörungen, Stenosen und Insuffizienzen von Klappen (Quantifizierung)
- **MR-Angiographie/MR**
  z. B. Evaluierung der Myokardinfarktgröße, Beurteilung der myokardialen Perfusion (nichtinvasive Diagnostik der KHK)
- **CT-Angiographie**
  z. B. Durchgängigkeit von Bypässen
- **Koronarangiographie (Herzkatheter und Intervention)**
  Goldstandard zur Diagnose des Ausmaßes der koronaren Herzkrankheit; evtl. verbunden mit einer perkutanen transluminalen koronaren Angioplastie mit/ohne Implantation von Koronarstents
- **nuklearmedizinische Untersuchungen (Myokardszintigraphie/PET)**
  zur Feststellung der Myokardperfusion und Myokardvitalität.

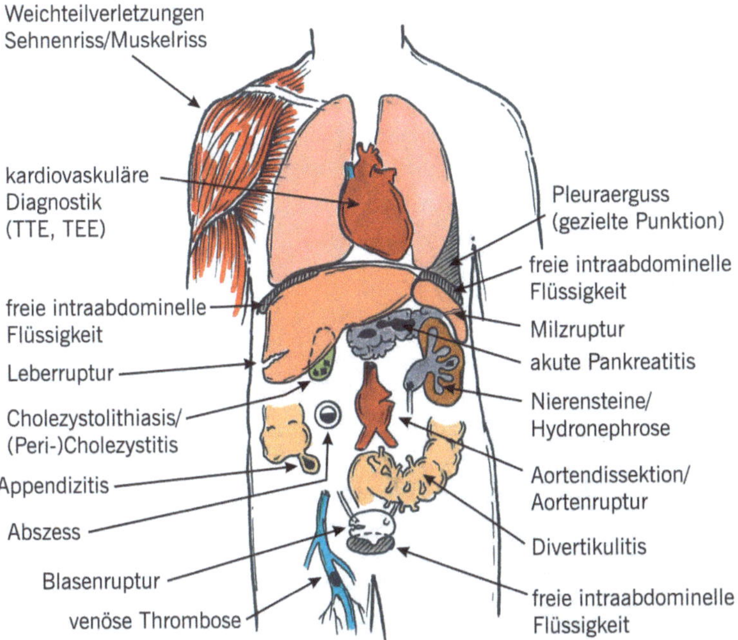

Abb. 5.6 Indikationsbeispiele für sonographische Untersuchungen

5.2.2 Akutes Abdomen

5.2.2.1 Sonographie

- **akute Erkrankungen der Gallenblase**
  Cholezystolithiasis mit Hydrops, Cholezystitis und/oder Perforation
- **freie intraabdominelle Flüssigkeitsansammlungen (intra-, retroperitoneal)**
  Aszites, Blut
- **akute Pankreatitis**
  Diagnose und Verlauf (Komplikationen); erschwert durch häufige Darmgasüberlagerungen
- **Appendizitis**
- **Divertikulitis**
- **Abszesse**
- **Aortenruptur/Aortendissektion**
- **Hydronephrosen**
  obstruktive, postrenale Ursachen
- **Nierensteine**
  bei akuter Nierenkolik Treffsicherheit bei ca. 70 % (im Abdomen-Röntgen ca. 50 % der Nierensteine sichtbar, ggf. in Kombination mit intravenöser Pyelographie und CT)
- **gynäkologische Prozesse**
  z. B. Tumoren, (zystische) Adnexläsionen mit Komplikationen wie Torsionen, Blutungen.

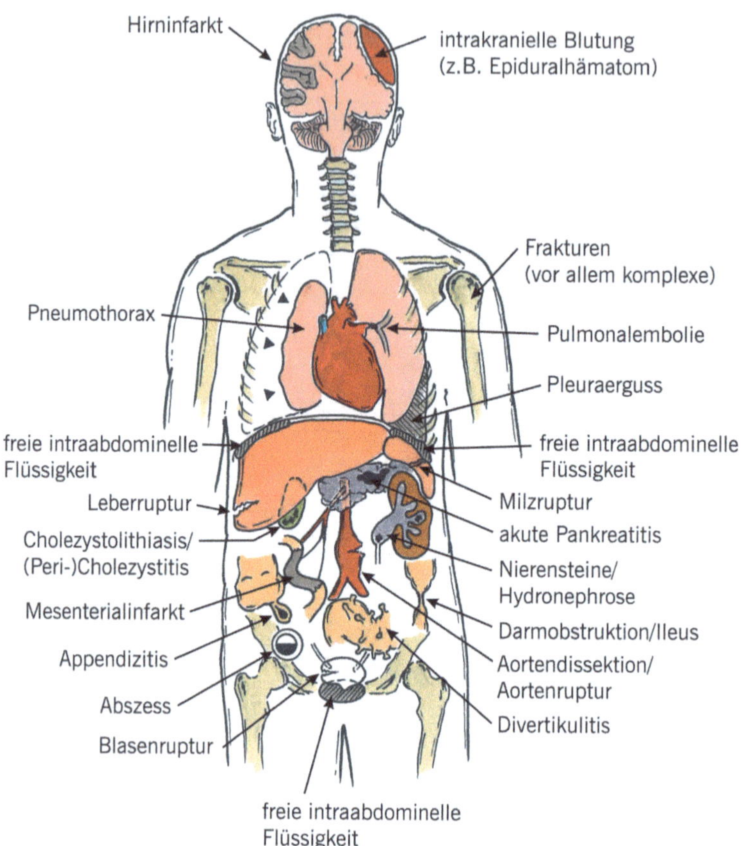

Abb. 5.7 Indikationsbeispiele für CT-Untersuchungen

5.2.2.2 Abdomen-Röntgen

- **freie intraabdominelle Luft**
  - Hinweis auf Darmperforation (Aufnahme in Linksseitenlage: ca. 90 % der Perforationen nachweisbar (Luftsichel)
  - zur weiteren Abklärung zusätzlich CT
- **Darmobstruktion und Paralyse (Ileus)**
  - Diagnose und Differenzialdiagnose erfolgt klinisch
  - Differenzierung: mechanischer Ileus – paralytischer Ileus
  - intraabdominelle Verteilung der Luft.

5.2.2.3 Abdomen-CT

Beste Übersicht bei sämtlichen abdominellen Erkrankungen.
Höhere Sensitivität:

- **freie intraabdominelle Flüssigkeitsansammlungen (intra-, retroperitoneal)** (Aszites, Blut)
- **akute Pankreatitis**
- **Appendizitis**, v. a. bei retrozökaler Lage der Appendix
- **Divertikulitis**

- **Abszesse**
- **freie intraabdominelle Luft** (Perforationen)
- **Aortenruptur/Aortendissektion/Mesenterialinfarkt** (CT-Angiographie).

5.2.2.4 MR

- **gynäkologische Prozesse**, z. B. Tumoren, zystische Adnexläsionen mit Komplikationen wie Torsionen, Blutungen
- **pelvine Prozesse unklarer Genese**
- **Appendizitis.**

5.2.2.5 Interventionelle Verfahren bei akuten Erkrankungen des Verdauungstrakts

- **Obstruktion der Gallenwege**
  perkutane transhepatische Cholangio-Drainage (PTCD)
- **Ösophagusstenose/schwerwiegende Ernährungsstörungen**
  perkutane endoskopische Gastrostomie (PEG)
- **Leberdekompensation**
  transjugulärer intrahepatischer portosystemischer Stent-Shunt (TIPS)
- **hochgradige Stenosen/Verschlüsse**
  gastrointestinale Stents (Ösophagus, Duodenum, Rektum)
- **Abszesse**
  Sonographie- oder CT-gezielte Punktionen bzw. Drainagen.

5.2.3 Bewusstseinsstörungen/neurologische Auffälligkeiten

5.2.3.1 CT

- **Schlaganfall/Stroke:** Differenzierung von ischämischem Infarkt und Hirnblutung
- **akute intrakranielle Blutungen** (Subarachnoidalblutung, intraparenchymale Blutung)
- **Hirnödem**, z. B. toxisch, entzündlich
- **Gefäßverschlüsse, Aneurysmen** (CT-Angiographie)
- **Hirnabszess** (Kontrastmittel-CT)
- **intrakranielle Raumforderungen**
- pathologische Veränderungen der **knöchernen Schädelstrukturen**.

5.2.3.2 MR

Bei nahezu allen Erkrankungen des Gehirns und des Rückenmarks Methode der Wahl: ischämische, entzündliche, degenerative oder blastomatöse Läsionen.

- **Ischämien**

früher Nachweis durch die kombinierte MR-Diffusions- und Perfusionsbildgebung, evtl. zusätzlich MR-Angiographie

- **unterschiedliche Blutungsstadien**

Differenzierung, sensitiv im Nachweis alter Blutungsresiduen

- **akute entzündliche Erkrankungen des ZNS und seiner Hüllen**

z. B. Meningitis (v. a. Nachweis von Komplikationen), Hirnabszess, Herpesenzephalitis (Kontrastmittel-MR)

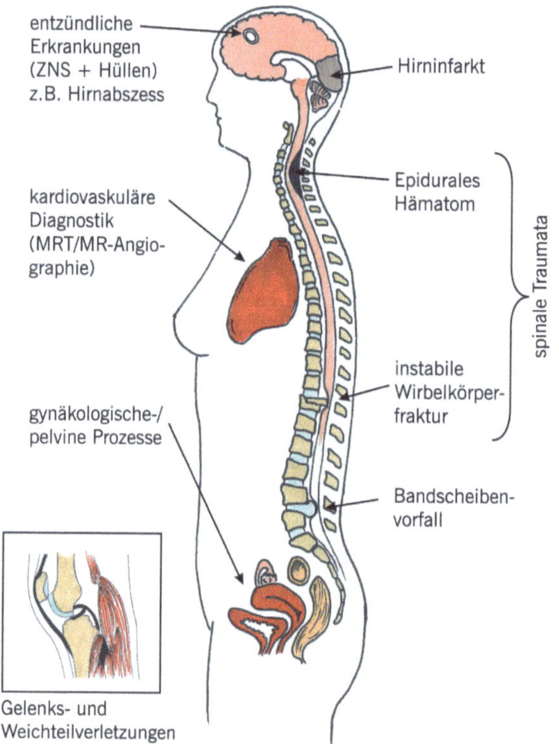

Abb. 5.8 Indikationsbeispiele für MR-Untersuchungen

- **Hirnödem**
  z. B. toxisch, entzündlich
- **Magnetresonanz-Spektroskopie** (chemisch-metabolischer Aspekt).

5.2.3.3 Intraarterielle digitale Subtraktionsangiographie (DSA)

- **zerebrale Aneurysmen:** interventionelle therapeutische Eingriffe
- **Schlaganfall:** lokale Lysetherapie
- **Gefäßstenosen** (extrakranielles Karotisstromgebiet).

5.2.4 Periphere thromboembolische Ereignisse

5.2.4.1 Farbcodierte Duplexsonographie (FKDS/Ultraschall)

- **venöse Thrombosen**
  Methode der Wahl: Sensitivität >90 % (Beckenvenen, V. fem. sup., V. poplitea), ca. 50 % tiefe Wadenvenen
- **arterielle Gefäßstenosen/Gefäßverschlüsse**
  Screeningmethode im Bereich der extrakraniellen Abschnitte der Karotiden, Vertebralarterien

5.2.4.2 Phlebographie

- **tiefe Venenthrombosen**
  vor allem im Unterschenkelbereich, Übersichtlichkeit, bessere Dokumentation.

5.2.4.3 Digitale Subtraktionsangiographie (DSA)

5.2.4.4 Vaskuläre Interventionen

- **vaskuläre Stenose**
  perkutane transluminale Angioplastie (PTA) mittels Ballonkatheter meist kombiniert mit Stents
- **vaskuläre Verschlüsse**
  direkte intraarterielle Thrombolyseverfahren
- **Blutungen unterschiedlicher Genese**
  z. B. arteriovenöse Malformationen, z. B. gynäkologische Tumoren: Embolisation.

5.2.5 Sonden und Katheter

Thorax-Röntgen: Lage verschiedener (zentralvenöser) Katheter, Schrittmachersonden, Trachealtuben, Magensonden, Pleuradrains etc.

5.2.6 Fremdkörper

5.2.6.1 Fremdkörper in Weichteilen

- **Sonographie:** Holz oder Plastik, evtl. zusätzlich CT/MR (MR bei ferromagnetischen Fremdkörpern kontraindiziert!)
- **Röntgen:** Metall oder Glas (strahlendicht) oder Sonographie.
  Cave: Fremdkörper in der Augenhöhle
- Ophthalmoskopie mittels Spaltlampe (vorderer Augenabschnitt)
- Röntgen (Metall- oder Glasfragmente), Sonographie oder CT.

5.2.6.2 Verschluckte Fremdkörper

- **Thorax-Röntgen** in 2 Ebenen inkl. Halsregion
  - z. B. Münzen, Nägel, Nadeln, Zahnprothesen, Schlüssel, Knöpfe
  - evtl. zusätzlich Abdomen-Röntgen
  - evtl. Bariumschluck oder Endoskopie
  - Kinder: eine gut belichtete Ebene des Thorax inkl. Hals meist ausreichend
- **CT**
  - bei unklarem Befund im konventionellen Röntgen
  - bei gefährdenden Fremdkörpern (z. B. scharfkantige, potenziell giftige).

5.2.6.3 Eingeatmete Fremdkörper

- **Thorax-Röntgen:** z. B. einseitiges Air-trapping
- **CT/MR** oder **Bronchoskopie**.

6. Kurzprofil wichtiger Medikamente

D. Weidenauer, W. Schreiber

Tab. 6.1 Analgetika für leichte bis mittelstarke Schmerzen

Wirkstoff	Handelsname	Indikation
Acetylsalicylsäure	Aspirin	Kopfschmerzen, Fieber, Entzündungen
Diclofenac	Voltaren, Deflamat	Entzündungen, muskuloskeletaler Schmerz
Ibuprofen	Nureflex	Kopfschmerzen, Fieber
Metamizol	Novalgin	Koliken, hohes Fieber
Paracetamol	Mexalen, Perfalgan	Kopfschmerzen, Fieber

Tab. 6.2 Analgetika für mittelstarke bis stärkste Schmerzen

Wirkstoff	Handelsname	Indikation
Fentanyl	Fentanyl	Allgemeinanästhesie, Analgesie
Remifentanil	Ultiva	Analgesie bei Kurznarkosen, TIVA
Ketamin	Ketanest S	Narkoseeinleitung, z. B. bei Asthmaanfall, Analgesie bei traumatisierten Patienten
Morphin-Hydrochlorid	Vendal	starke Schmerzen, Myokardinfarkt, Lungenödem
Nalbuphin	Nubain	mittelstarke bis starke Schmerzen
Piritramid	Dipidolor	postoperative Analgesie, lange Wirkdauer
Sufentanil	Sufenta	Allgemeinanästhesie, Epiduralanästhesie
Tramadol	Tramal	mittelstarke Schmerzen

Tab. 6.3 Antiarrhythmika

Wirkstoff	Handelsname		Indikationsbeispiel
Adenosin	Adenosin	–	paroxysmale rhythmische Schmalkomplextachykardie
Ajmalin	Gilurytmal	1a	WPW-Tachykardie, Vorhofflimmern bei WPW-Syndrom
Amiodaron	Sedacoron	3	tachykarde Rhythmusstörungen, refraktäres Kammerflimmern
Esmolol	Brevibloc	2	Tachykardie
Lidocain	Xylocain	1b	Kammerflimmern, ventrikuläre Tachykardie
Metoprolol	Beloc	2	Tachykardie
Verapamil	Isoptin	4	Tachykardie, Ventrikelfrequenzkontrolle bei Vorhofflimmern/-flattern
Vernakalant	Brinavess		Vorhofflimmern (zur medikamentösen Kardioversion)

Tab. 6.4 Antidote

Wirkstoff	Handelsname	Indikation
Flumazenil	Anexate	Benzodiazepin-Intoxikation, z. B. Somnobene
Naloxon	Narcanti	Opioid-Intoxikation, z. B. Heroin
Neostigmin	Prostigmin	Wirküberhang von nicht depolarisierenden Muskelrelaxantien, Atropin-Intoxikation
Sugammadex	Bridion	Aufhebung der Muskelrelaxierung durch Rocuronium

Tab. 6.5 Antiemetika

Wirkstoff	Handelsname	Indikation
Droperidol, DHB	Xomolix	Übelkeit und Erbrechen, PONV
Metoclopramid	Paspertin	Übelkeit und Erbrechen
Ondansetron	Zofran	Übelkeit und Erbrechen, PONV

Tab. 6.6 Antihistaminika

Wirkstoff	Handelsname	Indikation
Dimetinden	Fenistil	allergische Reaktion (H1)
Diphenhydramin	Dibondrin	allergische Reaktion (H1)
Ranitindin	Ulsal	allergische Reaktion (H2)

Tab. 6.7 Bronchodilatoren

Wirkstoff	Handelsname	Indikation
Terbutalin	Bricanyl	Bronchospasmus
Fenoterol	Berotec (Aerosol)	Bronchospasmus
Theophyllin	Theospirex, Respicur	Bronchospasmus

Tab. 6.8 Katecholamine und Sympathikomimetika

Wirkstoff	Handelsname	Indikation
Adrenalin	L-Adrenalin, Suprarenin	Reanimation, schwere Anaphylaxie, Schock, inhalativ bei geschwollenen Atemwegen (per Vernebler)
Dobutamin	Dobutrex	akute Herzinsuffizienz, kardiogener Schock
Dopamin	Dopamin	akute Herzinsuffizienz, kardiogener Schock
Etilefrin	Effortil	Hypotonie, orthostatischer Kollaps
Noradrenalin	Arterenol	Schock, therapieresistente Hypotonie
Orciprenalin	Alupent	Bradykardie, z. B. bei AV-Block III. Grades
Phenylephrin	Neo-Synephrine	therapieresistente Hypotonie

Tab. 6.9 Kortikoide

Wirkstoff	Handelsname	Indikation
Budesonid	Pulmicort	Asthma-/COPD-Anfall, Rauch-/Reizgasinhalation, toxisches Lungenödem, Anaphylaxie
Triamcinolon	Solu-Volon	Anaphylaxie, Rauch-/Reizgasinhalation, toxisches Lungenödem
Prednisolon	Solu-Dacortin	Anaphylaxie, Rauch-/Reizgasinhalation, toxisches Lungenödem

Tab. 6.10 Muskelrelaxanzien

Wirkstoff	Handelsname	Indikation
Rocuronium	Esmeron	Intubation, operative Eingriffe
Vecuronium	Norcuron	Intubation, operative Eingriffe
Cis-Atracurium	Nimbex	Intubation, operative Eingriffe
Succinylcholin	Lysthenon	„Blitz-Intubation“

Tab. 6.11 Parasympathikolytika

Wirkstoff	Handelsname	Indikation
Atropin	Atropin	Bradykardie
Butylscopolamin	Buscopan	Gallen-/Nierenkoliken, Dysmenorrhö

Tab. 6.12 Hypnotika

Wirkstoff	Handelsname	Indikation
Etomidat	Hypnomidate	Narkoseeinleitung
Ketamin	Ketanest S	Narkoseeinleitung, z. B. bei Asthmaanfall
Propofol	Diprivan	Narkoseeinleitung, TIVA
Thiopental	Thiopental	Narkoseeinleitung, Krampfanfälle

Tab. 6.13 Medikamente zur Hemmung der Blutgerinnung

Wirkstoff	Handelsname	Indikation
Acetylsalicylsäure	Thrombo ASS	akutes Koronarsyndrom
Clopidogrel	Plavix	akutes Koronarsyndrom
Prasugrel	Efient	akutes Koronarsyndrom
Ticagrelor	Brilique	akutes Koronarsyndrom
UFH	Heparin	akutes Koronarsyndrom, Pulmonalembolie
Enoxaparin	Lovenox	akutes Koronarsyndrom, Pulmonalembolie, tiefe Venenthrombose
Fondaparinux	Arixtra	akutes Koronarsyndrom, Pulmonalembolie, tiefe Venenthrombose
Bivalirudin	Angiox	akutes Koronarsyndrom

Lösungen zu den Fragen

Kap. 1
S. 13: 1b; 2c; 3d; 4c
S. 36: 1c; 2c; 3c; 4d
S. 54: 1c; 2a; 3c; 4c

Kap. 2
S. 60: 1c; 2b; 3c; 4a
S. 79: 1b; 2c; 3d; 4d
S. 86: 1c; 2b; 3b; 4b
S. 98: 1c; 2c; 3c; 4c

Kap. 3
S. 117: 1c; 2c; 3b; 4c
S. 136: 1b; 2b; 3d; 4a
S. 156: 1b; 2d; 3b; 4c
S. 160: 1c
S. 168: 1b; 2d; 3a
S. 177: 1d; 2b; 3b; 4b
S. 182: 1a; 2a; 3b; 4c
S. 186: 1d; 2b; 3c; 4d
S. 195: 1a; 2b
S. 201: 1b; 2d
S. 226: 1c; 2b; 3b; 4b
S. 236: 1c; 2c; 3b
S. 246: 1b; 2c; 3d; 4b
S. 256: 1c; 2c; 3b; 4c
S. 269: 1d; 2d; 3 a–d
S. 287: 1b; 2c; 3d
S. 293: 1c; 2c
S. 304: 1c; 2a; 3b; 4d
S. 315: 1b; 2a; 3c; 4a

Kap. 4
S. 334: 1c; 2c; 3a; 4b
S. 339: 1c; 2a; 3b; 4d
S. 359: 1c; 2c; 3c; 4b
S. 369: 1b; 2c; 3c; 4c
S. 373: 1c; 2d; 3b; 4b

Literatur

Aktories K, Förstermann U, Hofmann F, Starke K (2005) Allgemeine und spezielle Pharmakologie und Toxikologie, 9. Aufl. Elsevier Urban & Fischer, München

Aloy A (2007) Chirurgische Intensivmedizin. Springer, Wien

Baert AL, Gourtsoyiannis N (eds) (2003) Emergency Radiology (ECR 2003). Springer, BerlinHeidelberg

Baghai T, Frey R, Kasper S, Möller HJ (eds) (2004) Elektrokonvulsionstherapie – Klinische und wissenschaftliche Aspekte. Springer, WienNew York

Battaglia J (2005) Pharmacological management of acute agitation. Drugs. 65: 1207–1222

Braun J (1998) Klinikleitfaden Intensivmedizin, 4. Aufl. Gustav Fischer Verlag Lübeck

Burchardi H et al (Hrsg) (2007) Die Intensivmedizin, 10. Aufl. Springer, Heidelberg

Dirks H (Hrsg) (2007) Die Notfallmedizin. Springer, Heidelberg

Eberhardt M (1998) Klinikleitfaden Anästhesie, 3. Aufl. Urban & Fischer, München

Faybik P, Metnitz PhGH (2008) OEGARI News. 58: 23–25

Goldney R, Bowes J, Spence N, Czechowicz A, Hurley R (1985) The psychiatric intensive care unit. Br J Psychiatry. 146: 50–54

Graf N, Gürkov R (2006) Basics Klinische Chemie. Elsevier Urban & Fischer, München

Grenzwürker H, Hinkelbein J (2007) Fallbuch Anästhesie, Intensivmedizin und Notfallmedizin, 2. Aufl. Georg Thieme, Stuttgart

Halwachs-Baumann G (2006) Labormedizin. Springer, Wien

Horn F et al (2005) Biochemie des Menschen, 3. Aufl. Georg Thieme, Stuttgart

Kasper S, Kaufmann R, Frey R (2006) Behandlung akuter exogener Psychosen. In: Möller HJ (ed) Therapie psychiatrischer Erkrankungen, 3. Aufl. Thieme, Stuttgart: 531– 543

Kaufmann RM, Schreinzer D, Strnad A, Mossaheb N, Kasper S, Frey R (2006) Case report: Intestinal atonia as an unusual symptom of malignant catatonia responsive to electroconvulsive therapy. Schizophrenia Research 84: 178 –179

Klein MB et al (2007) Ann Surgery. 245: 622–628

Kretz F, Schäffer J (2006) Anästhesie Intensivmedizin Notfallmedizin Schmerztherapie, 4. Aufl. Springer, Heidelberg

Lechner G, Breitenseher M (eds) (2003) Lehrbuch der Radiologischen-Klinischen Diagnostik. Maudrich, Wien

Lederhuber HC (2005) Basics Kardiologie. Elsevier Urban & Fischer, München

Lüllmann H, Mohr K, Lutz H (2004) Taschenatlas der Pharmakologie, 5. Aufl. Georg Thieme, Stuttgart

Marincek B, Dondelinger RF (2007) Emergency Radiology. Springer, BerlinHeidelberg

Marino P, Taeger K (2005) Das ICU Buch – Praktische Intensivmedizin, 3. Aufl. Elsevier Urban & Fischer, München

Masuhr KF, Neumann M (2004) Dual Reihe Neurologie, 4. Aufl. Georg Thieme, Stuttgart

Neuhold S, Hülsmann M (2008) Wiener Klinische Wochenschrift, Education, Herzinsuffizienz, Sonderdruck. Springer, Wien

O'Mara MS et al (2005) J Trauma. 58: 1011–1017

Oda J et al (2006) J Trauma. 60: 64 –71

Oschatz E et al (1997) Ein Protokoll zur Abklärung von Patienten mit Koma unklarer Genese. Wien Klin Wschr. 109: 949–953

Plum F, Posner J (1982) The diagnosis of stupor and coma. 3rd edn. FA Davis, Philadelphia

Raby N, Berman L, de Lacey G (2006) Notfallradiologie, Unfallradiologie. Elsevier Urban & Fischer, München

Redelsteiner C et al (2005) Das Handbuch für Notfall- und Rettungssanitäter. Wilhelm Braumüller, Universitäts-Verlagsbuchhandlung, Wien

Roewer N, Thiel H (2004) Taschenatlas der Anästhesie, 2. Aufl. Georg Thieme, Stuttgart

Schirmer M (2005) Neurochirurgie, 10. Aufl. Elsevier Urban & Fischer, München

Schmidt RF, Lang F (2007) Physiologie des Menschen, 30. Aufl. Springer, Heidelberg

Silbernagl S, Lang F (2005) Taschenatlas der Pathophysiologie, 2. Aufl. Georg Thieme, Stuttgart

Stevens RD, Bhardwaj A (2006) Approach to the comatose patient. Crit Care Med. 34: 31–41

Vorlesungsunterlagen des „Tertial Notfall und Intensivmedizin" der Medizinischen Universität Wien http://www.meduniwien. ac. at

Sachverzeichnis

AutorInnenverzeichnis

Editoren
Dr. med. Thomas Hamp
Medizinische Universität Wien
Universitätsklinik für Anästhesie,
Allgemeine Intensivmedizin und Schmerztherapie
Währinger Gürtel 18–20
1090 Wien
thomas.hamp@meduniwien.ac.at

Cand. med. David Weidenauer
Medizinische Universität Wien
Tutor an der Universitätsklinik für Notfallmedizin
Währinger Gürtel 18–20
1090 Wien
david.weidenauer@meduniwien.ac.at

Co-Editoren
O. Univ.-Prof. Dr. med. Anton Laggner
Medizinische Universität Wien
Vorstand Universitätsklinik für Notfallmedizin
Währinger Gürtel 18–20
1090 Wien
anton.laggner@meduniwien.ac.at

Ass.-Prof. Dr. med. Christian Sitzwohl
Medizinische Universität Wien
Universitätsklinik für Anästhesie,
Allgemeine Intensivmedizin und Schmerztherapie
Währinger Gürtel 18–20
1090 Wien
christian.sitzwohl@meduniwien.ac.at

AutorInnen
Alexander Aigner
OP-Fachgehilfe und Notfallsanitäter NKV
Wiener Privatklinik Betriebs-Ges.m.b.H. & Co. KG
Pelikangasse 15
1090 Wien
alexander-aigner@chello.at

Ao. Univ.-Prof. Dr. med. Anna Bartunek
Medizinische Universität Wien
Universitätsklinik für Anästhesie,
Allgemeine Intensivmedizin und Schmerztherapie
Währinger Gürtel 18–20
1090 Wien
anna.bartunek@meduniwien.ac.at

Ao. Univ.-Prof. Dr. med. Martin Czerny, MBA
Universitätsklinik für Herz- und Gefäßchirurgie
Universitätsspital Bern
3010 Bern
martin.czerny@insel.ch

Ao. Univ.-Prof. Dr. med Georg Delle-Karth
Medizinische Universität Wien
Universitätsklinik für Innere Medizin II
Klinische Abteilung für Kardiologie
Währinger Gürtel 18–20
1090 Wien
georg.delle-karth@meduniwien.ac.at

Ao. Univ.-Prof. Dr. med. Hans Domanovits
Medizinische Universität Wien
Universitätsklinik für Notfallmedizin
Währinger Gürtel 18–20
1090 Wien
hans.domanovits@meduniwien.ac.at

Ao. Univ.-Prof. Dr. med. Richard Frey
Medizinische Universität Wien
Universitätsklinik für Psychiatrie und Psychotherapie
Währinger Gürtel 18–20
1090 Wien
richard.frey@meduniwien.ac.at

OA Dr. med. Peter Fridrich
Unfallkrankenhaus Wien Lorenz Böhler der AUVA
Institut für Anästhesie und Intensivmedizin
Donaueschingenstraße 13
1200 Wien

Ass.-Prof. Dr. med. Martin Frossard
Medizinische Universität Wien
Universitätsklinik für Notfallmedizin
Währinger Gürtel 18–20
1090 Wien
Martin.frossard@meduniwien.ac.at

Dr. med. Roman Gottardi
Medizinische Universität Wien
Universitätsklinik für Chirurgie
Klinische Abteilung für Herz-Thoraxchirurgie
Währinger Gürtel 18–20
1090 Wien
roman.gottardi@meduniwien.ac.at

Dr. med. Hubert Hetz
Medizinische Universität Wien
Universitätsklinik für Anästhesie, Allgemeine Intensivmedizin und Schmerztherapie
Währinger Gürtel 18–20
1090 Wien
hubert.hetz@meduniwien.ac.at

Univ.-Prof. Dr. med. Michael Hiesmayr
Medizinische Universität Wien
Vorstand Universitätsklinik für Anästhesie, Allgemeine Intensivmedizin und Schmerztherapie
Währinger Gürtel 18–20
1090 Wien
joerg.hiesmayr@meduniwien.ac.at

Dr. med. Johannes Holfeld
Medizinische Universität Innsbruck
Universitätsklinik für Herzchirurgie
6020 Innsbruck
johannes.holfeld@uki.at

Ass.-Prof. Dr. Andrea Holzer
Medizinische Universität Wien
Universitätsklinik für Anästhesie, Allgemeine Intensivmedizin und Schmerztherapie
Währinger Gürtel 18–20
1090 Wien
andrea.holzer@meduniwien.ac.at

Ao. Univ.-Prof. Dr. med. Michael Holzer
Medizinische Universität Wien
Universitätsklinik für Notfallmedizin
Währinger Gürtel 18–20
1090 Wien
michael.holzer@meduniwien.ac.at

Dr. med. Ulrike Holzinger
Medizinische Universität Wien
Universitätsklinik für Innere Medizin III
Klinische Abteilung für Gastroenterologie und Hepatologie
Währinger Gürtel 18–20
1090 Wien
ulrike.holzinger@meduniwien.ac.at

Univ.-Doz. Dr. med. Martin Hülsmann
Medizinische Universität Wien
Universitätsklinik für Innere Medizin II
Klinische Abteilung für Kardiologie
Währinger Gürtel 18–20
1090 Wien
martin.huelsmann@meduniwien.ac.at

Dr. med. Michael Hüpfl
Medizinische Universität Wien
Universitätsklinik für Anästhesie,
Allgemeine Intensivmedizin und Schmerztherapie
Währinger Gürtel 18–20
1090 Wien
michael.huepfl@meduniwien.ac.at

Ao. Univ.-Prof. Dr. med. Franz Kainberger
Medizinische Universität Wien
Universitätsklinik für Radiodiagnostik
Leitung Stabsstelle Lehre
Währinger Gürtel 18–20
1090 Wien
franz.kainberger@meduniwien.ac.at

Ao. Univ.-Prof. Dr. med. Sylvia Knapp, PhD
Medizinische Universität Wien
Universitätsklinik für Innere Medizin I
Klinische Abteilung für Infektiologie und Chemotherapie
Währinger Gürtel 18–20
1090 Wien
sylvia.knapp@meduniwien.ac.at

Ao Univ.-Prof. Dr. med. Peter Krafft
Krankenanstalt Rudolfstiftung
Abteilungsvorstand der Abteilung für Anästhesie und operative Intensivmedizin
Juchgasse 25
1030 Wien
peter.krafft@wienkav.at

Univ.-Lektor Dr. med. Mario Krammel
Medizinische Universität Wien
Universitätsklinik für Anästhesie,
Allgemeine Intensivmedizin und Schmerztherapie
Währinger Gürtel 18–20
1090 Wien
mario.krammel@meduniwien.ac.at

Dr. med. Manfred Krawany
Wilhelminenspital
Montleartstraße 37
1160 Wien
manfred.krawany@wienkav.at

Ao. Univ.-Prof. Dr. med. Claus Krenn
Medizinische Universität Wien
Universitätsklinik für Anästhesie,
Allgemeine Intensivmedizin und Schmerztherapie
Währinger Gürtel 18–20
1090 Wien
claus.krenn@meduniwien.ac.at

Ao. Univ.-Prof. Dr. med. Christian Madl
Krankenanstalt Rudolfstiftung
Ärztlicher Leiter 4. Medizinische Abteilung
der Krankenanstalt Rudolfstiftung
Juchgasse 25
1030 Wien
christian.madl@wienkav.at

Ao. Univ.-Prof. DDr. med. Philipp G. H. Metnitz, DEAA, EDIC
Medizinische Universität Wien
Universitätsklinik für Anästhesie,
Allgemeine Intensivmedizin und
Schmerztherapie
Währinger Gürtel 18–20
1090 Wien
philipp.metnitz@meduniwien.ac.at

Ao. Univ.-Prof. Dr. med. Thomas Neunteufl
Medizinische Universität Wien
Universitätsklinik für Innere Medizin 2
Klinische Abteilung f. Kardiologie
Währinger Gürtel 18–20
1090 Wien
thomas.neunteufl@meduniwien.ac.at

Ao. Univ.-Prof. Dr. med. Walter Plöchl
Medizinische Universität Wien
Universitätsklinik für Anästhesie, Allgemeine Intensivmedizin und Schmerztherapie
Währinger Gürtel 18–20
1090 Wien
walter.ploechl@meduniwien.ac.at

Dr. med. Sarah Pötter-Lang
Medizinische Universität Wien
Universitätsklinik für Radiodiagnostik
Währinger Gürtel 18–20
1090 Wien
sarah.poetter-lang@meduniwien.ac.at

Ass.-Prof. Dr. med. Martin Röggla
Medizinische Universität Wien
Universitätsklinik für Notfallmedizin
Währinger Gürtel 18–20
1090 Wien
martin.roeggla@meduniwien.ac.at

Ao. Univ.-Prof. Dr. med. Wolfgang Schreiber
Medizinische Universität Wien
Universitätsklinik für Notfallmedizin
Währinger Gürtel 18–20
1090 Wien
wolfgang.schreiber@meduniwien.ac.at

DGKS Christa Seybold
Sozialmedizinisches Zentrum Baumgartner Höhe Otto-Wagner-Spital
Baumgartner Höhe 1
1140 Wien

Ao. Univ.-Prof. Dr. med. Thomas Staudinger
Medizinische Universität Wien
Universitätsklinik für Innere Medizin I
Intensivstation
Währinger Gürtel 18–20
1090 Wien
thomas.staudinger@meduniwien.ac.at

Ao. Univ-Prof. Dr. med. Gerhard Trittenwein
Medizinische Universität Wien
Universitätsklinik für Kinder- und Jugendheilkunde
Währinger Gürtel 18–20
1090 Wien
gerhard.trittenwein@meduniwien.ac.at

Cand. med. Markus Winnisch
Medizinische Universität Wien
Turor der Universitätsklinik für Unfallchirurgie
Währinger Gürtel 18–20
1090 Wien
markus.winnisch@meduniwien.ac.at

OA Dr. med. Christoper Wolf, PhD
Sozialmedizinisches Zentrum Ost – Donauspital
1. Medizinische Abteilung
Langobardenstr.122
1220 Wien
christopher.wolf@wienkav.at

Univ.-Lektor Dr. med. Daniel Zimpfer
Medizinische Universität Wien
Universitätsklinik für Chirurgie
Klinische Abteilung für Herz-Thoraxchirurgie
Währinger Gürtel 18–20
1090 Wien
daniel.zimpfer@meduniwien.ac.at

Ao. Univ.-Prof. Dr. med. Andreas Zuckermann
Medizinische Universität Wien
Universitätsklinik für Chirurgie
Klinische Abteilung für Herz-Thoraxchirurgie
Währinger Gürtel 18–20
1090 Wien
andreas.zuckermann@meduniwien.ac.at

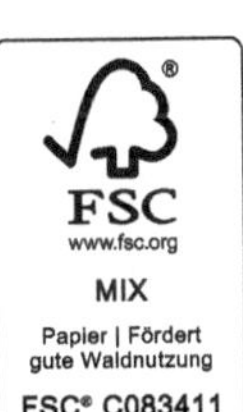

Zeitfracht Medien GmbH
Ferdinand-Jühlke-Straße 7
99095 Erfurt, Deutschland
produktsicherheit@kolibri360.de